Seng (Hrsg.)   Naturheilverfahren und Homöopathie

Dr. med. G. Seng (Hrsg.)/Dr. med. J. Abele/
Dr. med. H. Anemueller/Dr. med. H. Baltin/
Apotheker H. Gäbler

Naturheilverfahren und Homöopathie

Methoden
Krankheiten und ihre Behandlung

≡ TRIAS THIEME HIPPOKRATES ENKE

Anschrift des Herausgebers:
Dr. med. Gunther Seng
Lenzhalde 71
7000 Stuttgart 1

Piktogramme:
Eva Grabmüller

Umschlaggestaltung und Konzeption der Typographie:
B. und H. P. Willberg, Eppstein/Ts.

CIP-Titelaufnahme
der Deutschen Bibliothek

Naturheilverfahren und
Homöopathie: Methoden, Krankheiten und ihre Behandlung/
G. Seng (Hrsg.) J. Abele...–2. Aufl.–
Stuttgart: TRIAS–Thieme
Hippokrates Enke, 1989
NE: Seng, Gunther [Hrsg.];
Abele, Johann [Mitverf.]

(Die vorangegangene Auflage erschien unter dem gleichen Titel mit der ISBN 3-7773-0726-2 im Hippokrates Verlag innerhalb der Reihe »Hippokrates-Ratgeber«)

© 1986, 1989 Hippokrates Verlag GmbH
Rüdigerstraße 14,
D-7000 Stuttgart 30.
Printed in Germany
Satz und Druck: Gulde-Druck GmbH, Tübingen, gesetzt auf Linotype 202, System 4.

ISBN 3-89373-060-5   1 2 3 4 5 6

Wichtiger Hinweis: Medizin als Wissenschaft ist ständig im Fluß. Forschung und klinische Erfahrung erweitern unsere Kenntnisse, insbesondere was Behandlung und medikamentöse Therapie anbelangt. Soweit in diesem Werk eine Dosierung oder eine Applikation erwähnt wird, darf der Leser zwar darauf vertrauen, daß Autoren, Herausgeber und Verlag größte Mühe darauf verwandt haben, daß diese Angabe genau dem **Wissensstand bei Fertigstellung des Werkes** entspricht. **Dennoch ist jeder Benutzer aufgefordert,** die Beipackzettel der verwendeten Präparate zu prüfen, um in eigener Verantwortung festzustellen, ob die dort gegebene Empfehlung für Dosierungen oder die Beachtung von Kontraindikationen gegenüber der Angabe in diesem Buch abweicht. Das gilt besonders bei selten verwendeten oder neu auf den Markt gebrachten Präparaten und bei denjenigen, die vom Bundesgesundheitsamt (BGA) in ihrer Anwendbarkeit eingeschränkt worden sind. Benutzer außerhalb der Bundesrepublik Deutschland müssen sich nach den Vorschriften der für sie zuständigen Behörde richten.

Geschützte Warennamen (Warenzeichen) werden *nicht* besonders kenntlich gemacht. Aus dem Fehlen eines solchen Hinweises kann also nicht geschlossen werden, daß es sich um einen freien Warennamen handele. Das Werk, einschließlich aller seiner Teile, ist urheberrechtlich geschützt. Jede Verwertung außerhalb der engen Grenzen des Urheberrechtsgesetzes ist ohne Zustimmung des Verlages unzulässig und strafbar. Das gilt insbesondere für Vervielfältigungen, Übersetzungen, Mikroverfilmungen und die Einspeicherung und Verarbeitung in elektronischen Systemen.

Die Autoren	8
Vorwort	9
Einleitung	10

Teil I Methoden, geschichtliche Entwicklung, heutige Bedeutung

Naturheilkunde	14
Geschichte	14
Wirkungsweise der Verfahren	20
Methodik der wichtigsten Verfahren	21
1. Hydrotherapie	21
2. Bioklimatische Terrainkuren	32
3. Heilbäder	34
4. Weitere Naturheilverfahren	40
5. Ausleitende Verfahren	42
6. Massagen	46
Literaturhinweise	50
Pflanzenheilkunde	51
Geschichte	51
Die moderne Entwicklung	56
Möglichkeiten der Anwendung	59
Zubereitung der Heilpflanzen	61
Literaturhinweise	62
Homöopathie	64
Geschichte	64
Potenzen	66
Komplexmittel	68

Hauptansatzpunkte für homöopathische Behandlung	69
Literaturhinweise	69
Biologische Heilverfahren	**70**
Akupunktur	70
Chirotherapie	72
Eigenblutbehandlungen	73
Eigenharntherapie	74
Hämatogene Oxidationstherapie (HOT)	74
Hyperthermie	75
Neuraltherapie	76
Sauerstoff- und Ozon-Sauerstofftherapie	76
Symbioselenkung	77
Vakzinationen (Impfungen)	79
Literaturhinweise	79
Diät	**80**
Geschichte	80
Ernährung und Krankheit	81
Vollwert-Ordnungsnahrung	83
Zusammenstellung der Nahrung	88
Intensiv-Ernährungsbehandlung	99
Ernährungsbehandlung mit Vollwert-Ordnungsnahrung	106
Mineral- und Heilwässer	112
Literaturhinweise	117

Teil II Befindensstörungen und Krankheitszeichen
Von Kopf bis Fuß

Was sind Befindensstörungen?	120
Grundsätzliches zur Selbstbehandlung	121

Behandlung bei Befindensstörungen, aufkommenden Erkrankungen, Unfällen und Notfällen 123

Befindensstörungen und aufkommende Erkrankungen 123

Verletzungen und Unfälle 158

Vergiftungen 162

Informationszentren für Vergiftungsfälle in der Bundesrepublik 162

Hausapotheke 165

Reiseapotheke 166

Teil III Behandlung durch den Arzt

Krankheitsbeschreibungen und Behandlungsvorschläge in alphabetischer Reihenfolge 168

Teil IV Allgemeine Anregungen

Zeit, Tageseinteilung, Bewegung, Sport 322

Hausbau, Wohnung 324

Möbel 325

Kraftfahrzeuge 326

Bekleidung, Schuhe 327

Farben 328

Musik 329

Der Mensch, Teil der Natur 332

Abkürzungen 337

Pflanzennamen lateinisch-deutsch 339

Homöopathische Einzelmittel 343

Personen- und Sachverzeichnis 347

Die Autoren

Dr. med. **Johann Abele**, Arzt für Allgemeinmedizin, geb. 1940 in Österreich, hat dort die ersten zehn Jahre seines Lebens verbracht. Medizinstudium 1961 bis 1967 in Freiburg, Hamburg und Würzburg. Promotion 1967. Klinische Tätigkeit 1967 bis 1972. Danach Niederlassung und Tätigkeit als leitender Sanatoriumsarzt. Durch den Vater (Arzt für Naturheilverfahren) schon früh in Naturheilkunde, Diätetik, alte und moderne biologische Heilverfahren eingeführt. Neben der Tätigkeit im Sanatorium Schloß Lindach bei Schwäbisch Gmünd Referent bei in- und ausländischen Ärztetagungen sowie umfangreiche Vortragstätigkeit. Autor von Beiträgen in medizinischen Zeitschriften und von Büchern über spezielle Naturheilverfahren.

Dr. med. **Helmut Anemueller**, geb. 1920 in Bonn, aufgewachsen in Köln, Hamburg, Berlin und München. Dort Abitur und Studium der Medizin. 1945 Approbation und Promotion. Danach Tätigkeit an verschiedenen Kliniken. Als Stationsarzt einer Tuberkulose-Abteilung selbst schwer an Tbc erkrankt (Berufskrankheit). Nach einigen Jahren Wiederaufnahme ärztlicher Tätigkeit, zunächst als Kneipp-Arzt. Später Schwerpunkt des Wirkungsbereichs in Ernährungsmedizin und Diätetik. Seit 1953 Leiter des von ihm gegründeten Wissenschaftlichen Archivs für Ernährung und Diätetik in Bernau am Chiemsee. Träger der Christoph-Wilhelm-Hufeland-Medaille.

Dr. med. **Hartmut Baltin**, Arzt, geb. 1944, aufgewachsen in Bayern. Nach dem Abitur zunächst als Krankenpfleger tätig. Medizinstudium 1967 bis 1973 in München. Promotion 1974. Während der anschließenden klinischen Tätigkeit zusätzliche Ausbildung in Homöopathie, Akupunktur, Neuraltherapie und Chirotherapie. Seit 1977 niedergelassen als Arzt in eigener Praxis. Maßgeblich tätig in verschiedenen Gremien zur Förderung biologischer Heilverfahren.

Apotheker **Hartwig Gäbler**, geb. 1914, aufgewachsen in Leipzig. 1933 Abitur. Von 1935 bis 1940 Studium der Pharmazie in Leipzig. Approbation als Apotheker 1940. Im Krieg eingezogen als Heeresapotheker. Anschließend Tätigkeit in der pharmazeutischen Industrie, bis 1977 in leitender Position in führendem Unternehmen der Herstellung pflanzlicher und homöopathischer Arzneimittel. Reiche Erfahrung als Buchautor, aber auch bekannt durch zahlreiche Veröffentlichungen in Fachzeitschriften.

Dr. med. **Gunther Seng**, Arzt für Allgemeinmedizin, geb. 1927, aufgewachsen in Stuttgart. Ab 1946 Medizinstudium in Heidelberg, 1951 Staatsexamen und Promotion. Anschließend klinische Weiterbildung. 1956 bis 1985 Niederlassung in eigener Praxis in Stuttgart. Von 1960 bis 1980 Schriftleiter einer populärwissenschaftlichen Zeitschrift für Homöopathie und Naturheilkunde.

Vorwort

Da die Erstauflage gut aufgenommen wurde, kann nach drei Jahren eine in vielen Belangen verbesserte und im Umfang vergrößerte Neuauflage erscheinen: Der Inhalt wurde um 36 Krankheitsbilder erweitert. Einige Kapitel wurden neugestaltet, andere ergänzt.

Die 2. Auflage erscheint jetzt im Verlag TRIAS Thieme Hippokrates Enke. Unter dieser neuen Verlagsbezeichnung werden alle Ratgeber und Sachbücher der drei Verlage Thieme, Hippokrates und Enke zusammengefaßt.

Seit Drucklegung der Erstauflage haben sich im Außenfeld Veränderungen ergeben, die zu berücksichtigen waren:
– So hat das Bundesgesundheitsamt die Durchführung der Zell-Therapie untersagt. Wir entschlossen uns folglich dazu, die Ausführungen über die Zelltherapie in der neuen Auflage zu streichen. Es hat keinen Sinn, über eine Therapie zu berichten, die derzeit von niemandem erbracht werden kann.
– Die Diskussion über eine Definition des Begriffs »Naturheilverfahren« ist in der Ärzteschaft erneut in Gang gekommen. Eine Abgrenzung der Naturheilkunde (als Summe der Naturheilverfahren) gegenüber den biologischen Heilverfahren wird deutlich – eine Tendenz, der wir schon in der ersten Auflage gefolgt waren.

Drei Kriterien sind von Naturheilverfahren zu erfüllen:
1. Sie müssen sich in der Natur vorkommender Mittel oder Erscheinungen bedienen.
2. Ihre Anwendung hat auf natürliche Weise zu geschehen.
3. Sie dürfen nur geringe Nebenwirkungen, jedoch keine Folge- oder gar Spätschäden nach sich ziehen.

Diejenigen Heilverfahren, die den ersten beiden Kriterien nicht gerecht werden, aber biologische Verfahren im Sinn der biologischen Grundregel sind, werden als (nicht-natürliche) biologische Heilverfahren bezeichnet.

Wir haben deshalb einige der in der ersten Ausgabe bei der Naturheilkunde aufgeführten Methoden den biologischen Heilverfahren zugesellt, wie z.B. die Eigenblutbehandlungen oder die Vakzinationen. Eine Zwischenstellung nehmen die sog. ausleitenden Verfahren (*Aschner*-Methode) ein. Einige davon haben durchaus direkte biologische Wirkungen zur Folge, wie z.B. das Schröpfen. Da die ausleitenden Verfahren von ihrer therapeutischen Bedeutung her zusammengehören, haben wie sie – gesondert bezeichnet – bei den Naturheilverfahren belassen. Die geschichtliche Tatsache, daß sie überwiegend von den naturheilkundlich eingestellten Ärzten angewendet werden, und diese Ärzte sie auch vor dem Vergessenwerden bewahrt haben, mag diesen Kompromiß rechtfertigen.

Dank zu sagen ist in erster Linie wieder den Autoren, die das Gesamtwerk nicht aus den Augen verloren, was dem Herausgeber die Arbeit sehr erleichtert hat.

Dr. Gunther Seng

Einleitung

Es war der Wunsch des Verlages, den an Naturheilverfahren und Homöopathie Interessierten ein Buch darüber zur Verfügung zu stellen. Dem Leser sollten die verschiedenen Richtungen fachlich und sachlich erläutert werden. Die Geschichte, die Bedeutung und die modernen Anwendungsbereiche sind so zunächst in Teil I dargestellt, getrennt in Naturheilkunde, Pflanzenheilkunde, Homöopathie, biologische Heilverfahren und Diät. Wegen der Fülle des Angebots ist ein einzelner Autor damit überfordert. Zur Mitarbeit zur Verfügung gestellt haben sich
Dr. *Johann Abele* (Naturheilkunde)
Apotheker *Hartwig Gäbler* (Pflanzenheilkunde)
Dr. *Hartmut Baltin* (Homöopathie)
Dr. *Helmut Anemueller* (Diät)
Die Schilderungen der biologischen Heilverfahren stammen aus den Federn von Dr. *Abele*, Dr. *Baltin* und dem Herausgeber. Die Massagen (S. 46 bis 48) hat Herr *Theo Konietzko* beschrieben.
In Teil II finden Möglichkeiten und Grenzen einer Eigenbehandlung ihre Darstellung. Am Anfang wird ausgeführt, was unter Befindensstörungen zu verstehen ist. Die unklare Grenze zum krankhaften Zustand hin wird erwähnt – eine sehr wichtige Unterscheidung, die medizinisch und naturwissenschaftlich nicht exakt festgelegt werden kann. Erst der Verlauf gibt darüber dann Aufschluß.
Das Fieber steht, seiner Bedeutung als Anzeiger für Abwehrvorgänge im Organismus entsprechend, am Anfang. Damit sollte auch der Wert der Messung der Körpertemperatur herausgestellt werden. Die einzeln beschriebenen krankhaften Zustände sind dann ganz bewußt dem Körperschema nach – von Kopf bis Fuß – gegliedert. Die Befindensstörungen und Krankheitszeichen schließen sich an. Wer sich krank fühlt, sucht nach solchen Krankheitszeichen. Zwar muß man einen heftigen Schmerz nicht suchen, aber Schmerz allein bringt noch keine Diagnose. Über die Art des Schmerzes (Schmerzqualität) läßt sich zwar in der Theorie vieles sagen, ebenso wie über die Schmerzstärke (Quantität). In der Reaktion des vom Schmerz Betroffenen jedoch wird die individuelle Verschiedenheit der Empfindung deutlich. Sie macht alle Theorie zunichte.
In Teil II geht es also im wesentlichen um Beschwerden und Krankheitszeichen, wie sie *der Patient* empfindet. Die Darstellung der Beschwerden folgt dem Körperschema (Kopf bis Fuß). Es ist möglich, daß nicht jeder seine Krankheitszeichen darin findet. Vieles mußte weggelassen werden, hauptsächlich aus zwei Gründen:
1. Nicht alle Krankheiten sind für eine Selbstbehandlung geeignet.
2. Es ist aus Platzgründen nicht möglich gewesen, alle Krankheiten oder Krankheitszeichen aufzunehmen.
Die Autoren haben sich nach ihren persönlichen Erfahrungen gerichtet. Das gilt namentlich für die Behandlungsvorschläge. Dies bedeutet, daß über

Wert oder Unwert anderer Behandlungsverfahren und anderer Medikamente kein Urteil gesprochen ist. Es gibt so z. B. noch eine ganze Reihe anderer wirksamer biologischer oder homöopathischer Arzneimittel. Die Autoren haben sich um Ausgewogenheit bemüht. Das schließt natürlich nicht aus, daß auch auf anderen Wegen und mit anderen Mitteln Gutes erreicht werden kann.
Teil III unterscheidet sich grundsätzlich von Teil II. In Teil III werden Krankheitsbilder (Diagnosen) in alphabetischer Reihenfolge aufgeführt. Für den Patienten ergibt sich daraus die Möglichkeit zur Information über Naturheilverfahren bzw. über biologische Behandlungsmethoden. Sehr wichtig war uns dabei eine ebenso leicht faßliche wie exakte Darstellung der einzelnen Krankheitsbilder. Die Ausarbeitung stammt im wesentlichen von *H. Gäbler.*
Die Auswahl der zu beschreibenden Krankheiten war die Aufgabe für den Herausgeber. Auch nach Absprache mit den Autoren war dies schwierig – bedingt durch die Vorgabe des Buchumfangs seitens des Verlages. Wichtiger noch als eine allzu vollständige Darstellung war uns eine verständliche Sprache. Viele Patienten wissen um ihre Diagnose, aber sie wissen nicht, was das eigentlich bedeutet. So regiert oftmals die medizinische Fachsprache beim Patienten ganz allein den Verstand und das Gemüt. Aufklärung über Wesen und Bedeutung der Krankheit, Verständlichmachen der Realität und damit die Möglichkeit für den Patienten, sich mit der Krankheit und mit ihrer Behandlung identifizieren zu können, lag uns am Herzen.
Hier bietet dieses Buch auch für den Arzt Möglichkeiten – nicht nur als Übersicht über Naturheilverfahren und Homöopathie. Viele Ärzte haben darin ohnehin großes Fachwissen und Erfahrungsgut. Was oft fehlt, ist die sprachliche Verständigung mit dem Patienten. Das Umschalten von Fachsprache auf Umgangssprache – und umgekehrt – fällt schwer. So war es unser Bemühen, die Anzahl der Fremdwörter gering zu halten.
Ein besonderes Wort ist noch zur Homöopathie zu sagen. Es bestand zunächst Unsicherheit darüber, ob sie in der nun erfolgten Weise zur Darstellung kommen sollte. Die Homöopathie ist symptomorientiert, d. h. die Krankheitszeichen sind entscheidend bei der Suche nach den entsprechenden Arzneimitteln. Das hat für Patienten, die sich selbst mit homöopathischen Arzneimitteln behandeln, manche Schwierigkeit zur Folge. Die wichtigste: eine Krankheit, die ärztlicher Behandlung bedarf, wird gelegentlich übersehen. Es kommt übrigens nicht nur bei selbstbehandelnden Patienten, sondern hin und wieder auch bei Ärzten vor, daß sie »vor lauter Bäumen den Wald nicht sehen«. Ebenso sprichwörtlich ist das »an den Symptomen Herumkurieren«. Eine andere Schwierigkeit: Jedes Arzneimittel hat sein eigenes Arzneimittelbild. Dadurch ergibt sich u. U. ein Fehleinsatz eines Mittels, auch wenn eines oder mehrere Krankheitszeichen damit übereinstimmen. Andererseits ist die Homöopathie eine empirische, d. h. auf Erfahrung beruhende, Heilmethode. Viele Patienten haben schon Erfahrungen damit gesammelt und es gibt auch seriöses allgemeinverständliches Schrifttum zur weiteren Information und Fortbildung. Den Ausschlag zugunsten der Darstellung der Homöopathie gab schließlich die Überlegung, daß die Leser dieses Buches keine unüberzeugbaren Fanatiker bestimmter Richtungen sind. Zudem ist für *jede* Art

von Behandlung kritische Selbstbeobachtung seitens des Patienten erforderlich, sei es nun für die Selbstbehandlung oder sei es für die Behandlung schwerer Krankheitszustände durch den Arzt.

Zur Naturheilkunde gehört auch die Diät. Man versteht darunter in der modernen Umgangssprache eine besonders zubereitete Schon- oder Krankenkost, die auf die Bedürfnisse des einzelnen Patienten ausgerichtet ist. Heute weiß jedermann, daß falsche oder auch nur einseitige Ernährung zu Mangelschäden führen kann. In den letzten Jahrzehnten hat die Ernährungswissenschaft erarbeitet, was für die Krankheitsvorbeugung von besonderem Wert ist. Bedauerlicherweise haben sich viele Großküchen (z. B. gerade in Krankenhäusern, Altersheimen oder Werkskantinen) noch nicht darauf eingestellt.

Daß auch auf dem Gebiet der Ernährung manches umstritten ist, erhellt aus der Vielfalt der Meinungen und Vorschläge (z. B. aus den Medien).

Einer umfassenden Einführung in die Ernährung schließen sich Diätvorschläge für den Krankheitsfall an.

Die Ausführungen im kurzen Teil IV (sie stammen vom Herausgeber) sind zeitbezogen. Ihr Zweck ist, Unnatürliches und damit letztlich auch Krankmachendes im üblichen Ablauf des »täglichen Lebens« aufzuzeigen. Dies unterliegt freilich einem ständigen Wandel. Neue Entwicklungen lassen immer wieder erkennen, daß das Bewußtsein in der Bevölkerung noch nicht genügend geschärft ist, um Fehler zu vermeiden. Manchmal ist es einfach Nachlässigkeit oder auch Überforderung, was Gleichgültigkeit in den weniger bedeutsam erscheinenden Lebensbereichen nach sich zieht. Dies gilt namentlich für diejenigen Zeitgenossen, die dem jugendlichen oder dem mittleren Lebensalter zuzurechnen sind. In dieser Zeit »schöpft man noch aus dem Vollen«. In späteren Jahren müssen dann gar nicht wenige mit großen finanziellen Opfern für gesundheitliche Mängel bezahlen, die sie sich durch die Ablehnung einer natürlichen Lebensweise in den früheren Lebensabschnitten zugezogen haben.

An Registern stehen zur Verfügung:
1. Ein Abkürzungsverzeichnis für diejenigen Kürzel, die im Text nicht ausreichend erklärt sind.
2. Ein Pflanzenregister lateinisch-deutsch. Im Text stehen die deutschen Pflanzennamen. Die Inhaltsangaben vieler pflanzlicher Arzneimittel sind jedoch mit den lateinischen Bezeichnungen versehen.
3. Eine Auflistung der im Text angeführten homöopathischen Einzelmittel, mit Übersetzung ins Deutsche.
4. Das Sachregister.

Letztlich sei des Dankes nicht vergessen:
– Dem Verlag für den Anstoß und für die Unterstützung in der Gestaltung von Inhalt und Form, sowie auch für die Verhandlungen mit den Autoren.
– Den Autoren für die Ausarbeitung und für die Zusammenarbeit. Wegen der mancherlei Überschneidungen war jeder zu Kompromissen gezwungen. Es überwog jedoch immer das gemeinsame Interesse am Erscheinen des Buches.
– Und auch meiner Mitarbeiterin, Frau *Brigitte Harth*, die ungewohnte Mehrarbeit auf sich zu nehmen hatte.

Dr. Gunther Seng

Teil I
Methoden
Geschichtliche Entwicklung
Heutige Bedeutung

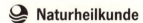 Naturheilkunde

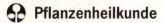 Pflanzenheilkunde

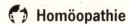 Homöopathie

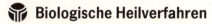 Biologische Heilverfahren

 Diät

Naturheilkunde

Als Naturheilverfahren werden solche Methoden bezeichnet, welche »in der Natur und von ihr unverfälscht« angeboten werden: *Licht, Wärme, Kälte, Luft, Wasser* und *Erde*. Zu den so beschriebenen Naturheilverfahren gehören also z. B. alle Bademaßnahmen, Trinkkuren, Wickel und Massagen, Atemtraining, Sonnenbestrahlungen und ähnliches. Eine lediglich geschichtliche Bindung zu den Naturheilverfahren haben einfache und schon sehr alte Heilmaßnahmen, wie z. B. das Schröpfkopfverfahren, das Kantharidenpflaster, Heilsalben, die Blutegelbehandlung, der Aderlaß. Kompliziertere ärztliche Methoden, die nicht von der Hochschulmedizin entwickelt wurden und von denen einige auch noch nicht zur Gänze wissenschaftlich durchleuchtet werden konnten (wie zum Beispiel die Sauerstofftherapie oder die Akupunktur), bezeichnet man als biologische Heilverfahren, sofern sie mit den in der Natur allgemein üblichen biologischen Gesetzmäßigkeiten übereinstimmen. Zu diesen Gesetzen gehört auch die von den Professoren *Arndt* und *Schulz* gefundene Regel, daß schwache Reize die Lebenstätigkeiten eines Organismus anregen und starke sie hemmen, mittelstarke sie zu fördern imstande sind (Arndt-Schulzsches »Biologisches Grundgesetz«).

Geschichte

Im abendländischen Kulturgut – auf das wir uns hier beschränken – existierte bereits zu Lebzeiten des »ersten, größten Arztes«, den wir kennen, eine erstaunliche Hochblüte der Naturheilverfahren. Er hieß *Hippokrates* von Kos und wirkte an einem der drei damaligen großen Heilzentren, der nach einem mythischen Arzt genannten »Asklepiaden« (Schüler des Heilgottes Asklepios). Er scharte eine große Anzahl Schüler um sich, die später die Hippokratische Schule gründeten und das erste große abendländische Erfahrungswerk der Medizin schufen, das *Corpus hippocraticum* (ca. 400 v. Chr.). Die in diesem Werk festgelegten Grundsätze sind noch heute gültig für die Praxis jeglicher Naturheilkunde und Erfahrungsmedizin, also auch für Teile der sogenannten Hochschulmedizin.

Die hippokratischen Lehren stellen auch die Grundlage der späteren *Humoraltherapie* genannten »Säftelehre« dar, welche sich zweitausend Jahre lang gültig erhalten hat. Zur Humoralmedizin gehören Verfahren wie der Aderlaß, die Pustulantien (die Ausschlag künstlich erzeugen), die Purgantien (Einläufe und Abführmittelverfahren), das Brechverfahren, aber auch das Schwitzen, die Wickel, die Gymnastik, die Atemtherapie, die Nahrungshygiene und der »Naturschlaf«.

Hippokrates selbst vereinigte seine unerhört scharfe und exakte Beobachtungsgabe mit dem physikalisch-religiösen Wissen der ihm vorangegangenen Zeit – der Schule von Milet (*Thales* und *Anaximander*). Diese Schule und die Philosophie des *Heraklit* von Ephesus standen den Erkenntnissen der zur gleichen Zeit lebenden chinesischen und indischen Weisen sehr nahe und schilderten ein Weltbild ewigen Werdens, ständigen Wandels und polarer Kräfte, welche alles Sichtbare in zyklisch-dynamischem Zusammenspiel erzeugten. Einen Gegensatz von belebt und unbelebt lehnte man ab. Geist und Materie seien eine Einheit (man vergleiche die modernsten Sätze der heutigen Atomphysiker!). Das für unsere Augen Sichtbare dieser Einheit wurde »Physis« genannt. Sie werde durch sich selbst gesteuert und von einer größeren Einheit, dem »Logos« gelenkt, in den sie integriert sei. Dem Wort Physis werden wir später noch begegnen, wenn ihm *Hippokrates* eine grundlegende Bedeutung innerhalb der Wirkungsweise der Naturheilverfahren gibt. Ihrer universalen Anschauung entsprechend heilten und lehrten die Asklepiaden auch an Tempelstätten, Orten, welche dem Logos geweiht waren. Sie wurden alle auf besonders heilkräftigem Terrain – Heilquellen, Heilgrotten, Heilklima – errichtet.

Ein Zitat der thrakischen Ärzte lautet: »Willst du die Augen heilen, so mußt du den Kopf behandeln. Aber der Kopf ist nicht krank, ohne daß der Körper zu leiden begann vor ihm. Aber willst du den Körper behandeln, so mußt du vorher die Seele heilen. Körper und Seele sind eins und jener erkrankt oder heilt nicht ohne diese«.

Es gehört zu den Merkwürdigkeiten der Medizingeschichte, daß erst in allerjüngster Zeit physikalische Überlegungen und Experimente von Atomwissenschaftlern die von den alten Griechen gesehene Einheit von Geist und Materie wieder betonen. Unser heutiges Wissen über die Natur beweist sie uns. Es lehrt uns ferner, daß wir keinen Teil der Natur als isoliert von anderen betrachten dürfen und daß alles Sichtbare sich in einem ständigen Prozeß des sich selbst Regulierens befindet.

So ist es nicht verwunderlich, daß *Hippokrates* als Leitsatz der Therapie folgendes ausgesprochen hat: »Die Krankheiten heilen durch die Physis. Der Körper leidet nicht nur durch die Krankheit, er beseitigt sie auch durch eigene Tätigkeit: Die Heilung ist also ein physiologischer Vorgang. Der Arzt soll der Naturheilung ihren Lauf lassen, sie unterstützen, wo ihre Kräfte versagen, aber ihr nicht in die Zügel fallen unter dem Vorwande, ihr helfen zu wollen.«

Wir wollen im Folgenden jeweils nur die herausragendsten Persönlichkeiten der abendländischen Medizin erwähnen, sofern sie sich gerade mit dieser Einheit identifiziert haben, und beginnen mit der ersten Hochblüte in Griechenland, der Schule der Asklepiaden (ca. 460–370 v. Chr.). Ihre Mitglieder nannten sich Jünger des Heilgottes *Asklepios*, der seinerseits einen mythischen Lehrer, nämlich den Kentauren *Chiron* gehabt hatte.

Interessanterweise ist der Stamm des griechischen Wortes für Hand (Cheiron) derselbe, so daß vermutlich das Auflegen der Hand gleichbedeutend mit »Begreifen« und »Heilen« (Behandeln) war. Die Asklepiaden heilten mittels des Tempelschlafs, der Klimatologie, der Psychotherapie, der Hitze und der Kälte, verschiedener Heiltränke und kleinerer chirurgischer Eingriffe. Ihre Zentren lagen auf den Inseln Kos, Knidos und Sizilien. *Hippokrates* wirkte in Kos um 450–377 v. Chr. Der zweite

»Vater der Medizin«, *Herodikos*, wirkte auf Knidos.
In der römischen Geschichte beginnt die Bedeutung der Heilkunst mit einem Sklaven aktenkundig zu werden, dem *Asklepiades* (100 v.Chr.). Er betonte vor allem die Wichtigkeit der physikalischen Therapie (Bäder, Güsse, Wickel, Massagen und Bewegung), und dies besonders bei rheumatischen Erkrankungen. Um 30 n.Chr. wirkte in Rom der bedeutende Arzt *Celsus*. In seinem achtbändigen medizinischen Werk beschrieb er die gesamten therapeutischen Verfahren seit *Hippokrates* und verfaßte zusätzlich ein chirurgisches Kompendium.
In der römischen Kaiserzeit war *Galenus* von Pergamon (129–199 n.Chr.) wohl der berühmteste griechische Arzt. Seine Darstellungen ließen vor allem die hippokratischen Lehren wieder aufleben. Er gilt bis weit ins Mittelalter hinein als der letzte große Arzt. In seinen Werken vereinte er alle bekannten medizinischen Richtungen. Er sah die Ursachen von Krankheiten in drei Lebenskräften: dem Lebenspneuma (Blut), welches seinen Sitz im Herzen hat und die Energie durch die Arterien in den ganzen Organismus verbreitet; dem physischen Pneuma, welches seinen Sitz in der Leber hat und die Vorgänge des Stoffwechsels lenkt und steuert, sowie dem Seelenpneuma. Letzteres habe seinen Sitz im Gehirn, steuere mit allen Nerven die geistigen und energetischen Vorgänge und habe Zusammenhänge mit dem Atemsystem. Durch die Atemluft tausche es fortwährend Energie mit der Weltseele aus.
Die Lehren der griechischen und römischen Ärzte wurden während des Mittelalters eher von den arabischen Gelehrten als von europäischen Ärzten vertreten und erweitert. Unter ihnen ragt besonders der jüdische Philosoph und Arzt Rabbi *Mose Ben Maimonides* (1135–1204) hervor. Auf dem Kontinent wurde die Kräutermedizin und Erfahrungsheilkunde im wesentlichen in Klosterschulen gelehrt, in der Zeit von 900 bis etwa ins 14. Jahrhundert hinein. Ausgehend von der ersten Universität in Bologna wurden die Universitäten in ganz Europa gegründet und an ihnen Medizin, Philosophie, Rechtswissenschaften und Mathematik gelehrt.
Die Medizin, welche dort über Jahrhunderte gelehrt wurde, entfernte sich aber immer mehr von der Beobachtung am Krankenbett und nahm vom Glauben und Aberglauben geprägte »gelahrte Recepturen« auf. Vieles, was von so hochberühmten Ärzten wie *Celsus* oder *Galenus* überkommen war, wurde als heidnisch verworfen und als unzeitgemäß abgetan.
Theophrastus Bombastus von *Hohenheim*, deutscher Arzt Schweizer Abstammung (er lebte von 1494 bis 1541), erkannte diese Erstarrung der Medizin im Dogmatismus und griff sie aufs heftigste an. Um seine Erbitterung über die Übelstände besonders deutlich zu machen, nannte er sich Arzt »neben *Celsus*«: *Paracelsus*.
Auf seinen vielen Reisen durch ganz Europa kam er – ein unerhört scharfsinniger und scharf beobachtender Mensch – mit allen herrschenden medizinischen Strömungen in Kontakt und verwarf die meisten hiervon. Uneingeschränkt ließ er nur die hippokratische Lehre gelten.
Ausgehend von der Beobachtung, daß Metallsalzverbindungen eine starke Wirkung auf den menschlichen Organismus ausübten, stellte er die meisten seiner Arzneimittel selbst her (Alchymie) und nannte sie spezifisch wirkende Arcana. Diese Zusammenstellungen sind bis in die heutige Zeit hinein be-

kannt geblieben. Bedeutende Erfolge hatte er vor allem in der Rheumabehandlung.
Als letzten universellen bedeutenden Arzt der älteren Zeit muß man *Christoph Wilhelm Hufeland* nennen (1762 bis 1836). Er war Hofrat und Leibarzt von *Friedrich Wilhelm* III., Professor an der Universität in Jena und später in Berlin. In seinen beiden Hauptwerken schilderte er im *Encheiridium Medicum* die gebräuchlichsten damaligen Heilverfahren und in der »*Makrobiotik* – oder die Kunst, das menschliche Leben zu verlängern« die Einflüsse der Nahrungsmittel auf die Gesundheit. Er war ein ausgeprägter Verfechter hygienischer Maßnahmen im familiären wie auch im städtebaulichen Bereich sowie ein Neuerer des Krankenhauswesens.
Etwa ab dem Jahre 1800 begann man in Frankreich statistische Untersuchungen darüber zu führen, welche Arzneimittel oder welche Verfahren regelmäßig Heilungen bei den unterschiedlichsten Krankheiten erzielten. Man stellte fest, daß offenbar die damals bekannten Mittel keine Regel zuließen. Außerdem ließ sich durch Statistiken feststellen, daß Krankheiten auch dann heilten, wenn man sie gar nicht behandelte. Zu allem Überfluß wurde in der damaligen Zeit mit Heilverfahren – wie z. B. Aderlässen, Einläufen, Wasserkuren und Blutegeltherapie – in gröblicher Weise unkritisch und übertrieben vorgegangen. Dies geißelt z. B. *Molière* in seinem Schauspiel »Der eingebildete Kranke«. Nachweislich hat man durch zu drastischen Einsatz der damals bekannten Mittel Patienten praktisch zu Tode behandelt. Die Folge war, daß man sich in der Medizin eine Zeitlang dem Nihilismus hingab.
Erst *Rudolf Virchow* (1821–1902), *Lukas Schönlein* (1793–1864) und *Johannes Müller* (1801–1858) legten durch ihre Arbeiten über die Zellforschung, die Anatomie der kranken Organe und die Lehre vom Stoffwechsel die Grundlagen der modernen, wissenschaftlichen Medizin.
Trotz der daraufhin stark in den Vordergrund getretenen Zellularlehre verschwanden die Naturheilmaßnahmen und verschwand die Humorallehre nie ganz aus dem medizinischen Behandlungsschatz. Im Gegenteil, es erwuchsen ihr – sozusagen in Opposition stehend – ganz bedeutende Vertreter, Neuerer und Impulsgeber.
Dazu gehören Dr. med. *Siegmund Hahn* (1664–1742) und sein Sohn Dr. *Johann Hahn* (1696–1773), bekannt als »die Wasserhähne« von Liegnitz. Der Vater trat für eine »Kaltwasserkur« ein, der Sohn schrieb 1738 ein Buch betitelt »Unterricht von Krafft und Würckung des frischen Wassers in die Leiber der Menschen«. Der heilkundige Landwirt *Vincenz Prießnitz* (1799–1851) entwickelte daraus fünfzig verschiedene Wasseranwendungen. Auch Licht- und Luftbäder sowie die künstliche Erzeugung von Fieber gehörten zu seinem Behandlungsrepertoire. Aus allen deutschen Landen kamen seine Patienten nach Gräfenberg in Schlesien.
Pfarrer *Sebastian Kneipp* (1821–1897) hatte ebenfalls das Hahnsche Buch gelesen. Während seines Studiums in Regensburg war er erkrankt und durch Selbstanwendung der Hahnschen Wasserkur wieder in der Lage, sein Studium fortzusetzen. Dies war der Anlaß für das nunmehr weltbekannte Kneippsche Lebenswerk der Wasserheilkunde und Nahrungshygiene, sowie der Licht- und Luftbehandlung. Diesen Persönlichkeiten an die Seite zu reihen sind der schweizerische »Naturarzt« *Arnold Rikli* (1823–1906), der Begründer der Therapie mit dem Sonnenlicht, *Carl*

Baunscheidt (1809–1873), der Erfinder eines nach ihm benannten Verfahrens zur Erzeugung künstlicher Hautausschläge, Dr. med. *Max Bircher-Benner* (1867–1939), der Begründer der pflanzlichen Frischkost, *Louis Kuhne* (1835–1901), dessen Bücher über natürliche Heilmaßnahmen in vielen Familien zu finden waren und in vierundzwanzig Sprachen übersetzt in die Welt hinausgingen, Dr. med. *Gustav Riedlin* (1862–1949), der als erster das Heilfasten methodisch in Deutschland einführte, Professor *Carl August Bier* (1861–1949), der als erster Hochschularzt Homöopathie und Naturheilverfahren in seiner Klinik lehrte und anwendete, sowie der Dozent Dr. med. *Bernhard Aschner* (1883–1956), dessen unermüdliche Arbeit und Forschung nicht nur viele Naturheilverfahren dem Vergessen wieder entrissen hat, sondern der sie in die Kreise der Ärzteschaft eingeführt hat und dessen »Aschner-Methodik« heute zu den wirksamsten Behandlungsverfahren bei rheumatischen Erkrankungen, Wirbelsäulenleiden, Gicht, Fettsucht, gynäkologischen Erkrankungen und vielen Stoffwechselleiden zählt.

In unserem Jahrhundert ist Dr. med. *Otto Buchinger* weltweit als »Fastenarzt« berühmt geworden, ebenso wie Dr. med. *Franz Xaver Mayr*. Von letzterem stammt eine spezielle Art des Fastens, die Milch–Semmel-Kur.

Neben ihnen finden wir viele, die gleichberechtigt erwähnt werden müßten, namentlich solche, die der Öffentlichkeit kaum bekannt wurden, weil ihre Tätigkeit mehr der Grundlagenforschung der Naturheilverfahren gewidmet war, als der individuellen Behandlung. Man darf ohne Einschränkung sagen, daß sich insbesondere im deutschen Sprachraum die Anwendungen und die Forschung über die Naturheilverfahren weitestgehend verbreitet haben, und von hier aus immer neue Denkanstöße in die Welt hinausgehen. Zwei große Ärzteverbände für Naturheilverfahren, der Deutsche Kneippbund, der in jeder größeren Stadt einen Verein für Laienmitglieder hat, der Bund Deutscher Naturheilvereine mit vielen örtlichen Gruppen und Tausenden von Mitgliedern, sowie Prießnitz-Vereine und Homöopathische Vereine zeigen deutlich, daß großes Interesse an naturgemäßen Heilverfahren besteht. Daß seit der Zeit der Romantiker die in Hochschulen lehrenden Ärzte die Naturheilverfahren eher stiefmütterlich behandeln und sie als einen Randbezirk des ärztlichen Heilwesens bezeichnen, liegt wohl daran, daß die Naturheilverfahren die überaus komplexen – in Wirkungsvernetzungen miteinander in Verbindung stehenden – Regelsysteme eines Körpers ansprechen. Hier zu forschen und »Wirkungsbeweise« zu finden ist unendlich schwerer, als solche in einem künstlich vereinfachten und aus der lebendigen Natur ins Reagenzglas verlegten, zwei oder drei Stationen umfassenden Experiment darzustellen.

Man muß sich vergegenwärtigen, daß die Natur pro Minute Millionen solcher Regulationsabläufe vollbringt. Wo eine Krankheit entstanden ist, sorgt sie sofort mit Gegenmaßnahmen für deren Überwindung. Hierbei sind ihre Reaktionen mitunter so heftig, daß deren Effekte auf den befallenen Körper belastend, ja zerstörend einwirken können (allergisch – hyperergisch). Hier zu mildern oder anzuregen ist das Hauptanliegen aller Naturheilverfahren seit *Hippokrates*: »Man darf der Natur nicht in die Zügel fallen...«

Wenn es uns heute noch nicht gelingt, lückenlose Wirkungsnachweise in dem komplexen Selbstheilungsbetreiben der Natur zu finden, darf uns das nicht dazu verleiten, von deren Nichtexistenz zu sprechen. Oft wurde in späteren Generationen bewiesen, was in früheren nur aufgrund von Einzelbeobachtungen oder blitzartigen Erkenntnissen bekannt war. Man hat z.B. seit alter Zeit die Ernährung des Säuglings mit Muttermilch immer wieder als die bestmögliche, infektions- und erkrankungsverhütende bezeichnet, ohne den Grund dafür völlig zu kennen. Selbst in unseren Tagen, in denen wir einen sehr hohen Gehalt an Schwermetallen in ihr messen müssen, halten wir an dem Grundsatz fest, daß Muttermilch eben das Beste sei. Erst in allerjüngster Zeit wurde als einer der triftigsten Gründe dafür bekannt, daß stillende Mütter pro Tag bis zu einem halben Gramm Immunglobuline (menschliche Blutserum-Abwehrstoffe höchster Wirksamkeit) an den Säugling abgeben, die im Darm fest gebunden werden und von dort aus Infekten vorbeugen. Die Tatsache, daß eine Vielzahl biologischer Verfahren über Tausende von Jahren unverändert von kritischen und forschenden Ärzten angewendet wurde, steht für sich selbst.

Naturheilverfahren besitzen neben ihrer unumstrittenen Wirksamkeit eine nicht unbedeutsame volkswirtschaftliche Bedeutung: Sie dämpfen die Kostenexplosion im Gesundheitswesen dadurch, daß sie den Patienten ermuntern, gesünder zu leben und im Krankheitsfalle zunächst mit einfachen Mitteln selbst gegen die Krankheit anzugehen. In letzter Zeit betont man daher auch offiziell wieder etwas mehr ihren Effekt.

»Wenn das Volk für die Grundsätze einer allgemeinen und öffentlichen Gesundheitspflege empfänglich werden soll, so muß der Wahn zerstört werden, als ob es der Heilkunst möglich wäre, die Folgen vernachlässigter körperlicher Erziehung, Verweichlichung und Verzärtelung, Unmäßigkeit, Dummheit und Rohheit durch einige gelehrte Rezepte wegzuzaubern.« Dieser Satz des deutschen Arztes *Steudel*, den dieser 1872 schrieb, legt uns noch einen anderen Aspekt der Naturheilverfahren offen, den erzieherischen. Naturheilverfahren haben einen Lehr- und Lerneffekt. Sie binden den Menschen in seine Umwelt ein. Sie erklären ihm, daß er nicht außerhalb der in der Natur üblichen Regelmechanismen steht, indem sie ihm die natürlichen Zusammenhänge offenlegen.

Wirkungsweise der Verfahren

1. Die Naturheilverfahren wirken durch Verschiebung des *Blutstromes*. Dadurch ermöglichen sie dem Körper, den zum Leben notwendigen Flüssigkeits- und Sauerstoff-Stoffwechsel gezielt an geschädigten Orten zu erhöhen. Man hat errechnet, daß alle Zellen eines menschlichen Organismus, wären sie Einzeller so wie ein Pantoffeltierchen, als für sie erforderlichen Lebensraum die Wassermenge des Bodensees benötigen. Nur fünf bis sechs Liter Blut befriedigen diesen Bedarf. Blut ist in Wahrheit ein »ganz besonderer Saft«.

2. Die Naturheilverfahren setzen am *Lymphstrom* an. Dieses dem Venensystem angegliederte und parallel geschaltete Kanalisationssystem drainiert jede einzelne Körperzelle und das Zwischenzellgewebe und reinigt es von Stoffwechselprodukten, welche die Zellen selbst herstellen.

3. Naturheilverfahren setzen an der *elektrischen Spannung* des Körpers an. Sie beeinflussen den Tonus jeder einzelnen Zelle und dadurch auch den Wasserhaushalt, die Verschiebung einzelner Bausteine von dem Zelläußeren ins Zellinnere und zurück, also den Mineralhaushalt, Sauerstoffhaushalt, Vitaminhaushalt u.a.m.

4. Sie wirken in besonderer Weise auch über den *Hautstoffwechsel*. Diese beim Erwachsenen etwa zwei Quadratmeter umfassende Oberfläche trägt besondere Regulationspunkte, die mit dem Inneren des Körpers in Zusammenhang stehen. Ist die Haut schlecht durchblutet, schlecht durchsaftet, trocknet und verschlackt, hört die Leitfähigkeit der in ihr sitzenden Regulationspunkte auf und das Körperinnere wird von diesen Reflexzonen her nicht mehr richtig informiert und fehlgesteuert. Jedermann weiß, daß man durch Massagen, durch Güsse oder Einreibungen imstande ist, in der Tiefe des Körpers heilsame Beeinflussungen auszuüben. Dazu betrachte man die Bilder über Rückenreflexzonen, Akupunkturzonen, Fußsohlenreflexzonen. Es gibt eine Anzahl weiterer sehr wichtiger Reflexzonen am Körper, so z.B. in den Ohrmuscheln, in der Nasenschleimhaut, im Gesicht, an den Händen u.a.m. Alle diese stehen untereinander in ständigem Informationsaustausch und helfen mit, den Körper und seine Stoffwechselvorgänge zu steuern.

5. Naturheilverfahren greifen auch in den *Schleimhautstoffwechsel* der Lunge und vor allem des Darmes ein. Würde man alle Schleimhautfalten und Schleimhautzotten des Darmes ausbügeln, käme man auf eine Oberfläche von dreihundert Quadratmetern. Auf diese Riesenoberfläche kann der Körper lästige Stoffwechselschlacken ausscheiden, sofern sie nicht durch stehengebliebene Kotmassen total besetzt ist. Von ihr her können aber auch Viren, Bakterien und deren Stoffwechselgifte unkontrolliert in den Körper einströmen, wenn dessen Abwehrmechanismen nicht intakt sind. Es ist also unerhört wichtig, daß gerade der Darm eine normale Bakterienbesiedlung aufweist, eine normale Entschlackungstätigkeit besitzt und im Krankheitsfalle sofort mit biologischen Reinigungsmaßnahmen in seiner Arbeit unterstützt wird. In vielen Fällen muß heute der Naturheilarzt die Bakterienbesiedlung des Darmes neu ordnen und lenken (Symbioselenkung), da auch ein großer Teil der zum Leben notwendigen

Vitamine durch diese »Mitesser« produziert oder konserviert wird.

6. Die Naturheilverfahren führen zu einer richtigen und ausgiebigen *Sauerstoffaufnahme* sowie zu der für den Körper unbedingt erforderlichen *Bewegung* und dem damit verbundenen Kreislauftraining. Die Natur hat unseren Körper in eine ökologische Nische gestellt, in der der Mensch ursprünglich als Dauerläufer *(van Aaken)* leben mußte und Herz und Kreislauf entsprechend trainierte, wobei er mindestens doppelt soviel Sauerstoff aufnahm, wie wir dies heute tun. Ohne Sauerstoff kein Leben! Da uns Bewegung und Sauerstoffaufnahme durch die Segnungen des zivilisierten und bequemen Lebens heute zu 50% mangeln, ist es leicht einsehbar, daß viele Stoffwechselerkrankungen auf diesem Boden entstehen.

7. Die Naturheilverfahren nehmen Einfluß auf die *geistige Gesundung.* Ein Mensch, der sich über die Stellung seiner Person innerhalb des großen und ganzen Weltgebäudes bewußt ist, der sich nicht als Herr der Schöpfung fühlt sondern als deren Teil, erleidet Widerwärtigkeiten und Krankheiten nicht als Ungerechtigkeit und schwere Schicksalsschläge, mit denen er nicht fertig wird, sondern steht ihnen durch vermehrte Eigeninitiative, Geduld und Gelassenheit besser gerüstet gegenüber.

Methodik der wichtigsten Verfahren

1. Hydrotherapie

Einführung

Bei der Hydrotherapie (Wasserheilkunde) wirken der Wärme- und der Kältereiz, indem sie die Blut- und Lymphzirkulation der behandelten Körperteile verändern. Über die Nerven-Reflexbahnen (und über andere Reflexbahnen, die zum Teil erst erforscht werden), entstehen dabei in anderen Körperregionen analoge Veränderungen: Reflexzonenbehandlung! Ein Wadenwickel beeinflußt auch die Temperatur und Zirkulation im Kopf, so wie kalte Füße nicht etwa Frostbeulen, sondern Schnupfen erzeugen können.
Der Wasserreiz wirkt auch durch die Bipoleigenschaften des Wassermoleküles: er befreit die Körperoberfläche von positiver Ionenaufladung, daher der beruhigende Effekt z. B. der Dauerbrause. Es kommt zu einer Reinigung der oberflächlichen Hautschichten. Da die Haut oft Ort von Schlackenabladungen ist, führt Hydrotherapie zu einem steten Abfluß von innen nach außen. Hydrotherapie rehydriert die oft zu trockene Oberhaut und macht sie leitfähig für eine Anzahl bekannter und noch zu erforschender Reflexübermittlungen des Selbstregulationssystems im Körper. Zusätze von Bademitteln (Hilfsstoffe der Balneotherapie) verbessern alle angegebenen Eigenschaften, sofern sie nicht – durch die Haut aufgenommen – als internes Medikament wirken. Dies gilt auch für Bestandteile der Thermen,

Solebäder, Meerwasserbäder. Die wichtigsten hydrotherapeutischen Maßnahmen sind

a) Häusliche Anwendungen
 1. Kneippgüsse
 2. Wannenbäder und Teilbäder
 3. Wickel
 4. Packungen
 5. Dämpfe
b) Hydrotherapie in Sanatorien und Bademeistereien

Technik der häuslichen Anwendungen

Güsse

Die Güsse werden heute nach den Angaben des berühmten »Wasserdoktors« Pfarrer *Kneipp* durchgeführt.
Wasseranschluß: mindestens 0,5- bis 1,0-Zoll-Schlauch. Eine Dusche oder Brause ist kein Kneippgerät! Beim Guß muß das Wasser – wie ein Mantel den zu gießenden Körperteil umhüllen – herabfließen: Schlauch dicht am Körper entlangführen.
An den *Beinen* beginnt der Guß an der Innenseite vom Fuß aufwärts. Der Wasserstrahl wird an der Außenseite wieder zurückgeführt. An den *Armen* wird der Guß an der Außenseite von der Hand aufwärts und an der Innenseite zu den Fingern zurückgeführt. Beim *Vollguß* geht er von den Beinen über den Bauch in der Mittellinie nach oben und wird an den Flanken abwärts geführt. Am Rücken ebenso.
Der *Armguß* geht von den Fingern bis zur Schulter.
Der *Oberguß* bei in die Wanne gebeugtem Oberkörper geht bis zum Nacken und Oberrand der Schulterblätter.
Der *Knieguß* geht bis zum Knie.
Der *Schenkelguß* geht bis zur Leiste.

Der *Unterguß* geht vorn und hinten bis in Nabelhöhe.
Der *Vollguß* beginnt an den Armen, dann folgen die Beine, dann geht man auf Bauch und Rücken über.
Diese Regeln haben sich in der häuslichen Praxis bewährt. Der Guß ist beendet, wenn der behandelte Körperteil aufgrund des Kältereizes zu schmerzen beginnt.
Vorsicht: Nie kalt zu einem kalten Guß kommen. Man muß sich vorher warm laufen oder turnen. Auch nach dem Guß muß der Körper aktiv erwärmt werden. Sonst schadet der Guß.
Bei *Wechselgüssen*, wobei der warme Guß mit dem kalten abwechselt, endet man mit dem kalten.

Wannenbäder, Teilbäder

Wannenbäder

Das häusliche Wannenbad zu therapeutischen Zwecken dient vor allem der Behandlung von rheumatischen Beschwerden, der Entspannung, Bekämpfung von Hautleiden und als Schwitzbad. Es werden die verschiedensten Zusätze angeboten. Wäßrige Pflanzenauszüge, wie z.B. Haferstrohextrakt, verschmutzen die Wanne stark. Ölige Auszüge werden daher bevorzugt, obwohl sie die Haut oft zu stark rückfetten. Bei empfindlicher Haut sollten daher die Badeölzusätze erst kurz vor Beendigung des Bades zugegeben werden, um eine Hautreinigung durch das Vollbad nicht zu verhindern. Das Wannenbad dauert gewöhnlich 20 Minuten. Die Temperatur übersteigt meist die Körpertemperatur um ein Grad.

Sole-Wannenbad
Dient der Abhärtung von Kindern bei

chronischer Infektanfälligkeit. In eine normal gefüllte Badewanne werden 4 Kaffeetassen Solesalz (z. B. Dürasol®) gegeben, in ein Kinderbad 1–2 Tassen. Tägliche Anwendung.

Absteigendes Vollbad
Dient der Nervenberuhigung und Schlafförderung. Badedauer ca. 20 Minuten. Von 37 °C läßt man das Badewasser abkühlen bis auf ca. 35 °C. Zusatz Melisse, Hormonapin Sedabad®, Brom-Baldrian-Bad® o. ä.

Ansteigendes Bürstenhalbbad
Dient der Schweißförderung und Schwitzkurvorbereitung im Beginn von Infektionserkrankungen (z. B. Grippe). Wenn der Patient fröstelt, aber rasch zum Schwitzen kommen soll, um die Krankheit zu stoppen, oder wenn man ein Reibesitzbad (Rumpfreibebad) machen will, aber fröstelt, läßt man körperwarmes Wasser in die Wanne, bis es die Schenkel bedeckt. Dann wird heißes Wasser zugelassen und fortwährend mit einer weichen Bürste oder einem Sisalhandschuh der gesamte Körper abgerieben, bis Schweiß kommt und der Körper »glüht«.

Schlenz-Bad
Überwärmungsbad, benannt nach der Erfinderin Frau *Maria Schlenz* (1881–1946), einer Arztfrau aus Österreich.
Bedeutung: Wärmestaubad, dient der Erhöhung der Körpertemperatur. Viele degenerativen Erkrankungen erfahren durch die Erhöhung der Körperkerntemperatur eine beschleunigte Ausheilung. Chronische Virusinfekte heilen besser aus. Der Stoffwechsel steigt bei Zunahme der Körpertemperatur um 1 °C um 10%. Entschlackungsbad. Steigerung der immunologischen Reaktionen. Infektvorbeuge. Wird auch bei Krebserkrankungen angewandt.

Vorsicht: Beim Schlenzbad soll eine Hilfsperson in der Nähe sein, da der Kreislauf stark belastet wird.
Technik: 1. Wanne mit 37 °C warmem Wasser füllen.
2. Bis zum Hals (Brust) eintauchen und Fiebermesser in den Mund nehmen.
3. Durch Heißwasserzulauf Badewassertemperatur erhöhen, bis das Mundthermometer 1–2 °C Erhöhung zeigt. Man kann sich in mehreren Sitzungen langsam angewöhnen.
4. Wasserzulauf stoppen und Badewasser bis auf 37 °C erkalten lassen.
5. Badewasser ablassen, nicht aufstehen, sondern erst in der Badewanne kühl bis kalt abduschen.
6. Aufstehen und Bettruhe, nachschwitzen. Am besten abends vor dem Schlafen. Wiederholung alle zwei Tage oder zweimal pro Woche, je nach Empfehlung. Bei Kreislaufzwischenfällen muß sofort das Badewasser entleert werden, unter ständiger Zugabe von kaltem Wasser.

Auslaugebad
Bedeutung: Längerdauernde Entschlackung der Haut, dadurch Erzielen eines Schlackenstromes vom Körperinneren nach außen.
Technik: Normale Badetemperatur. Der Patient bleibt eine Stunde im Wasser. Danach kalt duschen.
Als Badezusatz geeignet: Haferstroh-Badeextrakt®, Wacholder (Juniperus) Ölbad, z. B. Stoffwechselbad *Spitzner*, Zinnkrautextrakt.

Teilbäder

Schiele-Fußbad
Erfinder *Fritz Schiele*, Hamburg-Volksdorf. Es handelt sich um eine Spezialfußbadewanne, in der das Wasser nur bis in Knöchelhöhe reicht und die Tem-

peratur von der Fußsohle her (durch einen Heizstab mit Thermostat gesteuert) im Sinne eines ansteigenden Fußbades ansteigt[1]. Badetemperatur von 35–45 °C.
Bedeutung: Drastische Anregung der Blutzirkulation in den Fußsohlen und in den dort liegenden Endpunkten der Organreflexzonen. Dadurch reflektorische Zirkulationserhöhung und Stoffwechselbeschleunigung in allen inneren Organen, Gelenken und Schleimhäuten. Glänzende Erfolge bei praktisch allen chronischen Krankheiten, die noch durch Eigenregulation des Körpers beeinflußbar sind. Senkung des Blut-Cholesterin-Gehaltes. Auch bei mäßiger Krampfaderneigung brauchbar. Spezielle Badeextrakte erhöhen die Wirkung. Das Gerät eignet sich auch als Soforttherapeutikum gegen Schnupfen, Grippe, Hexenschuß, Bronchitis, Gelenkschmerzen, Nervenlähmungen und vieles mehr.

Fußbad
Meist als Solefußbad oder ansteigendes Solefußbad zur Behandlung der Hochdruckerkrankung und zur Abhärtung bei chronischen Infekten, namentlich der Nasennebenhöhlen und der Lunge gebraucht. Es ist besonders wirksam bei Kindern.
Technik: Fußbadewanne mit heißem Wasser füllen und 1–2 Tassen Solesalz zugeben. Badedauer 15 Minuten, so heiß wie möglich. Beim ansteigenden Solefußbad wird nur bis zum Knöchel eingefüllt und heißes Wasser langsam zugegeben, bis es etwa an das Knie reicht. Vorsicht bei Krampfadern. Gut bei Bluddruckerhöhung und chronischem Kaltfuß sowie bei Erkrankung der Herzkranzgefäße.

---
[1] Bezugsquelle Firma Schiele, Postfach 67 01 20, 2000 Hamburg 67

Wechselfußbad
Zwei Fußbadewannen.
Bedeutung: Stoffwechselsteigerung der inneren Organe, vorwiegend Leber und Lunge. (Näheres in der *Kneipp*-Literatur.)
Technik: 3 Minuten im heißen Wasser, ½ Minute im kalten Wasser verweilen. Dreimal hin und her wechseln. Mit kalt abschließen. Zusätze sind möglich, die ins warme Wasser gegeben werden.

Ansteigendes Armbad nach Hauffe
Bedeutung: Training der Herzkranzgefäße. Milderung der Anfälle von Angina pectoris.
Technik: Beide Unterarme in ein Waschbecken mit warmem Wasser tauchen und heißes Wasser langsam zugeben. Entkrampft die Adern am Herzen.

Kaltes Armtauchbad
Bedeutung: Training der Herzkranzgefäße (aber nicht im Angina-pectoris-Anfall!), Anheben eines zu niedrigen Blutdruckes. Am besten läßt man in ein Waschbecken kaltes Wasser und taucht unter Tags wiederholt beide Unterarme für 30 Sekunden ein. Nicht abtrocknen, sondern trocken schlenkern.

Sitzbad
Wichtig als Zinnkraut-, Sole-, Heublumen-, Eichenrinde- und Persil-Sitzbad. Fördert die Blutzirkulation im gesamten Bauchraum, besonders dem kleinen Becken und wirkt entzündungshemmend.
Technik: Sitzbadewanne und kleine Plastikschüssel für die Füße. Der im Sitzbad sitzende Patient wird mit einem großen Badetuch völlig zugedeckt und stellt die Füße in die kleinere Schüssel mit heißem Wasser. Badedauer 15–30 Minuten. Nachruhe 30 Minuten.

Beim *Wechselsitzbad* (zwei Sitzbadewannen) verfährt man wie beim Wechselfußbad: 3 Minuten heiß, ½ Minute kalt, und schließt mit kalt ab. Keine Nachruhe sondern Warmlaufen.

Reibesitzbad und Rumpffreibebad nach Louis Kuhne
Beide Verfahren stellen einen herausragenden Kaltwasserreiz (s. auch Kneipp-Verfahren) dar, welcher seine Wirkung speziell auf den Darm und die Nervenzentren des Plexus solaris (Sonnengeflecht) und Plexus lunaris (Mondgeflecht) ausübt. Nachfolgend kommt es zu einer mächtigen reaktiven Durchblutungs- und Stoffwechselverbesserung in diesen Orten und in den mit ihnen verknüpften Reflexgebieten. Alle entzündlichen Prozesse im Darm und kleinen Becken werden herabgekühlt, in ihrer Entwicklung gehemmt und letztlich resorbiert; das gilt auch für solche Erkrankungen in den Reflexzonen. Da der Darm (»Der Tod sitzt im Darm«, *Metschnikoff*) für die Gesundheit des Gesamtorganismus eine herausragende Rolle spielt, ist es nicht gleichgültig, welche Stoffwechselprozesse sich in ihm abspielen. Die Bäder beeinflussen den Stoffwechsel im Sinne der Normalisierung bei entzündlichen, allergisch-hyperergischen Prozessen, Durchfall und Verstopfung, Lymphstau, Bakterienbesiedlung. Die Beeinflussung des Mondgeflechtes übt einen mächtigen Regulationsreiz auf die Keimdrüsen und dadurch auf die funktionell mit ihnen verknüpften anderen Hormondrüsen – bis hin zur Hirnanhangdrüse und zum Zwischenhirn – aus. Deshalb auch die beruhigende Wirkung bei reaktiven Depressionen oder Erregungszuständen. Aus dem Gesagten geht hervor, warum diese Bäder bei fast allen Krankheiten ihre berechtigte Anwendung erfahren. Es gibt keine wirksamere Form der Kaltwassertherapie.

a) Rumpffreibebad
Technik: Badetemperatur: 22–16 °C; Badedauer: 15 Minuten mindestens, bis 45 Minuten. Bei hohen Fieberschüben alle zwei Stunden zu wiederholen bis zur Fiebersenkung. Dazwischen Einlauf oder Schwitzpackung möglich. Nie eine Kaltwasseranwendung auf einen kalten Körper!
Raumtemperatur: Warm. Oberkörper und Beine bekleidet (Socken und Bettjäckchen o. ä.)
Ausführung: Reiben aller von Wasser bedeckten Teile des Körpers mit Frotteehandschuh. Das Bad erfolgt in Sitzbadewanne, Duschbecken mit hochgezogenem Rand o. ä. Schwache und Kinder werden von einer Hilfsperson gewaschen.

b) Reibesitzbad für Frauen
Technik: Temperatur: 20–15 °C
Dauer: 15 Minuten, ein- bis zweimal täglich
Ausführung: Mit weichem Waschhandschuh wird reichlich Wasser geschöpft und vom Schamhügel bis zum Damm nach unten gewischt (nicht gerieben!). Das Bad erfolgt über dem Bidet oder einer größeren Plastikschüssel. Man achte darauf, nicht im Wasser zu sitzen. Die Wassertemperatur darf während des Bades nicht warm werden.

c) Reibesitzbad für Männer
Technik: Temperatur, Dauer wie bei b)
Ausführung: Mit zwei Fingern die Vorhaut des Gliedes zu einer Schnauze nach vorn schieben und diese »Hautschnauze« leicht mit viel Wasser waschen. Stehend am Waschbecken. Zwei- bis dreimal täglich.

Wickel

Man teilt sie je nach Technik und Wirkung ein.

Kalte Wickel

Sie dienen dem Hitzeentzug lokal oder allgemein (zum Beispiel bei Grippefieber aus dem ganzen Körper).
Technik: Kaltes Wasser mit einem Schuß Essig oder einigen Tropfen konzentrierten Pfefferminzheilöles. Wickeltuch so naß wie möglich eng um den zu behandelnden Körperteil wickeln. Dünnes Abdecktuch darum, dickes Frottetuch darum als äußerste Hülle. Gummiunterlage zur Schonung des Bettes. Kein Gummituch um den Wickel herumlegen. Der Wickel muß abdampfen. Nach ca. 10–15 Minuten wechseln.

Fußwickel

»In allen Fällen, in denen es sich darum handelt, krankhafte Säfte aus dem Körper zu entfernen, bei Entzündungen die Hitze zu nehmen, das Blut vom oberen zum unteren Körper zu ziehen ... Eine Ausleitung verdorbener Säfte aus den Füßen vermag kein kaltes oder warmes Fußbad so zustande zu bringen wie der Wickel.« (Pfarrer *Kneipp*)
Technik: Die Füße werden bis über den Knöchel umwickelt. Man kann auch nasse Wollsocken verwenden. Anwendung je nach Zweck als kalter oder Wärmestauwickel. Zeitangabe s. dort.

Wärmestauwickel

Sie dienen der Anregung des Stoffwechsels.
Technik: Kaltes Wasser. Wickeltuch gut auswringen. Auf die Haut eng anlegen. Dünnes Zwischentuch darüber, Frottee als äußerste Lage gut anwickeln. Gummi darunter, zudecken. Wickel bleibt 45–75 Minuten liegen. Patient muß sich darin erwärmen. Nachruhe ca. 90 Minuten.

Schwitzwickel

Sie dienen dem vergrößerten Wärmestau und sollen die Kerntemperatur kurzfristig erhöhen, bis zum Schweißausbruch mit Schlackenverlust und Zerstörung der hitzeempfindlichen Bakterien und Viren.
Technik: Wie unter »Wärmestauwickel« beschrieben. Verweildauer bis zu 90 Minuten bzw. bis zum massiven Schweißausbruch. Der Patient wird gut zugedeckt und erhält ein Handtuch um den Kopf, so daß nur die Nasenspitze frei ist. Nachruhe gut eine Stunde bzw. die ganze Nacht.

Stammwickel

Technik: Als Stauwickel. Er geht von den Achselhöhlen bis zur Leiste. Arme bleiben draußen. Zeitangabe s. unter »Wärmestauwickel«.

Spanischer Mantel

Technik: Als Stauwickel. Man kann ein langes (Männer-)Nachthemd als erstes Wickeltuch verwenden. Er geht bis unter die Knie. Arme eingeschlossen. Dauer bis drei Stunden.

Spezialwickel

Senfwickel
Bedeutung: Erhebliche Durchblutungsvermehrung an der behandelten Stelle und analog dazu an der Reflexzone im Körper.
Technik: Frisches(!), stechend riechendes Senfmehl wird mit warmem Wasser

zu einem dünnen Brei (wie Omelettenteig) gerührt, auf ein Leinwandläppchen gestrichen und auf die nackte Haut gelegt. Nach ca. 10–15 Minuten erhebliches Hautbrennen. Abnahme. Längeres Verweilen kann zu Brandblasenbildung führen. Vorsicht in Schleimhautnähe! Bevorzugte Anwendung am Rücken bei Husten, bei Rippenfellergußresten und Rückenschmerzen.

Zwiebelwickel
Bedeutung: Wirkung ähnlich Senfwickel. Die aufsteigenden Dämpfe, die Senföle enthalten, wirken desinfizierend und durchblutungssteigernd. Hervorragende Wirkung bei akutem Husten und Halsweh, auch Eiterungen. Notfallmittel, wenn nichts anderes zur Hand.
Technik: Eine feingehackte rohe Zwiebel wird auf eine alte Windel gegeben und um den Hals oder auf die Brust (Rücken) gepackt. Über Nacht belassen. Als Grundlage kann auch Schweineschmalz dienen.

Schmalz- oder Ölwickel
Wie der Zwiebelwickel, aber nicht so streng riechend und weniger stark. Besonders bei Husten an Säuglingen anzuwenden. Wärmflasche aufbinden.

Speckwickel
Meist als Halswickel bei verhärteten Halslymphknoten, oder bei chronischem Halsweh. Man verwendet den gesalzenen Speck, der zum Bratenspikken dient. Über Nacht rundum anlegen.

Quark- oder Heilerdewickel sowie Retterspitz®wickel
Bedeutung: Entzieht Wärme und Fieber und reinigt die Haut, dämpft die Entzündungen in der Körpertiefe. Anwendung am Halse, am Bein über Furunkeln, als Leberaufschlag, zum Kühlen einer erregten Schilddrüse, bei Insektenstichen und Sonnenbrand. Pakkungen bei Akne jeder Form. Gute Erfolge bei Venenreizungen und beginnenden Venenentzündungen.
Technik: Quark pur, Heilerde zu dünnem Brei bereiten, Retterspitz® nach Gebrauchsanweisung auf dünnen Lappen geben, auf die zu behandelnde Stelle legen, Frotteetuch darum. Bei Antrocknen sofort wechseln.

Cayce-Rizinusölwickel
Bedeutung: Förderung des Galleflusses, Entblähung des Darmes, Entgiftung der Leber, krampflösend, stuhlregelnd.
Technik: Ein Liter Rizinusöl wird vorsichtig erhitzt. Ein dreimal gefaltetes Stück Wollflanell wird darin eingetaucht, dann gut ausgedrückt (am besten Küchenhandschuhe benutzen). Das Tuch muß so groß sein, daß es einseitig von den Rippen bis zum Schambein reicht. Der Wickel wird zunächst auf der rechten Körperseite angelegt. Frottee darüber, Wärmeflasche und Gummituch darum und ½–3 Stunden belassen; am besten also nachts anlegen. So wird drei Tage nacheinander verfahren. Am 3., 4. und 5. Tag einen Teelöffel Olivenöl innerlich einnehmen. In der nächsten Woche ggf. auf der Gegenseite wiederholen.

Kaltwaschung

Sie dient dazu, dem Körper Hitze zu entziehen und die Haut zu reinigen, besser zu durchbluten, zur vermehrten Zirkulation in inneren Organen anzuregen. Nach der Waschung, die im Bett erfolgt, wird der Patient nicht abgetrocknet, sondern zugedeckt.
Technik: Bei Fieber. Die einzelnen

Gliedmaßen werden nacheinander unter der Decke herausgestreckt und kalt gewaschen, zuletzt Bauch und Rücken. Wiederholung je nach Bedürfnis alle 15–30 Minuten, besonders wenn der ganze Körper glüht, die Beine aber eher kalt sind.
Bei Kreislaufschwäche und zur milden Abhärtung, auch bei Rekonvaleszenten. Morgens nach dem Erwachen. Nachruhe 15 Minuten.
Zur Schlafförderung. Vor dem Einschlafen als Ganzwaschung ohne zu rubbeln, bei nächtlichem Erwachen alle halbe Stunde bis Schlaf kommt.
Bei *nächtlichem Schwitzen* als Folge von Grippe u. a. Jedesmal nach einem Schweißausbruch. Dabei jedesmal ein homöopathisches Arzneimittel nehmen. Nach Grippe z. B. Mercurius solubilis D6. Bei beginnender Grippe Aconitum D6, wenn Herzbeschwerden dabei sind; oder Belladonna D6, wenn der Kopf besonders heiß und rot ist und Durst vorherrscht.

Packungen

Man teilt sie ein in erwärmende und Wärme entziehende. In jedem Fall ordnen sie Blutkreislauf- und Lymphzirkulation und führen so zu Funktionsverbesserungen an erkrankten Körperteilen, die bis zur Heilung weiterschreiten können.

Erwärmende Packungen

Heusack
Apothekenware oder Selbstherstellung. Zur Selbstherstellung füllt man ein kleines Leinenkopfkissen mit dem Grus (Blumen) am Boden des Heustocks. Der Heusack wird in strömendem Dampf (Dampfdrucktopf) aufgedämpft und heiß auf die bloße Haut gebracht, mit Frottee und Wärmeflasche abgedeckt. Er bleibt 20 Minuten liegen und wird in Serie einmal täglich (zwölf- bis 24mal insgesamt) angewandt. Hernach eine Hautreizsalbe (Rheumasalbe) einreiben. Anwendung bei Arthrosen, Leberentzündung, Bronchitis, bei Pseudokrupp als Sofortmaßnahme, auch bei akuten Gelenkschmerzen und Hexenschuß.

Schlickkompresse
Apothekenware (Firma Sixtus). Technik wie bei Heusack, wiederverwendbar bis 15mal wie Heusack. Intensivere Wirkung. Einreibung hernach mit Schlickpaste.

Fango-Moorpackung
Apothekenware (z. B. Fangotherm®, Eifelfango®). Zubereitung wie Heusack. Die Wirkung der Packungen erfolgt besonders durch die Wirkstoffe des Inhaltes (meist ätherische Öle und Pflanzenhormone).

Kühlende Packungen

Lehmpackungen
Meist in sogenannten Felke-Kurbädern verwendet, nach dem Begründer der Kur, Pastor *Erdmann Leopold Felke* (1856–1926). Die Lehmpackung als Teil- oder Ganzpackung wirkt Hitze entziehend (bei längerem Liegen wie ein Stauwickel), entzündungshemmend, hautreinigend.
Lehm: Reformhausware.

Melassepackung
Reformhausware. Zuckerrohrmelasse wird auf einen Leinwandlappen gegeben und um geschwollene Gelenke über Nacht aufgelegt. Entquellende, abschwellende Wirkung.

Weißkohl-(Wirsing-)Packung
Gut gewaschene Weißkohlblätter mit Wellholz wellen, bis Saft austritt, und über geschwollene Gelenke oder Hautgeschwüre (offene Beine) über Nacht legen. Täglich wiederholen, bis Besserung eintritt.

Arnikapackung
Arnikatinktur 1:10 in Wasser gelöst. Angefeuchtetes Tuch gut ausdrücken und auflegen oder umwickeln. Anwendung bei akuten Prellungen, Stauchungen, Zerrungen, Insektenstichen.

Eispackung
Gestoßenes Eis in Plastikfolie oder Fertigpackungen (Kryopack®) als Apothekenware. Chronisch schmerzhafte oder heiße, steife Gelenke damit abtupfen und unterkühlen. Danach rigorose Bewegungstherapie.

Dämpfe

Dämpfe und Inhalationen werden manchmal verwechselt. Inhalationen haben sich aus dem alten Kopfdampf entwickelt. Der Dampf befeuchtet und überwärmt den zu behandelnden Körperteil und fördert über den Reflexweg in der Tiefe des Körpers die Durchblutung.

Kopfdampf

Als wichtigstes Mittel bei akuten Nasen-Nebenhöhlenentzündungen (nicht zu vergleichen mit Inhalationen).
Technik: Wasser zum Kochen bringen. Zusatz Kamille, Latschenkieferöl, Zinnkraut u. a. Kopf darüber neigen und Handtuch über Kopf und Topf hängen, wie ein Zelt. Dauer 20 Minuten. Dabei gut inhalieren. Auch alle chronischen Hals- und Kopfhöhlenentzündungen sprechen an. Gegenanzeige: Asthma.

Unterleibsdampf

Von Pfarrer Kneipp als vorzügliches Mittel bei Steinkoliken der Harnwege angegeben, sowie bei Unterleibsentzündungen.
Technik: Wasser und Zusatz wie oben angegeben. Bei Harnwegserkrankungen immer Zinnkraut verwenden. Topf unter einen Stuhl mit Rohrgeflecht schieben. Stuhl, Körper und Topf mit Decke umgeben.

Fußdämpfe

Zur Behandlung des Spreiz-Knick-Senkfußes als vorbereitende Maßnahme erforderlich, danach die Fuß-Selbstmassage nach *Kuppinger* (s. Seite 48). Wenig durchgetretene Füße können wir ohne vorheriges Erwärmen massieren. Dagegen sollten stark durchgetretene Füße vor dem Regulieren mit dem aufsteigenden, warmen Fußbad oder mit dem noch wirksameren Fußdampfbad behandelt werden.
Technik: Einen Hocker stellen wir mit seiner Sitzfläche nach unten und legen einen Holzrost über die Hockerbeine. Der Holzrost dient zum Aufstellen der Füße; darunter wird ein Kochtopf mit heißem Wasser gestellt, nach Möglichkeit auf einem Elektrokocher oder ähnlichem Gerät zum Warmhalten des Wassers. Die Füße werden etwa eine halbe Stunde lang dem aufsteigenden Dampf ausgesetzt. Dabei weiten sich die Gefäße, und leichtere Stauungen lösen sich. Die Füße werden warm, und die Muskeln entkrampfen.
Damit die Füße richtig, d. h. direkt im Dampf stehen, legt man eine Decke über Knie und Hocker. (Vorsicht: Die Decke darf den Elektrokocher nicht be-

rühren.) Nach dem Bedampfen waschen wir die Füße und die Beine mit mäßig heißem Wasser ab. Dann lagern wir die Beine hoch und sollten sie noch einige Minuten gut zugedeckt ruhen lassen. Wir können aber auch gleich mit der Massage beginnen. Dazu verwenden wir ein gutes Hautfunktionsöl oder Buenoson®-Salbe.

Anwendungen in Sanatorien und Bademeistereien

Sauna

Altes finnisches Schwitzbad, bei dem sehr hohe Temperaturen in sehr trockener Luft abwechseln mit radikaler Abkühlung des Körpers.
Bedeutung: Erheblicher Schweißverlust mit Entschlackung über die Haut. Entsäuerung des Stoffwechsels. Anregung der Hautdurchblutung, sowie reflektorisch der Organ-Durchblutung. Entspannung der glatten Muskulatur aller Organe, dadurch gute Wirkung auch bei Asthma, Bluthochdruck, Herzkranzgefäßleiden. Abhärtende Wirkung gegen Banalinfekte. Kreislauftraining. Hautunreinheiten. Spannungslösung bei vegetativer Krampfbereitschaft, auch seelischer Ursache. Bei allen rheumatischen Krankheiten.

Sonderformen
Bei der *Heimsauna* sitzt man in einer Rundkabine, die mittels Heizstäben erwärmt wird. Der Kopf schaut oben aus der Kabine heraus.

Das *Niedertemperaturschwitzbad* nach *Konrad Reidl*[1] besitzt vorzügliche Wirkung bei rheumatischen Erkrankungen, auch bei chronischem Rheuma.
Die Badetemperatur wird beim Reidl-Schwitzbad zwischen 45 und 50 °C gehalten, dafür dauert der Aufenthalt in der Reidl-Schwitzkabine 1–1½ Stunden. Es muß zu einem andauernden Schwitzen kommen, ohne daß der Kreislauf leidet. Die besonders krankheitsbefallenen Körperteile werden hochgelagert, damit der Lymph- und Blutrückfluß gewährleistet ist. Anschließend kühl waschen und ruhen. Zunächst streng alle fünf Tage anwenden. Im weiteren Verlauf je nach eigener Erfahrung seltener anwenden. Der Erfolg tritt oft erst bei jahrelangem (gefahrlosem) Gebrauch besonders schön zutage.

Stangerbad

Der Ulmer Gerbermeister *Stanger* hat im 19. Jahrhundert durch einen Zufallsfund beim Ledergerben an seinen eigenen, rheumatisch erkrankten, Händen festgestellt, daß galvanischer Strom, der ins Badewasser geleitet wird, imstande ist, rheumatische Beschwerden zu bessern. Dies geschieht durch Erhöhung des Blutumlaufes und durch Erregung der vegetativen und der Rückenmarksnerven. Rheuma, Muskelverhärtung, Frauenleiden und Nervenlähmungen stellen auch heute die wichtigsten Indikationen für das Stangerbad dar. Der Patient wird dabei ganz in temperiertes Wasser gelegt und der Körper längst oder quer mit Gleichstrom durchflutet. Badezusätze können durch Ioneneinwanderung in das Gewebe den Effekt erhöhen, etwa bei Wundheilungsstörung oder Hautleiden. Patienten mit Metallstücken im Körper dürfen aber nicht ins Stangerbad.

---
[1] Herstellungsanleitung zu beziehen über Konrad Reidl, Untere Hausbreite 13, 8000 München 45.

Vierzellenbad

Es stellt eine Erweiterung des Stangerbades dar, wobei der Patient seine vier Gliedmaßen in vier voneinander getrennten Wannen (Zellen) badet. Der Stromfluß kann dabei noch differenzierter gepolt werden. Gut bei Nervenleiden, Neuralgien und den bei Stangerbad angegebenen Leiden.

Unterwasser-Druckstrahlmassage

Der Patient liegt in angenehm temperiertem Wasser (ca. 33–35 °C), das sein Gewicht trägt, seine Muskeln entspannt und erwärmt, der Behandler richtet einen Druckwasserstrahl mit 1–3, maximal 7 atü »unter Wasser«, auf die zu behandelnden Teile, Abstand etwa 10–12 cm von der Haut. Man sieht förmlich, wie die Haut und das Gewebe ganz tief, bis auf die Knochen »eingedellt« wird, die Massage also eine schmerzlose Tiefeneinwirkung ausübt. Bei der unspezifischen Allgemeinbehandlung massiert man mit dem Strahl in leicht kreisenden Bewegungen zuerst die Arme bzw. Beine, dann den Körperstamm. Der Bauch wird von der Massage ausgenommen. Behandelt wird bei allen rheumatischen Schmerzen, Bechterewschter Erkrankung, Wirbelsäulenverbiegung, Hexenschuß, Verbrennungsnarben, Verspannungen, Nervenlähmungen und Heilungsstörungen von Knochenbrüchen.

Dauerbrause

Durch eine Zufallsentdeckung des jungen Griechen *C. Parasco* wurde der amerikanische Arzt Dr. *Benedikt Lust* auf die universal heilsame Wirkung einer Heißwasser-Duschbehandlung aufmerksam gemacht und experimentierte mit einer Anzahl anderer Kollegen in der Zeit des Ersten Weltkriegs damit. Aus einer Höhe von ca. 2 m wird Wasser aus einem Duschansatz und mit einer Temperatur von 41 °C langsam über den ganzen Körper verteilt. Die Badedauer kann bis zu acht Stunden betragen, gewöhnlich eine Stunde pro Tag.
Bedeutung: Extreme Hautdrainage, Anregung der regenerativen Kräfte von Haut und Reflexzonen bzw. Reflexorganen. Nervenberuhigung. Erfolge bei vielen chronischen Krankheiten, degenerativen Leiden, Körperhöhleneiterungen, Knochenbruchfolgen, Rheuma u. a.

Lehmbad nach Felke

Der Patient wird in die mit kaltem dünnerem oder dickerem Lehmschlamm angefüllte »Lehmkuhle« gesetzt oder gelegt und bleibt darin von einer Viertelstunde aufwärts bis zu mehreren Stunden. Pastor *Felke* (der »Lehmpastor«) behandelte gewöhnlich seine Kranken damit im Freien. Hervorragende Wirkung beim entzündlichen Rheumatismus, besonders beim Weichteilrheuma und bei der Nervenwurzelentzündungs-Ischialgie, die mit fast unerträglichen Schmerzen einhergeht. Weiter als Bademittel bei Psoriasis (Schuppenflechte) und chronisch eitrigen hauterkrankungen, sowie bei Beingeschwüren. Die Heilerde- oder Lehmbäder sind schon bei den alten Griechen und Römern, z. B. bei *Galenus* (120–199 nach Chr.), als vorzüglich wirksam bekannt gewesen.
Felke-Lehmkuren werden heute besonders in Sobernheim durchgeführt.

Schlick-Bad

In ähnlicher Weise verfährt man mit Meeresschlamm, »Schlick«, in Dosen zu beziehen als »Schlick-Konzentrat«;

hierbei führt man das Bad auch als heiße Anwendung bei chronischem Gelenkrheuma durch. Mit einer Erstverschlimmerung der Beschwerden ist nach ca. drei Bädern zu rechnen. Schlick-Bäder können zu Hause in der Badewanne durchgeführt werden.

2. Bioklimatische Terrainkuren

Umfragen von statistischen Instituten zeigen, daß 70% der Menschen Wetterfühligkeit oder Wetterkrankheiten aufweisen. Vor allem trifft dies auf kreislaufuntertrainierte Menschen und solche mit chronischen Erkrankungen oder verborgenen Entzündungsherden zu. Alte Menschen und kleine Kinder besitzen ein weniger gut ausgleichendes Wärmeregulationssystem. Gründliche Untersuchungen haben gezeigt, daß viele Regulationssysteme des Körpers – wie Eiweißbildung, Immunkörperbildung, Blutdruck, Herzschlag, Atemtätigkeit, Wasserhaushalt, Muskelspannungszustand, Blutdicke, Blutgerinnung, Blutzuckerspiegel, Hormonausschüttung u. a. – von Wetterlagen beeinflußt werden. Die Vorderseite eines Tiefs (Front) taucht uns blitzartig und übergangslos in warmes, manchmal tropisches Klima. Die Folge davon sind Entzündungen aller Arten, Venenerkrankungen, Muskelerschlaffungen mit Migräne und Kreislaufbelastungen. Die Rückseite eines Tiefs schockt den Organismus mit polaren Klimaverhältnissen. Die Folge davon können sein: Muskelkrämpfe, Asthma, Aderkrämpfe und nachfolgend Migräne, Herzinfarkte und anderes mehr. Auch stehendes Wetter mit schwüler, verschmutzter Luft, Föhn, Sauerstoffverminderung, wirken krankheitsbahnend: Herzinfarkte, Blutungsneigungen, allergische Schübe, depressive Verstimmungen (bis zu Selbstmord) und Asthma sind mögliche Begleiterscheinungen. Hochs und Tiefs haben ihre Ursprünge über großen Land- oder Wassermassen. Die von dort in unsere Breiten angetriebenen Luftmassen (Luftkörper) bringen die am Ursprungsort typischen klimatischen Bedingungen mit sich. Da Hochs und Tiefs meist rasch herannahen, hat der Körper kaum Zeit, sich diesen wandernden Fremdklimaten anzupassen, die mit Luftdruck-, Luftfeuchtigkeits-, Lufttemperatur- und Luftbewegungsänderungen sowie mit elektromagnetischen Besonderheiten einhergehen. Das Wärmeregulationssystem und das elektrische Regulationssystem des Körpers werden überfordert und der untrainierte oder durch Krankheit vorbelastete Patient sozusagen »kalt erwischt«.

Wer aus gesundheitlichen Gründen die bioklimatischen Gegebenheiten seines Wohnorts kennen möchte, kann sich eine persönliche Feinanalyse bei den Bioklimatischen Beratungsstellen des Deutschen Wetterdienstes erstellen lassen.

Anschrift: Frankfurter Straße 135, 6050 Offenbach. Dazu muß man einen Fragebogen anfordern, der in Zusammenarbeit mit dem Hausarzt beantwortet wird.

Eine medizinische meteorologische Voraussage (Bio-Prognose) wird vom Deutschen Wetterdienst telefonisch gegeben. Die Berichte, die täglich ab etwa 15.45 Uhr vorliegen, können von Ärzten über die örtlichen Wetterämter angefordert werden. So können in Kliniken oder Großpraxen die Belastungen bei Operationen oder mögliche Komplikationen bei größeren Eingriffen an Patienten besser abgeschätzt werden.

Reiz- und Schonklima

Belastende Faktoren sind Schwüle, hoher Dampfdruck, hohe Temperatur, intensive Licht- und Wärmestrahlung, verunreinigte, stehende Luft mit Naßkälte oder Nebel, Strahlungsmangel. Beispiele dafür sind die Mittelmeerküsten außerhalb der Seewindzonen, tiefe Tallagen, Mulden oder Beckenlandschaften in Mitteleuropa, Industriestädte oder Großstädte, sowie das Hochgebirge.

Schonfaktoren sind: mäßige Abkühlungsgröße von Luft- und Wind-Temperatur, gut dosierbare Strahlungsbedingungen (Möglichkeiten, sich im Schatten aufzuhalten), Luft frei von künstlichen Verunreinigungen, wie dies zum Beispiel in den waldreichen Mittelgebirgen in Höhe zwischen 300 und 500 m auf den Südhängen, den Südost- und Osthängen anzutreffen ist. Je höher die Gebirgslage, desto stärker werden Klimareize: erhöhte Abkühlungswerte, sowie Einstrahlung aus Sonne und Höhenlicht. An der Alpen-Südseite und am Bodensee im Spätsommer, im Herbst und Frühling an den Mittelmeerküsten, herrscht Schonklima. Die Deutsche Ostsee ist gegenüber der Nordsee reizmilder.

Meerwasserkuren, Terrainkuren

Kuren an Küsten sind durch den Reiz von Wind, Sonne, Temperatur, Feuchtigkeit sowie von Salz-Jod-Gehalt und Staub- und Pollenarmut der Luft her gesehen ideale Terrainkuren. Man teilt ein in nordische und südliche Meerwasserkuren. Die Jahreszeiten beeinflussen die Grade der Reizstärke ganz beträchtlich. Leider werden zunehmend durch Verschmutzung der Küsten mit mannigfachen Allergenen künstliche Belastungen geschaffen, so daß manche Jahreszeit und manche ehemals bevorzugte Küstenregion heute nicht mehr zu empfehlen ist. Die allgemeinen Indikationen für Küsten-Terrainkuren sind: Infektions-Abwehrschwäche, besonders bei Kindern (hier muß streng darauf geachtet werden, daß zur Zeit der reizniedrigen Jahreszeit gebadet wird, also z.B. auf Gran Canaria im Winter), weiter: Hautleiden aller Art, bis zur Schuppenflechte (hier besonders am Toten Meer in Israel), chronische bakterielle Lungeninfekte, Asthma, Kreislauf- und Herzbeschwerden, Störungen in der Rekonvaleszenz, schlaffes Bindegewebe (Zellulitis) und Venenerkrankungen, Schilddrüsenunterfunktionen, hormonelle Unterbilanzen, Frauenleiden. Nordische Meerwasserkuren sollen fünf bis sechs Wochen nicht unterschreiten.

Urlaubsplanung für klimatisch empfindliche und für kranke Menschen

Januar	Küsten Ägyptens und Südtunesiens
Februar	Costa del Sol, Türkische Riviera, Zypern, Küsten Israels, Ägyptens und Tunesiens
März	Malta, Zypern, Küsten Israels, Ägyptens, Libyens und Tunesiens, Kanarische Inseln
April	Portugiesische Atlantik-Küste, Costa del Sol, Malta, Ägäis, Türkische Südküste, Küsten Israels und Nord-Afrikas, Kanarische Inseln
Mai	Französische und italienische Riviera, Dalmatinische, Portugiesische und Schwarzmeer-Küste
Juni	Deutsche o. dänische Küsten, Schwarzmeer, Atlantikküste nördlich von Lissabon
Juli	wie Juni
August	wie Juni
September	wie Mai
Oktober	Küsten Portugals und Süd-Griechenland, Griechische Inseln
November	Algarve, Malta, Zypern, Türkische Riviera, Tunesische Küste, Kanarische Inseln
Dezember	Küsten Israels, Ägyptens und Tunesiens, Kanarische Inseln

3. Heilbäder

Bestandteile der Heilquellen und Peloide[1]

Angaben zur äußerlichen Anwendung (Bäder, Auflagen)
Die Numerierung dient zum Auffinden der Angaben in der Tabelle auf S. 36 ff.

1. Schwefelhaltige $Na-Cl-HCO_3$-Wässer oder Thermen[2]
Schwefelhaltige $Ca-Mg-SO_4$-Quellen; Schwefelmoor

Anwendung bei rheumatischen Erkrankungen aller Art, Frauenleiden, zur Unfallnachbehandlung, bei Lähmungen, Hauterkrankungen, Gicht und Zuckerkrankheit, Verstopfung, Leberleiden, Galleleiden.

2. Moor, Fango[3], Lehm, Tonschlamm
Anwendung bei allen rheumatischen und degenerativen Gelenkleiden, Frauenleiden, Muskelerkrankungen, Hormonstörungen, Gicht, Wirbelsäulenleiden.

3. Säuerlinge, $Ca-HCO_3$, $Ca-SO_4-HCO_3$, $Ca-Mg-HCO_3-SO_4$-Säuerlinge,

---

[1] Peloide: Anorganische oder organische Stoffe, die in der Praxis als schlamm- oder breiförmige Bäder, Packungen oder Auflagen verwendet werden. Zu den Peloiden gehören: Torf, Tonschlamm, Kalkschlamm, Kieselschlamm, Schlick sowie die Heilerdem (Ton, Lehm u. a.).
[2] Thermen: Quellen mit natürlicher Temperatur über 20°C.

[3] Fango: Mineralschlamm aus heißen Quellen. Der italienische Ausdruck Fango wird auch für andere Mineralschlammarten gebraucht.

Na-Cl-SO$_4$-Cl- oder HCO$_3$-Quellen, Na-Mg-Chloride
Anwendung bei Magenleiden, Gallenwegleiden, Leber- und Darmerkrankungen, allgemeiner Stoffwechselverschlackung, Herz- und Gefäßerkrankungen (wenn Therme), Nieren-Harnwegs-Erkrankungen.

4. Solen[4]
Anwendung bei Augenleiden, Gefäßleiden, Arteriosklerose, Rheuma, Fettsucht, Atemwegserkrankungen, Lymphatismus, Kropf und Schilddrüsenunterfunktion.

5. Solen und Solethermen
Anwendung bei Kreislaufbeschwerden, Erkrankungen der Atmungsorgane, Infektschwäche der Kinder, Hauterkrankungen, Rheuma, Frauenleiden, Lymphatismus.

6. Eisenhaltige Wässer, Säuerlinge, Na-Mg-HCO$_3$-Fe
Anwendung bei Blutarmut, als Roborans (Anregung) allgemeiner Art, bei Stoffwechselleiden, Magen-Darm-Leber-Erkrankungen, Zuckerkrankheit.

7. Radonhaltige Wässer (Säuerlinge und Solen oder Thermen) sowie Heilstollen, zum Teil schwefelhaltige Mischquellen
Anwendung bei Nieren-Blasen-Leiden, Rheuma, Herz- und Gefäßerkrankungen, Hautleiden, Erkrankungen der Atmungsorgane, Blutarmut, zur Kräftigung im Kindesalter, bei Wirbelsäulenleiden.

8. Thermen
Trainingswirkung auf Herz und Kreislauf
Drei ausländische Heilbäder sollen hier Erwähnung finden, weil Gleichwertiges innerhalb der Bundesrepublik nicht existiert:
– *Abano Terme* in Oberitalien bei Padua. Die dort verabfolgten heißen Mooranwendungen sowie die Heilkraft des Wassers übertreffen bei weitem die deutscher Bäder. Das Klima ist aber im Sommer besonders anstrengend, hohe Reizwerte für Herz und Kreislauf.
Anwendung bei Frauenleiden, hormonellen Unterbilanzen, besonders bei Gelenk- und Knochenleiden degenerativer Art.
– *Böcksteiner Heilstollen* bei Badgastein in Österreich[5]. Der Heilstollen ist warm. Man atmet radonhaltige Luft besonderer Intensität. Die umgebenden Quellen besitzen teilweise auch Radon, sind also schwach radioaktiv. Die Erfolge bei chronisch entzündlichem Gelenkrheumatismus sind dann besonders ermutigend, wenn dieser nachweislich mit schwersten seelischen Belastungen aufgetreten ist. Die Kur fördert sehr stark die körpereigene Hormonproduktion. Regelmäßiges Kuren erforderlich.

Deutsche Kassen unterstützen die Kur in Abano und Böckstein.

– *La-Preste-Le-Bain/Prats de Mollo* in den französischen Pyrenäen bei Perpignan[6]. Radonhaltiges Schwefelheilwasser, Silikate, Heilwasser 33–45 °C heiß. Der Erfolg bei therapieresistenten, chronischen, verzweifelten Fällen von Blasen- oder Nierenbeckenentzündungen ist ausgezeichnet, gerade und besonders bei Kindern. Die Kuren werden gerne wiederholt, sind aber oft nur einmal nötig. Französischkenntnisse unbedingt erforderlich. Das Klima ist Reizklima.

---

4 Solen: Kochsalzquellen mit über 240 mval/l Natrium.

5 Anfragen über die Bäderverwaltung Bad Gastein, Österreich.

6 Prospekte über die »Chaîne Thermale du Soleil« 32, Avenue de l'Opéra, F-75002 Paris, Maison du thermalisme.

Bade- und Terrainkuren in Deutschen Heilbädern

Heilbad	Höhe ü.d.M. in m	Wirkstoffgehalt und Heilanzeigen, s.S. 34f.	Klima Reizklima
Aachen	125–450	1, 5, 8	mi, teils be
Bad Abbach (Niederbayern)	356	2, 1	Fö, be
Bad Aibling (Oberbayern)	500	2	mä, Fö
Bad Alexandersbad (Fichtelgebirge)	590	2, 3	mä, teils be
Arolsen (Kassel)	286	1	mi
Baden-Baden	150–1000	5, 8	mi, teils be
Badenweiler (Oberrhein)	340–580	3, 8	mi
Bayersoien (Oberbayern)	812	2	teils be
Belecke (Sauerland)	350	5	teils be
Bad Bellingen (Oberrhein)	250–310	5, 8	mi, teils be
Bad Bentheim (Emsland)	50	1, 2, 5	mi
Berchtesgaden	480–1170	5	mi, mä, teils be Fö
Bad Bertrich (Hunsrück)	165–400	1, 8	mi
Bad Bevensen (Lüneburger Heide)	25–70	4, 6	mi, teils be
Birnbach (Niederbayern)	350–450	5, 8	teils be
Blenhorst (Weser)	40	1, 2	mi, scho
Bad Bocklet (Saale)	230	3, 6	teils be
Bad Bodendorf (Koblenz)	75–100	6, 8	mi
Bodenwerder (Weserbergland)	75–460	4	scho, teils be
Bad Boll (Albrand)	408	1, 8	scho, mi
Bad Bramstedt (Schleswig-Holstein)	10–30	5, 2	mi
Bad Breisig (Rhein)	61	3	teils be
Bruchhausen (Paderborn)	125–300	3	teils be
Bad Brückenau (Rhön)	300	2, 3, 1, 6	mi, mä
Bad Buchau (Oberschwaben)	592	2	mi
Daun (Eifel)	400–500	3	mä
Bad Ditzenbach (Schwäb. Alb)	509	1, 3, 8	mä
Bad Driburg (Teutoburger Wald)	220–440	1, 3, 6	scho, mä
Bad Dürkheim (Pfalz)	132–250	5	teils be
Bad Dürrheim (Schwarzwald-Baar)	700–850	1,5	mi
Eberbach (Odenwald)	124–295	5	mi
Bad Eilsen (Weserbergland)	90	1	mi, mä
Bad Ems (Westerwald)	85–240	3, 8	mi, teils be
Endorf (Oberbayern)	525–600	2, 4	mi, Fö
Bad Essen (Osnabrück)	170	5	teils stark be
Bad Feilnbach (Oberbayern)	540	2	mi, Fö
Füssen/Faulenbach (Alpenrand)	800	1, 2	teils stark be

Bade- und Terrainkuren in Deutschen Heilbädern (Forts.)

Heilbad	Höhe ü. d. M. in m	Wirkstoffgehalt und Heilanzeigen, s. S. 34 f.	Klima Reizklima
Bad Füssing (Niederbayern)	324	1, 8	Fö, teils be
Bad Gandersheim (Harz)	125	5	teils be
Bad Godesberg	65	3	teils stark be
Bad Gögging (Niederbayern)	350	1, 2	mi, mä
Griesbach (Niederbayern)	525	5	stark be, Fö
Bad Grund (Goslar)	350–420	1, 2	mi
Hamm (Münsterland)	63	6, 8	teils stark be
Bad Harzburg (Harz)	300–600	1, 5, 8	mi
Bad Heilbrunn (Oberbayern)	680	2, 4	mi, Fö
Bad Hermannsborn (Teutoburger Wald)	265	3, 6	mi
Bad Herrenalb (nördl. Schwarzwald)	400–700	1, 8	mi, mä
Bad Hersfeld (Fuldatal)	200–300	1	teils be
Hindelang (Allgäuer Hochalpen)	850–1200	1, 2	mä, st
Bad Hönnigen (Rhein)	64	3, 8	teils be
Holzhausen (Wiehengebirge)	80	1	scho, mi
Bad Homburg v. d. H. (Taunus)	200	2, 3, 8	scho, teils be
Bad Honnef (Bonn)	54–450	3	teils stark be, scho
Hopfenberg (Hannover)	52	2, 5	teils be
Bad Imnau (Hohenzollern)	400	3, 6	mi
Ingelfingen (Nord-Württemberg)	207	5, 1, 6	teils be
Bad Karlshafen (Weserbergland)	111–275	5	mi
Kellberg (Passau)	450	Akratopege	teils be, Fö
Bad Kissingen	201	2, 3, 6	scho, mi, teils be
Bad König (Odenwald)	180–440	6, 8	scho, mi
Bad Königshofen (Saale)	277	1	scho, mi
Bad Kohlgrub (Oberbayern)	900	2	mi, mä, Fö
Bad Kreuznach	104	5, 6, 7	teils be
Bad Krozingen (Oberrhein)	233	1, 3, 8	teils be
Krumbach (Schwaben)	550	Ton	mi, ne
Bad Laer (Teutoburger Wald)	90–208	5, 6	teils be
Lahnstein	230–260	3, 8	scho, teils be
Bad Liebenzell (nördl. Schwarzwald)	340–600	5, 8	mi, mä
Bad Lippspringe (Teutoburger Wald)	145–334	1, 8	scho, mi, be
Ludwigsburg-Hoheneck	184	1	teils stark be
Lüneburg	11	2, 5	teils stark be

Bade- und Terrainkuren in Deutschen Heilbädern (Forts.)

Heilbad	Höhe ü.d.M. in m	Wirkstoffgehalt und Heilanzeigen, s.S. 34f.	Klima Reizklima
Bad Meinberg (Detmold)	210	1, 3, 2	scho, mä
Melle (Teutoburger Wald)	80–220	1, 3	scho, mi
Bad Mergentheim	210	1, 5	scho, teils be
Bad Münder (Hameln)	137–437	1, 6, 5	scho, mi, teils be
Bad Münster a. Stein (Rheinhessen)	117	5, 7, 8	teils be
Murnau (Alpenrand, Oberbayern)	700	2	st, Fö
Bad Nauheim	144	3, 5, 8, 6	mi, teils be
Bad Nenndorf (Hannover)	70–100	1, 5, 8, Schlamm	teils be
Bad Neuenahr	92	2, 3	teils be
Bad Neustadt (Saale)	240	2, 3, 5	scho, teils be
Bad Oeynhausen (Porta Westfalica)	71	1, 5, 6	mi, scho
Bad Orb (Spessart)	170–540	2, 3	scho, mi
Bad Peterstal (Schwarzwald)	400–1000	1, 2, 3, 6	teils be
Bad Pyrmont (Weserbergland)	110–170	1, 2, 3, 6	scho, teils be
Randringhausen (Teutoburger Wald)	100	1, 2	scho, mi
Bad Rappenau (Nord-Baden)	220–260	5	scho
Bad Reichenhall	417–1640	2, 5	mi, mä
Bad Rippoldsau (mittl. Schwarzwald)	400–700	1, 3, 2	mi, mä
Bad Rotenfels (nördl. Schwarzwald)	143	5, 8	mi
Bad Rothenfelde (Teutoburger Wald)	112	3, 5, 6	mi, mä
Rothenuffeln (Porta Westfalica)	200	1, 2	scho
Bad Säckingen (Oberrhein)	300–1000	5, 8	teils be, scho
Bad Salzdetfurth (Harz)	154	2, 5	teils be
Salzgitter-Bad (Goslar)	150	5, 8	teils be
Bad Salzhausen (Vogelsberg)	150–190	5	stark be
Bad Salzig (Koblenz)	112	1, 3	scho, mi
Bad Salzschlirf (Fulda)	250–500	2, 3, 5	scho, mi
Bad Salzuflen (Teutoburger Wald)	75–250	1, 5, 6, 8	scho, be
St. Peter Ording (Nordsee)		1, 5	teils st
Bad Sassendorf (Dortmund)	100	2, 3, 5	teils be
Schlangenbad	320	2, 8	mi, mä
Bad Schönborn (Nord-Baden)	120–180	1, 8	teils be
Bad Schussenried (Oberschwaben)	600	2	mi
Bad Schwalbach (Taunus)	330	2, 3, 6	mi, mä
Bad Schwartau (Lübeck)	20	2, 4	mi, mä

Bade- und Terrainkuren in Deutschen Heilbädern (Forts.)

Heilbad	Höhe ü.d.M. in m	Wirkstoffgehalt und Heilanzeigen, s. S. 34 f.	Klima Reizklima
Bad Sebastiansweiler (Voralb)	471	1	scho, mi
Seebruch (Weserbergland)	150	1, 2	scho, teils be
Senkelteich (Porta Westfalica)	170	1, 2	scho, mi
Bad Soden (Taunus)	140–380	3, 5, 6, 8	mi, st, be
Bad Soden-Salmünster (Oberhessen)	157–460	5, 6	mi
Bad Sooden-Allendorf (Kurhessen)	150–250	5, 7	mi
Bad Steben (Frankenwald)	600	2, 3, 7	mi, mä
Stuttgart-Berg, Bad Cannstatt	230	1, 3, 6, 5	teils be
Bad Teinach (Schwarzwald)	400–700	3	mi
Bad Tölz (Oberbayern)	670	2, 4	mi, Fö
Traben-Trarbach (Trier)	110–400	8	scho, be
Bad Überkingen (Schwäbische Alb)	450–750	3, 8, 1	mi
Bad Urach (Schwäbische Alb)	464–736	1, 8, 3	mi
Bad Vilbel (Taunus)	108–190	3	teils be
Bad Waldliesborn (Münsterland)	76	5, 6, 8	scho
Bad Waldsee (Oberschwaben)	600–750	2	scho, mi, Fö
Wanne-Eickel (Ruhrgebiet)	52	5, 8	scho, teils be
Bad Westernkotten (Lippstadt)	88	2, 5, 6, 8	mi, mä
Wiesbaden	100–120	5, 8	mi, mä
Bad Wiessee (Oberbayern)	735	1, 4, 5, 8	mi, Fö
Wildbad (nördlicher Schwarzwald)	430–950	Akratotherme	mi, mä
Bad Wildungen (Hessen)	330	3	mi, be
Bad Wimpfen (Nord-Baden)	190–230	5	stark be
Bad Windsheim (Franken)	314	1, 5	mi
Wulferdingen (Porta Westfalica)	100	2	mi, teils be
Bad Wurzach (Allgäu)	650–800	2	mi, mä, Fö
Bad Zwischenahn (Oldenburg)	6	2	mi, scho

Abkürzungen: scho = schonend / mi = mildes Reizklima / mä = mäßiges Reizklima / st = starkes Reizklima / Fö = Föhn / teils be = belastet durch Schwüle, hohe Sommertemperatur, Naßkälte in stehender Luft, Nebel, Industriedunst, Sonnenarmut, Luftverschmutzung, Kessellage, alles zeitweise möglich

4. Weitere Naturheilverfahren

Einläufe, Serieneinläufe, Unterwasser-Darmbäder

Mit Einläufen reinigt man den Dickdarm von Kot. Es gibt dafür verschiedene Anlässe.
1. Schonendste Darmreinigung bei Verstopfung: Dazu nimmt man einen Viertelliter kalten Wassers; der Kältereiz wirkt wie ein Kneippguß aktivierend auf den Enddarm.
2. Zur Reinigung einmal wöchentlich bei trägem Stuhl oder chronischen Erkrankungen, die eine gründliche Darmreinigung nötig erscheinen lassen: Akne, Asthma, Migräne, Gicht und andere. Dazu nimmt man einen Liter lauwarmen Wassers mit wenig Körperseife.
3. Zur Entgiftung und Senkung des Fiebers bei Infekten: Hierzu verwendet man einen Liter sehr dünnen Seifenwassers von ca. 1–2 °C geringerer Temperatur als sie der Körper aufweist. Der erste »Fiebereinlauf« sollte ein Doppeleinlauf sein: Erste Darmspülung mit der Hälfte der üblichen Menge; dies wird zudem meist besser toleriert; zweite Spülung mit der üblichen Menge.
4. Serieneinläufe: Alle zwei Stunden ein Einlauf, vermengt mit etwas Olivenöl (1 Eßlöffel); bei sehr hohem Fieber, schweren Asthma-Anfällen.
5. Subaquale (Unterwasser-)Darmbäder: Speziell gefertigte Einlaufstühle, auf denen man in halbliegender Position sitzt. Einlaufwasser wird mehrmals in den Darm eingepumpt, so daß er ausgiebig gespült wird: Sanatoriums- bzw. Klinik-Maßnahme bei chronischer, hartnäckiger Darmverschlackung.

Bedeutung: Der Dickdarm stellt mit einer Schleimhautfläche von zweihundert (!) Quadratmetern eine ungeheure Oberfläche dar. Auf jedem Quadratzentimeter von ihr kann der Körper Stoffwechselschlacken ausscheiden, vorausgesetzt, daß diese Fläche nicht schon schmutzbesetzt ist. Bei chronischer Verstopfung werden von eben dieser Oberfläche zwangsläufig ständig Stuhlgifte in den Körper zurückresorbiert. Der Dickdarm hat eine ungeheure Bakterienbesiedlung. Durch deren natürlichen Zerfall werden erhebliche Massen von Eiweiß freigesetzt. Zwei Drittel des Stuhls bestehen daraus (Fäulnisgeruch). Bei Krankheiten, welchen Eiweißallergien zugrundeliegen (Eiweißallergie – Heuschnupfen, Asthma, Rheuma u. a.), sind Einläufe daher bei Beginn der Behandlung günstig, um überflüssige Eiweißgifte zu entfernen.
Bei Fieber vermindert man durch Einläufe die riesige Bakterienflora und sorgt damit dafür, daß der Körper weniger Energie gegen die natürliche Eindringtendenz dieser Bakterien (aus dem Darm in den Körper) aufbringen muß. So kann er ungestört andere Abwehrleistungen erbringen.
Einläufe kühlen die Fiebertemperatur auf verträgliche Grade. Sie säubern die Darmoberfläche und ermöglichen dem Körper, dadurch mehr Gifte auf sie abzuscheiden. Jedes fieberkranke Kind lebt nach einem Einlauf geradezu sichtbar auf! So vermeidet man fast immer eine mögliche Hirnhautreizung. Der Einlauf ersetzt das Fieberzäpfchen, von dem sogar die Kinderärzte inzwischen abraten. Er ist eine Erstmaßnahme bei Infektionen jeglicher Art.

Einlaufmengen	
Erwachsene ab 15 Jahren	1 l
Kinder von 8 bis 15 Jahren	0,75 l
Kinder von 5 bis 8 Jahren	0,5 l
Kinder von 3 bis 5 Jahren	0,25–0,3 l
Kinder von 1 bis 3 Jahren	0,16–0,25 l

Bei Säuglingen und Kleinkindern kommt es vor, daß das Einlaufwasser vom Körper zurückbehalten wird. Dies ist ein Zeichen, daß der fieberheiße, durstige Organismus die so dargereichte Flüssigkeitsmenge anstelle eines Getränkes dankbar annimmt. Man gebe etwas mehr Flüssigkeit und einen geringen Zusatz von Glyzerin sowie eine andere Einlauftemperatur.

Atemtherapie

Die meisten Verfahren in der biologisch-naturheilkundlich ausgerichteten Medizin zielen darauf hin, den Menschen und seinen Stoffwechsel in ein harmonisches Gleichgewicht zurückzuführen. Die Atemtherapie ist die wohl älteste Form, die dies hinsichtlich der seelischen, wie auch stoffwechseltechnischen Forderungen erfüllt: »Im Atemholen sind zweierlei Gnaden: die Luft einziehen, sich ihrer entladen. Jenes bedrängt, dieses erfrischt...« (*Goethe*). Anspannung und Entspannung – zwischen diesen Polen spielt sich unser Leben ab.
Man kennt die passive Atemtherapie nach Dr. med. *Ludwig Schmidt*, bei der die Atemhilfsmuskeln durch spezielle Massagepunkt-Behandlung angeregt werden. Der Patient sollte aber besser die aktive Therapie erlernen, bei der durch Konzentration und Körperübungen das Einatmen, Luft-Anhalten und langsames Ausatmen mit der Vorstellung verbunden werden, mit dem Atem Schlacken abzugeben. Eine hervorragende Schule für den täglichen Gebrauch bietet hierzu das *Helmel*-Atmen mit den zugehörigen Blutwell-Übungen.

Der moderne Mensch lebt von etwa der Hälfte des eigentlich für ihn von der Natur vorgesehenen Sauerstoffs. Prof. *Otto Warburg* stellte in einem Experiment fest, daß bei schrittweisem Entzug von Sauerstoff normale Zellkulturen krebsig entarten. Zumindest begünstigt mangelhafte Sauerstoffaufnahme das Entstehen der vielen Zivilisations-Stoffwechselkrankheiten. Viele Faktoren drosseln heute in zivilisierten Ländern den Sauerstoffübertritt ins Blut: Von außen kommen Teerprodukte und Abgase sowie verschiedene Staubpartikel; innen im Menschen hemmen chronische Bronchialentzündungen und Lungenblähung. Vor allem läßt die Bewegungsarmut die Lungenkapazität auf etwa 50% schrumpfen. Ohne Atem kein Leben! Gezielte Atemübungen fördern die Elastizität der Lunge bei Asthma, fördern die Entsäuerung des Körpers durch Kohlensäure-(CO_2-)Abgabe und verbessern den Sauerstoffübertritt von den Lungenbläschen in das Blut. Den Atemübenden durchpulst alsbald ein heißer Blutstrom bis in die Fingerspitzen, auch wenn er vorher noch so kalt gewesen ist. Richtiges Atmen und Bauchatmen senkt das oft in Hochstellung verkrampfte Zwerchfell und hilft die Darmtätigkeit regulieren. Das ist bei hartnäckiger Verstopfung sehr wichtig.

Das richtige Atmen fördert die Körperentspannung auch bei seelischen Leiden. Das haben die Atemtherapeuten *Schlaffhorst* und *Andersen* erforscht, und man kann daher Atemübungen auch bei Einschlafstörungen gut anwenden.
Gezielte Atemübungen werden neben spezieller Gymnastik dazu benutzt, die Rückgratverbiegungen im Jugend- aber auch im Erwachsenenalter (Skoliose und Kyphose) ohne Operation auffallend zu verbessern oder zu heilen[1].

Die beste Wirksamkeit zur Erhöhung der Lungen- und Körperdurchblutung erzielen das Laufen, Schwimmen und Radfahren nach den Regeln der Bewegungstherapie. Hierbei wird nicht nur der Sauerstoff-Vorrat für einen Tag innerhalb etwa 10–15 Minuten gespeichert, sondern die Lungenaufnahmefähigkeit um 50 Prozent erhöht und die Herzarbeit im Verlauf des folgenden Tages um 30 Prozent entlastet.

5. Ausleitende Verfahren

Aschner-Methoden

Allgemeines

Der bedeutende Arzt Dr. med *Bernhard Aschner* (1883–1960), Dozent für Neurophysiologie und Gynäkologie, hat durch intensive Forschung und Experimente einige alte Heilverfahren dem Vergessenwerden entrissen und in mehreren Büchern beschrieben. Sie werden als Humoral-Therapie (Angriff an den Körpersäften) bezeichnet, oder als »ausleitende Methoden«. Heute weiß man durch die Forschung im Bereich der Fließeigenschaften des Blutes und der Lymphe, sowie der Nervenhormone (Übertragung der Reize von Nerv zu Nerv) und der Reflexzonenlehre, letztlich auch durch Forschungen auf dem Gebiet der Immunologie (das ist die Lehre über die Bildung von Abwehrstoffen) darüber wesentlich mehr als zu Aschners Zeiten.

Man kann die Wirkung der ausleitenden Methoden wissenschaftlich begründen. Die wesentlichen Verfahren sind: Schröpfkopf-Therapie, Kantharidenpflaster, Baunscheidtismus, Aderlaß und Blutegelverfahren, Darmreinigung, Förderung des Gallenflusses, des Menstruationsflusses und das Brechverfahren, sowie die Magensaftstärkung.
Ihre Hauptwirkung entfalten die Aschner-Verfahren bei allen Formen der Stoffwechselträgheit. Unübertrefflich wirken sie bei den meisten rheumatischen Erkrankungen.

Schröpfverfahren

Man unterteilt trockenes und blutiges Verfahren. Ersteres dient der Kräftigung einer Stoffwechselfunktion in Reflexzone und Haut, sowie der Krampflösung in Bauch- und Rückenmuskeln. Bei letzterem werden an bestimmten, schmerzhaften Punkten des Rückens kleine Mengen dort gestaut liegenden Blutes entzogen. Dies dient der Stoffwechselbeschleunigung, sowie der

---
[1] Verfahren nach *Lehnert u. Schroth*, »Dreidimensionale Skoliosebehandlung«, in Sobernheim.

Blutstauungsbeseitigung an der behandelten Stelle. Dies hängt durch Nervenverbindungen mit anderen Orten im Körper zusammen (Reflexzone-Reflexort-Beziehung)! Es ist die beste Methode zur Behebung von chronischen, therapieresistenten Rückenschmerzen.

Aderlaß

Man entzieht dem Blutstrom schlagartig eine vom Arzt bestimmte Menge Blut (wie beim Blutspenden). Dadurch wird das Restblut verdünnt und kann wesentlich besser durch die feinsten Blutgefäße fließen. Mehrere Stoffwechselkrankheiten gehen mit Blutverdickung einher: Fettsucht, Zuckerkrankheit, Bluthochdruck, Rheuma, Krebs, aber auch das natürliche Altern. Um mit Blutverdickung einhergehende Leiden zu verbessern, muß man zunächst öfter »zur Ader lassen«. Dies dient als erste Vorbeugung gegen Hirnschlag und Herzschlag bei Bluthochdruck-Erkrankungen. Mit der Blutverdickung geht auch immer eine Eiweißvermehrung im Blut und in den Aderwänden einher: Eiweißspeicher der Kapillarmembranen. Auch diese – diätetisch zu steuernde – Überflußkrankheit wird durch Aderlässe beseitigt.

Blutegel

Die Therapie mit dem Blutegel stellt einen milden Aderlaß dar. Darüberhinaus verwenden ihn die Naturheilärzte als beste und prompt wirkende Waffe bei Furunkeln, Abszessen, Venenthromben und Krampfaderentzündungen, bei Gichtanfällen an Gelenken, bei schmerzhaften Hämorrhoiden u.v.a. Die Blutegel entziehen dem Körper lokal und allgemein Blut und Blutlymphe. Durch die Abgabe von Hirudin und Eglinen in die Blutbahn, sowie in die Umgebung der Bißstelle, kommt es infolge des Aderlasses und durch die Blutegelwirkstoffe zu einer besseren Durchblutung, zu einer Entstauung und zu einem Entzündungsrückgang. Gelegentliche lokale Allergien sind heute die einzige bekannte Nebenwirkung. Krankheiten können von Blutegeln nicht übertragen werden. Nach Gebrauch werden sie meist getötet. Die Blutegel-Therapie erspart oft Antibiotika und die meist nebenwirkungsreichen Entzündungshemmer.

Kantharidenpflaster

Die stärkste Waffe der Naturheiltherapie im Kampf gegen chronische Rückenschmerzen und gegen Ischias, gegen Kniegelenksarthrose und Daumengrundgelenksarthrose ist das Kantharidenpflaster. Nicht selten erlebt man Patienten, welche durch Schmerzen jahrelang bis zur Verzweiflung geplagt wurden, und die nach der zwölfstündigen Pflaster-Behandlung völlig verblüfft und ungläubig ohne Beschwerden waren. Dr. *Aschner* nannte diese Behandlung daher den »Trost und die Hilfe« der Rheumakranken. Das Kantharidenpflaster greift am Lymphstrom des Körpers an. Seine Wirkungsweise ist komplex und setzt sich zusammen aus der langfristigen Regulierung der Durchblutung, der Aktivierung des Körperabwehrsystems, der Drainage des blockierten Gelenkes (auch bei Wirbeln) durch »Schlackenabsaugung«, der drastischen Beseitigung eines Entzündungsherdes und der Ankurbelung des Immunsystems. Diese vielfältigen Ereignisse kommen einfach dadurch zustande, daß man mit einer Pflastermasse, welche in der Hauptsache aus dem Extrakt eines Käfers, der sogenannten Spanischen Fliege (Lytta vesicatoria), besteht, in schonender Weise eine Brandblase über den zu behandelnden Körperteilen erzeugt. Zur besseren Ausscheidung der durch die Pflasterwirkung in Gang gebrachten Bindegewebeschlacken, sowie zum Schutz der Niere, gibt man gleichzeitig ein pflanzliches Harnantiseptikum, z. B. Urgenin®.

Brechverfahren

Dr. *Aschner* nennt es die königliche Kur zur Umstimmung völlig therapieresistenter Stoffwechselträgheiten, die sogar psychische Krankheitsbilder zur Folge haben: Depressionen im Klimakterium, schwere reaktive Depressionen, Asthma bronchiale, Suchterkrankungen. Er empfahl dazu Brechmittel, die Brechwurzel (Sirup. Ipecacuanha) enthielten. Heute verwendet man besser Apomorphin-Injektionen.

Ableitung auf Darm – Leber – Galle

Dr. *Aschner* hat eine größere Anzahl von Naturheilmitteln beschrieben, welche die Produktion der Verdauungssäfte, den Abfluß der Galle aus der Leber, und den im Präklimakterium oder in der Pubertät oft stockenden Menstruationsfluß wieder in Gang setzen. Jeder Patient, der an mangelhafter Tätigkeit der genannten »Säfte« leidet, weiß, welche unterschiedlichen Beschwerden damit zusammenhängen. Man kann diese auch mit den ausgeklügeltsten Ersatzstoffen oder Hormonmitteln nicht bessern.
Ableitung auf den Darm. Alle salzhaltigen Abführmittel (Glaubersalz, Bittersalz, Karlsbader Salz, Passagesalz) wirken gut bei akuten Weichteilrheumaschüben oder während einer Fastenkur. Zur Umstellung auf Frisch- oder Rohkost verwendet man sie anfänglich bei Verstopfung. Viele Rezepte findet man in der Aschner-Fibel.
Ableitung auf Galle und Leber. Dazu dienen Mittel, die den Gallefluß anregen: Legapas®, Hepaticum medice®, *sowie die Säfte von Löwenzahn, Wermut, Tausendgüldenkraut, Schwarzrettich u. ä.*
Magensaft-Anregung. »Solamen hypogastricum«: Rp. Kali. sulfur., Magnes. carbon., Rhizom. Rhei, Rad. Valerian., Fruct. Foenic. M.f.Pulv. āā 10,0. D.S.: Vor jedem Essen eine Messerspitze. (Ist ganz besonders hilfreich bei großer Magenluftblase und gleichzeitiger Verstopfung). Zur Magenkräftigung sowie zur Anregung der Bauchspeicheldrüsentätigkeit verwandte *Aschner* alle bitter schmeckenden Tees, morgens und abends eine viertel Tasse, heiß und dünn zubereitet, vor dem Essen (Kalmus, Wermut, Tausendgüldenkraut, Anserinenkraut), sowie Bittertinkturen verschiedener Firmen und Bitterpulver.

Baunscheidtsche Ausschlag-Therapie

Carl Baunscheidt, ein Feinmechaniker, der im 19. Jahrhundert lebte, erfand eine andere Methode, Schlackenstoffe aus dem Inneren zur Körperoberfläche »gewaltsam« abzuleiten: Mit einem sterilen Nadelhämmerchen oder einer Nadelrolle ritzt man die Haut an der zu behandelnden Stelle und reibt eine hautreizende Salbe (Öl) ein. Es entsteht ein pustelartiger Ausschlag. Die Wirkungsweise muß man sich ähnlich denken wie bei einem Kantharidenpflaster. Besonders bewährt hat sich der Baunscheidtsche Ausschlag bei rheumatischen Leiden, im Nacken-Schulter-Bereich, bei Colon irritabile (Reizdarm), sowie zur Behandlung völlig therapieresistenter Infekte der Nasennebenhöhlen, der Bronchien und der Lunge. Die Methode ist besonders wirksam zur Heilung der Infektabwehrschwäche bei Kindern. Behandlungen werden dann einmal monatlich, meist zwei- bis dreimal insgesamt durchgeführt.

6. Massagen

von Theo Konietzko

Geschichtliches

Bei den Ägyptern waren bestimmte Massagearten schon um 1000 v. Chr. bekannt. Aus der griechischen Medizin kennen wir die Anwendung von Massagen zusammen mit Dampfbädern. Bei den Arabern wurden Niederschriften über Massagen, die als »Maßnahmen medizinischer Behandlung« galten, aus den Jahren 980–1037 n. Chr. gefunden. Die Kreuzfahrer brachten diese Erkenntnisse nach Europa, wo sie sich jedoch nur sehr mühsam durchsetzten.
Ihren eigentlichen Aufschwung erfuhr die Massage erst durch den schwedischen Gymnastiklehrer *P. H. Ling* (1776–1839) und den holländischen Arzt *J. G. Mezger* (1838–1909). In Deutschland fand die Massage erst Ende des vorigen Jahrhunderts durch Ärzte wie *Zabludowski, Cornelius, Hoffa, Kirchberg* ihren festen Platz in der Medizin.
Man unterscheidet verschiedene Arten von Massagen, und zwar Klassische Massage, Bindegewebsmassage, Reflexzonenmassage, Lymphdrainage, Unterwassermassage[1].

Klassische Massage

Die klassische Massage wird mit der gesamten Handfläche (Handwurzel, Daumen, Kleinfingerballen, Fingerkuppen) ausgeführt. Es findet eine Ausübung von Druck und Zug auf das Gewebe statt. Der Griff kann ausgeführt werden mit Verschiebung auf der Haut oder ohne Verschiebung auf der Haut.
Die *großflächigen Griffe* suchen, durch das Gewebe gleitend, möglichst viel davon zu erfassen und verschieben dadurch die Flüssigkeit im Venen- und Lymphkreislauf. Gleichzeitig wirken sie, je nach Stärke der Ausführung, auf die Nervenendpunkte: Leichte Ausführung entspannt und beruhigt, tiefer gehende erweitert die Kleinstarterien, regt Stoffwechsel und Gesamtbefinden an.
Die *kleinflächig-punktförmigen Griffe* erfassen gezielt die ertasteten Gewebsveränderungen in allen erreichbaren Schichten und wirken ausschließlich über das Nervengewebe. Sie sind als Reibungen zu werten. Ihre Anwendung richtet sich nach dem Tastbefund.
Die beiden Hauptgriffe bei der klassischen Massage sind Streichungen und Knetungen. Sie werden ergänzt durch Reiben, Drücken, Walken sowie Vibrationen. Frühere Grifftechniken wie Klopfen, Hacken, Klatschen sind heute nicht mehr üblich.
Durch die *Streichung* bewirkt man ein sogenanntes »Ausleeren« der Venen und Lymphbahnen; damit wird gleichzeitig entschlackt, indem Rückstände des Zellstoffwechsels der Muskulatur weggedrückt werden. Einen wesentlichen größeren Effekt erzielt die *Knetung*, die den einzelnen Muskel von seiner Unterlage abhebt und durcharbeitet. Man erreicht eine bessere Durchblutung der Haut sowie des darunterliegenden Gewebes und beeinflußt den Zellstoffwechsel günstig. Außerdem werden eventuelle Verklebungen und Verhärtungen gelöst. Besonders bei

---

1 s. S. 31.

Muskelverhärtungen, bedingt durch Überanstrengungen, Erkältungen oder Stoffwechselstörungen, finden Knetung und *Drückung* ihre Anwendung. Zwischen den einzelnen Griffen sind jeweils Streichungen angebracht, um die freiwerdenden Stoffe in die Blutbahn zu bringen. Bei seelisch oder nervös bedingten Verspannungen ist eine Schüttelung oder eine *Vibration* oder eine weiche, lockere Knetung angezeigt.
Die klassische Massage dient dem gesamten Organismus. Die Durchblutung der Haut wird verbessert. Die Massage vermag die Lymph- und Blutfließgeschwindigkeit zu steigern; dadurch werden einerseits die Organe besser mit Sauerstoff und Nährstoffen versorgt, andererseits werden die Stoffwechselendprodukte schneller aus den Organen abtransportiert. Auch eine Verbesserung des Muskelstoffwechsels ist festzustellen.

Bindegewebsmassage

Überall im Körper findet sich Bindegewebe als Gleit-, Stütz- und Füllgewebe. Es befindet sich zwischen Organen, aber auch zwischen Nerven und Blutgefäßen, Muskeln und Sehnen, Bändern, Knorpeln und Knochen. Das Bindegewebe ist jeder chemischen und physikalischen Veränderung im Körper ausgesetzt; außerdem wirken auch andere Organfunktionen darauf ein, wie z.B. Durchblutung, Kreislauf und Stoffwechsel. Damit erklärt sich auch die Wirkung der Bindegewebsmassage auf den gesamten Organismus.
Die Bindegewebsmassage ist eine Methode, die über das Nervengewebe wirkt; sie wird auf dem Unterhautgewebe des Rumpfes und der Extremitäten (Arme, Beine) ausgeführt.

Wir unterscheiden bei der Bindegewebsmassage zwei Zonengruppen:
1. Die Haut- und Muskelzonen, auch Headsche Zonen genannt
2. Die Bindegewebszonen

Die Haut als Träger bestimmter Nervenendpunkte (sog. Rezeptoren) reagiert auf Berührung, Druck, Wärme und Kälte. Reflexzonen der Haut treten häufig bei inneren Erkrankungen und Entzündungen durch eine Überempfindlichkeit in bestimmten Hautbezirken in Erscheinung. Die Bindegewebszonen dagegen sind zwischen Unterhaut und tieferliegendem Bindegewebe zu finden. Über die Bindegewebszonen können namentlich die inneren Organe, Gefäße und Nerven beeinfluß werden.
Die Bindegewebsmassage wird hauptsächlich mit den Fingerkuppen ausgeführt. Bei der dabei angewendeten speziellen Zug- und Streichtechnik empfindet der Patient ein »Schneide- oder Ritzgefühl«.
Durch Verschiebung der Haut gegen das Unterhautbindegewebe kommt es zu einer Dehnung der Strukturen, die diese zwei Gewebsschichten verbinden. Dies löst in den im benachbarten Bindegewebe endenden vegetativen Nervenfasern Reize aus, die zum gestörten Organ oder Körperabschnitt weitergeleitet werden.
Meistens tritt während der ersten Behandlungen zunächst eine Hautrötung auf, die sich bei starker Spannungserhöhung auch zu einer Quaddel entwickeln kann. Diese verschwindet aber mit dem Nachlassen der Gewebsspannung.

Fußreflexzonenmassage

Die Reflexzonenmassage am Fuß ist eine Therapie, die sich im Laufe von vielen Jahren zu einer exakt ausgearbeiteten Spezialmassage entwickelt hat. Sie ist jedoch keine »Fußmassage« im engeren Sinn, denn sie kann außer einer lokalen intensiven Durchblutung eine Verbesserung sämtlicher Organfunktionen bewirken.

Am Fuß haben alle Organe ihre zugeordneten Reflexzonen. Ein gesunder Fuß ist schmerzfrei, er fühlt sich warm an und ist gut durchblutet. Ist er kalt und unbeweglich, zeigen sich Fußformveränderungen an Längs- und Quergewölbe, so ist das oftmals ein reflektorisches Zeichen für eine Belastung innerer Organe, besonders dann, wenn diese Beschwerden über Wochen oder Monate bestehen. Eine gestörte Reflexzone schmerzt auf Druck, eine gesunde nicht. Der Therapeut arbeitet mit der Hand mittels Druck in den Reflexzonen. Durch intensive Durchblutung und Lockerung des Fußes sollen die Reflexzonen schmerzfrei werden. In dem Maße, wie sich die Reflexzonen normalisieren, werden die geschwächten oder erkrankten Organe wieder funktionstüchtig.

Manuelle[1] Lymphdrainage

Unter Drainage verstehen wir die Ausleitung gestauter Flüssigkeit, die über Blutadern oder Lymphbahnen in Gang gebracht werden soll. Ist ein Gewebe übermäßig mit Flüssigkeit durchtränkt, so können auf Dauer dessen Zellen geschädigt werden. Die Zufuhr der Nährstoffe verringert sich ebenso wie der Abtransport von Abfallstoffen. Die Zellen leiden unter Nährstoffmangel und werden durch die eigenen Stoffwechselprodukte vergiftet.

Mit der manuellen Lymphdrainage versucht man nun, die Gewebsflüssigkeit abzutransportieren. Ein Teil der Flüssigkeit, besonders wenn sie – wie bei entzündlichen Ergüssen – eiweißhaltig ist, wird in die Lymphgefäße abgeschoben und dort weitertransportiert. Die manuelle Lymphdrainage wirkt aber auch auf das Nervensystem, auf die glatte Muskulatur und stärkt das Abwehrsystem.

Man versucht bei der manuellen Lymphdrainage mittels eines Massagedrucks die Flüssigkeit zu verschieben. Diese Wirkung kann durch Druck, Auflagefläche, Anzahl und Schnelligkeit der Griffe variiert werden. Der Therapeut wirkt mit breitflächig kreisenden Handgriffen in schonender Weise auf das Gewebe ein.

Spezielle Massagen

von Dr. J. Abele

Schwingungsmassage der Füße
nach *Kuppinger*

Einleitende Massage
Bequem sitzend streichen wir mit beiden Händen zuerst das Gewebe vom Oberschenkel, dann vom Unterschenkel und Fuß unter leichtem Druck dem Herzen zu aus. Damit drücken wir das gestaute Venenblut und die Gewebeflüssigkeit in den Kreislauf. Reiben wir anschließend die Schienenbeinkanten mit dem Handteller und Unterarm, so wirkt dies heilend auf Knochenzellen und innere Organe.

Die Sitzstellung bei der Massage
Bei den folgenden Massagearten ist die Sitzstellung stets die gleiche. Wir setzen uns auf eine bequeme Unterlage, nehmen einen Fuß hoch und legen das Knie seitlich nach außen (wie zum

---
[1] Lat. *manus*, Hand.

Schneidersitz oder Yogasitz). Günstig ist, es, wenn wir ein festes Kissen oder eine Rolle unter den Fuß schieben.
In dieser Sitzart entspannt sich beim gesunden Fuß die Muskulatur, und das Fußskelett läßt sich voll bewegen. Nach einigen Massagen ist dies meist auch beim Senk- und Spreizfuß möglich.

Massage mit dem Daumen
Die Finger der beiden Hände umschließen den Fußrücken, und mit den Daumen streichen und kneten wir nun unter kräftigem Druck die ganze Fußsohle.
Massieren wir nun mit einem Daumen, dann umgreift die andere Hand, die sogenannte Führungshand, von vorn die Zehen. Der Handballen liegt dabei auf der Fußsohle und drückt das Quergewölbe federnd und schwingend in seine richtige Lage.

Massage mit den Knöcheln
Die Führungshand umschließt den Fußrücken. Die Knöchel der geballten Massagefaust massieren die Fußsohle so lange mit kräftigen Strichen und kreisförmigen Bewegungen, bis das Gewebe und die Muskulatur weich und geschmeidig werden.
Die zuerst mit gleichmäßigem Druck kreisende Faust arbeitet danach stoßweise, wodurch das Fußskelett in Schwingung gerät und sich bewegen läßt.

Massage mit dem Unterarm
Auch hier umgreift die Führungshand den Fußrücken. Der Unterarm massiert mit leichtem Druck die Fußsohle, die Knöchelbereiche und besonders den Ballen der großen Zehe. Diese flächige Massage wirkt angenehm und krampflösend.
Verstärken wir allmählich den Massagedruck, so bewegt sich das ganze Fußskelett, und im Bereich der Zehenballen spüren wir, wie die Zehengelenke beweglich werden.
Durch das Zusammenwirken von Massagehand und Führungshand werden die einzelnen Knochen und Muskeln ständig zueinander bewegt und gekräftigt. Die Wirkung ist ähnlich wie beim Barfußlaufen auf Naturboden.

Massage mit dem Ellenbogen
Es wird mit dem spitzgestellten Ellenbogen und mit leichtem Druck jeweils auf einem Punkt, d. h. gezielt, massiert. Bei starkem Druck können die Gelenke einzeln und auch die Fußwurzelknochen bewegt werden.
Mit flachgestelltem Ellenbogen wird bei leichtem Druck flächig massiert. Verstärken wir den Massagedruck, so können wir mehrere Gelenke gleichzeitig bewegen.

Fußsohlenmassage

Mit dem *Weihs-Roller*[1] kann eine Art von Reflexzonenmassage bequem und sehr effektiv selbst durchgeführt werden. Es kommt zu einer Aktivierung der Blut-Lymph-Zirkulation an den Beinen. Sehr guter Effekt bei Krampfaderbeschwerden und Lymphstau, sowie bei kalten Füßen. Anwendungsdauer ca. 15 Minuten pro Tag, anfänglich so oft wie möglich. Man kann sich dabei sitzend beschäftigen oder Zeitung lesen.

---

[1] Hersteller Fa. Weihs, Postfach 11 05, Burlafingen, 7910 Neu-Ulm 8.

Literaturhinweise

Allgemeinverständlich

Bruker, M. O.: Stuhlverstopfung in 3 Tagen heilbar – ohne Abführmittel, 13. Auflage, Hopferau 1981
Cooper, K.: Bewegungstraining, 19. Auflage, Frankfurt 1984
Cooper, M.: Bewegungstraining für die Frau, 10. Auflage, Frankfurt 1984
Flammer. S., Hoff, A.: Wie Kneippkur? Warum und wann? Stuttgart 1980
Deutscher Bäderverband e. V.: Deutscher Bäderkalender, Gütersloh 1980
Kretschmer-Dehnhardt, L.: Die Ernährung des Krebsgefährdeten und Krebskranken, 7. Auflage, Heidelberg 1983
Kuppe, K. O.: Kneippkur, gestern – heute – morgen, Stuttgart 1980
Laabs, W.: Kleiner Leitfaden zur Selbstbehandlung bei Rückenschmerzen und Bandscheibenbeschwerden, 23. Auflage, Heidelberg 1982
Lützner, H.: Wie neugeboren durch Fasten, München 1980
Marquardt, H.: Reflexzonenarbeit am Fuß. Heidelberg 1984
Rauch, E.: Blut- und Säftereinigung, 16. Auflage, Heidelberg 1983
Rauch, E.: Heilung der Erkältungs- und Infektionskrankheiten durch natürliche Behandlung, 12. Auflage, Heidelberg 1983
Rosendorff, A.: Neue Erkenntnisse in der Naturheilbehandlung, 10. Auflage, Bietigheim 1981
Wendt, L.: Eiweißfasten, Heidelberg 1984
Zürndorf, R.: Mit chronischem Ekzem leben, 3. Auflage, Heidelberg 1983

Wissenschaftlich

Aaken, E. van: Schonungslose Behandlung der Angina pectoris und des Herzinfarktes sowie orthopädischer Erkrankung des Sportlers, Celle 1978
Aschner, B.: Befreiung der Medizin vom Dogma, 2. Auflage, Heidelberg 1981
Aschner, B.: Lehrbuch der Konstitutionstherapie, 8. Auflage Stuttgart 1986
Baron, P.: La Preste-le-bain. Limoges 1939
Faust, V.: Biometeorologie, Stuttgart 1987
Glaser, M., Türk, R.: Herdgeschehen. Diagnose und Therapie. Heidelberg 1982
Gleditsch, J.: Reflexzonen und Somatotopien. Schorndorf 1983
Hartmann, E.: Krankheiten als Standortproblem, 4. Auflage Heidelberg 1982
Pischinger, A.: Das System der Grundregulation, 4. Auflage Heidelberg 1983
Schimmel, Kl.-Chr.: Lehrbuch der Naturheilverfahren, Bd. 1 u. 2. Stuttgart 1986/87
Tienes, G. A.: Der Baunscheidtismus. Stuttgart 1977
Wood, E. C., Becker, P. D.: Klassische Massagemethoden.Stuttgart 1984
Wittlinger, G., Wittlinger, H.: Einführung in die manuelle Lymphdrainage nach Dr. Vodder. Heidelberg 1984

Pflanzenheilkunde

Geschichte

Bis zum Beginn des 19. Jahrhunderts war das Pflanzenreich die Quelle der wichtigsten Arzneimittel. Die ältesten Aufzeichnungen über ihre Wirkung und Anwendung reichen weit in die Geschichte zurück. Chinesische, babylonische, indische, persische und ägyptische Dokumente offenbaren eine zum Teil schon geradezu modern anmutende Sachkenntnis. Doch erst mit den Griechen beginnt die eigentliche Geschichte der Heilkunde und damit der Therapie (*Hippokrates*, 459 – Mitte des 4. Jh. v. Chr.), beginnt die vorurteilsfreie wissenschaftliche Betrachtung der Medizin und des Menschen, wie wir sie heute kennen. Die Römer haben sie übernommen und fortgesetzt.

Griechisch-römische Zeit

Das bis in die Neuzeit nachwirkende Werk des *Dioskorides*, »De materia medica« (über die Medizin), entstanden ca. 50 n. Chr., gibt uns einen ersten großen Überblick über 600 bereits nach Anwendungsgebieten und nach Wirkungsmerkmalen geordnete Heilpflanzen. *Dioskorides*, aus Anazarbos in Kilikien stammend, der als Militärarzt die Armeen Kaiser *Neros* begleitete, beschränkte sich im wesentlichen auf Pflanzen des Mittelmeerraumes, erwähnt jedoch auch einige Pflanzen der europäischen Gebirge, wie Enzian, Beerwurz und Speick.

Es versteht sich von selbst, daß *Dioskorides* mit einem so fertigen Werk Vorläufer hatte. Hier sind vor allem *Theophrastos* (374–288 v. Chr.), Arzt und Freund des *Aristoteles*, und *Krataeus* (120–63 v. Chr.), der Leibarzt des Königs von Pontos, zu nennen. Krataeus verfaßte um 80 v. Chr. eine Geschichte der Pflanzen, eine frühe Botanik mit medizinischen Hinweisen. Das Werk des *Krataeus*, ein illustriertes Heilpflanzenbuch, ist leider verschollen. Aber seine Abbildungen gaben offensichtlich Vorlagen zu der »Materia medica« ab.

Der »Dioskorides« war im Mittelalter in zahlreichen Handschriften verbreitet. Er wurde zum Vorbild aller späterer Kräuterbücher des 15., 16. und 17. Jahrhunderts, die vor allem im deutschen Sprachraum Bestseller ihrer Zeit wurden, wie man heute sagen würde. Seine Autorität galt bis zum Beginn der naturwissenschaftlichen Ära unbestritten.

Neben *Dioskorides* haben *Galenos* (129–199 n. Chr.) und *Plinius* d. Ä. (23–79 n. Chr.) die heilkundliche Überlieferung der Antike weitgehend geprägt. Auch ihre Werke sind wie die des *Dioskorides* von hohem historischem Wert und werden in kritisch kommentierten Ausgaben immer wieder aufgelegt.

An *Galenos (Galen)*, Arzt in Pergamon, später in Rom und Leibarzt mehrerer Kaiser, erinnern überlieferte pharmazeutische Verfahrensweisen (Pharmazie = Lehre von den Arzneizubereitungen). Wir sprechen heute noch von Galenik und galenischen Präparaten. Diese werden durch Mischungen oder andere einfache Techniken hergestellt (wie Kräutermischungen, Aufgüsse, Pulver, Salben, Tinkturen, Extrakte u. a.). Das Wort *Galens* als Mediziner galt bis ins

17./18. Jahrhundert hinein wie ein Glaubensbekenntnis.
Plinius war Universalgelehrter. Er hat umfangreiche Werke, vor allem die naturwissenschaftliche Enzyklopädie, die »Naturalis historia« hinterlassen. Sie ist eine fast unerschöpfliche Quelle unserer Kenntnis über antike Kunst, Geographie, Biologie, Pharmazie und Medizin. Pflanzliche Heilmittel haben darin einen festen Platz. Wie *Dioskorides* und *Galen* wird auch *Plinius* in den erwähnten Kräuterbüchern ständig als Kronzeuge für die Angaben der Autoren zitiert.

Arabische Epoche

Das Erbe der wissenschaftlichen Leistungen der Antike übernahmen vom siebten Jahrhundert an die Araber. Sie wurden die Bewahrer und Verwalter, vor allem des medizinischen Anteils, dem sie eigene, wertvolle Erkenntnisse beisteuerten.
Alexandria, Bagdad und Cordoba waren Stätten hervorragender Gelehrsamkeit, bis am Ende des Mittelalters der Zerfall des arabischen Weltreichs einsetzte, und das Abendland sich aus den tausendjährigen Fesseln der Alten befreite.

Klostermedizin

Seit *Karl dem Großen* (768–814) gab es in unserem Kulturraum Kloster- und Kathedralschulen, in deren Gärten, anfänglich auf Anweisung des Kaisers, Heilpflanzen gezogen wurden. Aus der Zeit um 820 existiert ein Anbauplan des Klosters St. Gallen mit der Aufschrift »Herbularius« (Kräutergärtchen). Hier finden wir auf den eingezeichneten Beeten Salbei, Minze, Raute, Rosmarin und Fenchel. Der vergilbte Plan wird in der Bibliothek des Klosters St. Gallen aufbewahrt.
Für die Praxis nützlicher ist das botanisch-medizinische Lehrgedicht »Hortulus« (das Gärtchen) des Abtes *Walahfried Strabo* (†849) vom Kloster Reichenau, Bodensee. Es ist ein bedeutendes Zeugnis früher Geschichte des Gartenbaus in Deutschland. *Strabo* beschrieb darin den Anbau und Nutzen von 24 Pflanzen nach *eigener* Beobachtung und Erfahrung. Unter den Arzneipflanzen finden wir u. a. Eberraute, Fenchel, Kürbis, Liebstöckel, Odermennig, Mohn und Salbei.
Die Medizin lag über Jahrhunderte vorwiegend in den Händen von Geistlichen. Sie stützten sich in ihrem Bemühen auf die meist dürftige Überlieferung griechisch-römischer Heilkunde unter Aufnahme vieler volksmedizinischer Elemente. Aus dieser Zeit ragt die Äbtissin *Hildegard von Bingen* (†1179) hervor. Sie ist Verfasserin der »Physica« (über die Natur) und wird als erste deutsche Ärztin und Naturforscherin gerühmt. Aus ihrem Werk erfahren wir Lehrreiches über Nutzen und Anwendung der Heilpflanzen, insbesondere über die einheimischen, die tausend Jahre im Schatten der »alten« standen.
Ein wenig später erscheint *Albertus Magnus* (1193–1280), Bischof von Regensburg, auf der Bühne der Geschichte. Er wird als der größte Naturwissenschaftler des Mittelalters, als »Doctor universalis« bezeichnet und muß in diesem Rahmen erwähnt werden, weil ihm auch die Botanik und die Pflanzenheilkunde viel zu verdanken haben. Das botanische Hauptwerk heißt »De vegetabilibus«, Über die Pflanzen. *Albertus Magnus* wirkt bis in unsere Zeit hinein, vorwiegend als Theologe und Philosoph.

Die ersten Universitäten

Mit der Gründung der ersten Universitäten (Bologna 12. Jh., Paris um 1200, Padua 1222, Oxford 13. Jh., Prag 1348, Heidelberg 1386 und Leipzig 1409) und der Erfindung des Buchdrucks um 1445 ändert sich das Bild grundlegend. Die Laien haben neben den Geistlichen die Führung in der Tradition und Weiterentwicklung der Heilkunde übernommen. Die Bildungsstätten der künftigen Ärzte sind nunmehr medizinische Fakultäten innerhalb der Hochschulen. Am Ende ergehen päpstliche Verbote der praktischen Ausübung der Medizin durch Geistliche.

Parallel zu dieser »Verweltlichung« der Wissenschaften entstanden in der zweiten Hälfte des 16. Jahrhunderts zu Anschauung und Lehre die ersten unabhängigen botanischen Gärten, die sich vorwiegend auf Heilpflanzen konzentrierten. Der »Orto botanico« (botanischer Garten) von Padua steht noch heute an der gleichen Stelle. Man hat ihn so belassen wie zur Zeit seiner Gründung. Die Anlagen atmen heute noch die alte Atmosphäre.

Die Kräuterbücher

Die großen Kräuterbücher, wie sie genannt wurden, die vom 15. Jahrhundert an erscheinen, stehen an der Schwelle einer neuen Zeit. Wenn sie sich auch noch mehr oder weniger an antike und frühmittelalterliche Autoren anlehnen, so ist doch etwas Originelles, Eigenständiges entstanden, das uns Heutigen schon sehr nahe ist. Die Idee von der Pflanze als Heilpflanze erhielt durch hohe Auflagen der Bücher, die zunächst in lateinischer, später in deutscher Sprache erschienen, höchste Popularität. Sie sind heute noch für die Pflanzenheilkunde unentbehrliche Nachschlagewerke. Ausgezeichnete Neuausgaben machen das Studium leicht und erschwinglich.

Väter der Botanik

An erster Stelle sind hier aus der Fülle der Erscheinungen *Otto Brunfels* (1488 bis 1534) zu nennen, *Hieronymus Bock* (1498–1554), *Leonhart Fuchs* (1501–1566) und *Johann Theodor Tabernaemontanus* (1520–1590), zu deutsch der »Bergzaberner«. Ihre Werke sind reich illustriert, z.T. auch koloriert. Die Pflanzen sind in der damaligen Manier in Form von Holzschnitten wiedergegeben, die, vor allem bei *Fuchs*, von außergewöhnlicher Schönheit und hoher botanischer Genauigkeit sind. Sie wurden von hervorragenden Künstlern geschaffen. Ihre Originale werden heute als seltene Kostbarkeiten gehandelt. Welche Fülle pflanzlichen Materials damals bereits literarisch bearbeitet wurde, zeigt insbesondere das Kräuterbuch von *Tabernaemontanus*. Es enthält über 3000 Abhandlungen, unter denen wir auch die erste botanische Beschreibung der Kartoffel finden.

Mit Recht werden diese Autoren als »Väter der Botanik« bezeichnet. Sie haben der Botanik, die es damals als selbständige wissenschaftliche Disziplin noch nicht gab, durch ihre Pflanzenstudien und -darstellungen zukunftsweisende Impulse gegeben. Medizin und Botanik bildeten bis dato insofern eine Einheit, als es nur eine medizinisch angewandte Pflanzenkunde gab. In diesem Sinne wird von den Autoren als von Arztbotanikern (die meisten von ihnen waren Ärzte) gesprochen.

Paracelsus

In das die Welt verändernde Jahrhundert von etwa 1450 bis 1550 – in diesem Zeitraum tauchen *Gutenberg, Columbus, Luther* und *Kopernikus* auf, und das Mittelalter geht zu Ende – wird 1494 auch *Paracelsus*, der revolutionäre Reformator der Medizin geboren. Die Auseinandersetzung mit ihm, dem radikalen Stürmer und Dränger, hat bis heute kein Ende gefunden. Für unsere Betrachtung ist wichtig, daß er sich in seiner Therapie vorwiegend auf Heilpflanzen stützte, vornehmlich auf einheimische. »Alle Wiesen und Matten, alle Berg und Hügel sind Apotheken«, ist ein Wort von ihm.

Paracelsus, ein Mann zwischen den Zeiten, fortschrittlich und doch noch verstrickt in das Alte, fragt bereits nach der der Arznei innewohnenden besonderen Kraft, nach dem Stoff, der spezifisch auf die Krankheit wirkt. Er nimmt damit Probleme vorweg, die erst im 19. und 20. Jahrhundert einer Lösung zugeführt werden. Bei Würdigung aller bisherigen, großartigen Erfolge ist die Suche nach den Wirkstoffen der Pflanzen bis heute nicht abgeschlossen. Sie bleibt eine ständige Aufgabe.

Pflanzen der Neuen Welt

Nach der Entdeckung Amerikas – es waren nicht nur die Kartoffel, der Kakao, die Tomate, der Mais und der Tabak, die uns die neue Welt bescherte – setzte eine allgemeine Erweiterung des Pflanzenschatzes ein, der auch die Medizin ungemein bereicherte. Später brachten Afrika, Indien, Australien und andere ferne Länder ebenfalls reiche therapeutische Ernte ein.

Klassifizierung der Pflanzen

Bei der ständig steigenden Zahl neuer Pflanzen wurde eine grundsätzliche Klassifizierung (Einteilung in botanische Klassen) und Neuordnung dringend erforderlich. Dieses bahnbrechende Projekt ist mit dem Namen des schwedischen Naturforschers *Carl v. Linné* (1707–1778) eng verknüpft. Von ihm stammen die Grundlagen der botanischen Systematik und die binäre Nomenklatur; das sind zweigliedrige latinisierte Pflanzennamen, bestehend aus Gattung und Art, wie z. B. »Matricaria chamomilla«, die Kamille. Die gleiche Leistung hat *Linné* auch für das Tierreich vollbracht.

Entwicklung der chemischen Forschung

Im 19. Jahrhundert begann dann die stürmische Entwicklung der Chemie und damit auch der Phytochemie, der Erforschung und chemischen Aufklärung pflanzlicher Inhalts- und Wirkstoffe. Am Anfang (1806) stand die Entdeckung des Morphins (Morphium) aus dem Schlafmohn, Papaver somniferum, von Apotheker *Sertürner*. Weitere Entdeckungen folgten, man darf sagen, Schlag auf Schlag. Heute zählen wir bereits einige tausend Alkaloide. Das ist nur eine pflanzliche Stoffgruppe von vielen, eine stickstoffhaltige bestimmten Typs, zu der auch Morphin gehört. Die Wissenschaft bemächtigte sich zunächst der Pflanzen mit auffallender, physiologisch (Physiologie, Lehre von den Lebensvorgängen) starker oder giftiger Wirkung und sonstigen bemerkenswerten Eigenschaften und Merkmalen. Es waren dies zuerst die alkaloidhaltigen Pflanzen wie der erwähnte Mohn; später kamen die herzglykosidhaltigen (an Zucker [griech. glykos, süß] gekoppelte herzwirksame Verbindungen) wie der Fingerhut dazu, ferner Pflanzen mit ätherischen Ölen, z. B. die Pfefferminze, und zuletzt das große Heer der »diskreter« veranlagten Pflanzen mit ihrem typischen, feinstofflichen Wirkungsgefüge, Pflanzen, deren Untersuchung heute noch in vollem Gange ist.

In eben diesem Jahrhundert feierte die Chemie ihre ersten großen Triumphe. Ihre analytischen und synthetischen Erfolge setzen sich bis zum heutigen Tage fort. Sie haben Epoche gemacht. Wir können nur staunend vor diesen Leistungen stehen. Der wissenschaftliche Mensch mußte glauben, in der Lage zu sein, das biochemische Potential der Natur übertreffen und seiner entbehren zu können.

Die Bedeutung der Pflanzenheilkunde nimmt zu

Eine solche Einstellung wurde auch auf das große Angebot an Heilpflanzen übertragen, auf eine therapeutische Konkurrenz, die man nicht mehr ernst zu nehmen brauchte, deren Autorität als überholt betrachtet werden konnte. Natürlich blieb diese Fehleinschätzung nicht ohne Folgen. Aber die Pflanzenheilkunde hat überlebt. Heute steht sie wieder auf breitem Fundament, nicht nur geduldet, sondern wissenschaftlich abgesichert und anerkannt, mit festem, zugestandenem Indikationsbereich. Zu dieser Position hat nicht zuletzt gerade die Chemie beigetragen. Sie hat der Pflanzenheilkunde im Verein mit pharmakologischen und klinischen Untersuchungen den Weg aus einer Erfahrungsheilkunde zu einer rationalen Therapie gewiesen.

Ein geschichtlicher Rückblick auf die Entwicklung der Pflanzenheilkunde wäre unvollständig, wenn wir zum Schluß nicht der vielen, auch der unbekannten Personen, der Laienverbände, der Anhänger der Volksmedizin, breiten Kreisen der Bevölkerung in Stadt und Land, schließlich der Apotheker als den professionellen Sachwaltern gedächten, die das Verhältnis zur Heilpflanze nie verloren haben.

Diese offene Haltung wurde schon vor über hundert Jahren, aus kleinen Anfängen heraus, von Teilen der pharmazeutischen Industrie aufgenommen und weitergetragen. Die führenden Unternehmen haben durch ihr zähes Festhalten an den alten Leitlinien die wissenschaftliche Konstituierung der Pflanzenheilkunde ermöglicht und ihr das Gesicht gegeben, das sie heute trägt.

Die moderne Entwicklung

Durch die Ergebnisse der medizinischen und chemischen Forschung wurde die Bedeutung und Gültigkeit der Pflanzenheilkunde in ihren Grenzen gesichert. Sie ist wesentlicher Bestandteil der Therapie, vor allem im ärztlichen Alltag. Ihr therapeutisches Repertoire ist außerordentlich vielfältig. Es findet sowohl in der Ärzteschaft wie in breiten Kreisen der Bevölkerung wachsende Resonanz. 40% des Weltumsatzes an Pharmaprodukten entfallen auf Arzneimittel pflanzlicher Herkunft.

Aus den Erfahrungen der traditionellen Pflanzenheilkunde wurde in unserer Zeit die wissenschaftlich begründete **Phytotherapie**. Ihre Präparate werden in der Fachsprache analog hierzu Phytotherapeutika bzw. Phytopharmaka genannt, was in der Umgangssprache letzten Endes auch nur »pflanzliche Arzneimittel« bedeutet.

Die Wissenschaft fragt nach dem Wie und Warum hinter den Erscheinungen. So genügt es auch der Phytotherapie, der Pflanzenheilkunde, nicht, zu wissen, daß eine Pflanze eine Heilwirkung besitzt, sie stellt sich vielmehr die Frage, welche Inhaltsstoffe für die Wirkung verantwortlich sein mögen und wie diese gegebenenfalls wirken, d. h. wie sie sich mit dem menschlichen Organismus auseinandersetzen. Ersteres ist die Frage nach der Chemie, nach der chemischen Zusammensetzung des oder der Wirkstoffe, das andere die nach dem Wie, nach dem Wirkungsmechanismus, nach der Pharmakologie.

Die Wissenschaft, die sich mit der Erforschung und Aufklärung der Inhalts, insbesondere der Wirkstoffe der Pflanzen beschäftigt, ist die **Phytochemie**. Sie hatte zu Beginn des letzten Jahrhunderts mit der Entdeckung des Morphins ihre ersten Erfolge zu verzeichnen. Seitdem hält sie mit ihren kaum noch zu überblickenden Forschungsergebnissen die wissenschaftliche Welt in Atem. Wie die Pharmakologie ist die Phytochemie an der Entwicklung der Pflanzenheilkunde zu einer integren therapeutischen Disziplin maßgeblich beteiligt.

Die **Pharmakologie** (griech. *pharmakon*, Arzneimittel) ist die Lehre von den Wirkungen der Arzneimittel im engeren Sinne, dem Ort ihrer Aufnahme (Resorption), ihrer Angriffspunkte im Organismus, der Dauer ihrer Wirkung, ihrem Stoffwechsel, ihrem Verbleib im Körper und ihrer Ausscheidung. Die Klärung solcher Detailfragen ist von Bedeutung für die Festlegung der im Einzelfall angebrachten Dosis, insbesondere bei stark wirkenden Substanzen, für die Wiederholung der Gabe, für ihre Verträglichkeit sowie für das Auftreten belangloser, unerwünschter oder gar schädlicher Nebenwirkungen.

Die pharmakologisch ermittelten Angaben werden von den Zulassungsbehörden – es handelt sich um Maximalforderungen – registriert, wenn sie nicht durch andere Kriterien, »sonstiges wissenschaftliches Erkenntnismaterial« ersetzt werden können. Dies kommt bei weniger stark wirkenden pflanzlichen Präparaten häufiger vor. Für solche Präparate fehlen in vielen Fällen geeignete pharmakologische Modelle (die Pharmakologie ist eine experimentelle Wissenschaft). Die üblichen Prüfungsverfahren sind für feinstoffliche Reaktionen, wie sie von solchen Pflanzen zu erwarten sind, nicht selten zu »weitmaschig«. Auf jeden Fall aber müssen überlieferte therapeutische Erfahrungen reproduzierbar, die Wirksamkeit und Unbedenklichkeit der Verabreichung gesichert sein.

Wirkstoffe der Pflanzen

Was die Wirkstoffe der Pflanzen anbetrifft, so handelt es sich um chemische Verbindungen, hervorgegangen aus den natürlichen Stoffwechselvorgängen, wie sie jedem lebenden Wesen, ob Pflanze, Tier oder Mensch eigen sind. Es spricht vieles dafür, abgesehen von den ausgesprochen giftigen Pflanzen, daß diese Naturstoffe mit dem menschlichen Organismus in eine besonders günstige Wechselwirkung treten. Ergebnisse dieser biologischen Zusammenhänge sind meist gute Ansprechbarkeit, schonende Wirkung und gute Verträglichkeit.

Biologische Verfügbarkeit

Die Zubereitungen der Heilpflanzen sollen stets einen gleichen Wirkungsgrad besitzen, d.h., bezogen auf einen oder mehrere Wirkstoffe standardisierbar sein. Ferner müssen sie Gewähr für eine Haltbarkeit von bestimmter Dauer bieten und »biologisch verfügbar« sein. Ein Dragee, eine Gelatinekapsel oder ähnliches, die die Magen-Darm-Passage unaufgeschlossen überstehen, können nicht wirken, sie sind biologisch nicht verfügbar. Dasselbe gilt für pflanzliche Präparate, deren Wirkstoffe, ehe sie aktiv werden können, unter Umständen bereits im Magen (Salzsäure) zerstört werden.

Welche Pflanzen?

Der Begriff ›Phytotherapie‹ bezieht sich auf die Therapie mit Heilpflanzen schlechthin. Es spielt dabei grundsätzlich keine Rolle, ob die Pflanzenheilkunde stark wirkende giftige oder weniger stark, mild wirkende Pflanzen benutzt. Zu ersteren zählen z.B. Digitalis, der Fingerhut, oder Belladonna, die Tollkirsche. Zu den weniger stark wirkenden Pflanzen gehört die Mehrzahl aller Heilpflanzen. Man findet darunter die Kamille und die Pfefferminze, den Weißdorn, die Roßkastanie, Hamamelis und Baldrian, um nur einige zu nennen.

Das heißt nicht, daß Zubereitungen aus diesen Pflanzen in jedem Fall unbedenklich seien, daß sie in jeder Menge und auf beliebige Dauer eingenommen werden dürften. Auch bei diesen Pflanzen gilt die übliche Sorgfalt der medizinischen Anwendung. Fragen der Verträglichkeit und der Nebenwirkungen müssen ebenso geprüft werden wie die möglichen Gegenanzeigen. Im allgemeinen aber ist ihre Anwendung, bestimmungsgemäß durchgeführt, risikoarm, wie oben angedeutet.

Isolierte Wirkstoffe

Stark oder giftig wirkende pflanzliche Stoffe sind vor allem Herzglykoside wie Digitoxin, Digoxin und Strophanthin, oder Alkaloide, sog. Pflanzenbasen, wie Atropin, Scopolamin, Cocain, Strychnin und Nicotin. Sie sind, wie wir aus provozierten Vergiftungsfällen wissen, akut wirksam. Aus Gründen exakter Dosierung (es handelt sich bei den Einzeldosen z.T. um Bruchteile eines Milligramms), werden diese meist in isolierter Form, d.h. befreit von allen anderen pflanzlichen Begleit- und Nebenstoffen, verabreicht. Dieses Vorgehen gewährleistet hohe Therapiesicherheit. Die Rezeptpflicht für derartige Stoffe ist die Konsequenz aus ihrer starken arzneilichen Potenz, anders ausgedrückt: für ihre geringe therapeutische Breite. Diese besagt, daß die therapeutisch wirksame Dosis dem toxischen (giftigen) Bereich sehr nahe liegt.

Von dem aus der Pflanze isolierten Wirkstoff bis zu seiner synthetischen

Herstellung ist in der Regel ein kurzer Weg. In der Chemie ist alles, sagen wir: fast alles, machbar. So ist das Ganze mehr ein wirtschaftliches als ein wissenschaftliches Problem, wobei hier nicht die Frage gestellt wird, was es mit der »Natürlichkeit« eines synthetisch gewonnenen Stoffes auf sich hat. Eine Weltanschauung darf man nicht daraus machen. Chemie ist unteilbar.

Gesamtauszüge

Die übrigen biogenen (durch das Leben erzeugte) Verbindungen gehören ganz verschiedenen chemischen Gruppen an. Zu ihnen zählen Procyanidine, Triterpene, Amine, Flavonoide, Cumarine, Valepotriate, Gerb- und Bitterstoffe, ätherische Öle, Schleimstoffe, Harze, Anthrachinone, Vitamine, organische Säuren und andere.

Diese weniger stark agierenden Wirkstoffe sind eingebettet in den Verband aller pflanzlichen Inhaltsstoffe, also auch der »Nichtwirkstoffe«. Es ist jedoch nicht so, daß diesen Begleit- oder Ballaststoffen in den jeweiligen Zubereitungen keinerlei praktische Bedeutung zukäme. Es hat sich im Gegenteil gezeigt, daß sie die Eigenschaften der eigentlichen Wirkstoffe zu beeinflussen vermögen. Sie können u. a. als Lösungsvermittler dienen, die Aufnahme der Wirkstoffe im Magen-Darm-Trakt verbessern, die Arzneiwirkung hemmen oder fördern, die Verträglichkeit steigern oder ihre Existenz auf andere Weise geltend machen.

Unter Berücksichtigung dieser Möglichkeiten werden viele Präparate pflanzlicher Herkunft in Form von Gesamtauszügen verwendet. Häufig auch sind solche Komplexe, als Summe aller Inhaltsstoffe, wirksamer als der eine oder andere vom natürlichen Verband getrennte, isolierte Wirkstoff. Nicht selten scheinen diese Auszüge in der Wirkung umfassender, breiter, mehr auf den Gesamtorganismus, auf die Einheit Mensch gerichtet, als auf ein einzelnes Organ seines Körpers. So mag der Ausdruck »biologisch« zu verstehen sein, der in diesem Verhältnis für Präparate solcher Wirkung oft gebraucht wird.

Für die Nutzanwendung sehr zu begrüßen ist die große therapeutische Breite dieser Präparate. Das ist, analog dem oben gesagten, der große Spielraum zwischen wirksamer Dosis und unerwünschten, unter Umständen schädlichen Nebenwirkungen. Unter diesem Gesichtspunkt erscheint das Problem der Langzeitbehandlung in einem günstigen Licht. Dieser Umstand ist um so wichtiger, als die Präparate bis zum Wirkungseintritt meist eine längere Anlaufzeit benötigen und ihre volle Wirkung erst bei längerer Verabreichung entfalten.

Möglichkeiten der Anwendung

Die Pflanzenheilkunde verfügt über einen großen Bestand therapeutischer Möglichkeiten. Sie umfassen den Kreis schwerer Krankheiten, wie das schwere Herzversagen, die Herzinsuffizienz, und den vielfältigen Bereich mehr oder weniger leichterer Erkrankungen, deren Krankheitswert dennoch nicht gering ist. Hierzu zählen die verbreiteten chronischen Erkrankungen, die funktionellen Beschwerden, die zunehmenden Verschleißkrankheiten, andere altersbedingte Beeinträchtigungen und die schwer einzuordnenden Befindensstörungen in allen Lebensaltern. Die Mehrzahl der Patienten leidet unter diesen Zuständen.

Gegen diese Erscheinungen, seien sie schicksalhaft angelegt oder durch die Auswirkungen unseres technischen Zeitalters gefördert und vertieft, gewinnen solche Heilpflanzen, die auf ihre Weise heilend, regulierend oder ordnend in das Krankheitsgeschehen eingreifen, dämpfend da und anregend dort, ihre besondere Bedeutung. Auch sind ihre Zubereitungen zur Unterstützung anderer medikamentöser Maßnahmen, zur Einsparung massiv wirkender Mittel, zur Ausleitung oder Fortsetzung der Behandlung in vielen Fällen geeignet.

Anwendungsgebiete

Die Pflanzenheilkunde hat ein breites Wirkungsfeld: Leber- und Gallenleiden, Verdauungsstörungen im weiten Sinne, Herz- und Kreislauferkrankungen, Blutdruckunregelmäßigkeiten und Durchblutungsstörungen, gynäkologische Erkrankungen, Nieren- und Blasenleiden, Erkältungskrankheiten, rheumatische und Stoffwechselkrankheiten, Krankheiten des Nervensystems und Schlafstörungen sind ihre überwiegenden Anwendungsgebiete.

Unter diesen summarischen Begriffen verbergen sich zahllose Einzelindikationen. Aus dem Schweregrad des individuellen Zustandes wiederum ergibt sich die Art der medikamentösen Verordnung. Bei schwerem Herzversagen zum Beispiel wird man sich für Digitalis, den Roten Fingerhut, oder eine ähnlich stark wirkende Pflanze entscheiden, in einem anderen Fall für den Weißdorn (Crataegus), der für die Behandlung leichter Herzstörungen vorbehalten ist. Man muß die einzelnen Möglichkeiten sorgfältig abwägen. Herzmittel ist nicht gleich Herzmittel. Das gilt selbstverständlich auch für alle anderen Krankheitsbilder.

Chemisch-synthetische Mittel

Daß wir auf die modernen Mittel der Medizin nicht verzichten können, braucht an dieser Stelle kaum betont zu werden. Für sie spricht die einfache Tatsache, daß heute nicht wenige Krankheiten zu heilen oder zu lindern sind, die vor nicht langer Zeit noch tödlich verliefen oder zu längerem Siechtum führten. Eine Behandlung mit solchen Mitteln ist ein echter wissenschaftlicher Fortschritt. Ihr Indikationsbereich ist jedoch begrenzt.

Wenn es in der Öffentlichkeit Stimmen gibt, die sich gegen diese Mittel chemisch-synthetischer Herkunft wenden, so beruhen diese sicher nicht auf purem Unverständnis. Es spiegelt sich darin vielmehr die Sorge um eine häufig unangemessene, eine überzogene, indikationsüberschreitende Verabreichung und ihre Folgen mit z.T. schweren,

auch irreparablen Nebenwirkungen wider.
Solche Auswüchse sind jedoch nicht das normale Bild auf dem großen Wirkungsfeld der Medikamente. Darüber müssen wir uns im klaren sein. Der zukünftige Weg der Therapie kann nur heißen: sowohl als auch. Eine generelle Ablehnung der einen oder anderen Seite darf es nicht geben. Um das Thema abzuschließen: Wer sich in geeigneten Fällen, vor allem in der ambulanten Praxis, für die Pflanzenheilkunde entscheidet, hat sicher viel gewonnen. Sie genügt in der Mehrzahl der Fälle.

Pflanzen als Grundstoffe

Verwendet werden in der phytotherapeutischen Praxis ganze Pflanzen (Herba), die Blüten (Flos), die Blätter (Folium), die Wurzeln (Radix), die Wurzelstöcke (Rhizoma, unterirdische Sproßteile), Knollen (Tuber), Zwiebeln (Bulbus), die Früchte (Fructus), die Samen (Semen)[1], die Rinde (Cortex) und das Splint- oder Kernholz (Lignum) von Bäumen und Sträuchern.
Diese Pflanzen oder Pflanzenteile werden getrocknet, d. h. als Drogen, oder in frischem Zustand verarbeitet – frisch immer dann, wenn hier optimale Wirkstoffkonzentrationen vorliegen, oder wenn Wirkstoffe beim Trocknen verlorengehen bzw. sich ihr Gehalt verringern würde.

Wild vorkommende Pflanzen werden in aller Welt noch gesammelt, wenn die Voraussetzungen hierfür gegeben sind. Zum anderen werden Heilpflanzen heute, vor allem in dicht besiedelten Industriestaaten, im Großen angebaut. Der Vorteil solcher Kulturen besteht darin, daß die Ernte der Pflanzen durch günstige Lebens- und Umweltbegingungen meist ertragreicher ist, und diese durch Züchtung besonderer Arten auch einen höheren Wirkstoffgehalt aufweisen. Außerdem sind sie jederzeit verfügbar. Das gilt in Einzelfällen auch für subtropische Pflanzen, die in einem gemäßigten Klima unter Umständen recht gut gedeihen. Gewächshäuser tun das übrige.

Qualität der Pflanzen

Die Qualität der Drogen oder Frischpflanzen wird von den amtlichen Arzneibüchern der Länder (z. B. Deutsches Arzneibuch), von regional übergeordneten (Europäisches Arzneibuch) oder anderen Standardwerken bestimmt. Die dort niedergelegten Anforderungen sind für die Beschaffung und Verarbeitung der Pflanzen verbindlich.

Anwendungsformen

Der Aufguß (Infus) der Drogen mit kochendem Wasser war jahrhundertelang die Methode der Wahl. Dieses oder ähnliche Verfahren, wie die Teebereitung, spielen heute im Haushalt wieder eine größere Rolle. In vielen Fällen reichen diese aus, um so mehr, wenn der Patient auf die Einnahme größerer Flüssigkeitsmengen angewiesen ist. Ebenso beliebt sind alkoholische Tinkturen, man denke an Baldriantropfen, und Extrakte. Sie werden in den Apotheken vorrätig gehalten. Den Hauptraum nehmen aber wohl die Fertig- oder Spezialpräparate ein, wie sie von der pharmazeutischen Industrie geliefert werden. Diese Präparate sind im Herstellungsprozeß ständigen Kontrollen, Qualitäts- und Reinheitsprü-

---

[1] Die lateinischen Bezeichnungen stehen hier, wie heute in der Arzneimittellehre üblich, in der Einzahl.

fungen unterworfen. Der Patient wird durch den Beipackzettel im einzelnen über die Zusammensetzung, das Anwendungsgebiet, die Dosierung und den Modus der Anwendung zuverlässig unterrichtet. Das bedeutet mehr Sicherheit, Verständnis für die Verordnung und erhöhte Bereitwilligkeit zur »Mitarbeit«, ohne die ärztliche Hilfe nicht denkbar ist.

Zubereitung der Heilpflanzen

Im obigen Abschnitt wurde der **Aufguß** (Infus) erwähnt. Diesen bereitet man mit »weichen« Pflanzenteilen, wie Blüten und Blättern. Mit Frischpflanzen verfährt man genauso. Im allgemeinen kommen ein bis zwei Teelöffel Droge auf eine Tasse Tee. Man übergießt in einem Deckelkännchen aus Porzellan oder Steingut mit kochendem Wasser, läßt etwa fünf Minuten zugedeckt ziehen, vor allem bei Drogen mit flüchtigen, ätherischen Ölen (Kamille, Pfefferminze), und seiht ab. Aufgüsse, wie alle Tees, sollen warm getrunken und nicht länger aufbewahrt werden. Am besten nicht süßen, außer Hustentee (mit Honig).

Eine zweite Form der Teezubereitung ist die **Abkochung** (Dekokt). Sie kommt für verholzte, harte Drogen infrage (Wurzeln, Rinden, Hölzer.) Die Pflanzenteile mit kaltem Wasser, wieder in einem verschlossenen Gefäß, ansetzen, ein bis zwei Teelöffel auf eine Tasse. Das Ganze wird unter Umrühren zum Sieden erhitzt. Je nach Beschaffenheit der Droge fünf bis zehn und mehr Minuten am Kochen halten, abseihen und warm trinken.

Kaltwasserauszüge (Mazerate) sind eine weitere Form. Ein Eßlöffel Droge (meist holzige Pflanzenteile) wird mit einer Tasse Wasser (zugedeckt) angesetzt. Der Ansatz bleibt sechs bis zwölf Stunden stehen. Nach dieser Zeit kurz aufkochen und abseihen. Die *Baldrianwurzel* z. B. wird nach dieser Methode bearbeitet. Für den Gebrauch tagsüber bereitet man den Auszug am Abend vorher. Auch der *Leinsamentee* gehört hierher: Zwei Eßlöffel voll auf eine halbe Tasse kaltes Wasser, eine Stunde lang quellen lassen (als stuhlförderndes Mittel abends vor dem Zubettgehen einnehmen). *Sennesblätter* werden ebenfalls kalt angesetzt: Ein Teelöffel auf eine Tasse Wasser, zwölf Stunden ziehen lassen, abseihen und abends trinken.

Ein Hinweis auf das **Kräuterbad** (Kamille 100 Gramm, Melisse 100 Gramm, Rosmarin 50 Gramm, Thymian 50 Gramm, Zinnkraut 300 Gramm, Heublumen 500 Gramm): Man bereitet zunächst einen Aufguß mit zwei bis drei bis fünf Liter Wasser, seiht ab und setzt den Absud dem Badewasser zu. Für Sitzbäder benötigt man die Hälfte. Nach dem Baden längere Bettruhe.

Eichenrinde kommt meist nur für Sitz-, Hand- und Fußbäder infrage. Man nimmt etwa 500 Gramm hiervon auf zwei Liter Wasser, kocht bis zur Hälfte ein, seiht ab und fügt die Abkochung dem Teilbad zu. Zur Beachtung: Eichenrindenzubereitungen färben die Wäsche braun und greifen Zinkwannen an.

In den späteren Ausführungen wird häufiger von »Species« gesprochen, z. B. Species diureticae (= harntreibender Tee). »Species« bedeutet in diesem Zusammenhang, daß es sich um eine Teemischung handelt.

Wärmeanwendungen mit Leinsamen- und Kartoffelbrei

Leinsamenauflage: Man füllt ein Leinen- oder Mullsäckchen nicht zu voll mit Leinsamen (er quillt stark), hängt dieses etwa zehn Minuten in heißes Wasser und verwendet das Säckchen als Auflage oder Umschlag. Vorsicht vor Verbrennungen. Eine Stunde liegenlassen. Mit Plastik und Wärmflasche abdecken.
In gleicher Weise werden *Kartoffelbreiauflagen* verwendet: Kartoffeln mit der Schale kochen, zu einem heißen Brei stampfen und in ein Säckchen füllen oder in ein Tuch schlagen.

Apothekenzubereitungen

Von den einfachen pflanzlichen Zubereitungen sind noch Tinkturen, Extrakte, Fluidextrakte und Sirupe zu erwähnen. Sie sind in den Apotheken erhältlich. **Tinkturen** sind gefärbte (lat. *tingere*, färben), meist spirituöse Auszüge. **Extrakte** sind eingedickte Auszüge, wäßriger, ätherischer oder spirituöser Herstellung. Es gibt auch Trockenextrakte, die wie Pulver zu Tabletten, Dragees u. a. verarbeitet werden. **Fluidextrakte** sind Auszüge, die so hergestellt werden, daß ein Teil Fluidextrakt einem Teil Droge entspricht. Sie werden wie Tinkturen meist tropfenweise eingenommen. **Sirupe** (Hustensirup u. a.) sind dickflüssige Lösungen von Zucker, mit Drogenauszügen versetzt.

Literaturhinweise

Allgemeinverständlich

Brauchle, A.: Das große Buch der Naturheilkunde. Gütersloh 1974
Gäbler, H.: Gesund durch Heilpflanzen. Stuttgart 1979
Gäbler, H.: Gesund durch Heilkräuter. DAK Public Relations und Presse
Gäbler, H.: Das Buch von den heilenden Kräutern. Berlin 1985
Gäbler, H.: Heilpflanzen in Medizin und Pharmazie, München 1982
Kaiser, J. H.: Das neue große Kneipp-Buch. München 1975
Meyers erklärte Medizin. Wie funktioniert das? Die Krankheiten. Mannheim/Wien/Zürich 1969
Meyer-Camberg, E.: Lexikon der Naturheilkunde, Hamburg 1968
Neuthaler, H.: Das Kräuterbuch. Salzburg 1962
Rothenburg, R.B.: Medizin für jedermann. Stuttgart 1974

Wissenschaftlich

Bärschneider, M.: Kleines Diagnostikon. Stuttgart 1964
Büttner, G., Hensel, H. u. a.: Biologische Medizin. Heidelberg 1977
Gäbler, H.: Arzneipflanzen in Medizin und Pharmazie. München 1982
Gessner, O., Orzechewski, G.: Gift- und Arzneipflanzen in Mitteleuropa. Heidelberg 1974
Hänsel, R., Haas, H.: Therapie mit Phytopharmaka. Berlin/Heidelberg/New York 1983
Huhnstock, K.-H., Kutscha, W.: Diagnose und Therapie in der Praxis. Berlin/Heidelberg/New York 1974
Huhnstock, K.-H., Kutscha, W.: MSD-Ma-

nual der Diagnostik und Therapie. München/Berlin/Wien 1975.
Netolitzky, H.: Innere Medizin in Frage und Antwort. Stuttgart 1973
Schipperges, H.: Wege zu neuer Heilkunst. Heidelberg 1978

Sturm, A.: Grundbegriffe der Inneren Medizin und Neurologie. Stuttgart 1973
Weiss, R. F.: Lehrbuch der Phytotherapie. Stuttgart 1984

Homöopathie

Geschichte

Der Ähnlichkeitsgedanke in der Medizin hat schon die alten Ärzte wie *Hippokrates* oder *Paracelsus* beschäftigt. Sie gingen davon aus, daß das, was den Menschen krank mache, ihn auch wieder zur Gesundung bringen könne. *Paracelsus* (1493–1541) beschrieb die Arzneikrankheit »Morbus arsenicalis« – eine Arsenvergiftung – und führte als Heilmittel eben dieses Gift an, nur in einer völlig anderen Dosierung.

Der von 1755 bis 1843 lebende Begründer der Homöopathie (griech. homoion pathos, ähnliche Krankheit) Dr. *Samuel Hahnemann* griff diese Gedanken auf und experimentierte an sich selbst. Er erprobte die Wirkung der Chinarinde, die er in regelmäßigen Abständen über eine gewisse Zeit einnahm. Bald erlebte er an sich selbst die Symptome des sog. Sumpffiebers oder der Malaria mit Temperaturanstiegen und Schüttelfrost, innerem Kältegefühl, Zähneklappen, Schweißausbrüchen und Gelenkschmerzen. In der Folge verringerte er die verwendete Menge der Chinarinde und konnte bei immer geringer werdender Dosierung ein Verschwinden der durch die starken Dosen ausgelösten Symptome beobachten. Dadurch ermutigt, prüfte er an sich selbst verschiedene pflanzliche, mineralische und tierische Substanzen in derselben Weise und entwickelte die entsprechenden Gegenmittel aus eben diesen Substanzen, indem er sie sehr stark verdünnte.

Die Ähnlichkeitsregel

1796 tauchte der Kernsatz der Homöopathie, die sog. Ähnlichkeitsregel (*Similia similibus curentur*, Ähnliches wird durch Ähnliches geheilt) erstmals auf. In »Hufelands Journal«, einer medizinischen Zeitschrift, erschien 1796 eine Arbeit von *Hahnemann*, in der er die Ähnlichkeitsregel begründet. Er selbst nannte seine Methode »Ein neues Prinzip zur Auffindung der Heilkräfte der Arzneisubstanzen...«

Persönlichkeit Hahnemanns

Hahnemann beobachtete also an sich selbst die Wirkung von Arzneimitteln und von pflanzlichen Stoffen, und zeichnete die Veränderungen, die diese an ihm hervorriefen, exakt auf. Man nennt dies die *Arzneimittelprüfungen*. So gelangte er zu den sog. *Arzneimittelbildern*. Im Jahr 1805 veröffentlichte er erste Ergebnisse von 27 Mitteln.

1810 erschien sein Buch »Organon der rationellen Heilkunde«. Seine Überlegungen, Erfahrungen und daraus entstandenen Thesen hat *Hahnemann* in Paragraphen festgehalten. Der Paragraph 1 hat folgenden Wortlaut: »Des Arztes höchster und einziger Beruf ist, kranke Menschen gesund zu machen, was man heilen nennt«. Ein bedeutsames Wort aus dem Mund *Hahnemanns* drückt die biologische Grundregel, die als wissenschaftliche Erkenntnis erst etwa 100 Jahre später gefunden wurde, folgendermaßen aus: »Die milde Macht ist groß«.

Wie aus dem Geschilderten bereits hervorgeht, war *Hahnemann* ein Zeitgenosse von Prof. Dr. *Christoph Wilhelm Hufeland* (1762–1836), der dem Prinzip der Homöopathie zunächst sehr zu-

getan war. *Hufeland* war Professor in Jena, später an der Charité in Berlin, und Leibarzt des Königs von Preußen. Er hat es verstanden, Naturheilkunde mit wissenschaftlichem Denken zu vereinen. So wie er sich für die Homöopathie einsetzte, hat er sich auch für andere biologische Methoden eingesetzt. Er war einer derjenigen, der die Pockenschutzimpfung empfohlen hat.
Hahnemann war eine Persönlichkeit mit Ecken und Kanten. Er hatte viele Gegner, die ihm sein Wirken nicht leicht gemacht haben. Daß er sich selbst auf eine bestimmte Linie festlegen mußte und dies dann auch mit allen Mitteln, auch dem der Streitsucht, tat, scheint zwar im Gegensatz zu seinem Kernsatz zu stehen, wird aber aus den gesellschaftlichen Umständen seiner Zeit verständlich. Er mußte sich durchsetzen gegen Verdrehungen und Verstellungen und letztlich auch, trotz mancher Anerkennung und mancher Erfolge, gegen ein pharisäerhaftes Verhalten vieler ärztlicher Kollegen.

Beispiel der Arzneimittelfindung

Die homöopathische Behandlung richtet sich nach den eben geschilderten Arzneimittelbildern aus. Wie das in der Praxis vor sich geht, ist am besten an einem Beispiel aufzuzeigen. Ein Patient klagt über rheumatische Beschwerden. Nach Feststellung der Diagnose würde er bei üblicher medizinischer Behandlung wahrscheinlich ein Rheumamittel bekommen, ein schmerzlinderndes, entzündungswidriges und abschwellendes Mittel mit einem gewissen Nebenwirkungsrisiko.
Eine Behandlung nach homöopathischen Grundsätzen sieht anders aus. Der Patient wird genau nach dem Sitz seiner Beschwerden gefragt, z. B. ob er die Beschwerden in der rechten oder linken Schulter hat; ob sie nachts schlimmer sind, ob der Schlaf dadurch gestört wird, oder ob die Schmerzen nachts besser werden; ob besonders feuchtes oder warmes Wetter die Beschwerden verschlimmert; ob die Schmerzen durch Bewegung besser oder schlechter werden; ob zusätzlich irgendwelche Verdauungsstörungen, in Form von Verstopfung oder Durchfall, oder starke Blähungen vorhanden sind; oder eine Neigung zu Hautausschlägen; oder bei Frauen eine Störung des Hormonhaushalts in Form von zu starker oder zu schwacher Periode. Hat sich der Arzt auf diese Weise ein genaues Bild von der Reaktionsweise des Patienten gemacht, das dann auch dem Vergiftungsbild irgendeiner Substanz gleicht, so kann er nach dem Ähnlichkeitsprinzip nach einem Mittel suchen, dessen Arzneimittelbild sich am meisten mit dem Krankheitsbild des Patienten deckt. Dies bekommt der Patient dann in homöopathischer Form verordnet. Dieser eben beschriebene Weg ist ganz grob der der Arzneimittelfindung in der homöopathischen Praxis.
Der Vorteil der homöopathischen Arzneimittelbehandlung liegt darin, daß bei richtiger Arzneimittelwahl eine Wirkung ohne Nebenwirkungen zustandekommt. Reaktionen im Sinn einer Verschlimmerung der Beschwerden werden im Anfangsstadium nach der Medikamentengabe oft beobachtet, sind jedoch als Heilreaktion anzusehen. Sollte das Arzneimittel gerade der hohen Potenzen falsch gewählt sein, so ist überhaupt keine Wirkung, d. h. auch keine Nebenwirkung feststellbar. Die Schwierigkeit der Homöopathie liegt in der richtigen Arzneimittelwahl, und der Versuch, für bestimmte Krankhei-

ten homöopathische Medikamente anzugeben, ist entsprechend schwierig. Bei jedem Krankheitsbild sind die sogenannten Modalitäten, d.h. die Besonderheiten des jeweiligen Kranken, zu beachten.

Potenzen

Das andere Problem unserer Zeit – die ja überall nach einer plausiblen Erklärung für den Wirkungsmechanismus irgendeines Vorgangs sucht – ist das der Arzneimittelherstellung, das der Potenzierung.
Um ein homöopathisches Medikament herzustellen, nimmt man einen Teil der Ursubstanz, z.B. eine Flüssigkeit, vermischt diesen Teil mit neun Teilen eines wirkungsneutralen Lösungsmittels und verschüttelt diese Mischung kräftig. Die Verschüttelung ist das Wesentliche bei der Homöopathie. Man bezeichnet solch eine Verdünnung mit D1, d.h. eine Dezimale (lat. decem, zehn) der Urtinktur. Durch den Großbuchstaben »D« kennzeichnet man, daß es sich um eine homöopathische Potenzierung handelt, mit der Zahl bezeichnet man den Verdünnungsgrad, in diesem Falle 10^{-1}. Wäre es nur eine Verdünnung ohne die geschilderte Verschüttelung, so würde man solch eine Lösung jeweils als zehnten Teil bezeichnen (z.B. Verdünnung von einem Milliliter auf 0,1 ml). Durch die Verschüttelung – so konnte man bei einigen Stoffen nachweisen – erhalten diese Verbindungen andere physikalisch-chemische Eigenschaften als eine übliche Verdünnung. In der Theoretischen Physik erklärt man dieses Phänomen damit, daß auf molekularer Ebene (Moleküle = kleinste Teile einer Substanz) »Informationen« auf das Lösungsmittel übertragen werden, die dann auch die arzneiliche Wirkung erklären. Nimmt man nun von dieser D1 wieder ein Teil und vermischt dies mit weiteren neun Teilen des Lösungsmittels, verschüttelt das in eben derselben Weise, so erhält man eine D2. Fährt man solcherart fort, kann man schließlich eine D10, eine D12, eine D15, eine D20, eine D23, eine D30, eine D100, eine D1.000 erhalten. Nun weiß man allerdings aus der Physik, daß bei einem Verdünnungsverhältnis von 10^{-23} (Entsprechend D23) kein Molekül der Ursubstanz in einem Milliliter der Lösung mehr vorhanden sein muß. Daß ein Molekül der Urtinktur noch in den vom Patienten als Arzneimittel eingenommenen Tropfen enthalten ist, wird in den hohen Potenzen von Verdünnung zu Verdünnung immer unwahrscheinlicher. Und trotzdem kann man mit homöopathischen Verdünnungen in einer D30, D60 oder D100 bei richtiger Arzneimittelwahl bei verschiedenen Krankheiten recht gut helfen. Obwohl die moderne Physik Erklärungsmodelle für die Wirkungsweise hat, ist die Homöopathie in dem Lehrgebäude der Schulmedizin bis heute noch nicht vertreten.
In der Quantenphysik gibt es folgendes *Erklärungsmodell* für die Homöopathie: Es finden zwischen den Molekülen in einem biologischen System Wechselwirkungen statt. Im Unterschied zu technischen Systemen unterscheiden sich die biologischen dadurch, daß sie eine viel größere Resonanzfähigkeit haben. Auch aufgrund neuer Ergebnisse in der modernen Pharmakologie und Immunologie setzt sich immer mehr die Erkenntnis durch, daß ein kleiner Reiz,

wie sie die Homöopathie darstellt, größere und für ein biologisches System mehr stabilisierende Wirkungen zeitigen kann als ein großer.
Während sich die obige Schilderung auf die Herstellung der Dezimalpotenzen bezieht, gibt es noch andere Verdünnungen mit einem C, LM oder CK. Bei den C-Potenzen (C wie centum, lat. 100) wird ein Tropfen der Urtinktur mit 99 Tropfen des Lösungsmittels verschüttelt. Dies entspricht dann der C1.
Eine C30 bedeutet also eine homöopathische Verdünnung von 100^{-30}. Die LM-Potenzen sind eine noch kompliziertere Form homöopatischer Verdünnungen. Sie sollen den Weg der Homöopathie sanfter machen, d.h. die Heilreaktionen nicht so stark werden lassen (LM = 50000, in Anlehnung an die altrömischen Zahlzeichen L für 50 und M für 1000). Die Bezeichnung CK meint die *Korsakoff*-Potenz. Dieses Herstellungsverfahren ist nicht so aufwendig wie das der anderen, spielt aber in Verordnung und Verbreitung keine wesentliche Rolle und wird deshalb hier auch nur der Vollständigkeit halber erwähnt. Es werden in diesem Buch sog. Hochpotenzen nur ausnahmsweise angegeben. Deren Einsatz erfordert viel Erfahrung. Mit den tiefen (D1–D6) und mittleren (D6–D12) Potenzen (D12 ist eine eins mit zwölf Nullen!) lassen sich bei richtiger Arzneimittelwahl gute Heilerfolge erzielen.
In Deutschland überwiegen die D-Potenzen. In Frankreich sind heute die C-Potenzen üblich. *Hahnemann* hat mit diesen gearbeitet. Er hat die letzten Jahre seines Lebens in Paris verbracht. Dort starb er auch im hohen Alter von 88 Jahren.
Eine ganz besondere Bedeutung kommt den sog. *Nosoden* zu, welche im Indikationsteil dieses Buches bewußt selten aufgeführt werden. Unter Nosoden versteht man eine homöopathische Zubereitung der angegebenen Substanzen. Vaccinium z.B. ist die Pockenlymphe, welche homöopathisch aufbereitet wurde. Es gibt praktisch von allen krankheitserregenden Viren und Bakterien die entsprechenden Nosoden, ebenso von den verschiedenen Körpergeweben, den Geschwülsten, den Körpersäften (Blut, Lymphe, Galle, Speichel, Eiter u.a.m.). Der Einsatz dieser Medikamente ist nicht ganz unproblematisch, da hierdurch erhebliche Heilreaktionen hervorgerufen werden können. In der Regel werden deshalb die Nosoden kombiniert mit anderen homöopathischen Medikamenten, um die Entgiftungsreaktionen sanfter zu gestalten.

Komplexmittel

Immer wieder kommt es auch unter homöopathischen Ärzten zum Streit über die sog. **Komplexmittel**. Das sind *zusammengemischte* homöopathische Arzneimittel in verschiedenen Potenzen (z. B. Euphorbia D4, Mezereum D3 und Sulfur D6). Einige Arzneimittelfirmen stellen derartige Mischungen her, z. B. die Firma DHU [Deutsche Homöopathie-Union] (Pentarkane, Ptk.), die Firma Dr. Madaus (Oligoplexe, Oplx.), die Firma Pascoe (Similiaplexe, Splx.). Jeder Arzt kann natürlich auch Komplexmittel nach eigenem Gutdünken zusammenstellen.

Es gibt zwei Begründungen für die Komplexmittel
1. In der für den einzelnen Patienten zur Verfügung stehenden Zeit kann der Arzt ein homöopathisches Arzneimittel als Einzelmittel nicht mit ausreichender Genauigkeit herausfinden. Es scheint deshalb besser, mindestens zwei oder auch drei verschiedene Mittel zu geben in der Annahme, daß eines davon »paßt«.
2. Viele Patienten zeigen ein Symptomenbild, das so »komplex« ist, daß ein einzelnes Arzneimittel nicht ausreichen würde.

Die Gegner der Komplexmittel, die Anhänger der sog. »klassischen Homöopathie«, berufen sich auf den Satz *Hahnemanns*: »Macht's nach, aber macht's genau nach«. Sie leiten daraus ab, daß, wie *Hahnemann* es praktizierte, *nur ein* Arzneimittel zu geben sei. Dieses Arzneimittel müsse passen wie der Schlüssel zum Schloß. Sicherlich ist es höchste ärztliche Kunst, auf diese Weise zu behandeln und Heilungserfolge zu erzielen. Andererseits sind die Gründe für die Komplexmittel-Homöopathie dadurch nicht widerlegt. Sie sind – wie die gesamte Homöopathie – durch Empirie, d. h. durch Erfahrung, genügend bestätigt.

Außer den Komplexmitteln gibt es die sog. **Potenzakkorde**. Das sind einzelne Arzneimittel, von denen drei oder vier verschiedene Potenzen zusammengemischt sind, also z. B. D4, D8, D30 und D200. Schließlich ist noch über die sog. Mischmittel zu berichten, in denen homöopathische, mit anderen Heilmitteln (zumeist aus dem Pflanzenreich) vermischt sind. Einige solcher Mischmittel haben ihre Berechtigung längst erwiesen. Allerdings darf man sie nicht mehr als homöopathische Arzneimittel bezeichnen. Sie gehören in den Bereich der sog. biologischen Medizin.

Es muß deutlich gesagt werden, daß die Homöopathie **keine** Pflanzenheilkunde ist. Homöopathische Arzneimittel werden zwar überwiegend aus Pflanzen, aber ebenso auch aus Mineralien und aus dem Tierreich gewonnen.

Homöopathie und Pflanzenheilkunde sind also nicht identisch. In der Öffentlichkeit trifft man immer wieder auf diese Fehlbeurteilung. Damit tut man beiden Seiten Unrecht.

Hauptansatzpunkte für homöopathische Behandlung

Behandelt werden akute Erkrankungen wie Infekte, Eiterungen, Hautausschläge, innere Erkrankungen, die auch als Funktionsstörungen in Erscheinung treten können. Letzteres sind Krankheitssymptome, die nicht auf direkter Erkrankung eines Organs beruhen. Die Stärke der Homöopathie liegt jedoch in der Möglichkeit, bei chronischen Erkrankungen zu helfen. Hierzu gehören in besonderer Weise Krankheitsbilder aus dem rheumatischen Formenkreis.

Eine andere Frage in der homöopathischen Behandlung betrifft ihre Dosierung. Bei der Indikationsliste in diesem Buch werden Dosierungsrichtlinien angegeben, z. B. 3 × 1 Tabl. (Tablette), oder 3 × 5 Tr. (Tropfen), oder Dosierung nach Bedarf, was soviel bedeutet, daß im akuten Fall halbstündlich bis stündlich eine Gabe (d. h. 5 Tropfen, 1 Tablette, 5 Kügelchen) einzunehmen ist.

Homöopathische Arzneimittel läßt man bei der Einnahme im Mund zergehen, gleichgültig, ob es sich um Einzel- oder Komplexmittel, um Tabletten, Globuli oder Tropfen handelt.

Wer selbst Erfahrungen mit der Homöopathie sammeln will, sollte dies unter der Anleitung eines in der Homöopathie erfahrenen Arztes tun. Er wird so vor Fehlern und Enttäuschungen bewahrt bleiben.

Literaturhinweise

Allgemeinverständlich

Hess, W.: Homöopathische Hausapotheke. Stuttgart 1984.
Maury, E. A.: Heilen Sie Ihre Kinder mit Homöopathie. Stuttgart 1980
Rehm, E.: Homöopathisches Laienbrevier. Stuttgart 1981.
Wiesenauer, M.: Homöopathie. Stuttgart 1983
Wiesenauer, M.: Homöopathische Heilmittel. Stuttgart 1984

Wissenschaftlich

Braun, A.: Methodik der Homöopathie. Regensburg 1975
Charette, G.: Homöopathische Arzneimittellehre für die Praxis. Stuttgart 1982
Hahnemann, S.: Organon der Heilkunst. Stuttgart 1982
Hochstetter, K.: Einführung in die Homöopathie. Regensburg 1973
Imhäuser, H.: Homöopathie in der Kinderheilkunde. Heidelberg 1970
Köhler, G,: Lehrbuch der Homöopathie. Stuttgart 1982
Nash, E. B.: Leitsymptome in der homöopathischen Therapie. Heidelberg 1972
Quilisch, W.: Die homöopathische Praxis. Stuttgart 1982.
Ritter, H.: Homöopathische Propädeutik. Stuttgart 1972
Schlegel, M.: Stauffers Homöopathisches Taschenbuch. Heidelberg 1970
Schlüren, E.: Homöopathie in Frauenheilkunde und Geburtshilfe. Heidelberg 1977
Stiegele, A.: Klinische Homöopathie. Stuttgart 1955
Stiegele, A.: Homöopathische Arzneimittellehre. Stuttgart 1982
Zimmermann, W.: Homöopathische Arzneitherapie. Regensburg 1972
Zinke, J.: Kurzgefaßte Einführung in die Denkweise und Praxis der klassischen Homöopathie. Heidelberg 1962

Biologische Heilverfahren

Akupunktur

Neben der Pflanzenheilkunde und der physikalischen Therapie entwickelte sich in China seit Jahrtausenden die auch bei uns seit einigen Jahrzehnten bekannte Akupunktur. Grundidee der Akupunktur (lat. acus, Nadel und lat. punctum, Stich) war, daß der Mensch dann gesund sei, wenn seine Energien in einem harmonischen Gleichgewicht durch seinen Körper fließen. Gleichnishaft verwandten die Chinesen zur Beschreibung der Energie die Begriffe des Yin und Yang, welche in einer engen Wechselwirkung und in einem Gleichgewicht zueinander zu stehen haben. Beim Atemvorgang unterscheidet man die Einatem- und die Ausatemphase. Bei den Chinesen entspricht das Einatmen – die Anspannung – dem Yangzustand, das Ausatmen – die Entspannung – dem Yinzustand. Eine Unausgewogenheit zwischen Yin und Yang beim Atmen verursacht eine Atemstörung z. B. in Form von Stottern, kurzatmigem Sprechen oder auch Asthma bronchiale. Werden solche »Disharmonien« nicht behoben, so hat dies weitere Störungen zur Folge, entweder auf körperlicher Ebene, durch verschlechterte Organdurchblutung (z. B. wegen mangelhafter Zwerchfellatmung), oder im seelischen Bereich. So kann sich z. B. eine Angst oder ein Bedrücktsein einstellen. Im zwischenmenschlichen Bereich lassen sich die Folgen z. B. des Stotterns sprichwörtlich gut vorstellen.

Der Begriff des Yin und Yang läßt sich auf die gesamte lebendige Natur übertragen. Es entspricht dem Yang das Männliche, dem Yin das Weibliche, dem Yang die sonnenbeschienene Seite des Berges, dem Yin die Schattenseite, dem Yang die linke, dem Yin die rechte Körperseite. Die sogenannten Hohlorgane, wie Magen, Dickdarm, Dünndarm, Blase werden als Yangorgane bezeichnet, während die kompakten Organe wie Niere, Leber, Herz, Milz, Bauchspeicheldrüse dem Yin zugeordnet werden. Innerhalb des Organismus ist eine Harmonie zwischen diesen Yin und Yang herzustellen. Ein Zuviel oder Zuwenig bedeutet immer, daß der Mensch krank wird und ein Organbereich in einen sogenannten energetischen Fülle- oder Leerezustand kommt. Der Arzt findet dann, nach den Erfahrungen der chinesischen Heilkunst, bestimmte seelische oder körperliche Krankheitszeichen (Symptome). Bei deren Vorhandensein kann man auf der Haut des Patienten schmerzhafte Punktketten, die Akupunkturpunkte, ertasten. Für jedes Organ gibt es eine solche Kette, die Organmeridian genannt wird. Da im alten China in manchen Gesellschaftsschichten der Arzt die Patienten nicht körperlich untersuchen durfte, mußte er sich damit begnügen, mit Hilfe der Differenzierung der Pulsqualitäten am Handgelenk zu einer Diagnose zu kommen und sich bei der Akupunkturbehandlung auf Hände und Füße zu beschränken. Das führte zu verschiedenen sehr feinen Diagnose- und Stichtechniken. Es entwickelte sich im Laufe der Jahrtausende ein ausgeklügeltes und aufeinander abge-

stimmtes System der Akupunkturbehandlung im Zusammenhang mit einer traditionsreichen Kräuter- und physikalischen Behandlung.
Mit Hilfe der Akupunktur lassen sich sehr viele Krankheiten behandeln, gerade dann, wenn sie noch nicht zu starken Veränderungen der Gewebe geführt haben. Am geläufigsten sind wohl die Kopfschmerzbehandlungen einschließlich der Migräne, die verschiedenen Schmerzrückstände im Wirbelsäulenbereich, z. B. Hexenschuß oder Ischiasbeschwerden, ferner Funktionsstörungen im Magen-Darm-Bereich, Hauterkrankungen, noch nicht zu weit fortgeschrittene Durchblutungsstörungen, Arthroseschmerzen und andere mehr.

Technik der Akupunktur

Im westlichen Kulturkreis haben sich zusätzliche Akupunkturschulen etabliert. Obwohl auch die Chinesen Ohrpunkte in die Akupunktur mit einbezogen, entwickelte der französische Arzt P. F. M. Nogier eine eigenständige Form der Ohrakupunktur. Diese Schule verwendet auch verschiedene Metallnadeln (Silber, Gold, Platin), weil man sich von ihnen verschiedenartige Wirkungen verspricht. Während die sog. Wiener Schule, die im deutschen Sprachraum am meisten verbreitete Form, kurze und relativ dicke Nadeln in oberflächliche Hautschichten nur kurzzeitig einsticht, behandeln die Chinesen und besonders die Japaner mit sehr dünnen und langen Nadeln, die sie unterschiedlich tief in den Körper einführen. Die Nadeln werden entweder schmerzlos eingestochen, oder sie werden mit der Hand (oder auch elektrisch) gereizt, so daß der Pat. gelegentlich auch unangenehme Empfindungen verspürt.

Akupunktur im Operationssaal

Besonderes Interesse erregten in den frühen siebziger Jahren die Berichte aus chinesischen Kliniken, in denen man mit Hilfe von elektrisch gereizten Akupunkturnadeln große Operationen schmerzfrei ausgeführt hat. Bei uns hat sich diese Methode an einigen Kliniken durchgesetzt, wird jedoch in der ersten Phase mit der üblichen medikamentösen Narkoseeinleitung gekoppelt, so daß der Patient nicht wie in den aus China demonstrierten Operationen bei vollem Bewußtsein operiert wird. In der Hand eines geübten Anästhesisten werden dadurch aber bei größeren Operationen bis zu zwei Drittel der Narkosemittel eingespart. Die Patienten erholen sich bedeutend schneller von dem operativen Eingriff bzw. von den Narkosenachwirkungen. Es können auch sogenannte Risikopatienten noch operiert werden (vor allem sehr alte Menschen), bei denen die übliche Narkose zu stark eingreifen würde. Trotz dieser auch für den medizinischen Laien einsehbaren großen Vorteile setzt sich die Akupunkturanästhesie nur sehr zögernd durch.

Akupunktur mittels Laser-Strahlen

Durch neue Technologien hat auch die Laser-Therapie in die Akupunkturbehandlung Eingang gefunden. Die Laserstrahlung wirkt nicht wie die Nadel oder die Elektrizität direkt auf das Nervenpotential, welches durch die Akupunkturpunkte angesprochen wird. Sie wirkt über das Bindegewebe, dessen Polarisierung durch fotoelektronische Wirkung den Stoffwechsel in der Zelle wieder aktiviert. Die in der Akupunktur verwendeten Lasergeräte haben eine speziell für diese Bedürfnisse entwickelte Wellenlänge und sind deshalb ungefährlich. Man kann mit der Laserakupunktur die meisten Krankheiten ebenso behandeln wie mit der Nadel, was vor allem für die Behandlung von Kindern große Vorteile bringt, die sich vor der Nadel fürchten. Die Laserakupunktur ist bedeutend weniger zeitaufwendig.

Elektroakupunktur nach Voll (EAV)

Schon seit Jahrzehnten wurde versucht, die Akupunkturbehandlung durch elektrische Messungen exakt darzustellen. In den 50er Jahren hat der deutsche Arzt Dr. *Voll* ein Gerät entwickelt, mit dem er elektrische Ladungen an Akupunkturpunkten nachwies. Er verband dies mit einer Medikamententestung. Der besondere Wert der Methode liegt im Auffinden von Entzündungsherden (z. B. ein vereiterter Zahn, eine geringgradige chronische Entzündung in der Gallenblase oder dem Unterleib, oder auch eine schlechte Darmflora). Vielfach sind solche »Eiterherde« mit den üblichen Untersuchungsmethoden nicht auszumachen.

Chirotherapie

Das Wort stammt aus dem Griechischen. Chirotherapie bedeutet »mit der Hand einrenken«. Eine hierzulande gebräuchliche Berufsbezeichnung kommt aus dem Lateinischen und heißt »manuelle Therapie« (manus. lat. = die Hand). Einrenken ist eine uralte Kunst. Sie wird schon in den Merseburger Zaubersprüchen der alten Germanen beschrieben und also den Göttern zugedacht.
Die derzeitige Behandlung ist sehr verfeinert worden durch amerikanische Spezialisten (größtenteils Nichtärzte), die seit der Jahrhundertwende dort einen Berufsstand bilden. In Deutschland kennt man besonders die Schule nach *Sell* in Isny, die eine schmerzlose Therapie anbietet.
Chirotherapie bedeutet Gelenkbehandlung. Das betroffene Gelenk muß dabei nicht ausgerenkt sein, um Beschwerden zu verursachen. Es genügt, daß es unter Fehlspannung steht, daß die Muskeln um das Gelenk verkrampft sind, daß die Gelenkflächen gegenseitig verkantet sind oder geringgradig verschoben. In all diesen Fällen entsteht eine krankhafte Muskelspannung an einer Stelle des Gelenkes, die auf diese Weise versucht, das instabil gewordene Gelenk festzuhalten. Verkrampfte Muskeln tun weh. Um solche Verkrampfungsstellen herum kommt es zu Stoffwechselübersäuerung und oft auch zu Blutüberfülle und Wasseraustritt aus den strotzend gefüllten Äderchen (lokales Ödem). Gewebeübersäuerung schmerzt sehr. Das Ödem kann auf durchziehende Nerven drücken, die dann erst recht schmerzen. Wenn sich solch ein Prozeß im Bereich der vielen Wirbelgelenke abspielt, wo Blutgefäße, vegetative und zentralgesteuerte Nervengeflechte, Lymphspalten und Knochen sowie Sehnen, Muskeln und Bänder »einander auf die Zehen treten«, gibt es also mannigfache Schmerzäußerungen und Nervendruckerscheinungen. Da die meisten Nerven durch die Wirbelsäule hindurchtreten, können sie dort ganz erheblich gestört werden. Die nervliche Versorgung ganzer Organbezirke oder Körperteile ist dann ebenfalls gestört und es treten Folgeschäden auf, wie Einschlafen und Pel-

zigkeit ganzer Glieder, Kälte- oder Wärmeempfindungen in der Haut, Ernährungsstörungen von Haut und Unterhaut (z. B. Orangenschalenhaut), Wasserstauungen an Händen und Beinen), Herzschmerzen, Herzrhythmusstörungen, Magengeschwüre, Hormonminderversorgung im Bereich von Schilddrüse und Eierstöcken, da die Nerven auch zuständig sind für die Öffnung und Schließung der Blutgefäße sowie für die Regulierung der Bindegewebebeschaffenheit. Da viele Gelenke miteinander funktionell gekoppelt sind, wird ein guter Chirotherapeut meist den ganzen Körper untersuchen und behandeln. Eine Sitzung genügt nur selten. Da aber die verkrampften Muskeln ein blockiertes Gelenk nicht leicht loslassen, sollte vor jeder Chirotherapie eine Behandlung zur Muskelentspannung erfolgen. Hierzu bieten sich an: Massage, Einreibungen, Dehnungsübungen, Sauna, heiße Bäder, Schröpfen, Quaddeln, Neuraltherapie und Akupunktur.

Eigenblutbehandlungen

Im Blut ist dicht gepackt alles enthalten, was zum Leben erforderlich ist – für jede Zelle des Körpers, aber auch alles, was an guten oder schlechten Stoffwechselprodukten irgendwo im Körper anfällt.
Intramuskuläre Einspritzung: Das Blut wird aus der Vene entnommen und sofort in die Gesäßmuskulatur injiziert. Hierdurch wird nach heutigen Erkenntnissen die Abwehrleistung des Körpers, die »Immunitätslage«, verbessert. Man kann viele, gerade chronische und/oder immer wieder auftretende Krankheiten sehr günstig beeinflussen. Angefangen bei Erkältungsanfälligkeit über Hautausschläge, rheumatische Erkrankungen bis hin zur Neigung zu Magengeschwüren und als Infektvorsorge bietet die Eigenblutbehandlung ein sehr breites Anwendungsfeld.
Die Durchführung ist einfach und wenig aufwendig. In der Regel wird man eine Serie von acht bis zwölf Eigenblutspritzen, ein- bis zweimal pro Woche, geben, ggf. in ansteigender Dosis von 0,5 bis 5 ml.
Eigenblutverdünnung, -potenzierung: Die Wirkungsweise muß man sich im Sinne der Homöopathie vorstellen. Ein Tropfen Blut wird potenziert und die Potenzierung unter die Haut (subkutan) gespritzt. Kleinkinder können diese Verdünnung auch schlucken.
Anwendung bei Allergien aller Art, besonders Heuschnupfen und anderer allergischer Nasenschleimhautentzündung, Ausschlägen allergischer Art, Verstopfung bei Darmkrämpfen bei Kleinkindern und Säuglingen, Kleinkind-Asthma und Schlafstörungen; Folgen von Infekten bei Kindern; zur allgemeinen Kräftigung schwächlicher Kinder.

Besonderheiten der Anwendung:
1. Eigenharn-Injektion (s. S. 72) und potenziertes Eigenblut C5 (C7) im Heuschnupfenanfall.
2. Bei reaktiven Depressionen und Verstimmungszuständen auch im Klimakterium wird zweimal wöchentlich die Eigenblut-C7-Potenzierung gespritzt, dazu eine Ampulle Coenzyme compositum®. Dies sechs Wochen lang.
3. Eigenblut-Verdünnungsreihen[1].

---
[1] Hersteller Firma Vitorgan.

Aus 10 mg Vollblut kann eine Verdünnungsreihe hergestellt werden, welche bei allen Allergien, bei Rheuma, Schuppenflechte und den oben angegebenen Erkrankungen wirksam ist.
4. Schnupfpulver aus Eigenblut[1]. Es gibt auch die Möglichkeit, aus 10 ml Vollblut ein Schnupfpulver herzustellen, welches bei allergischen Nasenschleimhautentzündungen wirksam ist. Handelsname: Normogan®. Die Abnahme des Blutes erfolgt während des akuten Stadiums der Krankheit. Wirksam bei Heuschnupfen, Hausstaubschnupfen, chronischen Infektschnupfen.

Eigenharntherapie

Dies ist keineswegs ein Überbleibsel aus dem Altertum oder der mittelalterlichen »Schmutz- und Dreck-Apotheke«, sondern eine zu unrecht unbekannte, hervorragende Behandlungsmethode bei Heuschnupfen, Schwangerschaftserbrechen, Nesselausschlag, klimakterischen Hitzen, Harnausscheidungsmangel (wenn der Patient berichtet, daß er viel weniger ausscheide, als er trinke und daß Wasser in seinem Körper sich anstaue). Die Wirkungsweise ist bisher ungeklärt. Sie dürfte über Immun-Mechanismen ablaufen. Bei richtiger Indikation und strenger Beachtung, daß am besten der »im Anfall gelassene Harn« wirkt, genügen meist wenige Behandlungen.

Hämatogene Oxidationstherapie (HOT)

Dem Patienten werden etwa 50-80 Milliliter Blut entnommen, schon in der Spritze mit Natriumzitrat vermischt, um Gerinnung zu verhüten, und in eine Glasapparatur eingebracht. Sauerstoff wird hinzugegeben und das Blut dadurch verschäumt. Durch den Druck des Sauerstoffs wird das Blut an einer kalten Ultraviolettlampe vorbeigeschoben. Dadurch entstehen im Blut die aktivierten Sauerstoffstufen. Diese haben einige bedeutende biochemische Reaktionen sowohl im Blut wie in Körperzellen zur Folge. Die Wirkung besteht hauptsächlich in einer verbesserten Sauerstoffübertragung von den roten Blutkörperchen an die Körperzellen. Übertragen wird der durch die Lunge eingeatmete Sauerstoff. Die kurzfristige Anreicherung des Blutes mit Sauerstoff während der Behandlung wäre nämlich absolut unzureichend. So aber wird der durch die konstante Atmung in die Lunge und dort an die roten Blutkörperchen angelagerte Sauerstoff im Körper besser ausgenutzt. Die »Sauerstoffutilisation« liegt also höher. Das ist für die Körperzellen von wesentlicher Bedeutung.
Eine andere Wirkung der Behandlung betrifft die Fließeigenschaften des Blutes. Diese werden verbessert, das Blut wird flüssiger. Auch durch die feinsten Adern, die Mikroadern, können jetzt rote Blutkörperchen hindurchgelangen.

---

[1] Hersteller Hirsch-Apotheke, 7410 Reutlingen.

Das behandelte Blut wird wieder in die Vene als Injektion oder als Tropfinfusion zurückgegeben.
Ein geringer Teil des behandelten Blutes kann in die Gesäßmuskultur zurückgespritzt werden. Dadurch ergibt sich eine verbesserte sog. Immunitätslage des Organismus bei Allergien, chronischen Infekten u. a.

Die HOT hat sich bei folgenden Erkrankungen besonders bewährt:
Durchblutungsstörungen jeder Art, auch bei Zuckerkrankheit, auch wenn bereits eine Gangrän, d. h. ein Absterbeprozeß von Gewebe, begonnen hat. Häufig gelingt es sogar, mit dieser Behandlung Amputationen zu verhüten.
Degenerative Erkrankungen die als Folge von Durchblutungsmängeln im Körper entstanden sind.
Lebererkrankungen, wobei die besten Erfolge bei der alkoholischen Fettleber zu sehen sind. Auch bei chronischen Leberentzündungen sowie zur Verhütung chronischer Leberschäden ist die HOT angezeigt.

Weitere Heilanzeigen sind: Migräne, Unterschenkelgeschwüre, chron. Darmentzündungen, Thromboseneigung u. a. m.
Die Methode wurde von Dr. med. *Federico Wehrli* (1892–1964) in dessen Privatklinik in Locarno entwickelt. Sie wurde 1956 erstmals auf dem Therapiekongreß in Karlsruhe der ärztlichen Öffentlichkeit vorgestellt. Man wußte damals noch nicht sehr viel über die biochemischen Reaktionen. Diese konnten erst im Laufe der Jahre erarbeitet werden.
Die *Behandlung* wird anfangs als Serie von sechs bis acht Einzelbehandlungen durchgeführt, wobei der Abstand zwischen den einzelnen Behandlungen vier bis zehn Tage betragen sollte. Der Patient wird angehalten, im Anschluß an die Behandlung zumindest für einige Stunden, am besten einen ganzen Tag, zu liegen bzw. auszuruhen. Die Wirkung der Behandlung wird intensiver, wenn diese Ruhe eingehalten wird. Nebenwirkungen sind nicht bekannt.

Hyperthermie

In den letzten Jahren gewinnt die Hyperthermie, d. h. die Überwärmung des Körpers durch künstliche Maßnahmen, wieder an Bedeutung. In der Behandlung des rheumatischen Formenkreises, bei Allergien, Infekten und Krebserkrankungen erreicht man durch diese Maßnahmen oft entscheidende Verbesserungen. Bei erhöhter Körpertemperatur kommt es neben einer stärkeren Durchblutung auch zu einer größeren Empfindlichkeit bestimmter Viren, sowie zu einem Anstieg der Anzahl der weißen Blutkörperchen. Durch die erhöhte Temperatur werden die meisten biochemischen Reaktionen im Organismus beschleunigt, dementsprechend auch der Sauerstoffumsatz.
Die Körpertemperatur kann erhöht werden durch Überwärmungsbäder (*Schlenz*), durch Einspritzen fiebererzeugender Substanzen, durch Bestrahlung mit verschiedenen Lichtfrequenzen und Ultraviolett-Licht, wodurch zusätzlich noch spezifische Reize auf Drüsen im Gehirn bewirkt werden. Neuerdings werden mit Infrarotlampen einzelne Organe oder der ganze Körper bestrahlt, um eine Überwärmung hervorzurufen.

Neuraltherapie

Bei der Behandlung eines Patienten mit Procain, einem lokalen Betäubungsmittel, stellte der deutsche Arzt Dr. *Ferdinand Huneke* zufällig fest, daß nach der Einspritzung des Medikaments Beschwerden an anderen Stellen des Körpers schlagartig verschwunden waren und auch blieben. Er nutzte diese Beobachtung und ging dazu über, bei seinen Patienten alte Narben und Hautverletzungen mit Procain zu unterspritzen. Damit erlebte er sehr häufig spontan Heilungen. Da die Erfolge so großartig waren, verbreitete sich diese sogenannte Neuraltherapie sehr schnell. Es gibt verschiedene Erklärungen für die Wirkung der Neuraltherapie. Man kann die spezifische Wirkung im Procain sehen, da dies an der Zellmembran elektrische Veränderungen verursacht und dadurch Heilwirkungen erklärt werden. Hierauf baut auch die Procainbehandlung nach *Aslan* auf, bei der Procaintabletten und Spritzen verabreicht werden. Bei der Neuraltherapie kommt aber hinzu, daß man auch mit anderen, z. B. mit homöopathischen Medikamenten und anderen Lokalbetäubungsmitteln dieselbe Wirkung erzielt, namentlich wenn man diese Medikamente in Narbenbereiche einspritzt. Einige Therapeuten benutzen nur Akupunkturpunkte als Einstichstellen.

Mit Neuraltherapie kann man auch eine zeitlich begrenzte Blockierung von Umschaltstellen (Ganglien) im vegetativen oder autonomen Nervensystem bewirken. Diese Behandlung erfordert sog. »tiefe Nadeln«, was entsprechende Stichverletzungen mit sich bringen kann. Sie sollte deshalb erfahrenen Ärzten vorbehalten bleiben.

Sauerstoff- und Ozon-Sauerstofftherapie

Die verschiedenen Sauerstoff- und Gemisch-Behandlungsformen unterscheiden sich sowohl untereinander, als auch von der Sauerstoffinhalationstherapie. In den verschiedenen Vorgehensweisen wird dem Körper der zum Leben so notwendige Sauerstoff in reichlichem Maße passiv zugeführt. Man zielt hierbei auf eine Sauerstoffvollabsättigung des Blutes und dadurch auf eine Normalisierung jeglicher Zellstoffwechseltätigkeit, welche bei vielen Menschen unserer Zeit aufgrund der bereits zitierten Bewegungsarmut und dem Ernährungsübermaß schlecht ist.

Man unterscheidet die Sauerstoff-Ozonbehandlung (Prof. Dr. Erwin Payr, 1871–1946), die Sauerstoffinsufflation in die Vene (Dr. H. S. *Regelsberger*) und die Sauerstoff-Mehrschritt-Therapie (Prof. Dr. *v. Ardenne*).

Bei der **Mehrschritt-Therapie** (SMT) atmet der Patient Sauerstoff in individueller Dosis. Er erhält Spurenelemente und Vitamine, damit der eingeatmete Sauerstoff vom Körper besser ausgenutzt wird. Schließlich – daher Mehrschritt-Therapie – wird ein gezieltes Bewegungstraining angeschlossen, wodurch die beiden erstgenannten Schritte der Therapie ihre langanhaltende Wirkung entfalten. Der Erfolg der Behandlung läßt sich am Sauerstoffdruck des Blutes messen (Partialdruck). Eine gute Sauerstoffversorgung des Körpers zögert alle Zellalterungsprozesse hinaus und verbessert die Abwehr gegen Krankheiten.

Viele chronischen Erkrankungen sind gekoppelt mit der Unfähigkeit des Organismus, den angebotenen Sauerstoff aufzunehmen und zu verarbeiten. Auch blockieren Stoffwechselverschlackungen die biochemischen Reaktionen in den Zellen, wodurch der Körper nicht mehr sich selbst regulieren kann.

Bei der **Sauerstoffinsufflation** nach *Regelsberger* wird das Sauerstoffgas über eine Kanüle direkt in die Vene »Tropfen für Tropfen« eingegeben. Dies gelingt gefahrlos mit ausgeklügelten und elektronisch gesteuerten Apparaturen. Der Effekt deckt sich in etwa mit dem der Mehrschritt-Therapie.

Bei der **Sauerstoff-Ozon-Therapie** (*Payr* oder *Wolff*, [Dr. Hans Wolff, 1924–1980]) wird in einer therapeutischen Menge Sauerstoffs durch stille Entladungen ein minimales Quantum (tausendstel Gramm) Ozon erzeugt. Dies ist dreiwertiger Sauerstoff, der im Körper rasch ein atomares Teilchen abspaltet, welches sehr stoffwechselaktiv reagiert. Das erzeugte Gasgemisch kann auf verschiedene Weise verwendet werden. Entweder mischt man es mit dem Blut des Patienten in kleiner Menge und spritzt dies in den Gesäßmuskel, oder man mischt es in größerer Menge und infundiert es in die Vene (*Wolff*) oder man spritzt es unter die Haut, direkt als Gas in Vene oder Arterie, oder insuffliert es in den Darm.

Eine direkte Injektion des Ozon-Sauerstoff-Gemisches in Blutgefäße ist umstritten, da unerwünschte Nebenwirkungen beobachtet wurden. Wird Ozon-Sauerstoff vor der Injektion mit dem Blut des Patienten in einer Spritze vermischt, so entfallen diese Bedenken.

Die Hauptanwendungen aller genannten Methoden sind:
– Durchblutungsstörungen
  (Herz, Hirn, Leber, Niere, Beine)
– Chronisch entzündliche Prozesse
  (Lunge, Nebenhöhlen, Leber, Venen)
– Alterungsprozesse
– Hauterkrankungen (z. B. Schuppenflechte)
– Allergien
– Degenerative Erkrankungen
– Fettstoffwechselkrankheiten.

Symbioselenkung

Unter Symbiose versteht man das einander ergänzende Zusammenleben unterschiedlicher Lebewesen. Der Mensch trägt auf seiner Körperoberfläche und auf seinen Schleimhäuten eine Vielzahl Bakterien, die von ihm (dem Wirt) ihre Lebensgrundlagen beziehen. Im Austausch dafür geben die Symbionten (Gäste) dem Wirt wichtige Lebenshilfen (z. B. gewisse Vitamine). Ohne unsere eigene Bakterienflora würde unsere Hautabwehr feindlichen Bakterien gegenüber nicht funktionieren; unsere Schleimhäute würden wehrlos dem Eindringen fremder, schmarotzender oder vergiftender Bakterien offenliegen; unser Immunsystem würde zusammenbrechen. Eingriffe in das Zusammenspiel von Bakterien und Mensch, wie dies zum Beispiel bei jeder Antibiotikum-Therapie der Fall ist, zerstören das komplizierte Gefüge zum Teil bis zur desolaten Unordnung. Jede Antibiotikum-Therapie muß daher von einer Symbioselenkung begleitet werden oder es muß ihr eine solche folgen. Auch manche Stoffwechselerkrankung oder ständige Infektionen bei Abwehrschwäche verändern die körpereigene Bakterienbesiedlung. Sie baut sich von allein nicht wieder richtig auf, und diese Unordnung befestigt chronische Erkrankungen oder bereitet den Boden für neue. Erst durch die Symbioselenkung können daher chronische Entzündungen des Rachens, der Nasennebenhöhlen, der Mandeln, der Lunge, der Niere und Blase, der Scheide, der Haut und des Darmes, sowie deren Folgen dauerhaft beseitigt werden. Unterschiedliche Medikamente werden dazu angeboten. Ihre Handhabe ist teils einfach, teils – und dies besonders bei komplizierten Erkrankungen – nur dem erfahrenen Arzt möglich. Im Alter entartet die körpereigene Bakterienflora meist, und bei Erkrankungen sollten alte Menschen daher dann regelmäßig Symbionten einnehmen, um ihre Flora aufzufrischen und zu pflegen.

Ratschläge und Anwendungsbeispiele

– Symbioselenkung nach Prof. *Helmut Mommsen*: Bei einfachen Infekten zur Unterstützung der Schleimhautabwehr: Symbioflor I®, stündlich 10 Tropfen.
– Bei chronischen Infekten vorsichtiges Wiederangewöhnen an arteigene Bakterien mit Pro-Symbioflor®, Symbioflor I® und Symbioflor II®.
Bei Schwierigkeiten mit der Verträglichkeit dieser Therapie liegt bereits eine Schleimhautallergie gegen Bakterien vor, die vom Arzt, der mit der Symbioselenkung vertraut ist, behoben werden kann.
– Bei chronischen Darm-, Blasen-, Nieren-Infekten: Symbioselenkung z. B. nach *Schuler*[1].

Diese ordnet in einfacher Weise besonders das Bakteriengefüge im Dünndarm und verhindert das Aufsteigen von Dickdarmbakterien in diesen. Dort können sie nämlich die Blutbahn erreichen, da im Dünndarm die Abwehr gegen Dickdarmbakterien fehlt. Über den Blutweg können sie in Nieren, Blase, Mandeln, Kieferhöhlen und an andere Orte abwandern und dort chronische Entzündungen hervorrufen. Die Symbioselenkung nach *Schuler* ist auch besonders vorteilhaft nach Breitband-Antibiotika-Therapie, sowie als universelle Auffrischung und Pflege der Darmflora im Alter.
– Die Rachenflora pflegt man am besten mit Symbioflor I®, wobei man natürlich chemisch reinigende Zahnpasten und Mundwässer vermeiden muß, um nicht zu zerstören, was man soeben mühsam aufgebaut hat. Die Bakterienbesiedlung der Körperhaut pflegt man durch »saure Seifen«, wie z. B. Eubos®, und vermeidet die chemischen Promptreiniger von Achselhöhlen und Intimbereich. Nach dem Ausspruch eines amerikanischen Arztes genügt es nämlich, wenn der Mensch sauber gewaschen ist. Er muß nicht auch noch steril sein.
– Die normale Scheiden-Bakterienbesiedlung, die zur Abwehr von Darmbakterien besonders nötig ist, wird durch Desinfektionsmittel und besonders durch die Tampons empfindlich gestört, wenn nicht zerstört. Ihr Wiederaufbau ist nicht leicht.
Für das saure Milieu der weiblichen äußeren Geschlechtsorgane (Scheide) haben sich bewährt: Vagiflor-®Kapseln, Sitzbäder in frischer Molke.

---

[1] Mikrobiologisches Labor Dr. Schuler, 8137 Berg (Starnberger See).

Vakzinationen (Impfungen)

Eine Ergänzung der Symbioselenkung stellen die Vakzinationen mit abgetöteten Bakterien (Impfung) dar. Dringen in einen Körper fremde Lebewesen, z.B. Viren oder Bakterien, ein, so antwortet er mit einer Abwehrreaktion. Es werden Abwehrkörper (Antikörper) gebildet. Sie entstehen hauptsächlich in den Lymphknoten, in der Milz und in der Leber. Bei chronischen Erkrankungen ist aus mancherlei Gründen die Bildung solcher Abwehrkörper ungenügend. Bakterien oder Viren können sich dann an bestimmten Orten des Körpers unbehelligt vermehren. Ihre Gifte gelangen von dort in die Blutbahn und schwächen dadurch den Körper zusätzlich. Impft man den kranken Körper mit abgetöteten Bakterien oder Viren an einer anderen (nicht von der Krankheit befallenen) Stelle, so weckt man dort sein Abwehrsystem. Impfungen erzeugen auf den fremden Eindringling direkt ausgerichtete (spezifische) Abwehrkörper, sowie allgemein wirksame (unspezifische), die der Körper gegen die Eindringlinge aussenden kann. Vakzinationen verwendet man also grundsätzlich bei allen möglichen Formen darniederliegender Abwehr sowie um künstlich Fieber zu erzeugen und gegen manche Krebsformen.

Literaturhinweise

Allgemeinverständlich

Biedermann, F.: Grundsätzliches zur Chiropraktik. Heidelberg 1976
Gürtler, J.: Akupunktur – allgemeinverständlich. Heidelberg

Wissenschaftlich

Abele, J.: Lehrbuch der Schröpfkopftherapie. Heidelberg 1982 (vergr.)
Ardenne, M. v.: Physiologische und technische Grundlagen der Sauerstoff-Mehrschritt-Therapie. Stuttgart 1978
Bahn, J.: Laser- und Infrarotstrahlen in der Akupunktur. Heidelberg 1984
Bischko, J.: Einführung in die Akupunktur. Heidelberg 1983
Doerfler, J.: Hämatogene Oxydationstherapie. Uelzen 1982
Dosch, P.: Lehrbuch der Neuraltherapie nach Huneke. Heidelberg 1983
Fodor, L.: Sauerstoff-Therapie. Stuttgart 1984
Heckel, M.: Infrarot-Hyperthermie, Esslingen 1984
Herz, K.: Die Eigenharntherapie (bearb. von J. Abele), Heidelberg 1986
Krimmel, M.: Hämatogene Oxydationstherapie, Kompendium, Eigenverlag, Lindau 1986
Peper, W.: Technik der Chiropraktik. Heidelberg 1981
Regelsberger, H. S.: Oxyvenierungstherapie. Bielefeld 1976
Rusch, V. (Hrsg.): Dysbiosetherapie – Symbioselenkung, 2. Auflage, Herborn 1987
Schnorrenberger, C. C.: Spezielle Techniken der Akupunktur und Moxibustion. Stuttgart 1984
Schuler, R., Schuler, E.: Physiologie und Pathologie der Intestinalflora. Berg-Starnberg 1983
Stiefvater, E. W., Stiefvater, I. R.: Akupunkturtafeln. Heidelberg 1982
Wendt, L.: Angiopathien – Eiweißspeicherkrankheiten – Autoimmunkrankheiten. Heidelberg 1984
Wolff, H.: Ozontherapie, Heidelberg 1975

Diät

Geschichte

Über die Ernährung ist der Organismus auf einfachste und natürlichste Weise zu beeinflussen. Es geht nicht einfacher und nicht natürlicher.
Einsicht in die Bedeutung der Ernährung war schon in der Medizin des klassischen Altertums vorhanden. Von *Hippokrates*, dem die altgriechische Medizin die Lehre der Diätetik verdankte, stammt die Aussage: »Nahrung soll Heilmittel sein«. In der Gesundheitslehre klassischer Diätetik spielten ärztliche Verordnungen, die die Ernährung betrafen, eine große Rolle. Üppige und falsche Ernährung war als Ursache von Krankheiten erkannt.
Vielfach sind Krankheiten mit Diätkost oder fleischlos-vegetarischer Ernährung behandelt worden, oft mit Fasten oder Trinkkuren. Ernährungsverordnungen zielten auf das im Organismus ablaufende Gesamtgeschehen. Beeinflussung des Ganzen, des Stoffwechselablaufes, der Ausscheidungen und der Abwehrkräfte hatten die alten Ärzte im Auge, wenn sie Ernährung als Heilverfahren einsetzten. Auf dem Höhepunkt altgriechischer und altrömischer Medizin war kein Patient ohne Ernährungsanweisungen geblieben.
Später brachten die »Naturärzte« des 18. und 19. Jahrhunderts der Ernährung wieder diese große Aufmerksamkeit entgegen. Sie wiesen der Ernährung in Naturheilkunde und natürlichen Heilwesen neben Behandlungen mit Luft, Licht, Erde und Wasser einen besonderen Rang zu. Vielfach befürworteten auch sie vegetarische Ernährung und praktizierten kurmäßig besondere Ernährungsrestriktionen, wie z. B. Fasten, Molkediät oder vegetabile Frischkost.
Ende des 19. Jahrhunderts setzte sich besonders der Schweizer Arzt *Max Bircher-Benner* für vegetabile Frischnahrung ein. Sie war für ihn »Heilnahrung«, die im Rahmen umfassender diätetischer Ordnungstherapie bei zahlreichen Krankheiten eingesetzt werden kann und Nutzen bringt. Seither ist vegetabile Vollrohkost fest mit dem Namen *Bircher-Benner* verbunden.
Neue Aspekte über Zusammenhänge zwischen verfeinerter Zivilisationskost und der Entstehung bestimmter Krankheiten erarbeitete der Ernährungshygieniker *W. Kollath* in den dreißiger und vierziger Jahren dieses Jahrhunderts. Sie sind in seiner Publikation »Die Ordnung unserer Nahrung« festgehalten und haben erheblichen Einfluß auf Ernährungswissenschaft und Ernährungsmedizin genommen. In seiner Vollwert-Ernährungslehre fordert er, Lebens- und Nahrungsmittel nach ihrer ernährungsphysiologischen Qualität zu bewerten und dem Ziel zu folgen, die Nahrung so natürlich wie möglich zu belassen.

Ernährung und Krankheit

Alle Fragen, die die Ernährung betreffen, werden zukünftig weiter an Bedeutung gewinnen. Weltweit ist festzustellen, daß ernährungsbedingte Krankheiten schon häufig anzutreffen sind, daß sie sich noch weiter verbreiten und daß es notwendig ist, sie durch Ernährungsvorsorge und Ernährungsbehandlung zu bekämpfen. Bei bestimmten gesundheitlichen Störungen und Krankheiten dürfen Maßnahmen der Ernährungsbehandlung nicht versäumt werden – nicht selten sind sie im Rahmen der Gesamtbehandlung von entscheidender Bedeutung. Gerade was die Ernährung betrifft, ist jeder Bürger und jeder Patient zu Aktivität und Selbsthilfe aufgefordert.

Krankheiten, die in besonderer Weise mit der Ernährung in Zusammenhang stehen, sind: Zahnkaries, Erkrankungen des Zahnhalteapparates (Parodontose), Fettsucht (Adipositas), arteriosklerotische Blutgefäßerkrankungen (Arteriosklerose), Bluthochdruckleiden (essentielle Hypertonie), Diabetes, Gicht, chronische Darmverstopfung, Fettleber und Steinerkrankungen (Gallensteine, Harnsteine). Auch rheumatische Erkrankungen sind dazu zu rechnen. Bei bestimmten Krebserkrankungen werden Zusammenhänge mit der Ernährung immer deutlicher.

Zu ernährungsabhängigen Krankheiten kommen ernährungsabhängige Risikobefunde, die jeder Arzt in Praxis und Klinik Tag für Tag feststellt. Dies sind vor allem Übergewicht, erhöhte Blutdruckwerte, erhöhte Gehalte des Blutes an Cholesterin, Fett oder Harnsäure und von der Norm abweichende Regulationen des Blutzuckerspiegels. Sie signalisieren, daß der Organismus in ein Stoffwechsel-Ungleichgewicht geraten ist und sich auf dem Weg in ein Krankheitsgeschehen befindet. Wo solche Risiken anzutreffen sind, müßten Ernährungsumstellungen erfolgen – die Ernährung von falsch auf richtig gepolt werden. In diesem Stadium ist die Entwicklung noch zu beeinflussen. Über falsche Ernährung sich entwickelnde Krankheiten kommen langsam zustande. Schon *Hippokrates* wußte dies und schrieb: »Sie sammeln sich allmählich und brechen dann aus«. Dabei gibt es fließende Übergänge zwischen Gesundheit und Krankheit, die subjektiv wenig verspürt werden. Oft kommt Vorsorge, wenn der Arzt die Diagnose stellt, zu spät. Deshalb ist es wichtig, mit Ernährungsvorsorge zum frühesten Zeitpunkt zu beginnen. Von vornherein ein Ernährungsprogramm einzuhalten, das zeitgemäßer Vollwert-Ernährung entspricht und besonders Übergewicht und Stoffwechselstörungen vermeiden hilft, wäre das Beste. Gesundheitspolitik und Vorsorgemedizin (Präventivmedizin) müßten es fordern und mit vollem Einsatz entsprechend handeln.

Sind ernährungsabhängige Krankheiten ausgeprägt vorhanden, ist Ernährungsbehandlung angezeigt. Sie steht dann in der Position echter Ursachenbehandlung und ist für den Verlauf solcher Krankheiten von entscheidender Bedeutung. Oft macht sie medikamentöse Behandlung entbehrlich oder kann ein neues Gefühl von Gesundheit herbeiführen. Der Kranke müßte von seinem Arzt strikte Forderungen und präzise Anweisungen bekommen.

Vorsorge und Behandlung mit Ernährung

Ernährung beeinflußt den ganzen Organismus. Deshalb ist zu Vorsorge und Behandlung eine Ernährung einzusetzen, die alles, was im Körper geschieht und was an Strukturen vorhanden ist, in Ordnung hält. Ernährung, die dieses Ziel verfolgt, wird hier als Vollwert-Ordnungsnahrung bezeichnet. Deren wichtigste Aufgabe ist, Grundfunktionen zu beeinflussen, die für den ganzen Organismus verantwortlich sind: Stoffwechsel, Kreislauf und Abwehr.
Stoffwechsel ist, was sich laufend in Körpersäften und Zellgeweben an stofflichen Umsetzungen abspielt und einen Zustand des Gleichgewichtes (Homöostase) aufrechterhält. Vorgänge, die die Nahrung im Verdauungstrakt aufschließen, sind der Beginn. Prozesse, die die Ausscheidung von Stoffwechselschlacken bewirken, stehen am Ende. Dazwischen liegen Reaktionen, die Energie freisetzen, um das Leben zu erhalten. Das gesamte Geschehen ist kompliziert und wird durch körpereigene Wirkstoffe (Enzyme, Hormone) reguliert. Geordnete und vollwertige Ernährung erleichtert den Stoffwechselablauf, falsche Ernährung wirft das Programm um, läßt Stoffwechselstörungen und Krankheitsbereitschaft entstehen und öffnet das Tor zu ernährungsabhängiger Pathologie.
Im Dienste des Stoffwechsels steht der *Kreislauf*. Sauerstoff und Nährstoffe müssen laufend im Blut über Blutgefäße zu den Zellen transportiert werden. Stoffwechselendprodukte sind abzuholen und den Ausscheidungsorganen zuzuführen. Für dieses Geschehen sind der Zustand kleinster Blutgefäße (Kapillargefäße) und die Fließeigenschaften des Blutes von besonderer Bedeutung. Das Blut sollte möglichst leicht und rasch durch die Gefäße fließen und Kapillarmembranen sollten für den Stoffaustausch gut durchgängig (permeabel) sein. Hierauf kann Ernährung erheblich Einfluß nehmen.
Auf die biologische *Abwehr* einzuwirken ist eine weitere wichtige Funktion der Ernährung. Zahlreiche biologisch aktive nahrungseigene Substanzen beeinflussen die Fähigkeit des Organismus, ständig abwehrbereit zu sein, mit Krankheitserregern fertig zu werden und zu verhüten, daß Organzellen entarten. Es ist die biologische Qualität der Nahrung, die hierfür zuständig ist, und die Abwehrbereitschaft läßt nach, wenn in der Zufuhr abwehraktiver Substanzen Mangel besteht. Deshalb muß Ordnungsnahrung vollwertig sein.
Man muß begreifen, daß Ernährungstherapie in erster Linie Allgemeinbehandlung ist – sie muß alles, was im Organismus durch Ernährung zu beeinflussen ist, zu erfassen suchen. Die Aufgabe, den Gesamtorganismus unter Einfluß zu nehmen, hat im Vordergrund aller Überlegungen zu stehen – einzelne Organe oder einzelne Funktionen zu beeinflussen, ist nur ein indirektes Ziel.

Vollwert-Ordnungsnahrung

Im folgenden sind Konzept und Grundbedingungen von Vollwert-Ordnungsnahrung, die gleichermaßen zum Schutz vor gesundheitlichen Störungen und zur Behandlung von Krankheiten einzusetzen ist, beschrieben. Sind bestimmte Krankheiten ernährungstherapeutisch zu behandeln, brauchen diese Grundbedingungen nur abgewandelt zu werden (s. Ernährungsbehandlung mit Vollwert-Ordnungsnahrung, S. 106 ff.).

Alle Angaben sind auf einfachste Weise vorgetragen, damit sie auch ohne größere Vorkenntnisse verständlich sind. Zahlen und wissenschaftliche Formeln nutzen nicht viel, wenn es um Aussagen geht, die zur Selbsthilfe taugen sollen. Vollwert-Ordnungsnahrung sollte sich möglichst einfach ergeben, wenn ein paar einfache Regeln beachtet werden.

Energiebedarf und Nahrungsmenge

Der Bedarf an Nahrungsenergie für jeweils 24 Stunden ist in Kilokalorien (kcal) oder Kilojoule (kJ) auszudrücken[1]. Er läßt sich nicht exakt bestimmen, sondern anhand der folgenden Tabelle annähernd berechnen:

Normalgewicht in Kilogramm ist nach der Broca-Formel zu ermitteln: Körpergröße in Zentimetern minus 100 = Kilogramm Normalgewicht. Weitere Abzüge (10% für Männer bzw. 15% für Frauen) würden das »Idealgewicht« ergeben. Es genügt jedoch, Normalgewicht zu halten oder wiederherzustellen. Risikobefunde und ernährungsabhängige Krankheiten sind dabei mit geringster Häufigkeit anzutreffen und Risiken bei Operationen, Unfällen oder im Verlaufe von Schwangerschaften am niedrigsten zu halten.

Es hat nicht viel Sinn, Energieaufnahmen in Kalorien oder Joule exakt nachzurechnen. Wichtig ist, die Nahrung durch Auswahl der Lebensmittel und Komposition der Mahlzeiten so zusammenzustellen, daß Sättigung erzeugt und der Stoffwechselablauf günstig beeinflußt wird. Hierzu ist ausschlaggebend, daß die Nahrung ausreichend Ballaststoffe enthält, Kau- und Verdauungsaufwand nötig macht, den Fettgehalt begrenzt hält und den Blutzucker rasch erhöhende Nahrungsmittel oder Speisen ausschließt. Vegetabile Frischkost mit geringer Energiedichte und höherem Ballaststoffgehalt sollte zu Beginn der Mahlzeiten verzehrt wer-

Energiebedarf (in kcal) pro Tag **bei Bettruhe**
   = Normalgewicht (in kg) · 26

Energiebedarf (in kcal) pro Tag **bei leichter körperlicher Tätigkeit**
   = Normalgewicht (in kg) · 30

Energiebedarf (in kcal) pro Tag **bei mittelschwerer körperlicher Tätigkeit**
   = Normalgewicht (in kg) · 36

Energiebedarf (in kcal) pro Tag **bei schwerer körperlicher Tätigkeit**
   = Normalgewicht (in kg) · 40 (bis 50)

---

[1] 1 kcal = 4,187 kJ.

Schweregrade körperlicher Tätigkeit

Schweregrad 1 = leichte körperliche Arbeit
Leichte Hausarbeit, Arbeit am Schreibtisch, leichte Arbeit im Büro, leichte Verkaufstätigkeit, leichte handwerkliche Tätigkeit, feinmechanische Arbeit, Arbeit in Laboratorien, Autofahren, Arbeit an Kassen, Fließbändern oder Schaltpulten
Schweregrad 2 = mittelschwere körperliche Arbeit
Hausarbeit, Verkaufstätigkeit, handwerkliche Arbeit, Tätigkeit mit größerer körperlicher Aktivität
Schweregrad 3 = schwere körperliche Arbeit
Schwere handwerkliche Arbeit, schwere Bauarbeit, schwere landwirtschaftliche Arbeit, schwere Hilfsarbeit
Schweregrad 4 = schwerste körperliche Arbeit
Schwerste Arbeit in Landwirtschaft, Forstwirtschaft, Bergbau, Straßenbau, Stahlwerken, Steinbrüchen, Hochleistungssport

den und Voraussättigung erzeugen. Vollgetreidenahrung und vegetabile Frischkost aus Gemüse bewirken besondere Sättigungseffekte. Nimmt man relativ voluminöse und sättigende Mahlzeiten zu sich, so wird der Appetit nicht so rasch wieder geweckt. Richtig ist es auch, durch langsame Nahrungsaufnahme die Mahlzeitendauer auszudehnen, um Sättigungssignale empfangen zu können. Zudem ist das Körpergewicht zu kontrollieren: Nimmt es zu, ist die Nahrungsmenge zu verringern. Wird in diesem Sinne verfahren, ist weitgehend ohne Rechnerei mit Kalorien auszukommen. Eine gewisse Automatik muß die Nahrungsmenge begrenzen und Fettansatz verhindern.

Lebens- und Nahrungsmittelauswahl

Prinzipien der Ernährungslehre W. *Kollaths* sind in diesem Zusammenhang gültig. Demgemäß werden Lebens- und Nahrungsmittel in eine Rangordnung eingestuft, die sich nach dem Grad an Naturbelassenheit bzw. an Verarbeitung richtet. Diese Orientierung ist leicht verständlich und praktisch anwendbar, um den Gesundheitswert (bzw. die ernährungsphysiologische Qualität) der Nahrung auszurichten. Die Nahrung so natürlich wie möglich zu lassen und mit allen lebenswichtigen Inhaltsstoffen (einschließlich unter Umständen bisher noch unbekannter essentieller Nahrungsbestandteile oder biologisch aktiver Substanzen) auszustatten, ist das Ziel. Nährstofftabellen oder wissenschaftliche Empfehlungen mit für Laien abstrakten Zahlen sollten hierzu nicht nötig sein. Von dieser Vorstellung war W. *Kollath* ausgegangen.
Jene Lebensmittel haben höchste Gesundheitswerte, die aufgrund ihrer Beschaffenheit hohe Gehalte naturgegebener und vom Organismus selbst nicht herstellbarer Nahrungsinhaltsstoffe (essentielle Nähr- und Wirkstoffe) in einem möglichst noch naturgegebenen Gefüge aufweisen. Naturbelassene Eigenschaften und möglichst unversehrte Ganzheiten der Lebensmittel bieten größte Sicherheit für komplette Versorgung mit bekannten und mit noch nicht

Einstufung von Lebens- und Nahrungsmitteln gemessen am Grad naturbelassener Beschaffenheit (Auswahl- bzw. Einkaufsorientierung)

Wertstufe 1
- Frischobst, Frischgemüse, Kartoffeln, frische Garten- und Wildkräuter, frische Hülsenfrüchte
- Frische Pilze
- Nüsse, Nußmuse, Mandeln, Mandelmus, Samen (z. B. Sonnenblumenkerne, Leinsamen), Ölfrüchte
- Getreidekörner (Weizen, Roggen, Hirse, Gerste, Hafer), Vollkornschrot, Vollkornmehl (100% Ausmahlungsgrad)
- Vollreis (Naturreis)
- Buchweizen
- Rohmilch (molkereimäßig nicht behandelte Vorzugsmilch), Frischmolke (ab Sennerei, sonst nicht im Handel)
- Landbutter (aus Rohmilch hergestellt)
- Frischeier
- Frischfleisch, rohes Schabefleisch, frische Fische, frische Seetiere
- Bienenhonig (nicht erhitzt)

Wertstufe 2
- Tiefkühlobst (nicht blanchiert[1]), Obstsäfte (pasteurisiert[2], ohne Zusätze), Trockenobst (nicht geschwefelt), milchsaure Gemüse (z. B. Sauerkraut), milchsaure Gemüsesäfte, Gemüsesäfte (pasteurisiert, ohne Zusätze), Tiefkühlgemüse (nicht blanchiert), getrocknete Hülsenfrüchte
- Sojabohnen, Sojaschrot, Sojaflocken, Soja-Vollmehl
- Getreideflocken (mit Keim), Fertigmüslis (mit keimhaltigen Getreideflocken), Vollkornbrot, Knäckebrot, Backwaren aus Vollkornschrot und/oder Vollkornmehl
- Teigwaren aus Vollkornmehl, Teigwaren aus Soja-Vollmehl
- Pasteurisierte Frischmilch, direkt uperisierte Milch[3], direkt uperisierte Molke[4], Sauermilch aus pasteurisierter Milch
- Süße oder saure Sahne (aus pasteurisierter Milch), Butter (aus pasteurisierter Milch)
- Frischquark, frische Quarkzubereitungen, Frischkäse (aus pasteurisierter Milch)
- Naturbelassene, kaltgepreßte, nicht raffinierte Pflanzenöle[5] aus Ölfrüchten, Samen oder Keimen
- Margarine oder Pflanzenfette mit mehr als 60% naturbelassenen, kaltgepreßten Pflanzenölen im Fettanteil

---

1 Blanchieren = Vorbehandeln von Obst oder Gemüse durch Überbrühen mit Wasser
2 Pasteurisieren = 40 Sek. lang heißhalten bei 71–74 °C oder 10–15 Sek. lang bei 85 °C
3 Direkt uperisierte Milch = 2–3 Sek. Heißhaltezeit durch Injektion von Wasserdampf, 90–140 °C
4 Direkt uperisierte Molke = 2–3 Sek. Heißhaltezeit durch Injektion von Wasserdampf bei niedriger Temperatur (Heirler Diät-Kurmolke)
5 Raffinierte Öle = Chemisch bearbeitete Öle (im Gegensatz zu naturbelassenen Vollölen)

Einstufung von Lebens- und Nahrungsmitteln gemessen am Grad naturbelassener Beschaffenheit (Auswahl- bzw. Einkaufsorientierung) (Forts.)

Wertstufe 3
- Tiefkühlkost (blanchiert), Obstkonserven (blanchiert), Obstkonserven (mit Zuckerzusatz), Obstsäfte (pasteurisiert, mit Zuckerzusatz), Fruchtkonzentrate mit Zuckerzusatz, Tiefkühlgemüse (blanchiert), Trockengemüse, Gemüsekonserven (blanchiert), Gemüsesäfte (pasteurisiert, mit Zusätzen), Kartoffel-Fertigprodukte, Hülsenfruchtkonserven

- Pilzkonserven
- Sojakonserven, Sojatrockenfleisch
- Getreideflocken (ohne Keim), Auszugsmehle, Produkte aus Auszugsmehlen (Grieß, Graupen), Brote aus Auszugsmehlen (Weißbrot, helles Mischbrot, Graubrot), Backwaren aus Feinmehl (Zwieback, Kekse, Kuchen), Teigwaren aus Feinmehl

- Gelber Reis (Parboiled Reis)
- Indirekt uperisierte H-Milch[6]
- Schmelzkäse, Käsekonserven
- Soleier, konservierte Eier
- Fleischkonserven, Fischkonserven, Fleischdauerwaren, vegetarische Aufstrichpasten-Konserven

- Raffinierte Pflanzenöle
- Margarine, Bratfette, Backfette, Speisefette (mit vorwiegend raffinierten Pflanzenölen im Fettanteil)
- Bienenhonig (erhitzt)
- Nahrungsmittel mit hohem Raffinade[7]- oder Zuckeraustauschstoffgehalt

Wertstufe 4
- Raffinadezucker (Traubenzucker, Fruchtzucker, Milchzucker, Rohr- oder Rübenzucker = Küchenzucker)
- Zuckeraustauschstoffe (Fruktose, Sorbit, Xylit)
- Süßstoffe (Cyclamat-Süßstoffe, Saccharin-Süßstoffe)
- Kunsthonig

- Süßwaren
- Limonaden, Colagetränke, Instantgetränke, Brausepulver
- Stärkemehle (Kartoffelstärke, Maisstärke), Produkte aus Stärkemehl (z. B. Puddingpulver)
- Geschälter und polierter Reis

---

6 Indirekt uperisierte H-Milch = 2–3 Sek. Heißhaltezeit bei 130–140 °C in von außen erhitzten Röhren

7 Raffinadezucker = Isolierte, kristalline, industriell hergestellte Zucker

Einstufung von Lebens- und Nahrungsmitteln gemessen am Grad naturbelassener Beschaffenheit (Auswahl- bzw. Einkaufsorientierung) (Forts.)

- Vollraffinierte Pflanzenöle
- Vollraffinierte Brat-, Back- und Speisefette
- Sterilmilch, Kondensmilch, Milchpräparate, Trockenmilchpulver, Trockenmolkepulver
- Trockeneiprodukte
- Nährstoffkonzentrate, Präparate mit isolierten Nähr- und Wirkstoffen

Anmerkungen zur Tabelle: Die Einstufungen sind praxisbezogen ausgerichtet und sollen behilflich sein, eine möglichst naturbelassene Ernährung zu verwirklichen. Veränderungen der Beschaffenheit von Lebens- bzw. Nahrungsmitteln, die bei der Speisezubereitung in der Küche auftreten, sind bei den Einstufungen nicht berücksichtigt. Nicht in die Bewertung eingegangen sind auch Beschaffenheiten, die sich aus unterschiedlichem Anbau und unterschiedlicher Schadstoffbehaftung ergeben. Produkte aus biologisch-ökologisch orientiertem und auf Rückstandsbeschaffenheit kontrolliertem Anbau dürften durchschnittlich höhere ernährungsphysiologische Qualitäten (mehr wertgebende bzw. weniger wertmindernde Inhaltsstoffe) aufweisen. Zusammengestellt und abgewandelt ist die Tabelle nach bereits vorliegenden Veröffentlichungen von *W. Kollath* (Die Ordnung unserer Nahrung. Stuttgart 1955), *H. Anemueller* (Das Grunddiät-System. Stuttgart 1980) und *K. W. v. Koerber, Th. Männle, C. Leitzmann* (Vollwert-Ernährung. Heidelberg 1981).

identifizierten essentiellen Inhaltsstoffen. Essentielle Inhaltsstoffe sind lebenswichtige Nahrungsbestandteile, die der Organismus nicht herstellen kann. Vollwert-Ernährung steht und fällt mit diesem Bewertungsprinzip. Selbstverständlich ist zu berücksichtigen, daß nicht alle Lebensmittel in völlig naturbelassenem Zustand zu verzehren sind, weil sie in dieser Form unter Umständen ungenießbar sind oder giftig wirken. Als Orientierung ist daher lediglich gültig: Vorzugsweise naturbelassene Lebensmittel wählen, wenn sie naturbelassen zur Verfügung stehen und naturbelassen genießbar sind. Zudem: Es sind begrenzte Mengen raffinierter Nahrungsmittel zu tolerieren, wenn das Maximum der Nahrung aus naturbelassenen Vollwert-Lebensmitteln besteht.

Zusammenstellung der Nahrung

Die tägliche Nahrung ist aus den Nahrungsgruppen Gemüse-Kartoffel-Nahrung, Vollgetreidenahrung, Obstnahrung, Naturzuckernahrung, Eiweißnahrung und Fettnahrung zusammenzustellen. Möglichst ohne Rechnerei und Berücksichtigung von Mengengehalten an Kohlenhydraten, Fett, Eiweiß, Vitaminen, Mineral- und Ballaststoffen soll eine ernährungsphysiologisch[1] ausgewogene Nahrung entstehen. Nur auf diese vereinfachte Weise ist in der Selbsthilfe-Praxis zurechtzukommen.

Größten Anteil an der Gesamtnahrung sollen *Gemüse-Kartoffel-Nahrung, Vollgetreidenahrung* und *Obstnahrung* haben. Diese Nahrungsgruppen enthalten in Begleitung naturgegebener Vitamine, Mineral- und Ballaststoffe vorwiegend Kohlenhydrate. Zudem bringen sie Nahrungsvolumen und stellen eine Grundversorgung mit pflanzlichem Eiweiß (Vollgetreide ca. 10%, Gemüse und Kartoffeln ca. 1–2% Eiweiß) her. Der Stoffwechselablauf (z. B. Verdauung, Blutzuckerregulation, Insulinausschüttung) wird durch Gemüse-Kartoffel-Nahrung und Vollgetreidenahrung besonders günstig beeinflußt. Ein hoher Sättigungseffekt von Vollgetreidenahrung kommt hinzu. Schließlich muß die Gesamtnahrung mit relativ viel vegetabiler Frischkost versehen sein.

Eiweißnahrung sind Lebensmittel wie Milch, Quark, Käse, Ei, Fleisch, Fisch oder Sojaprodukte. Sie liefern vegetabiles (Sojanahrung) oder tierisches Eiweiß (Milch, Fleisch, Fisch) und ergänzen eine Grundversorgung mit pflanzlichem Einweiß, die aus Vollgetreide, Kartoffeln und Gemüse zustande kommt. Eiweißnahrung auf Milch und Vegetabilien zu beschränken und Ei, Fleisch und Fisch auszuschalten, ist möglich. Es ergibt sich hierdurch laktovegetabile Ernährung[1], die nicht nur ernährungsphysiologische, sondern auch ökologische und ökonomische Vorteile hat.

Fettnahrung sind Nahrungsfette, die zur Zubereitung von Speisen oder zum Aufstrich auf Brot verwendet werden. Fett, das in fetthaltigen Lebens- und Nahrungsmitteln vorhanden ist, muß als »verborgenes Fett« separat kalkuliert werden. Als Gesamtfett sind Zubereitungsfett, Streichfett und »verborgenes Fett« zu addieren.

Mit *Naturzuckernahrung* sind Honig und einige andere konzentrierte naturgegebene Zuckerstoffe enthaltende Lebensmittel gemeint. Isolierte Raffinadezucker (weißer oder brauner Saccharosezucker, Fruchtzucker, Traubenzucker, Zuckeraustauschstoffe) sind nicht Naturzuckernahrung und davon zu unterscheiden. Als Nahrungsgruppe hat Naturzuckernahrung geringste Bedeutung, denn auch sie liefert konzentriert rasch resorbierbare Zuckerstoffe, die die Blutzuckerregulation belasten und den Stoffwechselablauf in Fettansatz-Tendenz bringen können.

Insgesamt ist zur Zusammenstellung der Nahrungsgruppen folgendes zu beachten: Vollgetreidenahrung und Gemüse-Kartoffel-Nahrung bevorzugen und durch Rohobstnahrung ergänzen, Eiweiß- und Fettnahrung einge-

---

[1] Ernährungsphysiologie = Ernährungswissenschaft.

[1] Laktovegetabile (ovolaktovegetabile) Ernährung meint Ernährung ohne Fleisch, Fleischwaren, Fisch und Geflügel, bei ausschließlicher Eiweißaufnahme aus pflanzlichen Produkten (Vegetabilien) sowie Milch (lat. *lac*), Milchprodukten und Ei (lat. *ovum*).

schränkt halten und Naturzuckernahrung auf ein Minimum begrenzen. Zudem: Eiweißnahrung auf Milch, Quark, Käse und evtl. Ei konzentrieren und Fleisch auf mäßigen Verzehr reduzieren oder ausschalten.

Gemüse-Kartoffel-Nahrung

Diese Nahrungsgruppe betrifft Speisen aus Gemüse und Kartoffeln. Es sind Lebensmittel mit geringem Kaloriengehalt, jedoch relativ hoher Dichte an Vitaminen und Mineralstoffen. Zudem sind sie Träger unverdaulicher Ballaststoffe und Valenzen[1], die den Organismus mit Basen, den Gegenspielern der Säuren, anreichern. Ihr Gesundheitswert ist hoch einzustufen. Besonders groß ist der Gesundheitswert von Gemüse, das als vegetabile (= pflanzliche) Frischkost unerhitzt verzehrt wird. Kohlenhydrate, die in Kartoffeln und Gemüse enthalten sind, bestehen aus komplex zusammengesetzter Stärke, die von Verdauungssäften aufzuschließen ist und deren Zuckerbausteine nur langsam in das Blut übergehen. Eiweißgehalte sind gering (1–2%), doch leistet gerade Kartoffeleiweiß einen erheblichen qualitativen Beitrag zur Grundversorgung mit Pflanzeneiweiß. Es besitzt hohe biologische Wertigkeit. Gehalte an Fett sind in Kartoffeln und Gemüse praktisch nicht vorhanden. Höchsten Gesundheitswert hat rohe und nicht erhitzte Gemüsenahrung (Rohgemüse, Rohsalate). Gerade in dieser Form ist sie als vegetabile Frischkost täglich regelmäßig und in größeren Portionen in die Nahrung zu nehmen. Eine der Hauptmahlzeiten ist mit einem Gericht aus Gemüse (gedünstetes Gemüse + Kartoffeln) auszustatten.

---
1 Valenzen sind chemische Verbindungswerte.

Gemüse-Kartoffel-Nahrungen

- Gemüsesäfte, Gemüsemoste
- Gemüsebrühe
- Gemüsesuppen
- Kartoffelbrei (aus frisch gegarten Kartoffeln)
- Gedämpfte Kartoffeln (erst nach dem Garen entpellt)
- Pellkartoffeln
- Backkartoffeln (in der Schale gebacken)
- Rohgemüse (frisch angerichtet)
- Gärgemüse (Sauerkraut, Gurken, Bohnen, Rote Bete)
- Gemüsegerichte (in Pflanzenöl gedünstet)
- Hülsenfrüchte (Erbsen, Bohnen, Linsen)

Die *Auswahl* von Gemüse sollte vielseitig und der Jahreszeit angepaßt sein. Sorgfältigste Zubereitung und kleinste Garzeiten sind Voraussetzung dafür, daß wertgebende Inhaltsstoffe erhalten bleiben. Kartoffeln sind am besten als Pellkartoffeln oder in der Schale gebacken zuzubereiten.
Konservengemüse ist nicht als Vollwert-Gemüsenahrung zu werten. Häufig ist durch Blanchieren[1] und Zusätze von Kochsalz ein ursprünglich optimales Kalium/Natrium-Verhältnis zugunsten von Natrium verschoben, wodurch der Gesundheitswert gemindert wird. Auch Fertigprodukte aus Kartoffeln sind frisch zubereiteten Kartoffeln nicht gleichzusetzen. Rohgemüse und Rohsalate sind Gemüsesäften vorzuziehen, da letztere keine Ballaststoffe mehr enthalten und nicht Sättigungseffekte wie vegetabile Frischkost aus

---
1 Blanchieren: Vorbehandlung von Obst oder Gemüse durch Überbrühen mit Wasser.

Rohgemüse bewirken. Falls Gemüsesäfte und Gemüsemoste verzehrt werden, sollten sie ohne Kochsalzzusatz hergestellt sein. Eine günstige Form des Verzehres von Gemüsenahrung sind milchsaure Gärgemüse.

Vollgetreidenahrung

Als Nahrungsgruppe ist Vollgetreidenahrung von besonderem Wert. Sie ist der beste Lieferant von Vitaminen, Mineralstoffen, Spurenelementen, Ballaststoffen und komplex zusammengesetzter Kohlenhydratstärke. Zudem trägt Vollgetreidenahrung zur Grundversorgung mit pflanzlichem Eiweiß (Eiweißgehalt ca. 10%) und essentieller hochungesättigter Linolsäure bei. Beinahe ist Vollgetreidenahrung allein zu vollwertiger Ernährung ausreichend. Nur wenige Nahrungsinhaltsstoffe, die zur Vollwert-Ernährung nötig sind, fehlen im Vollgetreide.

Im Verdauungsprozeß wird Vollgetreide noch langsamer als Gemüse-Kartoffel-Nahrung aufgeschlossen, zu Zucker abgebaut und als Zucker in das Blut übernommen. Nach Verzehr von Vollgetreidenahrung steigt das Blutzuckerniveau nur langsam und mäßig an, so daß zur Blutzuckerregulation notwendige Ausschüttungen des Insulin-Hormones gering bleiben können. Hierdurch wird eine wichtige Regulation im Stoffwechselablauf entlastet, was bei vererbter Neigung zu Störungen des Zuckerstoffwechsels oder bereits ausgeprägter Zuckerkrankheit von Bedeutung ist. Auch bei Neigung zu Übergewicht und Fettansatz sind verringerte Blutzuckeranstiege und geringere Insulinausschüttungen von Vorteil.

Vollkornschrote und Vollkornmehle müssen die Gesamtbestandteile des gereinigten Kornes enthalten, einschließlich Keim, Aleuronschicht und Samenschale (nur die äußere Fruchthülse darf abgetrennt werden). Nur Vollkornschrot bzw. Vollkornmehle (Ausmahlungsgrad 100%), Weizenmehl Type 2000 (Ausmahlungsgrad 88–100%), Weizenmehl Type 1700 (Ausmahlungsgrad 92–100%), Roggenbackschrot Type 180 (Ausmahlungsgrad 91–100%) und Roggenmehl Type 1740 (Ausmahlungsgrad 91–95%) sind als Vollgetreidenahrung zu werten. Niedriger ausgemahlene Mehle (Ausmahlungsgrad unter 90%) sind nicht mehr Vollgetreidenahrung. Der Ausmahlungsgrad bezeichnet den Gewichtsanteil ganzer Körner, der beim Vermahlen von Getreide im anfallenden Mehl erhalten bleibt. Bei Fein- oder Weißmehl der Type 405 (niedrig ausgemahlenes Auszugsmehl) beträgt der Ausmahlungsgrad 10–50%.

Von großer Bedeutung ist, daß Vollgetreidenahrung *Ballaststoffe* enthält.

Vollgetreidenahrung

- Frischkorngerichte aus ganzen, gekeimten Getreidekörnern
- Frischkorngerichte aus Vollgetreideschrot
- Vollgetreide-Flockengerichte (Typ Kollath-Frühstück oder Bircher-Müsli)
- Vollgetreide-Schrotbreie (erhitzt)
- Schleime aus Vollgetreideflocken oder Vollgetreideschrot
- Vollreis-Gerichte
- Hirse-Gerichte
- Vollkornbrote verschiedener Sorten
- Knäckebrote verschiedener Sorten
- Vollkorngebäcke (z. B. Vollkornzwieback, Vollkornkekse, Backwaren aus Vollkornmehl)
- Vollkornteigwaren-Gerichte

Diese sind Nahrungsbestandteile (Zellulose, Lignine, Hemizellulose, Pentosane, Pektine, Pflanzenschleime), die als komplex zusammengesetzte Kohlenhydrate (Polysaccharide) unverdaulich sind. Der Ballaststoffgehalt beträgt in Vollgetreidenahrung 5-10%. Vornehmlich sind es Pentosane mit besonders guter Quell- und Schleimabgabefähigkeit.

Neben der Eigenschaft, im Darm Wasser aufzunehmen, aufzuquellen und die Darmbewegung (Peristaltik) anzuregen, binden Ballaststoffe schleimhautreizende Substanzen. Zudem verlängern sie den Kauvorgang, vermehren die Absonderung von Speichel und Verdauungssäften, sorgen für längere Verweildauer der Speisen im Magen (mit erhöhtem Sättigungseffekt), verkürzen die Darmpassagezeit und verringern die Rückresorption von Cholesterin aus dem Darm in das Blut (mit günstiger Auswirkung auf den Cholesterinstoffwechsel). Schließlich ergeben sich nach Mahlzeiten mit ballaststoffhaltigem Vollgetreide weniger hohe Blutzuckeranstiege, was für den Stoffwechselablauf günstig ist.

Der Gesamtballaststoffgehalt durchschnittlicher Normalkost beträgt heute zwischen 10 und 15 g und ist hiermit gegenüber früheren Zeiten niedrig. Regelmäßiger Verzehr von Vollgetreidenahrung läßt den Gesamtballaststoffgehalt auf 30-40 g/Tag steigen. Der größte Vorteil ballaststoffreicher Vollgetreidenahrung liegt darin, Stau und Verhärtung des Stuhles und hiermit chronische Darmverstopfung zu verhüten.

In jeder Mahlzeit kann Vollgetreidenahrung plaziert werden. Besten Platz finden Frischkornschrotgerichte, Vollgetreideflockengerichte oder Vollgetreideschrotbreie in Frühstücksmahlzeiten. Hier erzielen sie eine sich besonders nützlich auswirkende Sättigung und helfen sonst übliche Mengen an Aufstrichfett, Konfitüren, Wurst oder Käse zu sparen.

Besonders wichtig ist regelmäßiger Verzehr von aus unerhitztem Vollgetreide hergestellten Frischkorngerichten. Sie stellen die ideale Form von Vollgetreidenahrung dar, da ihr Wirkstoffgehalt nicht durch Hitzeeinwirkung beeinträchtigt ist und möglicherweise noch unbekannte Vollgetreide-Wirksubstanzen erhalten bleiben. Auch Gerichte aus gekeimten Getreidekörnern sind in dieser Weise zu bewerten. Im keimenden Vollgetreide werden vitaminaufbauende Enzyme aktiviert und führen zu gesteigertem Gehalt bestimmter Vitamine.

Gegebenenfalls darf bei vorhandenen Erkrankungen der Verdauungsorgane Vollgetreidenahrung nur in ausgewählter Form verzehrt werden, damit gute Verträglichkeit gesichert ist (s. Angaben zu Vollwert-Ordnungsnahrung bei Erkrankungen der Verdauungsorgane, S. 111).

Obstnahrung

Obst unterscheidet sich von Gemüse durch die Art des Kohlenhydratgehaltes. Dieser besteht in Gemüse aus komplex zusammengesetzter Stärke, in Obst aus einem Gemisch aus Trauben- und Fruchtzucker (Invertzucker). Nach Verzehr von Stärke-Kohlenhydraten aus Gemüse steigt der Blutzuckerspiegel langsamer als nach Aufnahme des in Obst vorhandenen Zuckergemisches. Vorzüglich ist, Obst roh zu verzehren. Ähnlich wie Gemüse weist Rohobst bei geringer Energiedichte relativ hohe Gehalte an Vitaminen, mineralischen Elementen und Ballaststoffen auf. Wassergehalte vergrößern das Volumen und

Obstnahrung

- Obst (roh, unzerkleinert)
- Obst (roh, zerkleinert)
- Obst (roh, fein gerieben)
- Obst (tiefgefroren, ungezuckert)
- Obstsäfte (frisch gepreßt, ungezuckert)

verdünnen die Zuckerkonzentration. Ballaststoffe in Obst (2–4%) sind vorwiegend Pektine, eine Ballaststoffsubstanz, die sich in den Zellwänden der Früchte befindet und in besonders günstiger Weise den Cholesterinstoffwechsel beeinflußt. Gehalte an Eiweiß oder Fett sind in Obst praktisch nicht vorhanden.

Rohobst als Ganzes ist Obstsäften, in denen nach dem Abscheiden des Tresters Ballaststoffe fehlen, vorzuziehen. Auch verschlechtern Obstsäfte die Verträglichkeit von Vollwertnahrung mit größeren Anteilen an Rohgemüse und Vollwertgetreidegerichten. Im Handel befindliche Fruchtsäfte sind zudem meist mit isoliertem Raffinadezucker versetzt (außer Apfelsaft und sogenannten Muttersäften).

Naturzuckernahrung

Naturzuckernahrung ist keine wesentliche oder wichtige Nahrungsgruppe. Nur eingeschränkt ist sie einzusetzen. Keinesfalls sind normalerweise verwendete Mengen isolierter Zucker (Raffinadezucker) einfach gegen Honig oder eine andere Naturzuckernahrung auszutauschen. In größerer Menge aufgenommen, beeinflußt auch Naturzuckernahrung den Stoffwechselablauf ungünstig.

Naturzuckernahrungen

- Bienenhonig
- Rohrzuckersirup
- Rübenzuckersirup
- Apfelsirup (ohne Zusatz von Raffinadezucker)
- Birnensirup (ohne Zusatz von Raffinadezucker)
- Malzextrakt
- Dattelextrakt
- Trockenobst

Hinweise zur Verwendung von Naturzuckernahrungen

- Bienenhonig zum Süßen von Getränken, Speisen oder Vollkorngebäcken
- Rohr- oder Rübensirup, Apfel- oder Birnensirup als Brotaufstrich (anstelle von Konfitüren mit hohem Raffinadezuckergehalt)
- Trockenobst (kleingeschnitten) zu Vollgetreideflocken oder Vollgetreideschrotgerichten

In Naturzuckernahrung befinden sich innerhalb eines Verbundes mit anderen Nahrungsinhaltsstoffen konzentriert naturgegebene Gemische aus Traubenzucker und Fruchtzucker (Invertzucker). Von isolierten Zuckern (weißem oder braunem Saccharosezucker, Traubenzucker, Fruchtzucker, Milchzucker, Zuckeraustauschstoffen) ist Naturzuckernahrung zu unterscheiden. Im Gegensatz zu Naturzuckernahrungen sind isolierte Zucker chemisch reine Substanzen, die nach Isolation aus natürlichen Rohstoffen (z.B. Zuckerrohr oder Zuckerrübe) keine anderen Inhaltsstoffe mehr aufweisen. Sie enthalten ausschließlich die »leeren Kalorien« einer chemisch reinen Substanz, so daß an ihrem Einsatz kein Bedarf besteht. Zudem sind Auswirkungen ihres Verzehres auf den Stoffwechselablauf nachteilig, begünstigen mangelhafte Versorgung mit bestimmten Vitaminen (insbesondere Vitamin B 1), erleichtern Fettansatz und disponieren zu bestimmten Krankheiten (Diabetes, Gicht, Arteriosklerose, Stuhlverstopfung, Zahnkaries).

Isolierte Zucker, die durchschnittliche Normalkost zu ca. 100 g/Tag (= ca. 400 »leere Kilokalorien« pro Tag) enthalten, sind zu meiden oder konsequent aus der Nahrung auszuschließen. Zu berücksichtigen ist auch, daß ihr Verzehr die Verträglichkeit von Rohgemüse und Vollgetreidenahrung erfahrungsgemäß mindert. Ggf. sind kleinste Mengen (bis zu 20 g/Tag) Saccharosezucker oder Zuckeraustauschstoffe zu tolerieren – doch muß dies eine sehr eingeschränkte Konzession bleiben.

Fettnahrung

Fettnahrung sind Nahrungsfette, die zur Zubereitung von Speisen und als Aufstrichfett verwendet und verzehrt werden. Sie machen nicht den gesamten Fettverzehr aus, denn dieser wird auch durch Aufnahme von in fetthaltigen Nahrungsmitteln verborgenem Fett bestimmt.

Kaltgepreßte, naturbelassene Pflanzenöle (aus Ölfrüchten, Ölsamen oder Keimen), Pflanzenfette oder Margarine mit hohem Anteil naturbelassener, kaltgepreßter Vollöle im Gesamtfett sowie Sahne und Butter werden als Fettnahrung empfohlen. Durch Extraktion

---

Fettnahrung
Zubereitungs- und Aufstrichfette)

- Naturbelassene, kaltgepreßte Pflanzenöle aus Ölfrüchten (z. B. aus Oliven)
- Naturbelassene, kaltgepreßte Pflanzenöle aus Samen oder Keimen (z. B. aus Sonnenblumenkernen)
- Naturbelassene, kaltgepreßte Pflanzenöle aus Nüssen (z. B. aus Walnüssen)
- Wasserfreie Pflanzenfette mit hohem Anteil naturbelassener, kaltgepreßter Pflanzenöle
- Vollöl-Margarine mit hohem Anteil naturbelassener, kaltgepreßter Pflanzenöle im Gesamtfettanteil
- Nußmuse (Haselnußmus, Mandelmus)
- Sahne und Butter

(Herauslösung) mit organischen Lösungsmitteln oder durch stärkere Raffination (chemische Bearbeitung) gewonnene Öle sind zu meiden, ebenso Fette mit gehärteten (hydrierten) oder umgeesterten Fettrohstoffen.

Die ernährungsphysiologische Qualität von Pflanzenfetten und Margarine bestimmt deren Gehalt an naturbelassenen und kaltgepreßten Vollölen innerhalb ihres Gesamtfettanteiles. Deklarationen sollten hierüber genaue Angaben machen (Prozentgehalt naturbelassener Vollöle im Gesamtfett).

Im Gegensatz zu bestimmten Pflanzenölen und Pflanzenfetten enthalten Sahne und Butter Cholesterin und vorwiegend gesättigte Fettsäuren. Bei eingeschränktem Gesamtfettverzehr und begrenzter Aufnahme von Fett aus fetthaltigen Nahrungsmitteln hat dies weniger Bedeutung. Insgesamt sollten jedoch bestimmte pflanzliche Fette als Fettnahrung bevozugt werden.

Fettsäurenzusammensetzung von Pflanzenölen, Pflanzenfetten, Margarine, Butter (% des Gesamtfettsäuregehaltes)

Nahrungsfette	Gesättigte Fettsäuren	hoch-ungesättigte Fettsäuren
Olivenöl	9–11%	4– 7%
Erdnußöl	17–18%	22–28%
Sonnenblumenöl	10%	55–65%
Maiskeimöl	10–13%	56–60%
Sojaöl	12–14%	50–55%
Distelöl (Safloröl)	10–12%	70–80%
Leinöl	5– 8%	55–60%
Pflanzenfett mit 60% Sonnenblumen-Vollöl im Gesamtfett	20%	55%
Margarine mit 60% naturbelassenem Sonnenblumen-Vollöl im Gesamtfett	35%	40%
Kokosfett	80–85%	2– 8%
Sahne/Butter	56–70%	2–14%

Nußmuse (Haselnußmus, Mandelmus) enthalten ca. 60% hochwertiges pflanzliches Fett und können als Aufstrich- oder Zubereitungsfett Verwendung finden. Durch Verdünnung mit Wasser sind aus ihnen Haselnuß- oder Mandelmilch herzustellen.
Bestimmte Pflanzenöle (z. B. Öle aus Sonnenblumensamen, Maiskeimen, Leinsaat, Färberdistelsamen, Soja) enthalten im Fettsäurengemisch überwiegend hochungesättigte Fettsäuren. Diese haben günstigen Einfluß auf den Ablauf des Fettstoffwechsels und die Höhe der Cholesterinkonzentration im Blut. Essentielle Linolsäure, die eine besonders wichtige, hochungesättigte Fettsäure darstellt, dient zudem als Vorstufe bestimmter körpereigener Wirkstoffe (Prostazykline, Thromboxane). Diese können rote Blutkörperchen (Erythrozyten) und Blutplättchen (Thrombozyten) daran hindern, zusammenzuklumpen oder sich auf Gefäß-

wänden abzulagern. Zudem erweitern diese Wirkstoffe Blutgefäße und beeinflussen Fließ- und Gerinnungseigenschaften des Blutes günstig.
Bei erhöhter Konzentration von Gesamtcholesterin mit höherem Anteil an LDL-Cholesterin[1] im Blut ist von Bedeutung, wie sich innerhalb des Gesamtfettverzehres die Fettsäuren zusammensetzen. Wesentlich verminderte Gehalte gesättigter Fettsäuren und erhöhte Gehalte hochungesättigter Fettsäuren sind in diesen Fällen angezeigt. Dies ist zu erreichen, wenn der Verzehr fetthaltiger Nahrungsmittel (fettes Fleisch, Wurst, Käse, Backwaren) stark eingeschränkt und als Fettnahrung fast ausschließlich Pflanzenöle und Pflanzenfette mit hohem Anteil hochungesättigter Fettsäuren verwen-

---

[1] LDL-Cholesterin = für Arteriengefäßwände ungünstiges und zur Ablagerung neigendes Cholesterin in Eiweiß-Fett-Komplexen niedriger Dichte (low density lipoproteins).

det werden (s. Hinweise zur Abwandlung der Vollwert-Ordnungsnahrung bei Fettstoffwechselstörungen). Verminderte Zufuhr fetthaltiger Nahrungsmittel ist dabei am wesentlichsten, da deren Fettanteile überwiegend aus gesättigten Fettsäuren bestehen, die den Fett- und Cholesterinstoffwechsel nachteilig beeinflussen.
Naturbelassene, kaltgepreßte Pflanzenöle sind zum Anrichten von Rohsalaten und Rohgemüse sowie zum Dünsten von Gemüse oder zum Einrühren in pikant zubereitete Magerquarkgerichte zu verwenden. Hocherhitzungen solcher hochungesättigten Pflanzenöle sollten ausgeschlossen sein. Zudem ist wichtig, daß hohe Gehalte an hochungesättigten Fettsäuren von höheren Gehalten an Vitamin E (Tocopherole) begleitet sind.
In Bezug auf die Menge des Gesamtfettverzehrs sind folgende Daten zu beachten: Fettnahrung (Zubereitungs-Aufstrichfett) auf 40–50 g/Tag begrenzen, Gesamtfettverzehr (einschließlich Fett aus fetthaltigen Nahrungsmitteln) nicht höher als 80–90 g/Tag. Bei vorhandenem Übergewicht sind diese Mengen weiter einzuschränken (s. Angaben zu Vollwert-Ordnungsnahrung bei Übergewicht, S. 106).

Eiweißnahrung

Milch, Sauermilch, Quark, Käse, Ei, Soja, Fleisch und Fisch dienen als Eiweißnahrung. Sie enthalten den unentbehrlichen Nährstoff Eiweiß (Protein) in besonderen Mengen.
Über eine Grundversorgung mit vegetabilem Eiweiß aus Vollgetreide, Gemüse und Kartoffeln hinaus, ist die Eiweißzufuhr durch Eiweißnahrung aufzufüllen. Vorzüglich werden hierzu Milch, Sauermilch, Quark und fettarme Käse und nur in beschränkter Menge Eier, Fleisch und Fisch empfohlen. Fleisch und Fisch sind als Eiweißnahrung nicht erforderlich.
Immer deutlicher stellen sich Vorteile laktovegetabiler Ernährung (d.h. fleischloser Ernährung mit ausschließlicher Zufuhr von Eiweiß aus Milch und Vegetabilien) heraus. Wichtige Ergebnisse von Untersuchungen in Bevölkerungsgruppen mit laktovegetabiler Ernährung (z.B. Laktovegetarier-Studie Bundesgesundheitsamt Berlin) sind: Weniger häufig erhöhte Blutdruckwerte, weniger häufig erhöhte Gehalte des Blutes an Cholesterin, Fett oder Harnsäure, weniger häufig chronische Darmverstopfung und seltener Dickdarmkrebs. Andererseits scheint übermäßiger Fleisch- und Fleischwarenverzehr über höhere Zufuhr harnsäurebildender Purine, gesättigter Fettsäuren und Cholesterin die Harnsäurestoffwechselstörungen, Gichterkrankungen, Fettstoffwechselstörungen, Bluthochdruck und Arteriosklerose zu begünstigen. Verstärkt ist deshalb auch aus der Ernährungswissenschaft die Empfehlung eines eingeschränkten Verzehres von Fleisch und Fleischwaren zu hören.
Nahrungseiweiße haben unterschiedliche biologische Wertigkeiten. Sie werden daran gemessen, wie klein Mengen eines Eiweißes oder einer Eiweißkombination sein können, um den Organismus im Eiweißgleichgewicht zu halten. Bei kleinen Mengen, mit denen dies zu erreichen ist, muß das betreffende Eiweiß oder die betreffende Eiweißkombination eine für den Organismus besonders günstige Mischung der Eiweißbausteine (Aminosäuren) aufweisen. Wieviel Eiweiß benötigt wird, ist deshalb von der biologischen Wertigkeit miteinander aufgenommener Proteine abhängig.

Fettgehalte in fetthaltigen Nahrungsmitteln (= verborgenes Fett)

Gruppe I
Nahrungsmittel mit 80–100 g Fett in 100 g
- Pflanzenöle, wasserfreie Pflanzenfette, wasserfreie Backfette (100 g Fett in 100 g), Butter, Margarine, Mayonnaise (80 g Fett in 100 g)

Gruppe II
Nahrungsmittel mit Fettgehalten zwischen 40 und 80 g Fett in 100 g
- Fetter Speck (80–90 g), Nüsse, Nußmuse, Mandeln, Mandelmus, Erdnußbutter (50–70 g), fettes Fleisch, fette Wurstsorten (40–60 g)

Gruppe III
Nahrungsmittel mit Fettgehalten zwischen 20 und 40 g Fett in 100 g
- Mittelfette Wurstsorten (z. B. Schinkenwurst, Gelbwurst), Frankfurter Würstchen, Wiener Würstchen, Münchner Weißwurst, Fleischkäse (Leberkäse), mittelfettes Fleisch, Hackfleisch (gemischt), Suppenhuhn, Matjesfilet, Doppelrahmkäse (60–70% F.i.Tr.), Rahmkäse (50% F.i.Tr.), Vollfettkäse (45% F.i.Tr.), Schlagsahne, Rahm (28% F.i.Tr.), Vollmilchschokolade, Torten

Gruppe IV
Nahrungsmittel mit Fettgehalten zwischen 5 und 20 g Fett in 100 g
- Mageres Fleisch, fettarme Diätwurst, Innereien, Corned beef, Heilbutt (geräuchert), Sprotten (geräuchert), Makrelen (geräuchert), Kondensmilch (7,5–10% Fett), Schichtkäse (20% F.i.Tr.), Käse (20–30% F.i.Tr.), Haferflocken, vegetarische Aufstrichpasten, Sojabohnen, Sojavollmehl, Kuchen und Gebäcke

Gruppe V
Nahrungsmittel mit Fettgehalten unter 5 g Fett in 100 g, z.T. praktisch fettfrei
- Schichtkäse (10% F.i.Tr.), Magerquark, Magerkäse (unter 10% F.i.Tr.), entrahmte Trinkmilch, Buttermilch, Molke, Sauermilch (Magerstufe), Steinbutt, Seezunge, Scholle, Hecht, Schellfisch, Zander, Kabeljaufilet, Hummer, Muscheln, Forelle, Garnelen (Krabben), Roastbeeffilet, Wild, mageres Geflügelfleisch, Vollgetreideschrot, Vollgetreideflocken (außer Haferflocken), Reis, Mehle und Brote, Teigwaren, Gemüse, Pilze, Kartoffeln

Bei sinnvoller Zusammenstellung der Eiweißnahrung ist mit weniger Eiweiß auszukommen und der Eiweißhaushalt wirtschaftlich zu beeinflussen. Kombinationen von Eiweiß aus Vollgetreide, Kartoffeln, Gemüse, Milch oder Vollei ergeben optimale Ergänzungen jeweiliger Eiweißbausteingemische mit entsprechend hoher biologischer Eiweißwertigkeit. Es ist nicht erforderlich, viel Eiweiß in der Nahrung zu haben, wenn die Eiweißnahrung auf biologische Wertigkeit ausgerichtet ist und der Eiweißhaushalt ökonomisch beeinflußt wird.

Milch ist als in der Molkerei pasteurisierte Frischmilch (Erhitzung 71–74 °C für ca. 40 Sek. oder 85 °C für 10–15

Teil I   Zusammenstellung der Nahrung   97

Sek.) einzusetzen, nur bei einwandfreier hygienischer Beschaffenheit auch als Rohmilch bzw. Vorzugsmilch. Bei pasteurisierter Milch ist hinzunehmen, daß das Eiweiß sich durch das Erhitzen verändert hat. Wesentliche Bedeutung besitzt jedoch nur, daß Aminosäurenbestand und Aminosäurenzusammensetzung nicht durch höhere Erhitzung verändert sind. Im direkten Uperisationsverfahren (mit für 2–3 Sek. eingeleitetem heißem Wasserdampf) hergestellte Milch ist wie pasteurisierte Frischmilch zu bewerten. In direkt hocherhitzter H-Milch oder Sterilmilch ist dagegen die Aminosäurenzusammensetzung verändert und die biologische Wertigkeit herabgesetzt.

Besonders wertvoll ist das Eiweiß in Molke. Seine biologische Wertigkeit wird höher als Vollei-Protein eingestuft. Auch das Eiweiß in Molke, die im direkten Uperisationsverfahren hergestellt ist (Diät-Kurmolke), hat keine Beeinträchtigung der biologischen Wertigkeit erlitten.

Bei Sauermilch und Molke ist darauf zu achten, daß die Produkte im Gehalt an linksdrehender D(–)Milchsäure beschränkt sind bzw. vorwiegend im Gesamtmilchsäurebestand rechtsdrehende L(+)Milchsäure aufweisen. Dies gewinnt größere Bedeutung, wenn reichlich Sauermilch verzehrt wird oder Störungen des Harnsäurestoffwechsels gegeben sind (bei Anreicherung von D(–)Milchsäure in Blut wird Harnsäure über die Nieren schlechter ausgeschieden).

Von Bedeutung ist der Einsatz von Quark als Eiweißnahrung. Als Magerquark verwendet, ist er eine praktisch fettfreie Eiweißnahrung, die auf vielfältigste Weise zubereitet werden kann. Sojabohnen enthalten ca. 40% hochwertiges pflanzliches Eiweiß, und kein anderes pflanzliches Produkt ist reichlicher mit Eiweiß versehen. In der biologischen Wertigkeit ist Sojaeiweiß dem Eiweiß in Quark oder Käse gleichzusetzen. Seine Eiweißbausteine liegen in einer für den menschlichen Organismus günstigen Mischung vor. Zudem ist Soja von cholesterin- und harnsäurebildenden Purinen praktisch frei. An Sojaprodukten sind ganze Sojabohnen (Naßkonserven), Soja-Tofu, Sojaschrot, Sojaflocken oder Soja-Vollmehl zu empfehlen.

Mehr als 0,8 g Eiweiß/kg Körpergewicht sind zu sicherer Versorgung mit Eiweiß

Eiweißgehalte in Eiweißnahrungen (je 100 g)

Eiweißnahrungen	Eiweiß g
Vollmilch	3,5
Magermilch	4,0
Buttermilch	4,0
Sauermilch	5,0
Speisequark mager Schichtkäse (20% F.i.Tr.)	17,0
Sahnequark (40% F.i.Tr.)	13,0
Käse (unter 10% F.i.Tr.)	12,0
Weichkäse (20% F.i.Tr.)	37,0
Weichkäse (45% F.i.Tr.)	26,0
Hartkäse (45% F.i.Tr.)	19,0
Doppelrahmfrischkäse (60% F.i.Tr.)	25,0
Soja-Tofu	15,0
Sojabohnen	12,0
Soja-Vollmehl	15,0
Fleisch (mager)	40,0
Fisch	15,0–20,0
1 Hühnerei	15,0
	10,0

nicht erforderlich. Es können auch 0,5–0,6 g Eiweiß/kg Körpergewicht ausreichen, wenn die Eiweißnahrung hohe biologische Wertigkeit besitzt. Sicher ist zusätzlich zu einer Grundversorgung mit pflanzlichem Eiweiß aus Vollgetreide, Kartoffeln und Gemüse an Eiweißnahrung ca. 0,5 l Milch (oder Sauermilch) + ca. 150 g Quark + ca. 100 g Käse oder im Austausch zum Käse Sojanahrung ausreichend.

Kochsalz und Würzmittel

Der Verbrauch von Kochsalz, Meersalz oder Würzmitteln, die Kochsalz, Meersalz oder Natrium enthalten, ist einzuschränken. Stattdessen sind zum Würzen frische Kräuter, frischer Zitronensaft, Obstessig (Apfelessig), Weinessig, Rohzwiebel, Rohknoblauch, Rohmeerrettich, Paprikamark und alle Trockengewürze einzusetzen. Nahrungsmittel mit besonders hohem Gehalt an Kochsalz oder Natrium sind zu meiden oder auszuschalten.

Besonders sparsam sind Rohgemüse und Rohsalate zu salzen, um nicht ursprünglich vorhandene, günstige niedrige Natriumgehalte zu beeinträchtigen. Geschmackswerte sind mit Frischkräutern (Schnittlauch, Petersilie), Rohzwiebel, Rohknoblauch, Paprikaschoten und Pfeffer oder anderen Gewürzen zu erzielen. Auch charakteristisch schmeckende naturbelassene Kaltpreßöle (z. B. Olivenöl, Sonneblumenöl, Leinöl) tragen zum Würzen von Rohsalaten bei.

Gemüsegerichte sind gleichfalls so sparsam wie möglich mit Salz zu versehen. Grundsätzlich ist wichtig, daß sie im eigenen Saft mit möglichst wenig Flüssigkeit und kürzester Garzeit zubereitet werden. Kartoffeln sind nicht als »Salzkartoffeln« oder »Bratkartoffeln« zu verzehren, sondern als Pellkartoffeln oder in der Schale gebacken. Gerade Kartoffeln sind vorzügliche Kaliumträger (bei sehr niedrigem Natriumgehalt) und werden durch Salzzusatz im Nahrungswert herabgesetzt.

Kochsalz (Natriumchlorid) ist eine Verbindung von Natrium und Chlor. Auch Meersalz besteht hauptsächlich aus Natriumchlorid. Daher wäre sinnlos, um die Aufnahme von Natrium herabzusetzen, Kochsalz gegen Meersalz auszutauschen. In Kochsalz wie Meersalz ist Natrium das den Organismus belastende Element.

Übermäßiger Verzehr von Kochsalz führt dazu, daß sich das Blutvolumen vergrößert, Natrium in Gefäßbindegewebe und Gefäßwänden angereichert wird und Arteriolen (kleinste Arterien) auf blutdrucksteigende Hormone (Adrenalin, Noradrenalin) verstärkt ansprechen. Ingesamt steigert übermäßige Kochsalzaufnahme Belastungen im Kreislauf. Zudem ist so gut wie sicher, daß hoher Kochsalzverzehr und Neigung zu oder Entstehung von Bluthochdruck zusammenhängen.

Flüssigkeit

Relativ reichlich ist Flüssigkeit aufzunehmen (Quellwasser, Mineralwasser, Kräutertees, nicht gesalzene Gemüsesäfte, ungezuckerte Fruchtsäfte, Trinkmolken). Je weniger Kochsalz oder Meersalz die Nahrung enthält, um so reichlicher kann die Flüssigkeitsaufnahme sein. Aufgenommenes Wasser wird unter dieser Bedingung in den Geweben nicht festgehalten. Es dient dann u. a. dazu, im ganzen Körper zwischen Kapillaren und Organzellen verbreitetes »Grundgewebe« (Gefäßbindegewebe) zu durchspülen und zu reinigen.

Speisenzubereitung

Speisen sind möglichst einfach, möglichst frisch, möglichst natürlich und perfekt zuzubereiten. Auf Erhaltung wertgebender Inhaltsstoffe ist besonders zu achten. Zu vermeiden ist, Kartoffeln und Gemüse in Wasser auszulaugen, in offenen Töpfen unter Luftzutritt zu garen, Speisen wieder aufzuwärmen, Gemüse- oder Kartoffelwasser wegzuschütten, Gemüse zu zerkochen, bei zu hohen Temperaturen in Fett zu braten oder den Speisen zuviel Salz zuzusetzen. Gewürze sind akzentuiert, jedoch nicht übermäßig zu verwenden, damit Lebensmittel und Speisen Eigengeschmackswerte bewahren. Vor allem: Nicht versuchen, den Speisen durch Salzen Geschmack beizubringen.

Mahlzeitenzahl

In der Mahlzeitenzahl ist eine Festlegung nicht erforderlich. Manches spricht dafür, die tägliche Nahrungsmenge auf mehrere kleine Mahlzeiten zu verteilen. Regulationen im Stoffwechselablauf sind hierdurch zu entlasten, und möglicherweise auch Stoffwechselstörungen und Fettansatz entgegenzuwirken. Bei in der Energiezufuhr bemessener Vollwert-Ernährung braucht die Mahlzeitenzahl jedoch kein ausschlaggebender Faktor sein. Individuelle Bedürfnisse, Gegebenheiten und Erfahrungen sind zu berücksichtigen und unter Umständen ist es sinnvoller, Nahrung nur dann aufzunehmen, wenn Hungergefühl vorhanden ist.

Genußmittel

Genußmittel sind Kaffee, Tee, Kakao und alkoholische Getränke. Auf diese völlig zu verzichten ist möglich und in bestimmten Fällen erforderlich. Andererseits ist souveräner Umgang mit Genußmitteln, d.h. deren maßvoller Genuß, bei gesunden Menschen kaum schädlich.

Intensiv-Ernährungsbehandlung

Behandlungsmaßnahmen über die Ernährung, die die Nahrung intensiv einschränken und einförmig ausrichten, sind ein eigener Bereich der Ernährungsbehandlung. Dieser ist von langfristigem Einsatz der Vollwert-Ordnungsnahrung, die ausgewogene und komplette Ernährung bietet, abzutrennen. Vor allem Fasten, abgewandelte Formen des Fastens, vegetabile Vollrohkost und andere mögliche Formen beschränkter Ernährung sind als Intensiv-Ernährungsbehandlung aufzufassen.
Auswirkungen solcher diätetischer Beschränkungen bestehen darin, den Gesamtorganismus zeitweilig intensiv zu entlasten und erheblich zu beeinflussen. Wichtige Effekte sind: Entlastung des gesamten Stoffwechselablaufes (Verdauung, Resorption, Regulationsfunktionen, Zellstoffwechsel, Ausscheidung der Stoffwechselendprodukte), Entlastung des Kreislaufs (Reinigung des Gefäßbindegewebes, Ausleitung von Natrium aus Gefäßbindegewebe und Gefäßwänden, Öffnung der Kapillargefäße, Verbesserung der Durchlässigkeit von Kapillargefäßen, Verbesserung von Fließeigenschaften und Strö-

mungsgeschwindigkeit des Blutes, Verbesserung der Sauerstoffversorgung der Zellgewebe, Normalisierung erhöhter Blutdruckwerte), Abbau überflüssiger Fettdepots und allgemeine Umstimmung des Gesamtorganismus.
Bestimmte diätetische Beschränkungen ermöglichen es, auf funktionelle Störungen der Verdauungsorgane einzuwirken, entzündliche Reizzustände im Magen-Darm-Trakt zu beseitigen, Schleimhäute des Darmes zu regenerieren, das Darmmilieu zu verbessern oder die Leber durch Verringerung der Zufuhr belastender Substanzen (Ammoniak, Indol, Amine) zu entlasten.
Generell ist dem Gesamtorganismus durch Zurückhaltung in der Ernährung »Luft« zu verschaffen, wenn zuvor belastende Ernährungsbedingungen bestanden hatten und die Grundfunktionen Stoffwechsel und Kreislauf beeinträchtigt sind. Es hat daher Sinn, Intensiv-Ernährungsbehandlung einzusetzen, wenn Indikationen vorhanden sind oder auch nur die Absicht besteht, dem Organismus kurmäßig eine Zeitlang (speziell durch modifiziertes Fasten) Erholungs- und Regenerationsmöglichkeiten zu verschaffen.

Totales Fasten (Null-Diät)

Methode: Ausschließlich Flüssigkeit (Quellwasser, Mineralwasser, ungezuckerte Kräutertees, evtl. ungezuckerter schwarzer Tee). Flüssigkeitsaufnahme, die 2–2,5 *l* Harn/Tag erzeugt. Ärztliche Aufsicht erforderlich (insbesondere bei vorhandenen Harnsäurestoffwechselstörungen, Gicht oder Diabetes).
Daten: keine Nährstoff- und Energiezufuhr. Flüssigkeit bis zu 3 *l*/Tag. Durchschnittliche Gewichtsabnahme ca. 450 g/Tag. Verlust an körpereigenem Eiweiß in erster Woche relativ hoch, nach vier Wochen über 1000 g. Vorübergehend Anstieg der Serumharnsäurewerte (bis zu 50% des Ausgangswertes).
Totales Fasten ist die Urform freiwilliger Nahrungsenthaltung. Der Energiestoffwechsel wird allein auf Bereitstellung von Energie aus den Fettdepots umgestellt. Fettsäuren sind hierbei der einzige energieliefernde Stoff. Sie werden jedoch bei fehlender Kohlehydratoxidation nur unvollständig bis zu sauren Ketonen (Aceton, Acetessigsäure) verbrannt. In Blut und Körpersäften entsteht hierdurch eine Übersäuerung (Ketonämie, Ketoacidose), die die Harnsäureausscheidung in den Nieren beeinträchtigt. Reichliche Flüssigkeitsaufnahme muß diese Nebenwirkung ausgleichen. Bei längerem totalen Fasten verliert der Organismus zudem erheblich körpereigenes Eiweiß (über 1000 g in vier Wochen). Am größten sind diese Verluste in der ersten Fastenwoche, da der Organismus in dieser Phase, um das Gehirn mit Glukose zu versorgen, aus Eiweißbausteinen (Aminosäuren) Glukose gewinnt. Später werden Eiweißverluste auf ca. 30 g/Tag begrenzt gehalten. Fastenärzte bewerten begrenzte Eiweißverluste im Rahmen befristeter Fastenkuren nicht negativ, vor allem, wenn dabei möglicherweise in Kapillarmembranen und Gefäßwänden und krankhaft abgelagertes Eiweiß zu Abbau und Ausscheidung kommen könnte (gemäß einer Theorie von *L. Wendt*). Sind bei Intensiv-Ernährungsbehandlung mit Fasten keine Eiweißverluste erwünscht oder müssen solche Verluste vermieden werden, ist eiweißergänztes Fasten (z. B. Molkenfasten) angezeigt.
Besondere Indikationen: Fettsucht, Übergewicht, Stoffwechselerkrankungen, rheumatische Krankheiten, allgemeine Umstimmung.

Saftfasten (Abgewandeltes, kohlenhydratergänztes Fasten)

Methode: Ausschließlich ca. 1 l Gemüsesäfte (zusätzlich ausgepreßter Saft von 2–3 Zitronen, ungezuckerte Kräutertees, Quell- oder Mineralwässer). Gesamtflüssigkeitsaufnahme bis zu 3 l/Tag, so daß 2–2,5 l Harn/Tag erzeugt werden. Evtl. Kohlenhydratzulage aus etwas Honig und Fruchtsäften. Evtl. etwas warme, ungesalzene Gemüsebrühe.
Daten: Ca. 150–200 kcal/Tag, ca. 50–100 g Kohlenhydrate pro Tag, kein Eiweiß, kein Fett. Durchschnittliche Gewichtsabnahme 400 g/pro Tag. Eiweißverluste, Übersäuerung (Ketonämie, Ketoacidose), vorübergehend Anstieg der Serumharnsäurewerte.
Saftfasten ist kohlenhydratergänztes Fasten. Übersäuerung des Blutes (Ketonämie, Ketoacidose) wird beim Saftfasten über begrenzte Kohlehydratzufuhr aus Gemüse (evtl. Fruchsäften oder Honig) abgeschwächt, die Harnsäureausscheidung etwas weniger beeinträchtigt. Ähnlich hoch wie bei totalem Fasten sind Verluste an körpereigenem Eiweiß.
Besondere Indikationen: Fettsucht, Übergewicht, Stoffwechselerkrankungen, rheumatische Krankheiten, allgemeine Umstimmung.

Molkenfasten (Kohlenhydrat- und eiweißergänztes Fasten)

Methode: Ausschließlich 1 l Diät-Kurmolke in kleinen über den Tag verteilten Portionen. Evtl. zusätzlich 100–150 g ungezuckerte Heidelbeeren (auch Tiefkühlware) und 100–150 g rohe Karotten (im Stück oder gerieben). Im Rahmen klassischer Molketrinkkur zusätzlich Frischpflanzensäfte (*Schoeneberger*) aus Brennessel, Löwenzahn und Artischocke: 1. und 2. Tag je 80 ml Brennessel-Frischpflanzensaft, 3. und 4. Tag je 80 ml Löwenzahn-Frischpflanzensaft, 5. und 6. Tag je 80 ml Artischocken-Frischpflanzensaft. ab 7. Tag in gleicher Abfolge weiter. Frischpflanzensäfte evtl. mit Quellwasser oder Mineralwasser verdünnen.
Daten: 1 l Diät-Kurmolke (*Heirler*) = ca. 390 kcal, ca. 30 g Molke-Eiweiß, ca. 50 g Milchzucker, ca. 10 g Gesamtmilchsäure (davon mindestens 9 g rechtsdrehende L(+)Milchsäure bzw. weniger als 1 g linksdrehende D(−)Milchsäure, ca. 1850 mg Kalium, ca. 450 mg Natrium. Eiweißergänzung pro Tag ca. 30 g. Gewichtsabnahme pro Tag ca. 410 g. Verlust an körpereigenem Eiweiß in der ersten Woche nur ca. 240 g, ab zweiter Woche ausgeglichener Eiweißhaushalt. Keine Übersäuerung durch Milchsäureanreicherung (Laktacidose) und Ketonämie, keine Beeiträchtigung der Harnsäureausscheidung, kein Anstieg des Serumharnsäuregehaltes.
Fasten mit Diät-Kurmolke ist die ideale Form eiweißergänzten Fastens. Nur ca. 30 g Eiweiß aus Molke (Albumin-Globulin-Protein) brauchen aufgenommen werden, um den Organismus auch bei längerem Fasten vor Eiweißverlusten zu bewahren. Molkeeiweiß besitzt höchste biologische Wertigkeit, so daß kleine Mengen zur Eiweißversorgung (bei ausgeglichener Eiweißbilanz) ausreichen. Weitere diätetische Vorzüge der Molke: Wenig Kalorien, praktisch kein Fett, kein Cholesterin, sehr wenig Natrium, reichlich Kalium, Gehalte an Milchzucker und Milchsäure, die auf Darmmilieu (Zustand der Bakterienbesiedlung) und Darmfunktion günstig wirken. Schließlich ist Molke basenreich und wirkt hierdurch beim Fasten auftretender Übersäuerung des Blutes (Ketonämie, Ketoacidose) entgegen.

Vorliegende Untersuchungen zeigen, daß beim Fasten mit Diät-Kurmolke eine Zurückhaltung von Harnsäure im Blut ausbleibt und erhöhte Serumharnsäuregehalte kontinuierlich absinken. Besonders wirksam ist kombinierte Verabfolgung von Molke und Frischpflanzensäften – ein Behandlungsverfahren, das schon im klassischen Altertum (*Hippokrates, Galen*) und später in Molkekuranstalten des 18. und 19. Jahrhunderts erfolgreich durchgeführt worden ist. Beim Molkefasten eingesetzte Frischpflanzensäfte (*Schoeneberger*) aus Brennessel, Löwenzahn und Artischocke üben zusätzlich Einfluß auf die Bindegewebe und die Ausscheidungsorgane (Leber, Nieren) aus.

Bei kurmäßiger Aufnahme täglich größerer Mengen Molke darf diese nur begrenzten Gehalt an D(-)Milchsäure aufweisen. Anderenfalls können sich Laktacidose (Übersäuerung des Blutes mit D(-)Milchsäure) und Beeinträchtigung der Harnsäureausscheidung einstellen. Frischmolke garantiert keine Stabilität im Mengenverhältnis zwischen L(+)- und D(-)Milchsäure. Rasch vermehrt sich in Frischmolke der Anteil an D(-)Milchsäure im Gesamtmilchsäurebestand, wenn sie absteht und über den Tag in mehreren Portionen getrunken wird. Nur in Spezialmolke (Heirler Diät-Kurmolke) ist es nicht möglich, daß sich bei geöffneter Tagesportions-Flasche das Mengenverhältnis von L(+)- zu D(-)Milchsäure verändert.

Besondere Indikationen: Fettsucht, Übergewicht, Fettstoffwechselstörungen, Harnsäurestoffwechselstörungen, Gicht, Bluthochdruck, chronische Lebererkrankungen, Leberschrumpfung, chronische Verstopfung, gestörtes Darmmilieu, Fettleber, chronisch-entzündliche Hauterkrankungen.

Vegetabile Vollrohkost
(Bircher-Benner)

Methode: Ausschließlich Rohgemüsesäfte, Rohobstsäfte, Nüsse, Samen, Nuß- oder Mandelmilch, Gerichte aus nicht erhitzten Vollgetreidekörnern, Vollgetreideschrot (in Zubereitung mit Rohobst), naturbelassene und kaltgepreßte Pflanzenöle (zum Anrichten von Rohsalaten), Frischkräuter, Rohzwiebel, Rohknoblauch, Rohmeerrettich (zum Würzen), etwas Honig. Evtl. zur Eiweißergänzung 1/1 l Diät-Kurmolke und 150 g Pellkartoffeln pro Tag. Keine Zusätze von Kochsalz, Meersalz, natriumhaltigen Würzmitteln oder isoliertem Raffinadezucker. Alle Speisen absolut frisch zubereitet (nichts abstehen lassen).

Daten: Vorwiegend Kohlenhydrate, ausschließlich pflanzliches Eiweiß, relativ wenig Eiweiß, ausschließlich pflanzliches Fett, Vitamine, Mineralstoffe, reichlich Kalium, wenig Natrium, reichlich Ballaststoffe, Überschuß basischer Valenzen, bei größerem Volumen relativ wenig Kalorien, biologisch aktive Substanzen.

Vegetabile Vollrohkost ist von *Bircher-Benner* als Ernährungsform, die ausschließlich nicht erhitzte, pflanzliche Frischnahrung bietet, eingeführt worden. Es ist eine Nahrung mit höchstmöglicher Naturbelassenheit und kann als »Heilnahrung« mit breiter Indikation eingesetzt werden.

Zur Ergänzung mit Eiweiß sind Zulagen an Molke oder Kartoffeln möglich (= erweiterte Form vetetabiler Vollrohkost). Unter dieser Bedingung ist sie auch längerfristig einzusetzen. Alle Einwände, die sich auf mangelhafte Eiweißversorgung beziehen, stammen aus einer Zeit, in der noch keine Kenntnisse über Möglichkeiten vorhanden waren, durch besondere Kombination

von Eiweißträgern mit geringen Mengen an Eiweiß in der Ernährung auszukommen. Zur individuellen Einstellung des Energiegehaltes, sind Zulagen an Nüssen, Samen und naturbelassenen pflanzlichen Ölen möglich.
Besondere Indikationen: Übergewicht, Stoffwechselerkrankungen, rheumatische Krankheiten (hierbei relativ langfristiger Einsatz), Krebserkrankungen, chronische Hauterkrankungen, allgemeine Umstimmung.

Rohobst-Diät

Methode: 1–1,5 kg Rohobst (auch Tiefkühlware) in über den Tag verteilten Portionen. Zu verwendende Obstarten: Äpfel, Bananen, Heidelbeeren, Erdbeeren, Himbeeren, Melonen, Weintrauben. Nur ausgereiftes und gut gewaschenes Obst verwenden. Heidelbeeren, Erdbeeren oder Himbeeren können auch Tiefkühlware sein, aber ungezuckert. Evtl. Haselnuß- oder Mandelmilch als Zulage (hergestellt aus mit Wasser angerührtem Haselnuß- oder Mandelmus). Kein Zuckerzusatz.
Daten: Wenig Kalorien, Invertzucker-Kohlenhydrate, praktisch kein Eiweiß, praktisch kein Fett, Ballaststoffe, Vitamine, Mineralstoffe, reichlich Kalium, wenig Natrium.
Einförmige Variante vegetabiler Vollrohkost mit Beschränkung auf Rohobst.
Besondere Indikationen: Darmerkrankungen, zeitweilige Entlastung von Stoffwechsel und Kreislauf.

Milch-Semmel-Diät (*Mayr*-Diät)

Methode: Ausschließlich 1 *l* Buttermilch + altbackenes Weißbrot. Milch löffelweise nehmen. Dazu Weißbrot, das erst nach langem Kauen in fast flüssigem Zustand zu schlucken ist. Statt Buttermilch auch andere Sauermilch. Weißbrot oder Semmel in beliebiger Menge (vorausgesetzt, daß jeder Bissen lange genug im Mund behalten und verflüssigt wird). Evtl. Weißbrot gegen Knäckebrot austauschen. Zusätzlich ungezuckerte Kräutertees, stille Mineralwässer.
Eine von dem österreichischen Arzt *F. X. Mayr* entwickelte und mit besonderem Erfolg bei chronischer Verstopfung mit Reizdarm und Gasbauch eingesetzte Diät. Bei kurmäßiger Behandlung zusätzlich Darmmassage.
Besondere Indikationen: Chronische Darmverstopfung mit Reizdarm und Gasbauch, spastische Verstopfung mit latenter Entzündung des Darmes, andere Erkrankungen der Verdauungsorgane, evtl. Übergewicht.

Reis-Obst-Gemüse-Diät

Methode: 5–7 Reismahlzeiten aus 250–300 g Vollreis (Trockengewicht). Reisgerichte mit Obst (z. B. Äpfel, Aprikosen, Himbeeren, Erdbeeren) oder Reisgerichte mit Gemüse (z. B. Tomaten, Gurken, Paprika). Bei Zubereitungen mit Obst keine oder nur geringe Zuckerzusätze, evtl. Rosinen zum Süßen. Reisgerichte mit Gemüse in etwas Pflanzenöl (z. B. Sonnenblumenkaltpreßöl) dünsten, nicht mit Kochsalz, Meersalz oder natriumhaltigen Würzmitteln versehen. Zum Würzen frische Kräuter, frische Zitrone, Rohzwiebel, Rohknoblauch, Pfeffer, Paprika, evtl. natriumarmes Tomatenmark oder natriumarmer Hefeextrakt (Zusätze von Salz bzw. Natrium würden den für Reis-Obst-Gemüse-Diät typischen blutdrucksenkenden Effekt einschränken oder aufheben).

Besondere Indikationen: Bluthochdruck, evtl. Nierenerkrankungen mit erhöhtem Blutdruck und Ödemen (Wasseransammlungen in Geweben).

Kartoffel-Diät

Methode: Etwa 1 kg Kartoffeln in Zubereitungen als Kartoffelsuppe, Kartoffelbrei, Pellkartoffeln oder in der Schale gebackene Kartoffeln. Zusätzlich in etwas Pflanzenöl gedünstete Äpfel, Tomaten oder Gurken. Kein Salzzusatz. Vorzüglich mit frischen Kräutern, frischer Zitrone, Rohzwiebel, Rohknoblauch, Pfeffer, Majoran, natriumarmem Tomatenmark oder Hefeextrakt würzen. Evtl. zur Zubereitung von Kartoffelgerichten ein Vollei (Eigelb + Eiklar) verwenden (hierdurch ist Kartoffel-Eiweiß optimal aufzuwerten).
Besondere Indikationen: Bluthochdruck, evtl. Übergewicht (kohlenhydratergänztes Kartoffel-Fasten).

Vollgetreide-Körner-Diät

Methode: Vollgetreidemahlzeiten aus Hafer, Weizen, Hirse, Gerste oder Vollreis in Zubereitungen mit Obst und Milch oder in etwas Pflanzenöl gedünstetem Gemüse (z. B. Tomaten, Gurken, Auberginen). Täglich ca. 5-7 kleinere Mahlzeiten mit von Tag zu Tag beliebig wechselndem Vollgetreide. Bei Zubereitungen mit Obst und Milch kein Zuckerzusatz, evtl. zum Süßen Rosinen oder kleingeschnittene getrocknete Aprikosen. Bei Zubereitungen mit Gemüse vorzüglich mit frischen Kräutern, frischer Zitrone, Rohzwiebel, Rohknoblauch, evtl. natriumarmem Tomatenmark oder natriumarmem Hefeextrakt würzen.

Besondere Indikationen: Chronische Darmverstopfung durch Ballaststoffmangel, allgemeine Aktivierung der Verdauungsfunktionen.

Schroth-Diät
(Trockentag-Trinktag-Wechseldiät)

Methode: Pro Woche 2 Trockentage, 3 kleine Trinktage und 2 große Trinktage. *Programm:* 1. Tag: Kleiner Trinktag, 2. Tag: Kleiner Trinktag, 3. Tag: Trockentag, 4. Tag: Großer Trinktag, 5. Tag: Trockentag, 6. Tag: Kleiner Trinktag; 7. Tag: Großer Trinktag. An kleinen Trinktagen ausschließlich 1,5 Liter Kräutertees, Gemüsesäfte oder ungesalzene Gemüsebrühe + 2 Scheiben Vollkornbrot + 1 roh geriebene Möhre + etwas Trockenobst (getrocknete Pflaumen oder Aprikosen). An großen Trinktagen ausschließlich 2-2,5 Liter Kräutertees, Gemüsesäfte oder ungesalzene Gemüsebrühe + ungesalzene Gemüsesuppe (als Mittagsmahlzeit) + 1 Scheibe Vollkornbrot. An Trockentagen ausschließlich 1-2 Scheiben Vollkornbrot + 1 Portion Vollgetreidebrei aus Vollkornhaferflocken oder Weizenschrot + etwas Trockenobst (getrocknete Pflaumen oder Aprikosen), keine Flüssigkeiten.
In Schroth-Kurorten wird die Schroth-Diät in die von Johann Schroth (1798-1856) entwickelte Schroth-Kur eingefügt und mit feucht-kalten Ganzpackungen, in denen sich der Patient bis zum Schweißausbruch erwärmen muß, kombiniert. Originale Kuranweisungen erlauben an Trinktagen Landwein.
Am Zentrum für Innere Medizin der Universität Ulm über drei Wochen an 11 Übergewichtige verabfolgte Schroth-Diät (mit ca. 200-800 Kalorien, ca. 9 g Eiweiß, ca. 10 g Fett, ca. 75 g Kohlenhy-

draten/Tag) ergab einen durchschnittlichen Gewichtsverlust von 11,2 kg und abfallende Blutdruckwerte. Serumharnsäuregehalte stiegen jedoch deutlich an. Der Verlust an körpereigenem Eiweiß betrug nach drei Wochen 688,8 g. Demgegenüber ist anzumerken, daß bei eiweißergänztem Fasten mit Diät-Kurmolke Verluste an körpereigenem Eiweiß in vier Wochen nur ca. 240 g betrugen (bei Gehalt an 30 g Molkeneiweiß pro Liter Tagesration) und daß bei reichlicher Flüssigkeitszufuhr Anstiege der Harnsäurekonzentration zu vermeiden sind. Bei zu behandelnder Harnsäurestoffwechselstörung oder Gicht ist dies ein wesentlicher Vorteil.
Besondere Indikationen: Übergewicht, Stoffwechselstörungen, rheumatische Krankheiten.

Schaukel-Diät

Methode: Abwechselnd 2 oder 3 Tage ausschließlich Milch, Quark, Käse, Ei, Fleisch oder Fisch, wenig Brot, wenig Reis und etwas Fett (mit säuernder Wirkung auf den Harn) und 2 oder 3 Tage ausschließlich Obst, Gemüse und Kartoffeln (mit alkalisierender Wirkung auf den Harn). Reichlich Flüssigkeit aus harntreibenden Tees, Mineral- oder Heilwässern.
Besondere Indikationen: Bakterielle Infektionen der Harnwege.

Weizenbrei-Diät

Methode: 4-5 Weizenbreimahlzeiten nach Vorschrift auf Originalpackungen von Weizendiät-Präparaten zubereitet. Empfehlenswert sind Zubereitungen mit Heidelbeeren, Erdbeeren oder Himbeeren (frisch oder ungezuckert triefgefroren), evtl. mit wenig Honig süßen. Andere geeignete Zusätze sind Heidelbeer-Vollfrucht, Mango-Vollfrucht oder Sanddorn-Vollfrucht. Würzig schmeckende Zubereitungen sind mit Gemüsebrühe, Tomatenmost, passiertem Fleisch enthäuteter Tomaten, reichlich Frischkräutern (z. B. Schnittlauch) und Hefeflocken herzustellen. Weizendiät-Präparate bestehen aus Vollweizen-Feinstschichtflocken, in manchen Präparaten mit Milch oder Sojaeiweiß angereichert.
Besondere Indikationen: Zeitweilige Entlastung der Verdauungsorgane (bei Magen-Darm- oder Lebererkrankungen).

Vollkornschleim-Diät

Methode: Ausschließlich aus Vollkornhaferflocken, Vollreisflocken, Weizenschrot oder Vollgetreidemischschrot hergestellte Vollkornschleimmahlzeiten. Mögliche Zusätze: Milch, Haselnußmus, Mandelmus, etwas Honig, evtl. Heidelbeeren, Erbeeren oder Himbeeren (frisch oder ungezuckert tiefgefroren).
Besondere Indikationen: Zeitweilige Entlastung der Verdauungsorgane (bei Magen-Darm- oder Lebererkrankungen).

Ernährungsbehandlung mit Vollwert-Ordnungsnahrung

Die in Prinzipien, Aufbau und Zusammensetzung dargestellte Vollwert-Ordnungsnahrung ist grundsätzlich geeignet, auch bei vorhandenen ernährungsabhängigen Risikobefunden und Krankheiten eingesetzt zu werden. Hierzu sind in der Regel keine speziellen Diätkostformen, sondern nur Ableitungen der Vollwert-Ordnungsnahrung erforderlich.

Nur spezielle Erkrankungen der Verdauungsorgane (z. B. Zöliakie, Morbus Crohn, Leberzirrhose mit Leberversagen), künstlicher Darmausgang (Anus praeter), Zustand nach Magenresektion, seltene Stoffwechselstörungen oder chronische Nierenerkrankungen machen Sonderdiäten nötig, die nicht aus Vollwert-Ordnungsnahrung ableitbar sind.

Für Ableitungen der Vollwert-Ordnungsnahrung bei Übergewicht, Diabetes, Gicht, Bluthochdruck, Fettstoffwechselstörungen, Arteriosklerose (Herzkranzarterien, Gehirnarterien, periphere Arterien), Rehabilitation nach Herzinfarkt oder Schlaganfall, Fettleber, Gallensteinen, chronischer Magenentzündung, Magengeschwür, Zwölffingerdarmgeschwür, chronischer Leberentzündung, Leberzirrhose, chronischer Bauchspeicheldrüsenentzündung, chronischer Darmverstopfung und Krebserkrankungen sind im folgenden Bedingungen zusammengefaßt, die zusätzlich oder in Ergänzung bereits dargestellter Prinzipien der Vollwert-Ordnungsnahrung zu berücksichtigen sind.

Übergewicht

– Nahrungsmenge bzw. Kalorienaufnahme wesentlich verringern (ca. 1000–1200 kcal/Tag).
– Isolierte Zucker, Zuckeraustauschstoffe und Naturzuckernahrung (z. B. Honig) absolut ausschalten, auch hiermit hergestellte Nahrungsmittel und Getränke.
– Evtl. zeitweilig kalorien- und kohlenhydratfreie Süßstoffe (Cyclamat, Saccharin) verwenden.
– Konsequent Mahlzeiten mit größeren Portionen Gemüserohkost oder Rohsalaten einleiten (vegetabile Frischkost vorausessen).
– Fettverzehr in besonderer Weise einschränken (Fettnahrung ca. 30 Gramm pro Tag, Gesamtfettverzehr ca. 60 g/Tag).
– Evtl. kleine Zwischenmahlzeiten (z. B. Magerquark + Tomate + Knäckebrot, oder fettarmer Käse + Knäckebrot + Tomate oder Gurke oder Radieschen, oder ungezuckertes Fertigmüsli + Sauermilch, oder körniger Frischkäse + Apfel, oder Vollkornbrot + Magerkäse + Apfel).
– Als Eiweißnahrung Molke, Buttermilch, Sauermilch mit 1,5% Fett, Magerquark, Speisequark (20% F. i. Tr.), körnigen Frischkäse, fettarme Käsesorten (bis 30% F. i. Tr.), fettarme Sojadelikatessen, fettarme vegetabile Aufstrichpasten, evtl. mageres Fleisch, Geflügel und Fisch bevorzugen (keine Eiweißnahrung mit verborgenem Fettgehalt).
– Speisen konsequent fettarm zubereiten (Grillgeräte, Grillpfannen, spezialbeschichtete Pfannen, Römertopf, Alu-Folie).

Zuckerkrankheit (Diabetes)

– Saccharosezucker (weißer oder brauner Küchenzucker), Traubenzucker und Malzzucker absolut ausschalten, auch hiermit hergestellte Produkte.

– Naturzuckernahrung (Honig, Rohrzuckersirup, Rübensirup, Apfelsirup, Birnensirup, Dattelsirup, Malzextrakt, Trockenobst) absolut ausschalten, ebenso hiermit hergestellte Produkte.
– Malzbier, normales Bier und Weine mit höherem natürlichem Zuckergehalt absolut ausschalten.
– Evtl. Zuckeraustauschstoffe (Fruchtzucker, Sorbit) oder kalorien- und kohlenhydratfreie Süßstoffe (Saccharin, Cyclamat) verwenden. Bei vorhandenem Übergewicht keine kalorienhaltigen Zuckeraustauschstoffe, nur kalorienfreie Süßstoffe.
– Tägliche Kohlenhydratmenge (nach ärztlicher Verordnung) in Gramm-Kohlenhydraten oder Broteinheiten (BE) berechnen.
– Sechs bis sieben kleinere Mahlzeiten einhalten und erlaubte Kohlenhydratmenge hierauf verteilen.
– Bei Einstellung auf Broteinheiten (BE) Kohlenhydrat-Austausch-Tabelle[1] benutzen. Der Tabelle ist zu entnehmen, welche Gramm-Mengen kohlenhydrathaltiger Lebensmittel und Nahrungsmittel jeweils 1 Broteinheit (BE) = 12 g Kohlenhydrate enthalten.
– Eingesetzte Zuckeraustauschstoffe (Fruchtzucker, Sorbit) in die Kohlenhydratberechnungen einbeziehen (12 g Fruchtzucker oder Sorbit = 1 BE).
– Gramm-Mengen kohlenhydrathaltiger Lebens- und Nahrungsmittel, die 1 BE = 12 g Kohlenhydraten entsprechen, sind austauschbar, jedoch nur Obst gegen Obst, Gemüse gegen Gemüse, Nährmittel gegen Nährmittel, Brot gegen Brot.
– Gemüsesorten bevorzugen, die wenig belastende Kohlenhydrate enthalten und deren Kohlenhydratanteil besonders gut vertragen wird: Broccoli, Blumenkohl, Champignons, Chinakohl, Endivie, Feldsalat, Pfifferlinge, Radieschen, Rettich, Rhabarber, Sauerkraut, Spargel, Spinat, Tomaten, Weißkohl, Wirsing (s. Kohlenhydrat-Austausch-Tabelle).
– Nur Sauermilchprodukte einsetzen, die fast ausschließlich rechtsdrehende L(+)Milchsäure bzw. nur begrenzte Mengen linksdrehender D(−)Milchsäure enthalten (um für Diabetiker abträgliche Übersäuerung = Laktacidose mit linksdrehender D(−)Milchsäure zu verhüten).
– Vorgeschriebene kohlenhydrathaltige Mahlzeiten pünktlich, regelmäßig und mit komplettem Kohlenhydratanteil einnehmen (insbesondere bei Verabfolgung von Insulin oder von Antidiabetika-Tabletten).
– Fettverzehr in besonderer Weise einschränken.
– Spezielle diätetische Lebensmittel (meist mit größeren Mengen Zuckeraustauschstoffen versehen) weitgehend meiden.
– Körpergewicht normalisieren, wenn Übergewicht vorhanden (s. *Übergewicht*).

Störung des Fettstoffwechsels

Bei überhöhtem Gehalt des Blutes an Cholesterin (Hypercholesterinämie):
– Gesamtfettverzehr in besonderer Weise einschränken, insbesondere die Aufnahme von Fett aus fetthaltigen Lebens- und Nahrungsmitteln (um Zufuhr gesättigter Fettsäuren zu verringern).
– Fettnahrung (Zubereitungs- und Aufstrichfett) auf naturbelassene, kaltgepreßte Pflanzenöle sowie Pflanzenfette und Margarine mit höheren Anteilen an hochungesättigten Fettsäuren

---
[1] Kohlenhydrat-Austauschtabelle für Diabetiker, 4. Aufl. Stuttgart 1986.

beschränken (um Zufuhr hochungesättigter Fettsäuren zu steigern).
– Butter und andere Nahrungsfette mit vorwiegend gesättigten Fettsäuren ausschließen (gegen vorgenannte Pflanzenöle, Pflanzenfette und Margarine austauschen).
– Nicht mehr als 3–5 Eier pro Woche verzehren (um Zufuhr von Nahrungscholesterin zu verringern).
– Gesamtfettverzehr wie folgt ausrichten: Pflanzenöle mit hohem Gehalt hochungesättigter Fettsäuren ca. 25 g, Pflanzenfette + Margarine mit höherem Gehalt hochungesättigter Fettsäuren ca. 25 g, Fett aus fetthaltigen Nahrungsmitteln ca. 30 g.

Störung des Fettstoffwechsels

Bei erhöhtem Gehalt des Blutes an Neutralfett (Hypertriglyzeridämie):
– Nahrungsmenge besonders knapp halten (bei vorhandenem Übergewicht Normalgewicht herstellen).
– Isolierte Zucker (weißer u. brauner Saccharosezucker, Traubenzucker, Fruchtzucker, Zuckeraustauschstoffe) und hiermit hergestellte Nahrungsmittel ausschließen, ebenso Naturzuckernahrung (z. B. Honig).
– Evtl. zeitweilig kalorien- und kohlenhydratfreie Süßstoffe (Saccharin, Cyclamat) verwenden.
– Alkoholhaltige Getränke ausschalten.

Harnsäurestoffwechselstörungen und Gicht

– Nahrungsmenge besonders knapp halten (bei vorhandenem Übergewicht Normalgewicht herstellen).
– Eiweißnahrung auf Eiweiß aus Vegetabilien, Milch, Quark, Käse und Ei beschränken; Innereien, Fleich und Fisch ausschalten.
– Eiweißnahrung eingeschränkt halten (ca. 50–60 g/Tag).
– Isolierte Zucker (weißer u. brauner Saccharosezucker, Traubenzucker, Fruchtzucker, Zuckeraustauschstoffe) und hiermit hergestellte Nahrungsmittel ausschalten.
– Alkoholhaltige Getränke ausschließen (um Beeinträchtigung der Harnsäureausscheidung in den Nieren zu verhindern).
– Sauermilch ausschließen, die im Gesamtmilchsäuregehalt vorwiegend linksdrehende D(–)Milchsäure enthält, bzw. nur solche Produkte verwenden, die im Gesamtmilchsäuregehalt über 90% rechtsdrehende L(+)Milchsäure aufweisen (um Übersäuerung durch D(–)Milchsäure mit daraus resultierender Beeinträchtigung der Harnsäureausscheidung in den Nieren zu verhüten).
– Besonders reichlich vegetabile Frischkost (Rohgemüse, Rohsalate, Rohobst) (um Blut und Körpersäfte mit Basen anzureichern und damit leichtere Ausscheidung der Harnsäure in den Nieren zu ermöglichen).

Harnsäuresteinleiden
– Bedingungen berücksichtigen, die bei Harnsäurestoffwechselstörungen und Gicht angegeben sind.
– Reichliche Flüssigkeitszufuhr (Quellwasser, Mineralwasser, ungezuckerte Kräutertees, Molke), um tägliche Harnmengen von 2–2,5 l zu bewirken (evtl. Flüssigkeitsaufnahme auch in der Nacht).

Arteriosklerose

(Herzkranzarterien, Gehirnarterien, periphere Arterien)

Natrium in Lebens- und Nahrungsmitteln

Nahrungsmittel	Natriumgehalt/100 g
Obst	1–5 mg
Gemüse	2–60 mg
Kartoffeln	3–5 mg
Hülsenfrüchte	2–10 mg
Nüsse	1–5 mg
Vollgetreide	2–5 mg
Margarine (nicht gesalzen)	60–70 mg
Fisch (nicht gesalzen)	40–100 mg
Fleisch, Geflügel (nicht gesalzen)	50–100 mg
Innereien (nicht gesalzen)	80–120 mg
Trinkmilch	40 mg
Magerquark	40 mg
Brot, Backwaren (gesalzen)	300–400 mg
Gemüsenaßkonserven	200–350 mg
Käse (gesalzen)	450–1200 mg
Wurstwaren	bis 2500 mg
Fischdauerwaren	500 bis über 5000 mg

Zur Orientierung: sehr niedrige Natriumgehalte bis 20 mg Natrium/100 g, niedrige Natriumgehalte bis 120 mg Natrium/100 g, hohe Natriumgehalte bis 400 mg Natrium/100 g, sehr hohe Natriumgehalte über 400 mg Natrium/100 g.

Rehabilitation nach Herzinfarkt oder Schlaganfall:
– Für Vollwert-Ordnungsnahrung angegebene Bedingungen benötigen keine Änderung. Evtl. bei vorhandenem erhöhtem Cholesteringehalt des Blutes Fettaustausch vornehmen (s. *Störungen des Fettstoffwechsels*).

Bluthochdruck

– Kochsalz, Meersalz, Diätsalz und Würzmittel, die nicht ausdrücklich als »natriumarm« gekennzeichnet sind, ausschalten.
– Zum Würzen ausschließlich frische Kräuter, frischen Zitronensaft, Obstessig, Weinessig, Kräuteressig, Rohzwiebel, Rohknoblauch, Rohmeerrettich, Paprikamark, natriumarmen Leinölsenf, natriumarmes Tomatenmark, natriumarmen Hefeextrakt, Hefeflocken und Trockengewürze (Pfeffer, Basilikum, Liebstöckel, Kümmel, Paprika, Majoran, Muskat, Zimt, Vanille) verwenden.
– Evtl. natriumarme Kochsalzersatzmittel (z.B. Natura-Diätsalz®, Sina-Salz®, Alevita®-Diät-Würzmittel) einsetzen.
– Lebensmittel, Nahrungsmittel und Getränke, die reichlich Natrium enthalten, ausschalten: Gesalzenes Brot, gesalzene Backwaren, gesalzene Getreideflocken, gesalzener Käse[1], gesalzene Quarkzubereitungen (Fertigpro-

---

[1] Normales Brot und gesalzenen Käse gegen »natriumarm« deklarierte Vollkornbrote und »natriumarm« deklarierte Diätkäse austauschen.

Natrium in natriumarmem Diätkäse

Käsesorte	Natriumgehalt/100 g
Tilsiter 45% F.i.Tr. (Heirler)	35 mg
Edamer 40% F.i.Tr. (Heirler)	35 mg
Trappistenkäse 40% F.i.Tr. (Heirler)	40 mg
Geheimratkäse 45% F.i.Tr. (Heirler)	100 mg

Natrium in natriumarmem Vollkornbrot

Vollkornbrotsorte	Natriumgehalt/100 g
Vollkornbrot Felke (Studt)	98 mg
Ungesäuertes Fladenbrot (Studt)	6 mg
Vollkornfrüchtebrot (Studt)	95 mg

Natriumgehalte natriumarmer Teigwaren

Teigwarensorte	Natriumgehalt/100 g
Diätspaghetti (Studt)	35 mg
Diätspätzle (Studt)	35 mg
Vollkornbandnudeln (Studt)	10 mg
Vollkornhörnchen (3-Pauly)	10 mg
Vollkorn-Ringli (3-Pauly)	10 mg
Vollkornspaghetti (3-Pauly)	10 mg

dukte), gesalzene Wurstwaren, gepökelte und geräucherte Fleischwaren, Fleischkonserven, Fischdauerwaren, Gemüse-Naßkonserven, Kartoffel-Fertigprodukte, Salzgurken, Ketchup, Mayonnaise, Oliven (eingelegt), Fleischextrakt, gesalzene Fertigsaucen, Fertigsuppen und andere Fertigprodukte.
Praktische Hinweise: Natriumarmes Vollkornbrot toasten und mit natriumarmem Tomatenmark oder natriumarmem Hefeextrakt dünn bestreichen.
– Natriumarmes Vollkornbrot mit einer Knoblauchzehe bestreichen. – Natriumarmes Vollkornbrot zusammen mit Paprikaschoten oder Radieschen oder Rettich oder natriumarmen Gewürzgurken verzehren. – Vollreis oder Hirsegerichte mit Paprikaschoten, Paprikamark oder natriumarmem Tomatenmark zubereiten. – Natriumarme Diätkäse zusammen mit Rettich oder Radieschen oder Paprikaschoten oder natriumarmen Gewürzgurken oder frisch geriebenem Meerrettich oder Melone oder Weintrauben oder Ananas verzehren. – Gemüse in Pflan-

zenöl vordünsten (evtl. mit geriebenem natriumarmen Käse und natriumarmen Tomatenmark überbacken). – Rohsalate mit reichlich Rohzwiebeln anrichten. – Kräftig schmeckende, naturbelassene Kaltpreßöle zur Zubereitung von Rohsalaten verwenden (z. B. Olivenöl).

Erkrankungen der Verdauungsorgane

(chron. Magenentzündung, Magengeschwür, Zwölffingerdarmgeschwür, chron. Leberentzündung, chron. Bauchspeicheldrüsenentzündung, chron. Darmentzündung, Gallensteine)
– Erfahrungsgemäß unverträgliche Nahrungsmittel und Speisen ausschalten: Fruchtsäfte, gesüßte Fruchtgetränke, nicht ausgereiftes Obst, Pflaumen, Zwetschgen, Weintrauben, Kirschen, ganze Nüsse, grobe Kohlgemüse (Weißkohl, Rotkohl, Grünkohl, Wirsing), Lauch (Porree), Paprikaschoten, evtl. Pilze, Hülsenfrüchte (Erbsen, Bohnen, Linsen), frisches Brot, grobschrotige Vollkornbrote, süße und fette Backwaren, Blätterteiggebäcke, sehr fette Speisen, panierte Speisen, fritierte Speisen, sehr süße Speisen, sehr scharfe Speisen, evtl. Bohnenkaffee.
– Ausschließlich leichte vegetabile Frischkost: Karottensaft + Sahne; Karottensaft + Apfelsaft; Karottensaft + Apfelsaft + Selleriesaft; Rote-Bete-Saft + Apfelsaft; ungezuckerte Heidelbeeren (auch Tiefkühlware); geschlagene Bananen; geriebene reife Äpfel; zerkleinertes reifes Obst + Vollgetreideflocken; zerkleinertes reifes Obst in Vollgetreidegerichten; geriebene Karotten; geriebene Karotten + geriebene Äpfel; geriebener Sellerie + geriebene Rote Bete + geriebene Äpfel; geriebene Rote Bete + geriebene Äpfel; Wasser- oder Honigmelone; zarte Blattsalate (Kopfsalat, Endivie, Chicoree, Feldsalat, Eskariol); evtl. Frischkost-Sauerkraut + Äpfel + Ananas.
– Ausschließlich leichte Vollgetreidenahrung: Vollgetreideschleime, Vollgetreideschrotbreie, Vollgetreideflockengerichte, Gerichte aus Vollreis oder Hirse, Haferkeks (ungesüßt), Leinsaatkeks (ungesüßt), Vollkornzwieback, Flachbrote aus Vollkornmehl, Knäckebrot, feinkrumige Vollkornbrote (abgelagert).
– Ausschließlich leichte Nußnahrung: Haselnußmilch oder Mandelmilch, Haselnußmus oder Mandelmus mit Wasser verdünnt als Brotaufstrich; Haselnuß- oder Mandelmus als Zusatz zu Speisen.
– Evtl. mehrere kleine Mahlzeiten.
– Keine Flüssigkeitsaufnahme zu den Mahlzeiten.

Fettleber

– Bedingungen zur Vollwert-Ordnungsnahrung bei Übergewicht beachten.
– Alkoholverbot strikt einhalten.

Krebserkrankungen

Bedingungen gültig, die zur Vollwert-Ordnungsnahrung dargestellt sind.
– Bei Krebserkrankungen der Verdauungsorgane (Magenkrebs, Darmkrebs) oder nach Bestrahlungen des Bauchraumes, siehe bei *Erkrankungen der Verdauungsorgane*.

Mineral- und Heilwässer

Tägliche Wasserverluste muß der Organismus durch Aufnahme von Wasser aus Getränken und Speisen ausgleichen. Unter durchschnittlichen Bedingungen sind hierzu 1,5–2 l Wasser pro Tag erforderlich. Etwa 300 ml Wasser entstehen als Reaktionsprodukt der Verbrennungsprozesse im Organismus selbst. Über Nieren, Darm, Haut und Lunge werden etwa 2,5 l Wasser ausgeschieden, wobei diese Menge unter besonderen Bedingungen (körperliche Schwerarbeit, Hochleistungssport, Hitze, Fieber) das Doppelte und Dreifache erreichen kann.

Wasser- und Mineralstoffhaushalt sind im Organismus eng verbunden. Als elektrisch geladene Teilchen (Elektrolyte, Ionen) sind in extra- und intrazellulären Flüssigkeiten des Körpers die mineralischen Verbindungen gelöst. Nur so kann Wasser im Körper festgehalten und bewegt werden. Wird Wasser ausgeschieden, gehen auch Mineralstoffe verloren.

Um Wasser und Mineralstoffe aufzunehmen, sind *Mineralwässer* bestens geeignet – besonders, wenn dies im Rahmen diätetischer Maßnahmen und mit therapeutischer Wirkung erfolgen soll. Gesetzliche Verordnung stellt an die Mineralwässer besondere Anforderungen. Sie dürfen nur im Handel sein, wenn amtliche Genehmigungen vorliegen.

Gemäß der 1984 neu geregelten »Mineral- und Tafelwasser-Verordnung« muß ein natürliches Mineralwasser aus einem unterirdischen und vor Verunreinigungen geschützten Wasservorkommen stammen, ursprünglich rein sein und aufgrund seines Gehaltes an Mineralien, Spurenelementen und sonstigen Bestandteilen bestimmte ernährungsphysiologische Wirkungen besitzen.

Günstige ernährungsphysiologische Wirkungen werden vorausgesetzt, wenn die Wässer mehr als 1000 mg gelöste Mineralstoffe oder mehr als 250 mg freies Kohlendioxid im Liter aufweisen. Natürlichen Mineralwässern dürfen keine Stoffe zugesetzt sein. Es ist lediglich zugelassen, natürliche Inhaltsstoffe wie Eisen- und Schwefelverbindungen abzutrennen oder freie Kohlensäure zu entziehen. Sind Eisen- oder Schwefelverbindungen abgetrennt, muß die Deklaration die Angaben »enteisent« oder »entschwefelt« enthalten.

Mineralwässer stammen aus verschieden tiefen Boden- und Gesteinsschichten. Zusammensetzung, Geschmackswerte, ernährungsphysiologische und therapeutische Wirkungen, die sie besitzen, sind sehr unterschiedlich. Kein Mineralwasser gleicht dem anderen genau.

Bevor Wasser aus Mineralquellen gewonnen wird, hat es auf langen Wegen und lange Zeit viele Gesteins- und Bodenschichten durchsickert. Hierbei ist es biologisch filtriert, glasklar gereinigt und unterschiedlich mit mineralischen Elementen und Kohlensäure angereichert worden. Bestimmte Heilwässer enthalten spezifische Inhaltsstoffe in Mengen, die therapeutische Wirkungen ermöglichen.

Mineralische Verbindungen enthalten Mineral- und Heilwässer in gelöster Form als elektrisch aufgeladene Teilchen (Elektrolyte, Ionen). Teilchen mit positiver Ladung sind Kationen, Teilchen mit negativer Ladung Anionen. In dieser natürlich gelösten Form sind mineralische Verbindungen am leichtesten aus dem Darm in das Blut aufzunehmen.

Jede der etwa 300 Quellen, aus denen

in Deutschland Mineral- oder Heilwässer sprudeln, ist mit einer Analyse versehen, die die Gehalte an Kationen (z.B. Natrium, Kalium, Eisen, Mangan, Kupfer, Zink), an Anionen (z.B. Chlorid, Fluorid, Jodid, Sulfat, Hydrogenkarbonat), nicht gelösten Substanzen und gasförmiger Kohlensäure aufzeigen.
Heilwässer entstammen natürlich zutagetretenden oder künstlich erschlossenen Quellen. Sie müssen einen Mindestgehalt von 1 g/kg an gelösten Mineralstoffen aufweisen. Auch Wässer, mit besonders wirksamen Bestandteilen können als Heilwässer bezeichnet werden, wenn sie entweder eisenhaltig (Mindesgehalt 20 mg/kg Eisen), jodhaltig (Mindestgehalt 1 mg/kg Jodid), schwefelhaltig (Mindestgehalt 1 mg/kg Sulfitschwefel) sind, oder wenn sie Kohlensäure (1000 mg/kg freies gelöstes Kohlendioxid), Fluorid (1 mg/kg Fluorid) oder Radon enthalten.
Auch *Thermen* können als Heilwässer bezeichnet werden. Ihre natürliche Temperatur muß mindestens 20 °C betragen. Sogenannte *Solewässer* sind ebenfalls Heilwässer, wenn sie in 1 kg 5,5 g Natrium und 8,5 g Chlorid-Ionen enthalten. Natürliche Wässer, die keine dieser angegebenen Voraussetzungen erfüllen, können dann als Heilwässer eingestuft werden, wenn krankheitsheilende, -lindernde oder -verhütende Eigenschaften durch klinische Gutachten nachgewiesen wurden.
Als Beispiele für Mineral- und Heilwässer sind in der nachfolgenden Tabelle die Namen, Charakteristiken (Ch.) und Heilanzeigen (H.) der Versand-Heilbrunnen laut Deutschem Bäderkalender 1980 aufgeführt.

Heilquellen

Adelheidquelle/Bad Überkingen
Ch: Natrium-Hydrogencarbonat-Säuerling
H: Erkrankungen der ableitenden Harnwege; Magen- und Darmerkrankungen; unterstützend bei Stoffwechselerkrankungen (z.B. Zuckerkrankheit)

Alexanderquelle/Bad Peterstal (Schwarzwald)
Ch: Natrium-Calcium-Hydrogencarbonat-Säuerling
H: Magen- und Darmerkrankungen; Erkrankungen der ableitenden Harnwege

Biskirchener Heilquelle Karlssprudel
Ch: Natrium-Calcium-Chlorid-Hydrogencarbonat-Säuerling
H: Magen-, Leber- und Gallenwegserkrankungen; Erkrankungen der ableitenden Harnwege; Erkrankungen der Atmungsorgane; unterstützend bei Zuckerkrankheit

Bad Driburger Brunnen/Caspar-Heinrich-Quelle
Ch: Calcium-Magnesium-Hydrogencarbonat-Säuerling
H: Magen- und Darmerkrankungen, Erkrankungen der ableitenden Harnwege, Kalkmangelerkrankungen

Bad Driburger Bitterwasser aus der Grafenquelle
Ch: Calcium-Magnesium-Sulfat-Hydrogencarbonat-Säuerling
H: Gallenwegserkrankungen, funktionelle Darmstörungen (Obstipation), unterstützend bei Fettsucht

Heilquellen (Forts.)

Dunarisbrunnen/Daun (Eifel)
Ch: Natrium-Magnesium-Hydrogencarbonat-Säuerling
H: Magen-Darm-Erkrankungen; chronische Erkrankungen der Leber; Erkrankungen der ableitenden Harnwege; Magnesiummangelzustände

Elisabethenquelle Beinstein (Remstal)
Ch: Natrium-Calcium-Sulfat-Chlorid-Hydrogencarbonat-Wasser
H: Magen-, Darm- und Gallenwegserkrankungen; unterstützend bei Stoffwechselerkrankungen

Emser Kränchen
Ch: Thermaler Natrium-Hydrogencarbonat-Chlorid-Säuerling
H: Erkrankungen der Atmungsorgane, Asthma bronchiale

Fachingen, Staatl./Wiesbaden
Ch: Natrium-Hydrogencarbonat-Säuerling
H: Durch Mineralstoffmangel bedingte Stoffwechselkrankheiten; Sodbrennen; Erkrankungen der ableitenden Harnwege; Magen- und Darmerkrankungen

Förster Heilquelle und Lichtensteiner Heilquelle/Osterode-Förste
Ch: Natrium-Calcium-Chlorid-Sulfat-Wasser
H: Funktionelle Magen- und Darmstörungen (Obstipation); Gallenwegserkrankungen

Friedrich-Christian-Heilquelle/Löhnberg-Selters
Ch: Natrium-Calcium-Chlorid-Hydrogencarbonat-Säuerling
H: Magen- und Darmerkrankungen; unterstützend bei Erkrankungen der ableitenden Harnwege

Hirschquelle/Bad Teinach
Ch: Natrium-Calcium-Hydrogencarbonat-Säuerling
H: Erkrankungen der ableitenden Harnwege; Magenerkrankungen

Kaiser-Friedrich-Quelle/Offenbach a. Main
Ch: Natrium-Hydrogencarbonat-Chlorid-Therme
H: Erkrankungen der Magen- und Darmschleimhäute, der ableitenden Harnwege und der Gallenwege sowie zur Unterstützung bei Zuckerkrankheit

Bad Kissinger Rakoczy
Ch: Eisenhaltiger Natrium-Chlorid-Säuerling
H: Magen- und Darmerkrankungen; Gallenwegserkrankungen; unterstützend bei Stoffwechselerkrankungen

Bad Kissinger Luitpoldsprudel
Ch: Eisenhaltiger Natrium-Calcium-Chlorid-Hydrogencarbonbat-Sulfat-Säuerling
H: Magen- und Darmerkrankungen; Zustände nach Erkrankungen der Leber

Bad Kissinger Maxbrunnen
Ch: Natrium-Chlorid-Säuerling
H: Erkrankungen der Atmungsorgane, Erkrankungen der ableitenden Harnwege

Teil I   Mineral- und Heilwässer   115

Heilquellen (Forts.)

Lamscheider Stahlbrunnen/Ludwigsburg
Ch: Eisenhaltiger Calcium-Magnesium-Hydrogencarbonat-Säuerling
H: Magenerkrankungen; unterstützend bei Blutarmut (Eisenmangelanämie)

Bad Liebenzeller Paracelsus-Quelle
Ch: Natrium-Chlorid-Hydrogencarbonat-Wasser
H: Funktionelle Darmstörungen (Obstipation); Erkrankungen der ableitenden Harnwege; unterstützend bei Gicht

Marialuisen-Quelle/Remagen-Kripp
Ch: Natrium-Hydrogencarbonat-Chlorid-Säuerling
H: Chronische Magenkatarrhe; Magengeschwüre im Intervall; Übersäuerung des Magens; allgemeine Übersäuerung; chronische Katarrhe der Gallenwege; Störungen des Harnsäurestoffwechsels

Bad Mergentheimer Karls- und Albertquelle
Ch: Karlsquelle: Natrium-Chlorid-Sulfat-Wasser
    Albertquelle: Kohlensäurehaltige Sulfat-Sole
H: Magen-, Darm-, Leber- und Gallenwegserkrankungen; funktionelle Darmstörungen (Obstipation)

Bad Neuenahrer Heilwasser
Ch: Natrium-Magnesium-Hydrogencarbonat-Säuerling
H: Magen-, Darm- und Lebererkrankungen; Erkrankungen der ableitenden Harnwege; unterstützend bei Stoffwechselerkrankungen (Zuckerkrankheit)

Nürtinger Heinrichsquelle
Ch: Natrium-Sulfat-Hydrogencarbonat-Wasser
H: Magen-, Darm-, Leber- und Gallenwegserkrankungen; die Behandlung unterstützend bei Stoffwechselerkrankungen

Rietenauer Heiligenthalquelle
Ch: Calcium-Sulfat-Wasser
H: Gallenwegserkrankungen; Magen- und Darmerkrankungen; Erkrankungen der ableitenden Harnwege

Romina-Quelle/Reutlingen
Ch: Natrium-Sulfat-Hydrogencarbonat-Wasser
H: Gallenwegserkrankungen; Magen- und Darmerkrankungen; unterstützend bei Stoffwechselerkrankungen

Salzschlirfer Bonifaziusbrunnen
Ch: Natrium-Chlorid-Säuerling
H: Funktionelle Darmstörungen (Obstipation); unterstützend bei Stoffwechselerkrankungen

St. Georg-Eisen-Heilquelle/Ludwigsburg
Ch: Eisenhaltiger Calcium-Magnesium-Hydrogencarbonat-Säuerling
H: Magenerkrankungen; Erkrankungen der ableitenden Harnwege; unterstützend bei Blutarmut (Eisenmangelanämie)

Heilquellen (Forts.)

St. Gero-Heilquelle Gerolstein/Vulkaneifel
Ch: Calcium-Magnesium-Hydrogencarbonat-Säuerling
H: Erkrankungen des Magens und des Darms, der Gallenwege und der ableitenden Harnwege; unterstützend bei Stoffwechselkrankheiten

St. Martin/Bochum-Wattenscheid
Ch: Calcium-Natrium-Hydrogencarbonat-Sulfat-Wasser
H: Erkrankungen der harnabführenden Wege; Magenentzündungen; Störungen des Mineralhaushaltes bei Rekonvaleszenten; chronische Erkrankungen der Gallenwege

Staatl. Selters/Hannover
Ch: Natrium-Chlorid-Hydrogencarbonat-Säuerling
H: Erkankungen der Atmungsorgane, Stoffwechselerkrankungen; Magen-, Darm- und Gallenwegserkrankungen

Thauma-Eisen-Heilquelle/Ludwigsburg
Ch: Eisenhaltiger Calcium-Magnesium-Hydrogencarbonat-Säuerling
H: Magenerkrankungen; Erkrankungen der ableitenden Harnwege; unterstützend bei Blutarmut (Eisenmangelanämie)

Wildunger Helenenquelle
Ch: Natrium-Magnesium-Calcium-Hydrogencarbonat-Chlorid-Säuerling
H: Erkrankungen der Harnwege; unterstützend bei Stoffwechselerkrankungen (insbesondere Zuckerkrankheit)

Wildunger Georg-Viktorquelle
Ch: Calcium-Magnesium-Hydrogencarbonat-Säuerling
H: Erkrankungen der Harnwege; unterstützend bei Stoffwechselerkrankungen (insbesondere Zuckerkrankheit)

Wildunger Reinhardsquelle
Ch: Calcium-Magnesium-Hydrogencarbonat-Säuerling
H: Erkrankungen der Harnwege; unterstützend bei Stoffwechselerkrankungen

Literaturhinweise

Allgemeinverständlich

Anemueller, H.: Gesund leben – aber wie? 3. Auflage, Stuttgart 1984
Anemueller, H.: Gesundheit durch sinnvolle Ernährung und Diät. Stuttgart 1985
Kollath, W.: Die Ordnung unserer Nahrung. Stuttgart 1955
v. Koerber, Karl W., Männle, Thomas, Leitzmann, Claus: Vollwert-Ernährung. Heidelberg 1981

Wissenschaftlich

Anemueller, H.: Das Grunddiät-System. Stuttgart 1983
Kasper, H.: Ernährungsmedizin und Diätetik. München/Wien/Baltimore 1980
Rothschuh, K. E.: Naturheilbewegung, Reformbewegung, Alternativbewegung. Stuttgart 1983

Teil II

Befindensstörungen und Krankheitszeichen

Von Kopf bis Fuß

- Naturheilkunde
- Pflanzenheilkunde
- Homöopathie
- Biologische Heilverfahren
- Diät

Was sind Befindensstörungen?

Unter Befindensstörungen versteht man geringgradige Beeinträchtigungen des körperlichen oder seelischen Wohlbefindens. Eine Befindensstörung ist noch keine Krankheit. Sie kann das Vorstadium einer Krankheit sein, ebenso jedoch ein unbedenklicher Ausdruck geringfügiger Störungen in den Organfunktionen des Körpers.

Die meisten Menschen haben ein Gefühl dafür, wie solche Befindensstörungen zu werten sind. Sie haben gelernt, sich bis zu einem gewissen Grade selbst zu beobachten und auch selbst zu helfen. Viele haben auch von Hause aus Umstellungen in der Ernährungsweise gelernt, auch Fasten, Bäder, Umschläge, Schwitzprozeduren, Massagen, Bewegen an frischer Luft, Wirkung von Heilpflanzen u.a.m. Sie wissen aber auch, daß diese Eigenbehandlung ihre Grenzen hat.

Wenn wir auch von dem, was unseren Großeltern noch selbstverständlich war, vieles vergessen haben, so tun wir doch oft das Richtige. Die moderne Gesundheitsaufklärung hat zu einem Gesundheitsbewußtsein geführt und zumindest die Kenntnisse, gelegentlich auch die Einsichten, weit über die unserer Vorfahren hinaus geschärft.

Treten Befindensstörungen auf, so überlegen wir uns, was wir tags zuvor gegessen und getrunken haben, welchen körperlichen und seelischen Belastungen wir ausgesetzt waren, ob wir genügend Schlaf hatten, ob der Stuhlgang regelmäßig und unauffällig war. Hin und wieder ist ein Blick auf das Barometer schon ausreichend. Wetterwechsel wie auch Föhneinfluß können sehr wohl Befindensstörungen auslösen. Bei dafür besonders Anfälligen kann sich das bis zum Asthmaanfall oder einer Migräne steigern. Frauen, die das Klimakterium noch nicht hinter sich haben, werden den Monatszyklus nachrechnen. Das hormonelle Geschehen spielt im Befinden des Menschen auch eine erhebliche Rolle.

Befindensstörungen oder Veränderungen im und am Körper (Schmerzen, Hautausschlag, Fieber u.v.a.), die Ausdruck einer Krankheit sind, werden auch als Symptome[1] dieser Krankheit bezeichnet.

Je nach dem befallenen Körperteil oder Organ (Kopf, Hals, Herz, Magen oder Darm) greift man zu einem einfachen, risikofreien Arzneimittel, einem gängigen Hausmittel. Wichtig ist die Messung der Körpertemperatur, wobei darauf zu achten ist, daß das Fieberthermometer entweder im Darm oder im Mund zur Messung angesetzt wird. Die Messung in der Achsel ist zu ungenau.

Verschlimmert sich der Zustand des Unwohlseins oder tritt Fieber auf oder eine länger fortdauernde, örtlich begrenzte Schmerzempfindung, so ist der Arzt zu befragen. Nicht jede Befindensstörung erfordert eine ärztliche Diagnose (Feststellung, ob und um welche Krankheit es sich handelt), oder Therapie (Behandlung).

---

[1] Symptom = Krankheitszeichen.

Es gehört zu den Grunderfahrungen jedes Menschen, daß eine unvernünftige Lebensweise, falsche Ernährung, egozentrische und feindliche Einstellung zum Leben, zu den Mitmenschen und auch zur Umwelt, die häufigsten Störenfriede unseres Wohlbefindens darstellen. Daraus entwickelt sich dann früher oder später eine Störung in den Organfunktionen und/oder eine organisch faßbare Erkrankung.

Grundsätzliches zur Selbstbehandlung

Die Möglichkeiten zur Selbstbehandlung sind in diesem Kapitel aufgeführt. Sie sollen zu einem ersten Versuch bei aufkommender Erkrankung ermuntern. Sie sind keine Anleitung für die Behandlung solcher Erkrankungen, die in die Hand des Arztes gehören. Sie sind andererseits auch keine Anleitung zu Spielereien oder zu einem Dauerversuch bei Überängstlichen, die ihren Körper zu sehr beobachten und jedwede Aktion oder Reaktion im Körper als behandlungsbedürftig ansehen.
Ein bestehendes Vertrauensverhältnis zu einem Arzt wird durch eine vernünftige Einhaltung und Befolgung der gegebenen Vorschläge eher verbessert, nicht gestört. Wichtig ist, daß die Grenzen der möglichen Selbstbehandlung nicht überschritten werden und der Zeitpunkt nicht versäumt wird, an dem durch ärztliche Maßnahmen eine genaue Abklärung der Krankheitszeichen erfolgen sollte.
Jeder Patient hat das Recht, sich den Arzt frei zu wählen. Er hat ebenso das Recht, sich selbst zu behandeln, oder ärztliche Behandlungsvorschläge nicht anzunehmen. Er hat auch das Recht auf eine Aufklärung seitens der Ärzte über seinen Gesundheits- bzw. Krankheitszustand. Die durchzuführende Behandlung muß vom Arzt in einem gewissen Umfang dem Patienten erläutert werden.
Die Eigenbehandlung ist ein Teil der Verantwortung des Menschen für sich selbst. Gefahren liegen darin, daß die Möglichkeiten einer Eigenbehandlung überschätzt werden oder daß Gleichgültigkeit den Weg zum Arzt verhindert. Es gibt auch Starrköpfigkeit, die in einer Art Verweigerung endet, besonders dann, wenn ein Patient von der Behandlung durch Ärzte oder in Krankenhäusern enttäuscht wurde.
Heutzutage wird viel über die Würde des Menschen geredet. Sie schließt die Verantwortung des einzelnen für sich selbst und die Sorgfalt, die er für seine Gesunderhaltung oder die Wiederherstellung seiner Gesundheit aufwendet, mit ein.
Die im vorliegenden Kapitel geschilderten Heilverfahren können entweder als alleinige Behandlung den Kranken Hilfe gewähren, genauso gut aber zusätzlich eine ärztliche Behandlung unterstützen. Diese wird dadurch oft abgekürzt, ihre Nebenwirkungen verringern sich. Falls solche entstanden sind, können sie durch naturheilkundliche Verfahren oftmals gebessert oder ganz behoben werden.
So sollte vorgegangen werden:
1. Mit den passenden Naturheilverfahren möglichst frühzeitig bei den ersten Anzeichen einer Erkrankung beginnen. Ehe eine ärztliche Diagnose gestellt wird, kann man bereits die einfachen Maßnahmen zur Fieberbekämpfung, Körperentschlackung oder

Durchblutungsverbesserung anwenden. Naturheilverfahren richten sich zumeist nicht gegen eine bestimmte Krankheit, sondern unterstützen den Organismus in seiner Regulationsarbeit.
2. Die geeigneten Einzelmaßnahmen sollen in günstiger Weise kombiniert werden. Beispiel: Fieberhafte Kinderkrankheiten oder Grippe werden wie folgt bekämpft: Sofortiger Einlauf bei Beginn eines Fiebers. Bei hohem Fieber Serieneinläufe[1]. Danach entweder ansteigendes Bürstenhalbbad[2] zur Steigerung des Fiebers und sofort anschließendes kaltes Rumpfreibebad[3]. Bei kleineren Kindern sofortige Abwaschungen halbstündlich, abends Wadenwickel[4]. Dazu alle Viertelstunde ein biologisches oder homöopathisches Fieberbehandlungsmittel. Bei nächtlichem Schwitzen gegebenenfalls zur drastischen Ausleitung der Erkrankung einen Schwitzwickel[5].
3. Pflanzenheilkunde und Homöopathie lassen sich gut mit den Verfahren der Naturheilkunde zusammen anwenden. Sie stören einander in ihren Wirkungskreisen nicht. Sie stellen voneinander unabhängige Möglichkeiten für die Behandlung des kranken Menschen dar. Ihre Wirkungsweise ist den eigenen Bemühungen des Körpers parallel gerichtet.
4. Der Einzelne sollte die Grenzen seines Wissens nicht überschreiten und im Zweifelsfall die Naturheilbehandlung als zusätzliche Maßnahme neben den Anordnungen seines Hausarztes und in Übereinstimmung mit diesem durchführen. So kann man eine gewinnbringende Routine und Erfahrung im Umgang mit »seinem eigenen Stückchen Natur«, seinem Körper, erlangen.

---

1 Darstellung der Durchführung s. S. 40.
2 Darstellung der Durchführung s. S. 23.
3 Darstellung der Durchführung s. S. 25.
4 Darstellung der Durchführung s. S. 26.
5 Darstellung der Durchführung s. S. 26.

Behandlung bei Befindensstörungen, aufkommenden Erkrankungen, Unfällen und Notfällen

> **Wichtiger Hinweis:**
>
> *Bei schweren, plötzlich auftretenden Anfällen wie Herzangst oder Asthma, bei Koliken, bei jeder Art von Bewußtlosigkeit, bei einem Schlaganfall, bei groben Verletzungen oder bei Vergiftungen ist die Selbstbehandlung auf die Zeit bis zum Eintreffen des Arztes oder des Krankenwagens beschränkt.*

Befindensstörungen und aufkommende Erkrankungen

Fieber

Fieber ist keine Krankheit, es ist ein Symptom, meist eine Begleiterscheinung von Infektionskrankheiten und Entzündungen. Fieber ist der Ausdruck einer Abwehrreaktion des Körpers, ein Prozeß im Sinne der Heilung, der nicht grundsätzlich unterdrückt werden darf. Unter der erhöhten Temperatur gehen Bakterien und Viren zugrunde, ihre Schadstoffe werden entgiftet und ausgeschieden. Fieber bedeutet die erste Abwehrstufe des Organismus. Dies gilt besonders bei allen Kinderkrankheiten.

 Naturheilkunde

Einzelmaßnahmen
Einlauf (Irrigator oder Klysomat für unterwegs), eventuell Serieneinläufe. Bettruhe. Nachts oder tags halbstündlich Kaltwasser-Waschungen mit 1–2 Tr. konzentrierten Pfefferminzöls. Nachts beim Schlafen kalte Wadenwickel. Bei Fieberschüben Einlauf,

Waschungen, Rumpfreibebäder von 15 Minuten Dauer. Zum Abfangen einer beginnenden Grippe ansteigendes Bürsten-Halbbad und anschließend Rumpfreibebad. Gegebenenfalls mehrmals wiederholen. Nachts eine Schwitzpackung.
Bei schleichendem Fieber Rumpfreibebäder sowie Abwaschungen. Bei nächtlichen kurzen Fieberschüben oder nächtlichem Schwitzen nach Infekten: Abwaschungen.

 Pflanzenheilkunde

Zur Steigerung der körpereigenen Abwehr die nordamerikanische Kegelblume in Form von Echinacin®, Echinatruw® und Esberitox N®; im gleichen Sinne einheimischer Wasserhanf, in Resplant® enthalten. Bei leichtem Fieber (Erkältungskrankheiten, grippale Infekte): Tee von Holunder, Lindenblüten, Weidenrinde (ein abgewandeltes Weidenpräparat ist Aspirin® (Acetylsalizylsäure)). Spezialpräparate: Grippe-Tee Stada®, Influvit®, Nisylen®, Contramutan®, Schweißtreibender Tee (Species diaphoreticae, Apotheke). In der Kinderpraxis: Pyroplant®-Kinderzäpfchen.
Zur Herzstützung bei grippalen Infekten: Angioton®, Miroton®.

Homöopathie

Grippaler Infekt
Zu Beginn im Stadium des noch völligen Wohlbefindens bei leichtem Niesreiz
– Camphora Urtinktur oder D2, mehrmals hintereinander einige Tr., oder
– Eukalyptus Urtinktur bis D2.
– Gelsemium D3–D4, häufige Gaben im akuten Stadium, Zerschlagenheitsgefühl, Kopfweh, Kreislaufstörungen.
– Eupatorium D4, häufige Gaben, Zerschlagenheitsgefühl und vorwiegend Schmerzen in den Knochen.
Zur Abwehrsteigerung
– Echinacea D4, häufige Gaben.

Andere fieberhafte Erkrankungen
– Aconitum D6, bei trockenem Fieber mit Angstzuständen, häufig hohes Fieber, Dosierung 50 Tr. auf 1 Tasse Wasser, davon viertelstündlich 1 Teel. Belladonna folgt meist auf Aconitum, wenn starker Schweißausbruch da ist; auch sehr bewährt nach Sonnenstich, Dosierung wie Aconitum.
– Chamomilla D8–D12, Fieber bei Säuglingen, die zahnen, zweistündliche Gaben.
– Bryonia D3, Fieber mit erschöpfenden Durchfällen und Nachtschweißen und drückenden Schmerzen.
– China D2–D6, Fieber mit Erschöpfung und Durchfall und starken Nachtschweißen.
– Ferrum phosphoricum D6, Fieber, Knochenschmerzen.
– Rhus toxicodendron D3, Grippe mit Fieber nach Durchnässung und heftigen Knochenschmerzen.
– Sulfur D6–D12, wird gerne als Reaktionsmittel[1] genommen, besonders bei wiederholt auftretendem Fieber und verschleppten Erkrankungen.
Man kann auch eine Mischung aus Aconitum, Belladonna und Nux vomica, jeweils in D6, herstellen, was sich bei den meisten akuten fieberhaften Infekten bewährt.

 Biologische Heilverfahren

Medikamente
Symbioflor I® alle halbe Stunde, bei Kindern und Erwachsenen 15 Tr. Esberitox N® 4 × 40 Tr. täglich im Mund zergehen lassen. Bei Kindern entspre-

---
1 Wirkt steigernd auf den Zellstoffwechsel.

chend weniger – altersgemäß abgestuft.
Viburcol® als Zäpfchen, besonders bei Kindern. Contramutan®, Toxi-loges®, Pascotox®, Wesatox®. Eines dieser Mittel sollte in jeder Hausapotheke vorrätig sein.

 Diät

Einige Tage nur vegetabile Frischkost (frisch gepreßte Säfte aus Obst oder Gemüse, Rohkost, Rohsalate, Nüsse, Nuß- oder Mandelmilch), reichlich Vitamin C aus frischen Zitronen, frischen Orangen, Sanddorn- oder Hagebutten-Konzentraten. Evtl. frisch gepreßter Saft aus Roten Beten und Äpfeln (1:1).

Kopfschmerzen

Kopfschmerzen haben verschiedenste Ursachen. Sie sind meist ein Symptom, eine Begleiterscheinung zahlreicher Krankheiten. Auch leiden Menschen an Kopfschmerzen, ohne daß eine Grundkrankheit festgestellt werden kann. Familiäre Veranlagung, Fehlregulationen des Nervensystems u. a. sind dafür verantwortlich. Ferner muß an einen seelisch bedingten Kopfschmerz gedacht werden. Er macht sich jedoch mehr als ein unbestimmtes Schweregefühl im Kopf bemerkbar, das jede Tätigkeit lähmt.

 Naturheilkunde

Nacken-Migräne
Einreibungen mit Reparil® oder JHP-Öl.

Galle- und Menstruationskopfweh
Gallefördernde Tees[1] oder Tabletten,

Reibesitzbad. Kinder: Rumpfreibe- oder Reibesitzbad, sowie Bettruhe.

Magen-darmbedingte Migräne
Einläufe. Rumpfreibebad. Reibemassage der Schulter-, oberen Rückengegend. Feuchtheiße Wickel im Bereich des linken oberen Rückens.
Bei chronischem Kopfweh den Darm von Verstopfung frei machen. *Schiele-*Fußbäder.

Bei schwerem Kopfschmerzanfall
Zimmer verdunkeln, Bettruhe. Heiße Wickel (so heiß wie möglich) um Handgelenke und Knöchel, eventuell auf Leber und Nacken, wenn verträglich. Ständig Wickel wechseln. Schlaftee oder Beruhigungsmittel. Wenn vorhanden: Schlafmittel, das besser ist als nutzlose Schmerzmittel.

 Pflanzenheilkunde

Begleitende Behandlung bei Nervenschmerzen
Eisenhut in Form von Aconitysat®; Gelber Jasmin als Gelsemium-Tinktur (Tinctura Gelsemii, Apotheke); Kombinationspräparat Phytneural®.

Begleitende Behandlung bei Nebenhöhlenentzündung
Inhalation von Kamillendämpfen, auch in Form von Spezialpräparaten wie Kamillosan® und Perkamillon®; ätherische Öle zur Inhalation (Pfefferminzöl, Eukalyptusöl, Latschenkieferöl u. a.), Spezialpräparat Perdiphen®-Balsam.

Begleitende Behandlung bei Kreislaufstörungen
Weißdorn als Crataegutt®, Cratylen®, Esbericard®; Weißdorn in Kombination mit Maiglöckchen, Adonisröschen u. a. als Cor-myocrat®, Miroton® und Oxacant forte®.

---
[1] s. unter Gallenblasenentzündung in Teil III.

*Begleitende Behandlung bei
Bluthochdruck*
Rauwolfia als Rauwoplant®, Raucolyt® und Raufuncton®.

*Begleitende Behandlung bei
Durchblutungsstörungen des Gehirns*
Ginkgo in Form von Tebonin® retard.

*Begleitende Behandlung bei bzw. nach
Gehirnerschütterung*
Roßkastanie in Form von Venoplant® und Reparil®.

 Homöopathie

Nervenschmerz
– Iris D6–D12, 2–3×1 Gabe bei Migräne und Neuralgie[1] des Nervus trigeminus[2], Schmerzen treten besonders am Wochenende auf, im Anfall häufig Erbrechen, Neigung zu Magenschleimhautentzündung.
– Spigelia D4–D8, mehrmals 1 Gabe, linksseitiger Kopfschmerz besonders im Jochbein-Schläfengebiet, Besserung durch Ruhe, Neigung zu Herzklopfen.
– Gelsemium D4–D6, mehrmals 1 Gabe, vom Hinterhaupt ausgehender Kopfschmerz, der nach vorne ausstrahlt, bei Hirnhautreizungen, starke Erschöpfung, häufig im Rahmen eines Virusinfektes.
– Arnica D12, bei Kopfschmerzen nach Gehirnerschütterung.
– Aconitum D4–D6, neuralgiforme[3], einschießende plötzliche Schmerzen.

Durch Nebenhöhlenentzündung
– Arsenicum album D6, wäßriger Ausfluß mit starkem Niesen.
– Hydrastis D2–D6, chronischer Stockschnupfen, Stirnkopfschmerz.
– Lachesis D6, Stockschnupfen mit wäßrigem Ausfluß, linksseitiger klopfender Kopfschmerz.
– *Komplexmittel*: Sinfrontal®, Sinuselect®, Kalium I Splx., Euphorbium compos.®.

Durch Kreislaufstörungen
– Belladonna D6, pulsierender Kopfschmerz, der Kopf ist rot und wie gestaut, Besserung bei Ruhe und Dunkelheit.
– Glonoinum D6, pulsierender Kopfschmerz mit anfangs hochrotem Kopf, besonders bei heißem Wetter und nach Sonnenstich.
– Veratrum D4–D12, niedriger Blutdruck mit kaltem Schweiß.
– Arnica D6.

Bei Bluthochdruck
– Belladonna D4, roter Kopf, man spürt die Pulsationen.
– Arnica D6.
– Gelsemium D4.

 Biologische Heilverfahren

Medikamente
Menodoron®; Iris Similiaplex.

 Diät

An Anfallstagen Saftfasten, Molkefasten, Rohobstdiät oder vegetabile Vollrohkost.

Zahnschmerzen

Wer Zahnschmerzen hat, sollte den Zahnarzt aufsuchen. Ein Defekt am

---

[1] Neuralgie = Nervenschmerz. Der Schmerz breitet sich entlang der Nervenbahnen aus. Im Gegensatz zur Nervenentzündung kommt es nicht zu Lähmungen.
[2] s. *Nervenschmerzen* in Teil III.
[3] neuralgiform = plötzlich einschießender Nervenschmerz, wie bei einer Neuralgie.

Zahnschmelz, ein freiliegender Zahnhals, eine Wurzelentzündung oder ein Eiterherd im Kieferknochen sind die hauptsächlichen Schmerzursachen. Es kann auch vorkommen, daß sich trotz sorgfältiger Untersuchung ein Zahnschmerz nicht erklären läßt. Möglich ist auch ein isolierter Nervenschmerz, eine Neuralgie. Die Selbstbehandlung von Zahnschmerzen beschränkt sich also auf die Zeit vor dem Termin beim Zahnarzt. Das kann an Wochenenden lange werden, im Urlaub oder auf Reisen u. U. Tage (und vor allem Nächte!) lang. Schmerztabletten helfen kurzfristig (s. unter *Reiseapotheke*), ersetzen aber nicht eine sorgfältige zahnärztliche Untersuchung und ggf. Behandlung.

 Naturheilkunde

Kältepackung im befallenen Kieferbereich mit Retterspitz®. Lehmwickel. Darmeinläufe (!).
Bei Neuralgien sind statt Kälte- Wärmepackungen angebracht.

 Pflanzenheilkunde

Innerlich
Tinktur aus Spitzwegerich, Salbei und Kamillen (davon mehrmals am Tag je 15 Tropfen einnehmen.
Mundspülen mit Salus-Salbei-Tropfen (1/2 Teelöffel auf 1 Glas Wasser)

Äußerlich
Leinsamensäckchen heiß äußerlich auflegen, oder Leinensäckchen mit Kamillenblüten füllen, über kochendem Wasser anfeuchten und auf die Wange legen.

 Homöopathie

– Aconitum D6, halbstündlich 5 Tr., Ruhe und Wärme verschlimmert.

– Colocynthis D6, halbstündlich 5 Tr., Besserung durch Wärme.
– Plantago major, D2, viertelstündlich 8 Tr.
– Mercurius vivus D3, stündlich 1 Tbl.
– *Komplexmittel*: Neuralgie-Tropfen Cosmochema®, halbstündlich 10 Tropfen, bei neuralgiformem Schmerz.

Schnupfen

 Naturheilkunde

Akuter Schnupfen
Zwischen Daumen und Zeigefinger am Zeigefingerknochen eine dort schmerzhafte Stelle massieren. Täglich *Schiele*-Fußbad, gegebenenfalls Darmreinigung.

Chronischer Schnupfen
Salzwasserspülungen 2× täglich.
Schiele-Fußbäder für ein Vierteljahr.
Dämpfe mit Zinnkraut, Kamille, Salbei, sind besser als Inhalationen.

 Pflanzenheilkunde

Schweißtreibende Tees (Lindenblüten, Holunder) in Verbindung mit pflanzlichen Kombinationspräparaten wie Influvit®, Nisylen®, Esberitox N®, Einreibungen mit Perdiphen®-Balsam, Balsalyt®; Inhalation mit Menthol-Turiopin®, Perdiphen®-Balsam; Kamillendämpfe; Nasensalbe Bormelin®, Piniol®-Nasensalbe.
Mentholhaltige Präparate nicht bei Säuglingen und Kleinkindern verwenden!

 Homöopathie

– Cepa D4, allergisch, Wasser läuft aus den Augen und aus der Nase, kein Fieber.

– Camphora Urtinktur oder D2, bei beginnender Erkältung und verstopfter Nase mit wenig Schleimabgang, geschwollene Nase.
– Pulsatilla D6, akuter oder chronischer Schnupfen mit dicken grünlichen Absonderungen.
– Euphorbium D4.
– Silicea D12, hartnäckige langwierige Nasennebenhöhleneiterungen.
– Kalium chloratum D4–D6.
– *Komplexmittel*: Sinuselect®; Euphorbium compos. Nasentropfen®; Cinnabaris Ptk.

 Biologische Heilverfahren

Medikamente
Rödlers Nasenreflexzonen-Öl®, Sinupret® flüssig oder als Dragees. Gurgelmischung zum Aufziehen in die Nase: 10 Tr. Symbioflor I®, 2–5 Tr. Salviathymol® und 1/2 Teel. Emser-Salz® in 1 Glas abgekochten Wassers vermengen, gurgeln und in die Nase aufziehen.

Nasenbluten

 Naturheilkunde

Akut
Ursache oft bei Viruserkrankungen (Grippe), Verletzungsfolge: Kaltwasserlappen in das Genick, Kaltwasserdusche des Gesichts. Auf der Seite der Blutung unmittelbar am Grund des Fingernagels den kleinen Finger mit einem Gummizug abschnüren.

Chronisch
Facharzt aufsuchen.

 Pflanzenheilkunde

Tamponade mit Hametum®-Extrakt (in die Nase einführen).

 Homöopathie

– Belladonna D4–D12, bei rotem Kopf, klopfendem Puls, besonders nachts bei Kindern.
– Millefolium D6, besonders nach Verletzungen.
– Hamamelis Urtinktur bis D2, bei häufig wiederkehrenden Blutungen.
– Ferrum phosphoricum D12, besonders bei blassen, blutarmen Patienten.
– Argentum nitricum D3, besonders bei Kindern angezeigt.
– *Komplexmittel*: Cinnamomum Homaccord®.

 Biologische Heilverfahren

Medikamente
Trillium special®.

 Diät

Vollwert-Ordnungsnahrung mit möglichst großem Anteil vegetabiler Frischkost, reichlich Vitamin C aus frischen Zitronen, frischen Orangen, Sanddorn- oder Hagebuttenkonzentrat.

Halsschmerzen

 Naturheilkunde

Akute Halsschmerzen
Sind oft der Beginn einer allgemeinen größeren Infektion. Man sollte sie daher gleich mit einem »naturheilgemäßen Rundumschlag« behandeln.
Schiele-Fußbad, Einlauf, Reibesitz- oder Rumpffreibad.
Über Nacht *Kneipp*-Stauwickel um den Hals, Quarkwickel, Zwiebelwickel. Gegebenenfalls Behandlung wie bei Fieber.

Chronische Halsschmerzen
Schiele-Fußbad, Behandlung der Verstopfung, Speckwickel, Melassewickel. Symbioselenkung.

 Pflanzenheilkunde

Bei leichteren Beschwerden (Erkältung u. a.) zur Steigerung der körpereigenen Abwehr die nordamerikanische Kegelblume in Form von Echinacin® oder als Kombinationspräparat Esberitox N®. Gurgeln mit Aufgüssen von Kamille, Salbei, Pfefferminze und heißem Zitronensaft.

 Homöopathie

— Mercurius solubilis D6, häufige Gaben, brennende Schmerzen, Wundheitsgefühl und trockener Husten.
— Phosphor D6–D12, 3 × 1 Gabe, trockener Kitzelhusten, Wundheit und große Schmerzhaftigkeit des Kehlkopfes, häufig Stimmlosigkeit.
— Ammonium bromatum D4, akute und chronische Halsschmerzen.
— Jodum D6, Schmerzhaftigkeit des Kehlkopfes mit Heiserkeit.
— Spongia D6–D12, Halsentzündung mit bellendem, hartem Husten und Erstickungsanfällen nachts.

*Mandelentzündung
(Angina tonsillaris)*
— Belladonna D4, häufige Gaben, Fiebermittel zu Beginn, mit trockenem Husten, Blutandrang zum Kopf und klopfenden Schmerzen zum Ohr ausstrahlend.
— Mercurius bijodatus ab D6, mit Drüsenschwellung, schlechter nachts, mit starken Schweißen.
— Hepar sulfuris, D4–D6, bei Neigung zu Abszessen stündlich 1 Gabe, Besserung durch Wärme.

 Diät

Stündlich heißen Kamillen-Tee oder Fencheltee mit Honig oder heiße Milch mit Honig, sonst Vollwert-Ordnungsnahrung.

Ohrenschmerzen

Ohrenschmerzen sind meist Schmerzen im Gehörgang. Sie können durch Ekzeme, Furunkel, Fremdkörper, Verletzungen u. a. oder durch Entzündungen (Mittelohrentzündung, Entzündungen des Nasen-Rachen-Raums) hervorgerufen werden.

 Naturheilkunde

Einlauf, *Schiele*-Fußbad.
Packungen um das Ohr und über den Gehörgang mit Cilauphen-Salbe®. Darüber Watte und Kopfverband.

 Pflanzenheilkunde

Zur Unterstützung jeder Behandlung Echinacea-Präparate in Form von Echinacin® oder Esberitox N®.
Äußerlich gegebenenfalls Ohrdämpfe mit Kamille (nicht ohne ärztliche Verordnung): aus einem Gefäß mit trichterförmigem Ausguß läßt man Kamillenaufgußdampf auf das zu behandelnde Ohr strömen.

 Homöopathie

Chronisches Ekzem am Ohreingang
— Silicea D12, 2 × 1 Gabe pro Tag.

Chronisches Ekzem im Ohr
— Petroleum D12, 2 × 1 Gabe pro Tag.

Eitriger Ohrfluß
— Silicea D12, 2 × 1 Gabe pro Tag.

- Aconitum D4–D10, nach Zugluft oder Erkältung mit heftigem Fieber.
- Dulcamara D4–D8, nach Durchnässung mit Fieber plötzlich auftretend.
- Belladonna D4–D10, bohrende Schmerzen, Ohrensausen.
- Ferrum phosphoricum D8, hohes Fieber, heftige Schmerzen besonders bei Beginn der Erkrankung.

 Biologische Heilverfahren

Kantharidenpflaster haben sich sehr bewährt. Gelegentlich sind Ohrenschmerzen Zeichen einer Störung der Zahnleiste (Backen- bzw. Weisheitszahnbereich).

Husten

 Naturheilkunde

Bei Entzündung der oberen Lufwege und bei Bronchitis: Einlauf.
Schiele-Fußbad, ansteigendes Bad (*Schlenz*), Rumpfreibebad. Brustwickel (*Kneipp*-Stau-Wickel).
Nachts Heusack, Schmalzfleck, Zwiebelwickel, Senfwickel.

 Pflanzenheilkunde

Husten akut, ohne Auswurf
Vorwiegend entzündungshemmende, reizlindernde, schleimhaltige Drogen wie Leinsamen, Eibischwurzel, Malve, Huflattich, Spitzwegerich, meist in Teemischungen; als Fertigtee: Brusttee (Apotheke), Dapulmon®-Tee, Kneipp® Husten-Tee; zum Einnehmen: Huflattich-Pflanzensaft Kneipp®, Spitzwegerich-Pflanzensaft Kneipp®, Isla-Moos® (Pastillen).
Ein ausgesprochenes Hustenmittel bei trockenem quälendem Husten ist Codein (aus dem Schlafmohn bzw. dem Opium gewonnen). Es wirkt direkt auf das Hustenzentrum. Nicht bei einsetzender Schleimlösung nehmen!
Spezialpräparate: Codyl®, Codipront®, Paracodin®.

Husten chronisch, der sich lösen soll
Vorwiegend schleimlösende und auswurffördernde Drogen (meist saponinhaltige, von lat. *sapo*, Seife, weil ihre wäßrigen Lösungen schäumen) wie Primel, Seifenkraut, Süßholz, Veilchenwurzel, Aniswurzel u. a., von den ausländischen Drogen vor allem Brechwurz und Senega-Wurzel, meist in Teemischungen (s. o.) oder tassenfertige Wirkstoffextrakte wie Solubifix®, Peracon®-Hustentee, Husten-Tee Bronchiflux®.
Spezialpräparate: Eupatal®, Expectysat®, Pertussin®, Tussipect®, Tussistin®, Thymipin®.
Die fertigen Spezialpräparate (Tees, Tropfen, Sirupe) enthalten meist Pflanzen aus beiden Wirkungsrichtungen, schleim- und saponinhaltige. Man kann die Hinweise deshalb nicht scharf trennen.
Äußerlich in Form von Salben und Einreibungen ätherische Öle (gereinigtes Terpentinöl, Latschenkieferöl, Eukalyptusöl, Menthol [Bestandteil des Pfefferminzöls]);
Spezialpräparate: Perdiphen®-Balsam, Balsalyt®.

 Homöopathie

- Aconitum D3–D4, 50 Tr. auf 1 Tasse Wasser, viertelstündlich 1 Teel. bei starkem trockenem Fieber mit hohem Husten und großer Unruhe.
Wenn das trockene Stadium in Schweiß übergeht, dieselbe Behandlung mit
- Belladonna D3–D4. Hier meist bellender Husten mit immer wiederkehrenden Hustenstößen.

- Bryonia D6, schmerzhafter Husten, zweistündlich 1 Gabe.
- Cuprum arsenicosum D4, langdauernde Hustenattacken wechseln mit hustenfreien Zeitspannen, Verschlimmerung nachts.
- Antimonium tartaricum D4, Dosierung nach Bedarf, rasselnder Husten, Schleim ist schlecht löslich.
- Rumex crispus D6, Dosierung nach Bedarf, Hustenattacken, Verschlimmerung nachts.
- Ipecacuanha D6, 3 × täglich 1 Gabe, trockener Husten, Einatmen fällt schwer, der Auswurf sitzt sehr fest, Verschlimmerung durch Wärme.
- Pulsatilla D12, 2 × 1 Gabe, bei chronischen Nebenhöhlenerkrankungen mit chronischer Bronchitis.
- *Komplexmittel*: Bronchiselect®.

 Biologische Heilverfahren

Husten bei Heuschnupfen: Inhalieren mit einer Ampullenmischung aus: Cefapulmon®, Cefasept®, Cefafebrin®.

 Diät

Bei akuter Bronchitis
zeitweilig nur vegetabile Frischkost (frisch gepreßte Obst- oder Gemüsesäfte, Rohobst oder Rohsalate, Nüsse, Nuß- oder Mandelmilch), dann Vollwert-Ordnungsnahrung mit größerem Anteil vegetabiler Frischkost.

Bei chronischer Bronchitis
Vollwert-Ordnungsnahrung.

Asthma-Anfall

(s. auch unter *Lungenasthma* in Teil III).

 Naturheilkunde

Einlauf, gegebenenfalls Serie. *Schiele*-Fußbad und anschließend 20 bis 30 Minuten Rumpffreibebad. Atemübungen (Zwerchfell lockern). Harte Rubbelmassagen der Brust- und der Rückenmuskeln.

 Pflanzenheilkunde

Asthmazigaretten und Asthma-Räucherpulver (Apotheke) aus Stechapfelkraut (Risiken in der Langzeitbehandlung!). Sonnentau (Drosera) enthaltende Präparate zum Einnehmen wie Thymipin®forte, Pertussin® Konzentrat, Tussedat®forte.
Zwei Tassen starken Kaffee (Pulverkaffee oder koffeinhaltige Getränke sind hierfür kein Ersatz): Coffein ersetzt hier das chemisch ähnliche Theophyllin (aus Teeblättern gewonnen), das in zahlreichen Asthmamitteln enthalten ist.
Andere Maßnahmen für den Asthma-Anfall vom Arzt erfragen!

 Homöopathie

- Cuprum aceticum D6, Asthmahusten mit Atemnot und Blauwerden, Husten bis zum Ersticken, häufigere Gaben.
- Arsenicum jodatum D6, Asthmahusten bei hinfälligen Patienten mit starkem Nachtschweiß, häufigere Gaben.
- Aralia racemosa D3, Verschlimmerung nach dem Hinlegen.
- Acidum formicicum D6, im Anfall

oder Cuprum aceticum D6, s. c.[1] gespritzt.
– Arsenicum D8, im Anfall gehäufte Dosen, Unruhe, Angst, Verschlimmerung nachts, starke Nachtschweiße.
Bei Kindern wirken homöopathische Medikamente im Asthmaanfall ganz gut, bei Erwachsenen ist jedoch eine umfassende Behandlung notwendig.

 Diät

Zeitweilig vegetabile Vollrohkost, sonst Vollwert-Ordnungsnahrung. Versuch, Nahrungen auszuschalten, denen gegenüber möglicherweise Überempfindlichkeit besteht.

Herzschmerzen, Herzangst, Herzstolpern

Das Herz, der Herzmuskel, ist ein beutelförmiges, etwa faustgroßes Hohlorgan. Es hat eine linke und eine rechte Hälfte, die ihrerseits wieder in je einen Vorhof (Atrium) und eine Kammer (Ventriculus) unterteilt sind. Zwischen Vorhof und Kammer befinden sich Herzklappen, ebenso am Abgang der Körper- und der Lungenschlagader. Außen ist das Herz vom Herzbeutel (Perikard) überzogen. Die Innenhaut ist das Endokard.
Das Herz zieht sich am Tag durchschnittlich mindestens hunderttausendmal zusammen und pumpt dabei etwa fünftausend bis siebentausend Liter Blut in den Kreislauf. Ein natürlicher Schrittmacher bestimmt seinen Takt, die Schlagfolge, den Herzrhythmus.
Für diese enorme Tätigkeit bezieht das Herz die Energie aus dem Blut in den Herzkranzgefäßen (Koronargefäße). Diese gehen von der Hauptschlagader, der Aorta, aus, die das in der Lunge mit Sauerstoff angereicherte Blut vom Herzen in alle Gefäße und Gewebe des Körpers verteilt.
Das Herz ist im Laufe des Lebens in allen seinen Teilen ständigen, z. T. schädigenden Belastungen ausgesetzt. Kranzgefäßerkrankungen, hoher Blutdruck, Herzklappenfehler, Infektionen (auch grippale Infekte), Entzündungen des Herzmuskels, des Herzbeutels und der Herzinnenhaut, Giftstoffe (Nikotin!), Störungen im Mineralhaushalt u. a. können eine vorübergehende Schwächung des Herzens bis zum Herzversagen oder Herzinfarkt bewirken.
Das sog. *Altersherz* ist ein durch Alterungsprozesse in seiner Leistung eingeschränktes Herz. Es bedarf regelmäßiger Kontrolle und gegebenenfalls einer frühen Behandlung.
Der *Herzschmerz* ist ein vieldeutiges Symptom. Er kann bei leichteren Störungen (Altersherz) vorübergehend oder häufiger und anhaltend, verschiedenartig, mit geringerer oder stärkerer Intensität auftreten wie bei allen Erkrankungen der Herzkranzgefäße (Koronarinsuffizienz, Angina pectoris, Herzinfarkt), die oft auf arteriosklerotische Prozesse zurückzuführen sind und mit Druck über die Brust und Beklemmungsgefühl, Unruhe und Angst einhergehen.
Herzstolpern ist eine vorübergehende, meist unbedeutende Rhythmusstörung (Arrhythmie) des Herzens, die fast jeder Mensch gelegentlich an sich wahrnimmt. Ihre Ursachen sind recht verschieden (Nervosität, Reizbarkeit, Infektionskrankheiten, Erschöpfung, Kaffee im Übermaß, Nikotin u. a.). Es handelt sich dabei um einen vorzeitigen Extraschlag (Extrasystole) des Herzens, das Herz »stolpert«. Bis zum näch-

---

[1] subcutan = unter die Haut.

sten Schlag folgt dann eine ausgleichende Pause. Das EKG (Elektrokardiogramm) ist zur Diagnosestellung erforderlich.

 Naturheilkunde

Herzschmerzen
Ansteigendes Armbad beider Unterarme (*Hauffe*-Bad). Einreiben von Rheumasalben auf Brust, linke Schulter, Arm und Rücken. Bettruhe mit vorsichtigen Atemübungen nach *Helmel* (s. S. 42).
Bei chronischen Herzschmerzen: *Schiele*-Fußbäder täglich mit anschließendem Armguß. Serie von ansteigenden Armbädern. Regelung der Verstopfung (der verstopfte Darm braucht viel Sauerstoff). Chronische Infekte im Kopfbereich sanieren. An Wirbelsäulenausstrahlungen ist zu denken, bzw. an Störungen im oberen Verdauungstrakt (Bauchspeicheldrüse, Leber, Magen-Erkrankungen).
Bei länger bestehenden Herzschmerzen sollte jeder »sein« Medikament bei sich haben (siehe Teil III unter *Herzkranzgefäßverengung* [Koronarinsuffizienz]).
Herzangst: Bei gesunden, kräftigen Personen täglich Waldlauf, Darmentgasen, Verstopfung beseitigen. Schlafregelung. *Kneipp*-Verfahren.

 Pflanzenheilkunde

Bei beginnender *Leistungsschwäche des Herzens* (Altersherz) für die Grund- und Dauerbehandlung Weißdornpräparate: Crataegutt® bzw. Crataegutt®-novo, Cratylen®, Oxacant®.
Bei *Herzmuskelschwäche* mittleren Grades, unregelmäßiger Herztätigkeit, Hochdruckbeschwerden Kombinationspräparate: Cor-myocrat®, Orthangin®, Miroton®.

Bei leichteren *Herzschmerzen*, Herzstechen, Gefühl der Herzenge, Angstzuständen: Stenocrat®, Seda-Stenocrat®; bei Einschlafstörungen und nächtlicher Unruhe zusätzlich: Plantival®.
Bei *Herzstolpern*: Angioton® oder Cormyocrat®.
Bei Hochdruckbeschwerden zusätzlich: Rauwoplant®, Raucolyt®.

 Homöopathie

Herzangst, Herzschmerzen
– Cactus D3, Gefühl, als ob das Herz gequetscht wird.
– Ignatia D6, nach Kummer.
– Spigelia D4, in die Arme ausstrahlender Schmerz mit Besserung in Ruhe und Verschlimmerung durch Essen.
– Tabacum D6, Herzangst verbunden mit Übelkeit und kaltem Schweiß, Zittern, Gefühl wie »nach der ersten Zigarette«.

Herzstolpern
– Spartium Urtinktur bis D2, mit Neigung zu Herzrasen und Extraschlägen, alle 10 Min. 5 Tr.
– Rhus toxicodendron D4–D6, 3 × 1 Gabe, nach Überanstrengungen, der Puls ist schnell und schwach und setzt aus, Kribbeln im Arm kann auftreten.
– *Komplexmittel*: Spartiol®.

 Diät

Vollwert-Ordnungsnahrung. Keine Nahrungsmittel, Getränke und Speisen, die blähen oder durch »Gasbauch« mit hochgestelltem Zwerchfell das Herz bedrücken (s. Liste erfahrungsgemäß unverträglicher Nahrungsmittel und Speisen in Ableitung Vollwert-Ordnungsnahrung für Erkrankungen der Verdauungsorgane).
Nach zugrundeliegenden Erkrankungen (Herzinfarkt, Herzinsuffizienz,

Herzmuskelentzündung, Herzbeutelentzündung, Blutarmut, gesteigerte Schilddrüsenfunktion) s. Hinweise zu diesen Indikationen in Teil III.

Kreislaufstörungen

Kreislaufstörungen treten auf, wenn die normale Blutverteilung im Organismus und die Anpassung an den wechselnden Blutbedarf im Gewebe nicht mehr gewährleistet sind. Die Patienten klagen über Leistungsschwäche, zunehmende Ermüdbarkeit und gelegentlichen Schwindel. Das Herz kann dabei intakt sein. Seine Tätigkeit wird aber durch die fortlaufende Fehlregulation mehr oder weniger stark beeinträchtigt, so daß dann von einer *Herz- und Kreislaufstörung* gesprochen werden muß.
Bleiben die Beschwerden unbehandelt bei längerer Dauer (chronisch), kann es zu einer Verminderung der Herzleistung kommen, das Blut »versackt« in den erweiterten und erschlafften Gefäßen, der Blutdruck sinkt, Herz und Gehirn werden ungenügend durchblutet. In schweren Fällen folgt eine Ohnmacht als Ausdruck einer alarmierenden Kreislaufsituation. Seelische Faktoren, Schreck, Angst, starke Schmerzen, können die Situation verschlimmern.
Unter Kreislaufstörungen wird andererseits eine Vielzahl von Befindensstörungen verstanden. Hier sind gemeint der zu niedrige Blutdruck mit Schwindel, Unwohlsein, Benommenheit, Schwarzwerden vor den Augen, Wetterempfindlichkeit.

 Naturheilkunde

Vorbeugen mit regelmäßig Sport, Wassertreten, Schlafregulierung, Sauna, Infekte beseitigen (Herdsanierung). Belastende Quecksilber-Amalgam-Zähne sanieren. Im Anfall: Kalte Güsse, Reibesitzbad, Kopftieflagerung. Bei Wetterfühligkeit Kreislauf-Training siehe oben.
Bei bekanntem zu hohem Blutdruck: ansteigende Fußbäder mit anschließend kaltem Armabguß. Ganzkörper-Kaltwaschungen halbstündlich wiederholen.

 Pflanzenheilkunde

Steigerung der Herzkraft mit Maiglöckchen, Adonisröschen, Weißdorn u. a.: Angioton®, Cor-myocrat®, Cordi sanol®. Bei Schwindelerscheinungen zusätzlich Weißdorn-Mistel-Kombinationen: Viscratyl®, Asgoviscum®.
Äußerlich: kurmäßig Rosmarinbäder und Kneipp-Herzsalbe® (Rosmarin).

 Homöopathie

– Aconitum D8–D12, häufige Gaben, bei nervösen Bluthochdruckpatienten mit Herzangst und Pulsbeschleunigung.
– Viscum album D3 bis Urtinktur, 3×5 Tr., besonders bei nervösen Menschen mit hohem Blutdruck.
Bei Kreislaufstörungen mit niedrigem Blutdruck:
– Veratrum album D6, halbstündlich 5–10 Tr., akuter Kreislaufkollaps mit kaltem Schweiß.
– Convallaria D2–D3, 3×5–10 Tr., bei nervösen Menschen.

 Diät

Ernährung gemäß jeweiliger Diagnose, s. Indikationen *Durchblutungsstörungen, Arteriosklerose, erhöhter Blutdruck, Herzklappenfehler, Herzinsuffizienz* in Teil III.

Kreislaufkollaps

Es liegt ein Versacken des Blutes im Bauchraum und in den Armen und Beinen bei zu weit geöffneten Adern vor. Die Blutgefäße müssen immer unter einer gewissen Spannung stehen, um den Blutkreislauf aufrechtzuerhalten. Ein fein abgestimmtes Regelsystem verhindert normalerweise, daß zu viele Blutgefäße sich gleichzeitig entspannen, was zu einer Störung des Blutumlaufs führt.
Sofort den Arzt rufen!

 Naturheilkunde

Richtige Lagerung (stabile Seitenlage). Öffnen beengender Kleider, Beine hochlagern. Zunächst Erwärmen des Körpers mit warmen Tüchern, daran anschließend kalte Ganzkörper- oder Teilabreibung. Kalte Herzeinreibung. Riechfläschchen. Kräftig die Stelle zwischen Oberlippe und Nasenansatz massieren.

 Pflanzenheilkunde

Herzmittel wie Angioton®, Miroton®, Cor-myocrat®. Starker Bohnenkaffee.

 Homöopathie

– Veratrum album D6, halbstündlich 5–10 Tr., akuter Kreislaufkollaps mit kaltem Schweiß bei chronisch niedrigem Blutdurck.
– Opium D6, halbstündlich 3–5 Tr., Patient ist benommen bis bewußtlos, lautes Atmen, Gesicht ist gedunsen, mit Schweiß bedeckt, der Puls ist schwach, evtl. auch Erbrechen, besonders nach Sonnenstich aufgetreten.
– Ammonium carbonicum D4–D12, bei Kollapsneigung.
– Ferrum phosphoricum D6, 3–4 × 1 Gabe, besonders bei Kollapsneigung nach Infekten.

Ohnmacht

Sie tritt auf, wenn das Gehirn nicht mehr ausreichend durchblutet wird. Im Gegensatz zum Kreislaufkollaps handelt es sich hier also um eine örtlich begrenzte Minderdurchblutung. Die Auslösung erfolgt gelegentlich als Schwächezustand, häufig in Verbindung mit seelischen Reaktionen wie Angst, Schreck, Freude. Auch körperlicher Schmerz kann das Entstehen begünstigen.

 Naturheilkunde

s. unter *Kreislaufkollaps*.

 Pflanzenheilkunde

Korodin® Tropfen auf Zunge oder Mundschleimhaut bringen.

 Homöopathie

s. unter *Kreislaufkollaps*.

Schlaganfall

Dem Schlaganfall liegt eine schwere Durchblutungsstörung im Gehirn zugrunde, die zu einem Funktionsverlust und nachfolgender Zerstörung von Gehirngewebe führt. Mögliche Ursachen:
1. Blutung aus einer kleinen, geplatzten Hirnarterie (z. B. bei Bluthochdruck)
2. Verstopfung einer Hirnarterie durch Blutgerinnsel (Embolie)
3. Gefäßkrampf einer Hirnarterie
Letzteres führt meist zu vorübergehenden, »passageren« Lähmungen.

Der Name ›Schlaganfall‹ sagt aus, daß die Erkrankung zumeist plötzlich (»schlagartig«) und überraschend auftritt. Entsteht eine Blutung aus einem größeren Hirngefäß, so kann der Tod unmittelbar eintreten.
Die **Symptome des Schlaganfalls**: Je nach dem Ausmaß der geschädigten Hirnbezirke und ihrer Lokalisation kommt es rasch oder allmählich, vorübergehend oder bleibend zu *Muskellähmungen* (z. B. Halbseitenlähmung) oder *Sprachlähmung,* zu *Bewußtseinsverlust* (akut zu Bewußtlosigkeit). Verwirrtheit, Gedächtnisdefekte, Persönlichkeitsveränderungen, Bewegungsstörungen, Empfindungseinbußen können Dauerfolgen sein. Gelegentlich ist ein halbseitig verzogenes Gesicht das erste Anzeichen.
In jedem Falle sofort den Arzt rufen!

 Naturheilkunde

Stabile Seitenlage (Verhütung von Verschlucken von Erbrochenem). Bei rotem, heißem Gesicht Kopfhochlagerung, kalte Kopfumschläge. Bei blassem Gesicht und bekannt niedrigem Blutdruck: Flachlagerung, Beine erhöht.

 Pflanzenheilkunde

Im akuten Fall Behandlung durch den Arzt (Injektion von Aescin, z. B. Reparil®).
Bei Halbseitenlähmung Nux-vomica-Tinktur (Tinctura Strychni, Apotheke).

 Homöopathie

– Arnica D8–D12, halbstündlich 1 Gabe, zur Blutstillung.
– Opium D6, zweistündlich 3–5 Tr., gestauter Kopf, schnarchender Atem, Bewußtlosigkeit, die Augen sind geöffnet.
– Belladonna D4, halbstündlich 1 Gabe, bei Schlaganfall mit starkem Druck im Kopf und Lähmungen.
– Lachesis D8, Bewußtlosigkeit mit Zittern, vor allem auf der linken Seite Lähmungen, vorher starker Schwindel.
– Causticum D6, bei rechtsseitiger Lähmung mit Sprechstörungen und Augenlidlähmungen.
– *Komplexmittel:* Secale-Ptk.

 Diät

In der ersten Behandlungsphase einige Tage Saftfasten, Reis-Obst-Gemüse-Diät oder Kartoffeldiät. Anschließend Vollwert-Ordnungsnahrung in Ableitung für Arteriosklerose mit gezieltem Fettverzehr zur Verbesserung der Fließeigenschaft des Blutes (verringerte Bereitschaft der Blutplättchen zum Zusammenklumpen, Verringerung der Gerinnungsaktivität). Bei vorhandenem Bluthochdruck Bedingungen zu natriumarmer Vollwert-Ordnungsnahrung in Ableitung für Bluthochdruck beachten. Evtl. periodisch 1–2 × wöchentlich Schalttage mit Saftfasten, Reis-Obst-Gemüse-Diät oder Rohobstdiät oder Kartoffeldiät.

Appetitlosigkeit

Bei dauernder Appetitlosigkeit als Zeichen einer organischen Störung muß nach der Ursache gefahndet und entsprechend behandelt werden. Magenbelastende Medikamente, Vitaminmangel, Mißbrauch von Alkohol, Tabak und Kaffee sowie seelische Faktoren haben unter Umständen auslösende Bedeutung. Vor allem bei Kindern ist auch an Würmer zu denken. Eine länger dauernde Appetitlosigkeit kann auch auf seelisch bedingter Fehlhaltung beruhen (Anorexia nervosa). Hier ist Psychotherapie erforderlich.

Bei Kindern:
a) Ursache Diätfehler: Aufklärung der Eltern, betr. Fehlvorstellung über das Essen (Limonaden, Süßes, Zwischenmahlzeiten).
Behandlung: Massagen zwischen 1. Lendenwirbel und 12. Brustwirbel jeden zweiten Tag durch die Mutter.
b) Ursache chron. Infekte (Bronchien, Darm): Reibesitzbad, Rumpffreibebad und *Schiele*-Fußbad.
c) Ursache Streß: wie unter a), dazu Reittherapie, Entspannungsübungen.

Bei Erwachsenen:
Ursache häufig Magensaftmangel; gelegentlich Leberschwäche im Hintergrund.
Behandlung: Kneippen, Leberwickel.

 Pflanzenheilkunde

Bei Appetitlosigkeit funktioneller (nicht durch Organschäden bedingter) Natur, in der Kinderpraxis wie bei Erwachsenen: Gelber Enzian, Hopfen, Kalmus, Löwenzahn, Salbei, Tausendgüldenkraut, Wacholder und Wermut, – einzeln oder in Mischungen – als Tee zubereiten, 2 bis 3 Tassen täglich. Oder Tinkturen von Enzian, Kalmus, Wermut und Salbei, Chinarinde und Kondurango. Tinkturen tropfenweise vor den Mahlzeiten einnehmen.
Spezialpräparate: Vinum Hildegardis (Rp. Fruct. Foeniculi, Fruct. Petroselini āā 5,0 Koche 5 Min. in Auszugswein 500,0 Addite Tinct. Chinae, Tinct. Galangae, Tinct. Cinnamomi āā 2,5. D.S.: vor jeder Mahlzeit 1 Eßl.).
Amaratropfen-Pascoe®, Carvomin®, Digestivum-Hetterich®, Gastroplant®, Phosvitanon® (Saft), Schoenebergers Wermutsaft, Wermut-Pflanzensaft Kneipp®.

 Homöopathie

– Ferrum arsenicosum D6.
– Nux vomica D6, 3 × 5–10 Tr., Übelkeit, Magenschmerz, Schlaflosigkeit.
– Chininum arsenicosum D4, 3 × 1 Tabl. in der Rekonvaleszenz, nach Blutungen, wenn mit Durchfällen verbunden.
– Calcium phosphoricum D12, 2 × 1 Tabl., bei leicht erschöpfbaren, blassen, dunkelhaarigen Kindern, die gern Salziges essen.
– *Komplexmittel*: Coenzyme compos.®-Injektionen; Galium Heel® Tropfen.

 Biologische Heilverfahren

Trockenschröpfen des Rückens.
Medikamente: Abrotanum Urtinktur, 3 × 10–20 Tr., für 2 bis 3 Wochen, wenn Verdacht auf Wurmbefall besteht. Anaemodoron® monatelang 3 × täglich 10–20 Tr. in Wasser.

 Diät

Keine Nahrungsaufnahme gegen den Appetit, vor allem nicht bei Fieber und akuten Krankheiten. Auch bei vorhandenen chronischen Krankheiten nicht widerwillig Nahrung aufnehmen. Evtl. zeitweilig nur appetitanregend gewürzte vegetabile Frischkost (Rohkost, Rohgemüse, Rohsalate), ergänzt durch milchsaure Gärgemüse (z. B. Frischkost-Sauerkraut, Gewürzgurken), Gemüsebrühe, Gemüsesuppen, Sauermilchen, kleine Portionen pikant angerichteter Quarkzubereitungen (zu Knäckebrot oder Kartoffeln). Gut mit Frischkräutern, frischer Zitrone, Obstessig, Rohzwiebel, Rohknoblauch, Rohmeerrettich, Pfeffer, anderen Gewürzen oder Hefeextrakt würzen. Später

Aufbau gut gewürzter Vollwert-Ordnungsnahrung mit mehreren kleinen Mahlzeiten, evtl. vor den Mahlzeiten Gemüsecocktail als Apéritif.

Sodbrennen

Sodbrennen wird meist durch die mit dem Mageninhalt in die unteren Speiseröhrenabschnitte aufsteigende Magensäure (Salzsäure) verursacht, wie es auch bei der akuten Magenschleimhautentzündung beobachtet wird. Sodbrennen ist jedoch nicht unbedingt ein Zeichen von zuviel Magensäure. Es tritt auch bei mangelnder Säureproduktion auf durch Gärung von im Magen verbliebenen Speiseresten.

Naturheilkunde

Verstopfung beseitigen, Niere entlasten, abends frühzeitig und wenig essen.
Heilerde, Kohlsaft und Kohldragees (Robufakton®), Trinkmoor (Palsaneu®).

Pflanzenheilkunde

Bei gelegentlichem Sodbrennen Tee von Enzian, Kalmus, Tausendgüldenkraut, Wermut, meist in Mischungen. Spezialpräparate: Magen-Tee Stada®, Kneipp®Magen-Tee.

Homöopathie

– Robinia D4.
– Iris versicolor D6, häufig Brenngefühl und saures Aufstoßen mit Erbrechen, Neigung zu Kopfweh.
– Nux vomica D6–D10, besonders bei Neigung zu Exzessen in bezug auf Essen und Trinken und deren Folgeerscheinungen.
– Argentum nitricum D6, 3×5–10 Tr.,
besonders bei nervösen, gehetzten, schlanken Menschen, Aufstoßen bringt Erleichterung, starkes Verlangen nach Süßem, das nicht vertragen wird.
– Natrium phosphoricum D6, Neigung zu Durchfall infolge von zuviel Magensäure, saures Aufstoßen, saures Erbrechen.
– *Komplexmittel*: Artemisia Splx. Bei Neigung zu erhöhter Harnsäurebildung: Acidum oxalicum Splx.

Vollwert-Ordnungsnahrung in Ableitung für Erkrankungen der Verdauungsorgane unter Ausschaltung erfahrungsgemäß unverträglicher Nahrungsmittel und Speisen. Insbesondere alkoholische Getränke, Kaffee, Zucker, Süßigkeiten, süße Gebäcke und in heißem Fett zubereitete Speisen ausschließen.

Übelkeit

Übelkeit hat verschiedene Ursachen. Sie kann kurzfristiger, harmloser Natur (verdorbene Speisen, Überdosis von Genußmitteln, unangenehme Gerüche, starke Erregungen, Schwangerschaft), sie kann auch Begleiterscheinung ernsthafter Krankheiten sein (Kreislaufstörungen, Frühstadium von Herzversagen, Magenschleimhautentzündung, Gallenwegserkrankungen, Migräne, Nierenleiden u. a.). Häufig ist Übelkeit verknüpft mit Brechreiz und Erbrechen.

Naturheilkunde

Einlauf, heiße Bauchwickel und Wärmeflasche.

Pflanzenheilkunde

Bei nicht durch Krankheit bedingter, »gewöhlicher« Übelkeit: Melissengeist oder Tee von Melisse, Pfefferminze, Fenchel, Schafgarbe, Magen-Tee Stada®, Enzym-Harongan®, Gastroplant® (Tausendgüldenkraut, Ignatia), Wermut-Pflanzensaft Kneipp®, Schafgarben-Pflanzensaft Kneipp®.

 Homöopathie

– Nux vomica D6, bei akuten Beschwerden stündliche Gaben, bitterer Mundgeschmack mit Brechreiz und Neigung zu Blähungen.
– Atropinum sulfuricum D6, häufige Gaben, heftige Krämpfe bei Beteiligung der Galle.
– Robinia D4, 3–5 × 1 Gabe, Brechneigung und Säuregeschmack, Magendruck, Blähungen und Schwindelgefühl.

Diät

Zeitweilig Teefasten (Kamillen-, Fenchel- oder Pfefferminztee.)

Erbrechen

Einmaliges Erbrechen nach starkem Alkoholkonsum, fetten, unbekömmlichen Speisen, verdorbenen Lebensmitteln, Magenüberfüllung, seelischen Erregungszuständen, Fieber u. a. hat keinen besonderen Krankheitswert. Erbrechen ist hier ein Schutzreflex des Körpers, ausgelöst durch das Brechzentrum, aufgrund gestörter Verhältnisse im Magen-Darm-Trakt. Es wird meist als Erleichterung empfunden. Je nach Heftigkeit geht das Erbrechen mit allgemeiner Übelkeit, Blässe und Schweißausbruch einher. Eine Behandlung erübrigt sich meist.
Von eigener Art ist das morgendliche Erbrechen in der Schwangerschaft. Hier helfen oftmals Hopfen- und Baldrianpräparate in Verbindung mit seelischer Betreuung.
Bedenklich wird es, wenn häufiges Erbrechen auf ernstere organische Erkrankungen zurückzuführen ist (Lebensmittelvergiftung, Gallenkoliken, Brechdurchfall, Bauchspeicheldrüsenentzündung u. a.). Hier ist die Behandlung der Grundkrankheit in jedem Fall vorrangig. Auch das Erbrechen der Säuglinge verlangt ärztliches Eingreifen.

 Naturheilkunde

Magen-, Darm-, Gallenstörungen
Einfaches Erbrechen erfordert heiße Wickel auf der Leber (Heusack).
Kneipp-Stauwickel als Stammwickel. Einläufe.
Bei Alkohol-Vergiftung Kaffee-Kohle und Bittersalz sowie reichlich trinken.

Schwangerschaftserbrechen
Heublumensäcke auf Leber, Armgüsse.

Kindererbrechen
Viertelstündlich 1 Teel. ganz dünnen, heißen Wermut-Tee. Evtl. Abführen, wie es von manchen empfohlen wird, nur mit Einverständnis des Arztes.

 Pflanzenheilkunde

Tees: Kamille, Melisse, Tausendgüldenkraut.
In der Schwangerschaft: Plantival®, Hovaletten®, Seda Kneipp®.

Homöopathie

– Pulsatilla D8–D12, nach Fettgenuß.
– Nux vomica D4–D6, nach zuviel Essen und Alkohol.
– Carduus marianus D4–D6, bei Leberschwäche.
– Belladonna D6–D12. Erbrechen im ersten Schlaf mit Schwitzneigung.
– Cocculus D4, bei Geruchsüberempfindlichkeit.
– Sepia D6, bei Küchengerüchen, Abneigung gegen Fleisch und Milch.
– Ipecacuanha D6, zweistündlich, akutes Erbrechen bei ständiger Übelkeit.
– Veratrum album D6, mehrmals 1 Gabe, Brechdurchfall mit extremer Kreislaufschwäche.
– Antimonium D6, 3 × 1 Gabe, zuviel Essen, Stuhl wechselt zwischen weich und hart, mißmutige Menschen.
– Euphorbium D4 oder
– Apomorphinum D8, mehrmals 1 Gabe, bei Seekrankheit und Schwangerschaftserbrechen.

Schwangerschaftserbrechen
– Ipecacuanha D3–D6, bei ständiger Übelkeit und leerem Magen, evtl. im Wechsel mit
– Nux vomica D4–D6, Verschlimmerung abends und nachts.
– Iris versicolor D4. stündlich 1 Tbl., im Wechsel mit
– Lobelia inflata D3, Tbl. oder Tr.
– Kreosotum D4, Tr., erbricht bis 3 Stunden nach dem Essen.
– Phosphorus D5, Tr., bei Heißhunger.

Kindererbrechen
– Cuprum D30, 1 × 5 Tr. pro Tag, Erbrechen in der ersten Lebenswoche.
– Belladonna D6, Magenpförtnerkrampf der Säuglinge: 50 Tr. auf 1 Tasse Wasser und davon viertelstündlich 1 Teel.
– Magnesium carbonicum D4, bei Ernährung mit Muttermilch (Säuglingserbrechen).
– Aethusa D6, zweistündlich bis 3 × pro Tag 1 Gabe, besonders bei Milcherbrechen der Kinder.

 Biologische Heilverfahren

Bei Schwangerschaftserbrechen Versuch mit Akupressur.
Fußsohlenreflexzonenmassage.

 Diät

Zeitweilig Teefasten (Kamillen-, Fenchel- oder Pfefferminztee), evtl. Vollkornschleimdiät oder Weizenbreidiät. Bei größerem Flüssigkeitsverlust auf ausreichende Salz- und Flüssigkeitszufuhr achten. Anschließend Vollwert-Ordnungsnahrung in Ableitung für Erkrankungen der Verdauungsorgane unter Ausschaltung erfahrungsgemäß unverträglicher Nahrungsmittel und Speisen.

Durchfall

Meist geht Durchfall auf eine Entzündung der Magen-Darm-Schleimhaut zurück, hervorgerufen durch den Genuß verdorbener, infektiöser Speisen oder kalter Getränke. Auch Diätfehler, mangelnde Verdauung, Vergiftungen, Erkältungen und der Mißbrauch von Arzneimitteln (insbesondere Abführmittel) spielen eine ursächliche Rolle. Schließlich kann Durchfall als funktionelles Geschehen bei nervösen, überempfindlichen Menschen (hastiges Essen, Überarbeitung, ungenügender Schlaf, Angstzustände) auftreten. Diese Form von Durchfall verschwindet meist von selbst wieder.
Auszuschließen sind hier die schweren Infektionskrankheiten (Ruhr, Typhus,

Cholera), die mit starken Durchfällen einhergehen, wie auch die geschwürige Darmschleimhautentzündung (Colitis ulcerosa) und andere Erkrankungen. In diesen Fällen steht die Behandlung des Grundleidens selbstverständlich im Vordergrund.
Dauert der Durchfall einige Tage an, ist er von Fieber, Erbrechen, Schmerzen oder Blut im Stuhl begleitet, so besteht Verdacht auf eine ernste Erkrankung. Ärztliche Behandlung ist dann unumgänglich!

 Naturheilkunde

Akute Durchfälle behandelt man mit sofortiger Gabe von 1 Eßl. Rizinusöl oder Bittersalz. Anschließend Einlauf. 1 Stunde später wird gegeben: Heilerde, Bolus alba, Kaffee-Kohle oder stündlich Bactisubtil® 5 Kapseln.
Dem Durchfall *vorbeugen* auf Reisen: Perenterol® 2 Kapseln pro Tag.
Krämpfe bei Durchfall: Heißer Leibwickel oder *Kneipp*-Lendenwickel als Stauwickel. Wärmeflasche.

 Pflanzenheilkunde

Tormentillwurzel als Pulver (mehrmals täglich 1 Messerspitze voll) oder Tormentill-Tinktur (3–5 × täglich 30 Tr. in warmem Kamillentee), beide Zubereitungen in der Apotheke.
Spezialpräparate: Cefadiarrhon®, Uzara®.
Heidelbeeren getrocknet (öfters kleine Portionen, länger im Mund behalten, gut einspeicheln) oder Heidelbeersaft (ungesüßt) und -wein; Saft (ungesüßt) von schwarzen Johannisbeeren.
Apfeldiät-Spezialpräparate: Aplona®, Diarrhoesan®.

 Homöopathie

– Chamomilla D6, besonders bei kleinen Kindern mit starken Blähungen, grüner Stuhl, evtl. beim Zahnen.
– Ferrum metallicum D6, häufige Gaben, fieberhaft, bei blutarmen Kindern, schlimmer nachts.
– Pulsatilla D4–D6, besonders nach fettem Essen oder Süßigkeiten, Eisgenuß, 3 × 1 Gabe.
– Calcium carbonicum D8, besonders bei Kindern bei Neigung zu Durchfall, saure Stühle.
– Dulcamara D3.
– China D3, Durchfälle besonders nach dem Essen, Verlangen nach Kuchen, starke Blähungen.
– Veratrum album D4–D10, häufige Gaben, besonders Sommerdurchfälle mit Kreislaufschwäche.

 Biologische Heilverfahren

Medikamente: Rephalysin®.
Kohle Compretten, 3 × täglich 3, mit ungesüßtem Tee.
Kinder: Oralpädon®.

 Diät

Kurzzeitig Teefasten (Kamillen-, Fenchel- oder Pfefferminztee), ergänzt durch Reis-, Hafer- oder Leinsaatschleim. Bei größeren Flüssigkeitsverlusten auf ausreichende Salz- und Flüssigkeitszufuhr achten. Evtl. 2 × täglich ½ ausgepreßte Knoblauchzehe in ½ Tasse Milch. Anschließend Vollwert-Ordnungsnahrung in Ableitung für Erkrankungen der Verdauungsorgane unter Ausschaltung erfahrungsgemäß unverträglicher Nahrungsmittel und Speisen. Später Übergänge zu normaler Vollwert-Ordnungsnahrung.

Leibschmerzen

S. auch unter *Erbrechen, Durchfall* und *Übelkeit*.
Leibschmerzen deuten auf vorübergehende Verdauungsstörungen oder auch auf ernstere Krankheiten verschiedenen Ursprungs hin. Es kann sich dabei um Magen-Darm-Erkrankungen (Blinddarmentzündung, Entzündungen des Zwölffingerdarms bzw. der Magen- und Darmschleimhaut, Blähbauch, Verwachsungen u. a.) handeln, ferner um Krankheiten der Leber und Gallenwege, der Nieren, der Bauchspeicheldrüse, des Bauchfells, der Gefäße, auch um Tumoren (Geschwülste), um die wichtigsten zu nennen. Diagnose und Behandlung dieser Erkrankungen sind Sache des Arztes.
Vorsicht bei akuten Leibschmerzen! Fieber messen!

 Naturheilkunde

Bei kurzzeitiger Verstopfung: Kleiner warmer Einlauf.
Bei magen- oder gallebedingten Leibschmerzen: feuchtheiße Packung um den ganzen Stamm, Gallentee.
Bei Schmerzen durch Darmgas: 4-Winde-Tee (Fresenius), heißer Einlauf, Heilerde innerlich, heißer Rundumwickel, mit Wärmflasche, heißer kleiner Einlauf.

 Pflanzenheilkunde

Alltägliche, unverdächtige Leibschmerzen (Bauchweh), die auf Diätfehler, verdorbene Speisen usw. zurückzuführen sind, reagieren gut auf Fenchel-, Kamillen-, Pfefferminz- und Wermuttee; auch die Baldrianwurzel (Tinktur, hoch dosiert, mehrmals täglich ½ Teel.) gehört hierher.
Spezialpräparate aus der madegassischen Haronga: Harongan® und Enzym-Harongan®.

 Homöopathie

– Atropinum sulfuricum D3–D6, stündliche Gabe, heftige Krämpfe, träger Stuhl.
– Nux vomica D6, heftige Krämpfe, Dosierung wie oben, bitterer Mundgeschmack, Brechreiz, Blähungen.
– Colocynthis D4–D12, sehr krampfhafte Schmerzen, sonst wie Nux vomica.
– Magnesium phosphoricum D6, heftige Kolik, gutes Krampfmittel, starkes Luftaufstoßen.
– Anacardium D10, 1 × täglich 1 Tabl., Nüchternschmerz bei reizbaren Menschen mit Verstopfung.
– Argentum D6, 3–5 × Tr., bei nervösen, mageren gehetzten Menschen mit Nüchternschmerz, Unruhe und Schwindel, Verlangen nach Süßem, was nicht vertragen wird, Besserung durch kaltes Getränk.

Schmerzen durch Gallengangentzündungen
– Belladonna D3–D4, halbstündlich 1 Gabe, bei Fieber mit Schweiß und starker Berührungsempfindlichkeit mit Krampfschmerzen.
– Chelidonium D3–D6, 3 × 1 Gabe, bei Gallengangreizungen, Schmerzen unterhalb des rechten Rippenbogens und Schulterblattes, Neigung zu Durchfall und Gelbsucht.
– Mercurius dulcis D6, 3 × 1 Gabe, evtl. im Wechsel mit Belladonna, mit nächtlicher Verschlimmerung und starkem Schweiß, Neigung zum Gelbwerden.
– Leptandra D3, 3 × 1 Gabe, bei akuter Gallengangentzündung mit Stechen und Brennen und Brechreiz, schwarze Stühle.

– Lachesis D10–D15, am besten als Injektion[1], bei Neigung zu Sepsis (Blutvergiftung), starke Blähungen und Berührungsempfindlichkeit im Oberbauch, morgendliche Verschlimmerung.

*Leibschmerzen durch
Blinddarmentzündung*
Im akuten Fall Arzt aufsuchen!
– Echinacea D2, mit hohem Fieber und drohender Blutvergiftung.
– Lachesis D6–D10, zweistündlich 1 Gabe oder als Spritze, bei Neigung zu Sepsis.
– Bryonia Urtinktur, zu Beginn der ersten Erscheinungen stündlich einige Tropfen.
– Belladonna D3–D4 oder
– Atropinum sulfuricum D3–D4, häufige Gaben, bei akuter Entzündung und hoher Berührungsempfindlichkeit.

 Biologische Heilverfahren

Akupunktur. Symbioselenkung.
Ggf. Anregung oder Ersatz der Fermentproduktion.

 Diät

Blähbauch
Zeitweilig *Mayr*-Diät, insbesondere, wenn Blähbauch mit »Reizdarm« und chronischer Verstopfung verbunden ist. Sonst Vollwert-Ordnungsnahrung in Ableitung für Erkrankungen der Verdauungsorgane unter Ausschaltung erfahrungsgemäß unverträglicher

---

[1] Die Einspritzung von Arzneimitteln unter die Haut kann von jedermann erlernt werden. Beispiel dafür sind die vielen Zuckerkranken, die sich täglich ein- oder zweimal Insulin spritzen müssen. Die Angaben über die Möglichkeiten der Injektion sind also für Patienten gedacht, die unter schweren, chronisch wiederkehrenden Krankheitszuständen leiden.

Nahrungsmittel und Speisen. Insbesondere ausschalten: Hülsenfrüchte, grobe Kohlgemüse, Pilze, Nüsse, Rosinen, frisches Brot, grobes Brot, Hefeteiggebäcke, kohlensäurehaltige Getränke. Empfehlenswerte Getränke: Fencheltee, Kümmeltee, Kamillentee, Anistee.

Blinddarmentzündung
Vorübergehend keine Nahrungsaufnahme. Fasten mit Kamillentee (ärztliche Anweisungen maßgeblich).

Gallenblasenentzündung
Vollwert-Ordnungsnahrung in Ableitung für Erkrankungen der Verdauungsorgane unter Ausschaltung erfahrungsgemäß unverträglicher Nahrungsmittel und Speisen. Evtl. in akuten Stadien einige Tage Vollkornschleim-Diät oder Weizenbrei-Diät oder *Mayr*-Diät oder Kartoffel-Diät.

S. auch unter *Gallensteinleiden* und *Gallengangentzündung* in Teil III.

Hämorrhoiden

Das Wort ›Hämorrhoiden‹ stammt aus dem Griechischen. Es bedeutet ›Blutfluß‹ und kennzeichnet eines der Symptome – die Blutung – das neben Schmerzen, Jucken, Brennen und Nässen bei Hämorrhoiden auftreten kann. Hämorrhoiden sind in der Bevölkerung weit verbreitet und machen im allgemeinen wenig Beschwerden, können jedoch zu schweren Komplikationen führen.
Man unterscheidet innere und äußere Hämorrhoiden. Sie erscheinen als krampfaderähnliche, knotenförmige Erweiterungen der Mastdarm- und Aftervenen. Ihre Entstehung beruht auf einer allgemeinen Venenschwäche,

chronischer Verstopfung, sitzender Lebensweise u. a. Auch in der Schwangerschaft können durch Druck des Kindes auf die Beckenvenen Hämorrhoiden auftreten.
In schweren Fällen (starke Blutungen, Einklemmung, Geschwürsbildung, Entzündung u. a.) muß operiert werden.

 Naturheilkunde

Schenkelgüsse, besonders Rumpfreibebad und Reibesitzbad täglich 15 Minuten. Im Schmerzanfall 20–40 Minuten kaltes Reibesitzbad oder Rumpfreibebad.

 Pflanzenheilkunde

Für einen geschmeidigen Stuhl sorgen Carilaxan®-Tee, Kneipp-Hämorrhoiden-Tee oder Agiolax®(Granulat).
Innerlich Venenpräparate meist auf Basis Roßkastanie/Hamamelis: Venoplant®retard (Dragees), Veno-Tebonin® (Dragees), Cycloven®-Tropfen, Veno-Reparil®(Dragees).
Äußerlich: Venoplant®compositum (Salbe), Hametum®-Salbe, Hamamelis-Salbe DHU und Hametum®-Hämorrhoidal-Zäpfchen, Cycloven®-Zäpfchen, Ruscorectal® (Zäpfchen).
Für Sitzbäder: Eichenrinde.

 Homöopathie

s. auch unter *Hämorrhoiden* in Teil III.

 Biologische Heilverfahren

Beseitigung einer Verstopfung (Symbioselenkung). Peinliche Hygiene mit Waschen. Säuberung nach dem Stuhlgang am besten mit Naturschwamm (lauwarmes Wasser).

Medikamente: Gelum®-Zäpfchen.
Haemo-Exhirud®Zäpfchen/Salbe.

 Diät

Vollwert-Ordnungsnahrung in Ableitung für Erkrankungen der Verdauungsorgane, evtl. individuell dosierte Zulagen von Leinsaat (um den Stuhl geschmeidig zu machen). Evtl. täglich ½ *l* Diätkurmolke (mit leicht laxierender Wirkung).

Nierenschmerzen

S. auch in Teil III unter *Nierenbeckenentzündung, Nierenentzündung* und *Nierensteine*.
In Nierenhöhe am Rücken können Schmerzen unterschiedlicher Ursache auftreten. Häufig handelt es sich dabei um Verspannungen der Rückenmuskulatur. Nierenschmerzen gehen meist mit Brennen beim Wasserlassen oder häufigem Harndrang einher. Nicht selten sind sie auch kolikartig. Eine mikroskopische Untersuchung des Harns muß erfolgen.

 Naturheilkunde

Schiele-Fußbad, täglich Zinnkraut-Sitzbäder, Zinnkraut-Unterleibsdämpfe. Heusack in Nierengegend täglich 20 Minuten. Lendenstau-Wickel nach *Kneipp*. Bei Koliken auch heißer Darmeinlauf.

 Pflanzenheilkunde

Grundbehandlung: Kneipp Nieren- und Blasen-Tee®, Blasen- und Nieren-Tee Stada®.
Zum Einnehmen: Solidago Dr. Klein®, Nieron®.

Bei starken Schmerzen: Papaverysat®, Belladonnysat®.

 Homöopathie

– Aconitum D4, bei akuter Entzündung mit Fieber ohne Schweiß, häufiger Harndrang mit Schmerzen.
– Belladonna D4, bei Schweißausbruch, häufige Gaben oder 50 Tr. auf 1 Tasse und davon viertelstündlich 1 Teel.
– Cantharis D6, Dosierung nach Bedarf, starkes Brennen mit Blasenkrämpfen, häufiger Harndrang, Verschlimmerung beim Wasserlassen; evtl. im Wechsel mit
– Mercurius solubilis corrosivus D6–D12, zweistündlich, bei Blasen- und Darmkrämpfen und Neigung zu geschwollenen Lymphknoten.
– Pareira brava D4, stündlich 5–10Tr., Schmerzen in der Eichel und in der Harnröhre mit heftigem Harndrang, der Urin ist dunkel und blutig.
– Solidago D2, 4× täglich 8 Tr.
– Berberis D4, 3× täglich 8 Tr.
– Sarsaparilla D3, 3× täglich 1 Tabl.
– Sabal serrulatum D3, Tr., bei Blasenbeteiligung.
– Rubia tinctorum D2, Tr., bei Harngrieß und Nierensteinen.

 Diät

Nierenbeckenentzündung
Zeitweilig vegetabile Vollrohkost- oder Schaukeldiät, sonst Vollwert-Ordnungsnahrung mit Flüssigkeitsaufnahme, die eine tägliche Harnmenge von 1,5–2 l erzeugt.

Nierenentzündung
Je nach ärztlich erhobenen Befunden spezielle Verordnungen bezüglich Zufuhr von Flüssigkeit, Eiweiß und Kochsalz erforderlich (besonders bei chronischen Nierenentzündungen in fortgeschrittenen Stadien).

Nierenkolik

Allgemeine Beschreibung s. in Teil III unter *Nierensteine*.

 Naturheilkunde

s. unter *Nierenschmerzen*.

 Pflanzenheilkunde

Gegen Schmerzen
Papaverysat®(Schlafmohn), Belladonnysat®(Tollkirsche, Belladonna), Tinctura Belladonnae (Tollkirschentinktur, Apotheke)

Zur vorbeugenden Behandlung
reichlich Tee trinken von blasen- und nierenwirksamen Pflanzen (Bärentraube, Goldrute, Färberröte, Hauhechel, Birke, Koemis Koetjing u. a.): Kneipp® Nieren- und Blasen-Tee, Nieron®-Tee, Blasen- und Nieren-Tee Stada®.
Zum Einnehmen: färberrötehaltige Präparate: Urol®, Nieron®, Uralyt®.

 Homöopathie

– Belladonna D3 oder
– Atropinum sulfuricum D3, stündliche Gaben, bei akuten Nierensteinkoliken.
– Berberis D3, häufige Gaben, bei Steinbildungsneigung und heftigen Kolikschmerzen.
– Lycopodium D6, häufige Gaben bei Nierengrieß und Koliken, Schmerzen beim Wasserlassen, rotem Urin, besonders bei Leberschwäche mit gelber schmutziger Haut.

– Juniperus D3, 3 × 5 Tr., regt die Ausscheidungstätigkeit der Nieren an.
– Solidago D2, bei Stein- und Grießneigung mit Druckschmerzhaftigkeit im Nierenlager.

 Diät

Nierensteine
Vollwert-Ordnungsnahrung mit täglicher Flüssigkeitsaufnahme, die reichlich Harn erzeugt. Auch am späten Abend (vor der Nachtruhe) Flüssigkeit aufnehmen, damit die durchspülende Wirkung nicht unterbrochen wird. Bei Harnsäuresteinen aufgrund diagnostizierter Harnsäurestoffwechselstörungen oder Gicht purinarme Vollwert-Ordnungsnahrung in Ableitung für Harnsäurestoffwechselstörungen oder Gicht. Evtl. zeitweilig vegetabile Vollrohkost oder Molkefasten.

Schmerzen beim Wasserlassen

S. auch unter *Blasenentzündung* und *Vorsteherdrüsenentzündung* in Teil III.

 Naturheilkunde

Feuchtheiße Packung auf Blase und Kreuzbein gleichzeitig.

 Pflanzenheilkunde

Bei Blasenentzündung
Uvalysat® (Bärentraubenblätter), Blasen- und Nieren-Tee Stada®, Cystinol®.
Bei Vorsteherdrüsenvergrößerung: s. unter *Nächtlicher Harndrang*.
Bei Vorsteherdrüsenentzündung: Kegelblume in Form von Echinatruw® innerlich/äußerlich, Echinacin®.

 Homöopathie

– Aconitum D3, halbstündlich 1 Tabl.
– Dulcamara D3, stündlich 1 Tabl.
– Pulsatilla D4, zweistündlich 4 Tr., Besserung durch Kälte.
– Cannabis sativa D3, bei nervösen Patienten.
– Petroselinum D3, bei plötzlich einsetzendem Harndrang.
– Cantharis D6, bei Brennschmerz.
– Sabal serrulatum D2, wenn die Vorsteherdrüse vergrößert ist.
– Magnesium carbonicum D12.

 Diät

Blasenentzündung
Zeitweilig zur Umstimmung der Reaktionslage vegetabile Vollrohkost oder Schaukeldiät (mit abwechselnd säuernder und alkalisierender Auswirkung auf den Harn). Grundsätzlich reichlich Flüssigkeitsaufnahme, evtl. aus harntreibenden Tees. Evtl. regelmäßig roh geriebenen Meerrettich (enthält bakterienfeindliche Substanzen, die im Harn ausgeschieden werden).

Nächtlicher Harndrang

 Naturheilkunde

S. unter *Harnabgang* in Teil III.

 Pflanzenheilkunde

Wenn *Vorsteherdrüsenvergrößerung* bei Männern besteht: Prostagutt®, Cefasabal®, (Zwergpalmekombinationen); Kürbis-Kombinationen: Prostamed®, Kürbis-Granufink-Granulat®.
Bei *entzündlichen Erscheinungen* (Blasen-, Harnröhrenentzündung): Solidago Dr. Klein® (Goldrute).

Bei allgemeiner Blasenschwäche Enuroplant® (Belladonna-Kombination).

 Homöopathie

– Causticum D6, 2×5–10 Tr., Harnabgang im ersten Schlaf und beim Husten.
– Belladonna D6, vor dem Schlafen 10 Tr., ein gutes bewährtes Mittel.
– Pulsatilla D6, 3×5 Tr., gut bei weinerlichen blonden Mädchen.
– Sepia D6, 2×5 Tr., ebenfalls ein gutes Frauenmittel.
– *Komplexmittel*: Sabal Ptk.

 Diät

Nächtlicher Harnabgang
Keine Flüssigkeitaufnahme bei und nach der Mahlzeit.

Ausfluß (Frau)

 Naturheilkunde

Beengende Kleider sind ebenso zu meiden wie zu dünne und zu kurze Unterwäsche. Wenn ein chronischer Racheninfekt besteht, ist dieser zu behandeln. Auch »ewig kalte Füße« sind oft die Auslöser. Häufig führen seelische Ursachen zu hormonellen Störungen. In solchem Fall: Reibesitzbäder, Rumpfreibebäder. Verstopfung muß behoben werden.
In der Pubertät und im Klimakterium sind neben dem Hormonmangel auch chronische Entzündungen mit die Ursache. In solchen Fällen: Sitzbäder in Molke, kräftige Massagen im Becken- und unteren Rückenbereich, Vollbäder mit Hormonapin® sowie Sulfmoor®.

 Pflanzenheilkunde

In leichteren Fällen: Scheidenspülungen mit Kamillenaufguß, warme Sitzbäder mit Eichenrinde- oder Zinnkrautabkochungen bzw. mit Silvapin®-Eichenrinden-Extrakt oder Zinnkraut-Pflanzensaft Kneipp®.
Zum Einnehmen: Feminon® (Pulsatilla-Kombination).

 Homöopathie

– Pulsatilla D4, 3×1 Gabe, milder dikker Ausfluß.
– Sepia D6–D12, scharfer, wundmachender, gelblich-grüner Ausfluß mit starkem Juckreiz.
– Kreosotum D3–D6, stinkender, jukkender und brennender Ausfluß.
– Sulfur D4–D12, brennend-wundmachender Ausfluß.
Zusätzlich empfiehlt sich die Gabe von Echinacea D4.
– *Komplexmittel*: Cimicifuga Splx., Apis Splx., Chenopodium Splx., Santalum album Splx., Lilium-tigrinum-Ptk.

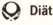 **Diät**

Vollwert-Ordnungsnahrung, evtl. zeitweilig zur Umstimmung der Reaktionslage vegetabile Vollrohkost.

Periodenstörungen

 Naturheilkunde

Die besten Erfolge mit Reibesitzbädern, in der Pubertät wechselnd mit Zinnkraut-Sitzbad, *Schiele*-Fußbad, Hormonapin-Nervenbad®.

Pflanzenheilkunde

Bei krampfartiger, schmerzhafter Periode
zur symptomatischen[1] Behandlung Roßkastanienpräparate (bereits einige Tage vor und während der Regelblutung): Venoplant® retard, Venacton®, Vasotonin®; in schwereren Fällen: Venoplant®-Injektionslösung; als Begleiterscheinung bei vegetativer Dystonie mit leichter Schilddrüsenüberfunktion zusätzlich Wolfsfuß-Präparate: Thyreogutt®, Lycocyn®.

Bei ausbleibender oder zu geringer Periode
Phytoestrol®.

Bei starken Blutungen
Styptysat®, Hametum®-Extrakt.

Bei klimakterischen Blutungen
Wanzenkraut-Präparate: Remifemin®, Hametum®-Extrakt (Hamamelis).

 Homöopathie

– Pulsatilla D12, 3 × 1 Gabe, Periode unregelmäßig, zu schwach, häufig kalte Füße, Abneigung gegen Fett.
– Sulfur D12, Ausbleiben der Periode nach Krankheiten, z. B. nach Infekten.
– Aristolochia D12, zu schwach, zu früh und unregelmäßig.
– Cimicifuga D8–D12, zu schwach, zu früh, unregelmäßig.
– Aconitum D3–D6, Ausbleiben der Periode nach Schreck.
– Senecio D2–D3, Ausbleiben der Periode bei jungen Mädchen, anstelle davon Nasenbluten.

---

[1] Symptomatische Behandlung = das Symptom, also das Krankheitszeichen, wird behandelt (Schmerzen, Blutung, Erbrechen), nicht die Ursache.

– Magnesium phosphoricum D3–D6, Krämpfe vor der Periode.
– Gelsemium D1, 30 Tr. auf 1 Glas Wasser, davon alle Viertelstunde 1 Teel., Kopfschmerzen, große Mengen Wasser werden während der Periode entleert.
– Cimicifugia D2–D3, Koliken während der Periode mit gürtelförmigen Schmerzen im kleinen Becken.
– *Komplexmittel*: Aristolochia-Ptk. bei zu geringer Blutung; Millefolium-Ptk. bei zu starker Blutung; Cimicifuga-Ptk. bei klimaterischen Blutungen.

 Biologische Heilverfahren

Bei Brustspannungen vor der Periode Medikamente: Mastodynon®, Menodoron®, Femisana®.
Auf die Brust Hydrastis-Salbe®.

 Diät

Vollwert-Ordnungsnahrung.

Klimakterische Störungen

 Naturheilkunde

Sanierung von Verstopfungen: Einläufe, *Schiele*-Fußbad mit anschließendem kaltem Aufguß. Reibesitzbäder.

 Pflanzenheilkunde

Bei Hitzewallungen, Schweißausbrüchen, Juckreiz, Schlafstörungen, Unruhe und Herzklopfen zur Langzeitbehandlung Wanzenkraut-Kombinationen: Klimaktoplant®, Remifemin®. Zusätzlich als Beruhigungsmittel Baldrian-Präparate: Recvalysat®, Plantival®; bei Bluthochdruck: Rauwoplant® (Rauwolfia), Viscysat® (Mistel), Raucolyt®, bei Herzbeschwerden Weißdorn: Crataegutt®, Crataegutt®novo; wenn leichte Schilddrüsenüberfunktion vorliegt: Thyreogutt® (Wolfsfuß); bei Verstopfung Flohsamen: Laxiplant®, Agiolax®.

Homöopathie

– Cimicifuga D4–D8, Depressionen, Stiche in der Herzgegend, Schlaflosigkeit, psychisch sehr labil.
– Sanguinaria D4, 3 × 1 Gabe, fliegende Hitzewallungen mit Hautrötung und brennender Haut.
– Sepia D4–D12, 3 × 1 Gabe, bei Gebärmuttervorfall, heißen Füßen und kalten Händen.
– Lachesis D8, Gebärmutterschmerzen, große Berührungsempfindlichkeit, Schwindel, starke Geschwätzigkeit, Verschlimmerung durch Hitze.
– Ignatia D4–D8, 3 × 1 Gabe, Zittern, Neigung zu Magen-Darm-Krämpfen, Depressionen, Kloßgefühl im Hals besonders für dunkelhaarige Frauen.
– Pulsatilla D8, Neigung zu rheumatischen Erkrankungen in den Wechseljahren, Unterfunktion des hormonellen Systems, Neigung zu hohem Blutdruck. Weinerlichkeit und Depressivität.
– Platinum D6, 3 × 1 Gabe, Neigung zu Hysterie in den Wechseljahren und Depressionen, welche mit Überaktivität wechseln. Die Menstruation ist schmerzhaft, Neigung zu Nervenschmerz.
– *Komplexmittel:* Cimicifuga Splx. oder Ptk.; Sanguinaria Splx.

 Biologische Heilverfahren

Medikamente
Hocura femin®; Horvityl®; Hyperforat® (Johanniskraut) bei Depression.

Rückenschmerzen

Rückenschmerzen haben vielfältige Ursachen. Sie können rheumatischer Natur (Wirbelsäulenrheumatismus) sein. Es kann eine Arthrose der Wirbelsäule vorliegen, eine Gelenkentzündung, Erkrankungen der Niere, der Vorsteherdrüse (Männer), der Bauchspeicheldrüse und des Mastdarms. Auch eine Knochenerweichung, eine Rückgratverkrümmung und Tumoren sind in Betracht zu ziehen.
Übergänge gibt es zu den Kreuzschmerzen, über die vorwiegend Frauen, häufig über Jahre, zu klagen haben. Sie treten vor und während der Periode auf, in der Schwangerschaft, bei Unterleibserkrankungen, als Zeichen einer Eingeweidesenkung nach häufigen Geburten, nach einer Gebärmutterverlagerung, bei Geschwulsterkrankungen oder einfach als Ermüdungsschmerz bei seelischen Spannungen. Auch falsches Schuhwerk wie hochhackige Schuhe, Haltungsfehler beim Sitzen oder Liegen oder ein Hohlkreuz können die Ursache sein.

 Naturheilkunde

Akut
Einreiben mit JHP®-Öl, oder Trauma-303-Salbe®. Feuchtheiße Packung, Schlickpackung, Heusack-Serie. Heißes Wannenbad oder *Schlenz*-Bad, Sulfmoor®bäder, Hormonapin®-Vollbäder.

Chronisch
S. oben, sowie *Schiele*-Fußbad, Original-Pilstsalbe 3 × wöchentlich kräftig einmassieren. Übungen nach *Laabs*. Regelmäßig Sauna.

Pflanzenheilkunde

Beruhigungsmittel: Plantival®, Recvalysat®, Requiesan®.
Schmerzmittel: Aspirin® (ein abgewandeltes pflanzliches Produkt aus der Weidenrinde).
Schmerzhafte Regelblutungen (bereits einige Tage vorher einzunehmen): Venoplant® retard.

 Homöopathie

– Dulcamara D3–D6, Dosierung nach Bedarf, akute Schmerzen besonders nach Durchnässung aufgetreten, Besserung durch Wärme.
– Rhus toxicodendron D6, zweistündlich 1 Gabe, nach Überanstrengung und Durchnässung, Verschlimmerung nachts mit großer Unruhe, Besserung nach anfänglicher Bewegung.
– Colocynthis D6, Dosierung nach Bedarf, besonders die rechte Seite ist betroffen, mit blitzartig reißenden Ausstrahlungen bis in den Fuß, mit Taubheitsgefühl, Verschlimmerung durch Kälte, Besserung durch Ruhe und Wärme.

Hexenschuß

Als ›Hexenschuß‹ werden plötzlich auftretende heftige Schmerzen im Rücken bezeichnet. Ursachen dafür können sein: Verhebungen durch schwere Lasten, unglückliche Bewegungen, ein Sturz u. a. m. Meist beruht der Hexenschuß auf einem sog. *Bandscheibenvorfall*. Die Bandscheibe ist der Teil zwischen den knöchernen Wirbelkörpern, der aus Bindegewebe und Knorpel besteht und in dessen Mitte eine Kugel aus gallertartiger Masse die Drehung der Wirbelkörper zueinander ermöglicht. Kommt es zu einer Schädigung der Knorpelsubstanz, so drückt diese gallertartige Kugel über den Rand des Wirbelkörpers in das dahinterliegende Rückenmark. Bandscheibenvorfall ist also eine falsche Bezeichnung; was vorfällt, ist der gallertartige Kern in der Mitte der Bandscheibe. Je nach der vorgedrückten Menge, also nach Größe des in das Rückenmark hineingedrückten Teils, kommt es zu schweren Schmerzen, auch in Ruhe, zu schmerzhafter Bewegungseinschränkung im Rücken und in den Beinen, schlimmstenfalls zu Lähmungen. In solchen Fällen ist Operation erforderlich. Gelegentlich springt ein nur geringgradig herausgequollener Gallertkern von selbst wieder in die alte Stellung zurück. Meist ist dazu vorherige Schmerzbefreiung und Entkrampfung der Rückenmuskulatur erforderlich.
Mit einem Bandscheibenvorfall verwechselt werden *Nerveinklemmungen*. Sie können ähnliche Zustandsbilder hervorrufen und führen immer zu einer sog. *Nervenwurzelentzündung*. Als Nervenwurzel versteht man den Teil des Nervens unmittelbar nach dem Austritt aus dem Rückenmark. Solche Nerveneinklemmungen können durch Arthrosen oder andere degenerative Veränderungen und Haltungsschäden in der Wirbelsäule mit ausgelöst werden.

 Naturheilkunde

Packungen s. unter *Rückenschmerzen*.
Kopftief- oder Hängelagerung in Pendelliege. *Schlenz*-Bad.
Bei Nervenwurzelentzündung: Lehmbäder, -packungen.

 Pflanzenheilkunde

Äußerlich
Heiße Leinsamen- und Heublumenauf-

lagen, Kytta-Plasma® (Beinwell); Aconitysat®-Salbe (Eisenhut), Arnica extern DHU (Arnica-Tinktur), Pesendorfer Salbe® (Kombination verschiedener Pflanzen); die Salben mehrmals täglich einreiben und danach warm einpacken.

 Homöopathie

– Arnica D6, zweistündlich, je nach Bedarf. Hexenschuß, aufgetreten nach Anstrengung, auch im Liegen schmerzt alles.
– Bryonia D2–D6, Dosierung nach Bedarf, stechender Schmerz bei jeder Bewegung, oft geschwollene Muskeln, Verschlimmerung durch Bewegung, Besserung im Liegen auf der kranken Seite.

 Biologische Heilverfahren

Versuch mit Chirotherapie.

Ischias

Starke Schmerzen und Entzündung im Verlauf des großen Beinnervs (Ischiasnerv, von griech. *ischion*, Hüfte) deuten auf Ischias hin. Ursache dieser Zustände sind Reizung und Druck auf die Wurzeln des Nervs, hervorgerufen durch Rheumatismus, Erkältung, Arterienverkalkung, Erkrankung der Wirbelsäule u. a., vor allem aber durch Bandscheibenvorfall. Die Schmerzen ziehen vom Kreuz zur Gesäßbacke (Hüfte), herab an der Rückseite des Oberschenkels über das Knie bis in die Wade und den Fuß. Druck auf den Nerv ist schmerzhaft.

 Naturheilkunde

s. unter *Hexenschuß*.

 Pflanzenheilkunde

s. unter *Hexenschuß*.

 Homöopathie

– Aconitum D3, zweistündlich 1 Tabl., Verschlimmerung durch Kälte.
– Rhus toxicodendron D6, 3 × 1 Tabl., Ruheschmerz.
– Colocynthis D4, 5 × täglich 5 Tr., neuralgischer Schmerz.
– Gnaphalium D3, 3 × 5 Tr., besser in Ruhe und Sitzen.
– Calcium fluoratum D6, 3 × Tabl.

 Diät

Zeitweilig vegetabile Vollrohkost, sonst Vollwert-Ordnungsnahrung. Bei vorhandenem Diabetes (häufiger mit Ischias verbunden) Vollwert-Ordnungsnahrung in Ableitung für Diabetes.

Muskelkater

Bei erhöhter Muskelarbeit (Wandern, Sport, Überanstrengung jeder Art) steigen die Stoffwechselendprodukte im Muskelgewebe stark an. Es kommt zu einer Übersäuerung, vor allem durch Milchsäure, die schmerzhafte Reaktionen hervorruft.

 Naturheilkunde

Zur Verhütung: Sauna, heißes Vollbad, Ausschwitzen.

 Pflanzenheilkunde

Einreibungen mit Arnica Sport Gel DHU oder mit Roßkastanienpräparaten wie Venoplant®-Gel und Venostasin®-Gel.

Homöopathie

– Rhus toxicodendron D6, alle 2 Stunden 1 Tabl.
– Calcium carbonicum D6, 2 × täglich 1 Tabl.

Gelenkschmerzen

Gelenkschmerzen treten selten allein auf und sind meist Begleiterscheinungen einer Ganzkörper-Rheumaerkrankung, selbst dann, wenn erst ein Gelenk befallen ist. Daher sollte immer der Arzt aufgesucht werden, da er solche Zusammenhänge aufdeckt.

 Naturheilkunde

Bei heißen, geschwollenen Gelenken
kühlende Packungen, Eisauflagen, Zuckerrohrmelasse-Packungen, Kohlblattwickelungen.

Bei reibendem oder normal warmem Gelenk
erhitzende Maßnahmen: Salben (Trauma 303®, Buenoson®), Heublumensäkke, Schlickpackungen, Überwärmungsbäder (*Schlenz*), Sauna.

Bei Tennisellenbogen
Einreibungen mit Silicea-Balsam®, Futuro Therm-Elastikbinde®.

 Pflanzenheilkunde

Gelenkabnutzung (Arthrose)
Arthrosenex®-Salbe, Syviman®-Salbe; zum Einnehmen: Arthrosetten®.

Gelenkrheumatismus
Zum Einreiben Rhus-Rheuma Gel DHU, Dolo-Arthrosenex®-Salbe; zum Einnehmen: Bryorheuma®, Rheuma-Tee Stada®.

Gicht
Zum Einnehmen Aconitysat®-Tropfen, Colchysat® (nicht für Frauen im gebärfähigen Alter, nicht in der Schwangerschaft), zum Einreiben Aconitysat®-Salbe.

Gelenkentzündung (Arthritis)
Aconitysat®-Tropfen und -Salbe.

Verstauchungen und Verrenkungen
Zu Einreibungen, Salbenverbänden und Umschlägen Arnica-Sport-Gel DHU, Symphytum Extern DHU, Kytta-Plasma®, Arnica-Kneipp®-Salbe, Venoplant® compositum Salbe.

Tennisellenbogen
Äußerlich zu Umschlägen, Verbänden und zum Einreiben Venoplant® compositum Salbe, Cycloven®-Salbe, Kytta-Salbe®.
Innerlich Venoplant® retard, Reparil®-Dragees.

 Homöopathie

– Bryonia D3, stündlich 5–10 Tr., bei akuter Entzündung mit Schwellung (wichtigstes Mittel für akute Gelenkentzündungen).
– Aconitum D4, bei Gelenkschmerzen infolge von Kälteeinfluß.
– Arnica D12, bei Auftreten nach Überanstrengung.
– Dulcamara D4–D12, bei Auftreten nach Durchnässung, Besserung durch lokale Wärme.
– Rhus toxicodendron D6, bei Auftreten nach Überanstrengung und Durchnässung, Besserung durch Bewegung, Verschlimmerung nachts.
– *Komplexmittel*: Ranunculus Splx., bei akuten Entzündungen stündlich 10–15 Tr.; Araniforce® Tropfen.

Diät

Gelenkrheuma
Zur Einleitung der Behandlung vegetabile Vollrohkost oder Molkefasten + Frischpflanzensäfte aus Löwenzahn und Brennessel oder Saftfasten. Anschließend laktovegetabile Vollwert-Ordnungsnahrung mit reichlich vegetabiler Frischkost und geringem Gehalt an Salz bzw. Natrium. Wiederholt eingeschaltete Perioden mit Saftfasten, Molkefasten oder vegetabiler Vollrohkost.

Gelenkabnutzung
Bei vorhandenem Übergewicht Vollwert-Ordnungsnahrung mit verringertem Energiegehalt (s. Ableitung für Übergewicht), sonst normale Vollwert-Ordnungsnahrung. Evtl. zeitweilig vegetabile Vollrohkost.

Gelenkentzündung
Zur Einleitung der Behandlung vegetabile Vollrohkost oder Molkefasten + Frischpflanzensäfte aus Löwenzahn und Brennessel oder Saftfasten. Anschließend laktovegetabile Vollwert-Ordnungsnahrung mit reichlich vegetabiler Frischkost und geringem Gehalt an Salz bzw. Natrium. Wiederholt eingeschaltete Perioden mit Saftfasten, Molkefasten oder vegetabiler Vollrohkost.

Venenentzündung

 Naturheilkunde

Akut
Quarkwickel, wechseln alle 20 Minuten und Hochlagerung. Einlauf. Teekur. Dicker Salbenverband mit Retterspitz®-Salbe, oder Exhirud®-Salbe, Heilerdepackung, Blutegelanlegen.

Chronisch
Täglich gut wickeln oder Stützhose (Stützstrümpfe). Kühlen mit: Lotio pruni®, Kupfer-Rosmarin-Spray®. *Weihs*-Roller. *Kneipp*-Güsse, Fußgymnastik, Wassertreten. Verstopfung beheben! Lauftraining. Verringerung des Körpergewichts!

 Pflanzenheilkunde

Anfänglich Injektionsbehandlung durch den Arzt mit Roßkastanien-Präparaten: Reparil®-Ampullen, Venoplant®-Ampullen. Für die Langzeittherapie Venoplant® retard, Veno-Tebonin®.
Äußerlich: Venoplant®-compositum Salbe, Venalot®-Liniment, Arnica Kneipp® Salbe.

 Homöopathie

– Hamamelis D1–D4, alle 2 Stunden 5 Tr.
– Echinacea Urtinktur bis D4, stündlich 10–15 Tr., bei Entzündung mit Schüttelfrost.
– Lachesis D8–D12, dreistündlich 1 Tabl., bei rot-bläulichen Entzündungen mit dick geschwollenen Beinen, extreme Hautempfindlichkeit, Gefahr der Blutvergiftung.
– Belladonna D6, zweistündlich 10 Tr., Schwellungen und Dunkelröte des erkrankten Teiles mit Klopfschmerz.
– Arnica D12, Venenentzündung nach Verletzung.

 Diät

Evtl. zeitweilig vegetabile Vollrohkost, anschließend Vollwert-Ordnungsnahrung mit 1–2 × wöchentlich eingeschalteten Vollrohkost- oder Molketagen.

Hauterkrankungen

(Für Naturheilkunde s. unter *Hautausschlag* und *Hautentzündungen* in Teil III)

 Pflanzenheilkunde

Bläschen
Bellis Extern DHU, Ledum Extern DHU, Hametum®-Fettpuder.

Jucken
Ledum Extern DHU (Ekzeme mit Juckreiz), Cardiospermum-Salbe DHU (juckende Hautausschläge), Conium-Salbe DHU (Jucken verschiedener Ursache), Hametum®-Salbe (Altersjucken) und Hametum®-Fettpuder.

Rötung
Ledum Extern DHU, Hametum®-Salbe, Hametum®-Fettpuder, bei Sonnenbrand Calendula-Salbe DHU.

Nagelrandentzündung
Heiße Finger- und Zehenbäder mit Kamillenaufguß, Leinsamenauflage, Echinacin®-Salbe, Conium-Salbe DHU. (s. auch unter *Nagelbetteiterung* in Teil III).

Warzen
Betupfen mit Thuja Extern DHU oder frischem Schöllkrautsaft.

 Homöopathie

– Mezereum D4, Tr. oder Tabl. mehrmals tgl., evtl. im Wechsel mit
– Sulfur D6, bei Altersjucken.
– Thuja occidentalis D6 Tr., gegen Warzen.

 Diät

Hautentzündung
Evtl. 2–3 Wochen Molkefasten- + Frischpflanzensäfte aus Löwenzahn, Brennessel und Artischocke; oder vegetabile Vollrohkost. Anschließend Vollwert-Ordnungsnahrung mit möglichst großem Anteil vegetabiler Frischkost und geringem Gehalt an Salz bzw. Natrium.

Hautjucken
Vollwert-Ordnungsnahrung, evtl. Ausschluß von Nahrungsmitteln, die allergische Reaktionen an der Haut auslösen. Bei Diabetes (häufiger mit Hautjucken verbunden) Vollwert-Ordnungsnahrung in Ableitung für Diabetes.

Schlaflosigkeit, Unruhe, Nervosität

Neben allgemeiner Nervosität oder reaktiven Depressionen sind oft hoher Blutdruck- oder Kreislaufstörungen eine Ursache.

 Naturheilkunde

Kalte Ganzkörperabwaschungen mit dem Waschlappen, feucht ins Bett gehen, halbstündlich Wiederholungen, bis Schlaf eintritt.
Bei seelischem Streß: Bewegungstraining nach *Cooper*. Reibesitzbäder.
*Kneipp*scher Spanischer Mantel.
Bei zu niedrigem Blutdruck abends und nachts: 2 Teel. Honig, 2 Teel. Obstessig, mit Mineralwasser mischen und trinken.

Pflanzenheilkunde

Tee von Melisse, Hopfen, Baldrian. Fertige Mischung: Nerventee (Species nervinae, Apotheke); Beruhigungstee Nervoflux® (Teeaufgußpulver);
zum Einnehmen tagsüber: Plantival®, Kytta®-Sedativum; wenn eine leichte Schilddrüsenüberfunktion vorliegt: Thyreogutt®, Lycocyn®, Lycopus-Pentarkan; bei depressiven Zuständen: Hyperforat®;
Bäder mit Baldrian oder Melisse, auch Kneipp-Sedativ-Bad am Abend, mit Rosmarin und Lavendel, auch Leukona®-Tonikum-Bad am Morgen; allgemein: Pinimenthol®-Bad.

 Homöopathie

Schlaflosigkeit
– Avena sativa Urtinktur bis D2, vor dem Schlafen 20 Tr., bei nervösen Erschöpfungszuständen mit Schlaflosigkeit.
– Chamomilla D6, 3 × 5 Tr. bei Kindern, eine Gesichtshälfte ist stark gerötet, häufig sind es Zahnungsschwierigkeiten oder Mittelohrentzündungen, Aufschrecken und Zuckungen im Schlaf.
– Passiflora Urtinktur bis D3, vor dem Schlafen 10–20 Tr., bei starken Erregungszuständen mit Selbstmordneigung, ein gutes Schlafmittel.
– Coffea D10, 2 × 5–10 Tr., Schlaflosigkeit infolge von zu großen Gedankenzuflüssen mit Herzklopfen.
– Valeriana D2, 3 × 10 Tr., vor dem Schlafen nochmals 20 Tr., bei allgemeiner Nervenschwäche, Schlaflosigkeit mit allgemeiner Unruhe.
– Zincum valerianicum D3, abends 2 Tabl. vor dem Schlafengehen, unruhige Beine nachts, Schlaflosigkeit infolge von Herzbeschwerden.
– *Komplexmittel*: Cactus grandiflorus Splx., abends 20–30 Tr.; Lobelia Splx., vor dem Schlafen 15–20 Tr., bei verkrampften nervösen Menschen mit Zuckungen im Schlaf.

Unruhe, Nervosität
– Acidum phosphoricum D12, 2 × 1 Gabe, bei nervlich schwachen Menschen.
– Zincum valerianicum D3–D8, bei Menschen mit großer körperlicher Unruhe.
– Acidum picrinicum D3–D6, unruhiger Schlaf, Zittern und Taubheit in den Beinen, große Müdigkeit bei geringster Anstrengung.
– Argentum nitricum D12, Nervosität mit großer Unruhe, zittrige Schwäche, schlimmer bei geistiger Anstrengung, Neigung zu Schwermut.
– Coffea D6–D12, nervöse Unruhe, körperlich und geistig, Angst, Weinen, Todesfurcht.
– Passiflora in der Urtinktur bis D3, bei Erregungszuständen allgemein.

Wetterfühligkeit und Föhnbeschwerden

Föhnwinde sind trockene, warme Fallwinde, die in Mitteleuropa oft mit großer Heftigkeit auf der Alpennordseite talwärts wehen. Bei vielen Menschen verursacht der Föhn körperliche und seelische Beschwerden, die sich in Kopfschmerzen, Schwindelgefühl, Blutdruckschwankungen, Pulsbeschleunigung, Herzbeschwerden, Unbehagen, Unruhe, Angst und Schlaflosigkeit äußern können. Oft werden die Beschwerden bestehender Krankheiten – meist schon vor Eintritt des Wetterumschwungs – verstärkt, wie z. B. rheumatische Schmerzen. Empfindliche Personen reagieren auch nördlich der Alpenföhngrenze und bei Inversionswetterlage.

Naturheilkunde

Kreislauftraining (Bewegungstraining, Tanzsport, Wandern). Behandlung nach *Kneipp* (mehrmals täglich kalte Güsse, Wechselfußbad, Armtauchbäder, Kaltwaschungen). Reibesitzbäder. Überwärmungsmaßnahmen wie Sauna und *Schlenz*-Badekuren. Schlafzeitregelung.

 Pflanzenheilkunde

Zur Beruhigung
Baldrian-Hafer-Hopfen-Passionsblumen-Präparate wie Plantival® (Tropfen, Dragees), Biral® (Dragees), Euvegal® (Tropfen, Saft).

Zur Herzstützung
Weißdorn-Präparate wie Crataegutt®, Crataegysat®, Oxacant®.

Allgemein bei Wetterfühligkeit
Weißdorn-Mistel-Ingwer-Ephedrin-Kombination Fövisatum® (Tropfen).

 Homöopathie

– Gelsemium D6, 3 × 8 Tropfen bei Patienten mit Neigung zu Migräne.
– Spigelia D6, 2 × 5 Tropfen, Nervenschmerzen im Bereich Augen-Schläfe, einschießender Schmerz, besonders bei Wetterwechsel und Bewegung auftretend.
– Arsenicum album D1, 2 × 5–10 Tropfen, Unruhe, Angst, Nervenschmerzen mit Pelzigkeitsgefühl, Verschlimmerung durch Kälte.
– *Komplexmittel*: Cyclamen-Ptk. bei Kopfschmerzen und Migräne.

 Biologische Heilverfahren

Medikamente
Versuch mit Magnesium Diasporal®
oder Biomagnesin®; Föhntropfen®, Sct 10® Tropfen. Selenpräparate Cefasel®, Selenase®.

Reisekrankheit

Die Beschwerden gehen mit Übelkeit, Erbrechen, Schwindel, Blässe, Schweißausbrüchen und Blutdrucksenkung einher. Wichtig ist die Vorbeugung.

 Pflanzenheilkunde

Vor der Reise beruhigen mit Plantival®, Requiesan®; den Kreislauf stützen mit Korodin®.

 Homöopathie

– Cocculus D2–D6, bei Fahrschwindel mit Erbrechen.
– Oenanthe crocata D4, bei Schwindelanfällen mit Übelkeit.
Handelt es sich um Reisende, die unter einem niedrigen Blutdruck leiden und zur Reisekrankheit neigen, empfiehlt es sich, daß sie »ihr« homöopathisches oder pflanzliches Blutdruckmittel vor Antritt der Reise und während der Reise einnehmen.
– *Komplexmittel*: Glonoinum Splx., eine halbe Stunde vor Antritt der Fahrt 10–15 Tr. dann stündlich 10 Tr., bei Schwindel mit Erbrechen.
– Apomorphin Splx., stündlich 8–10 Tr., im Wechsel mit Cocculus Splx., stündlich 8–10 Tr.
– Cocculus-Ptk., halbstündlich 8 Tr.

Reisedurchfall

S. auch unter *Durchfall* in Teil III.

 Naturheilkunde

Vorbeugen mit Kaffeekohle, Bolus alba, Heilerde, sowie mit normalen Darmbakterien (Perenterol®, Baktisubtil®, Mutaflor®).
Bei Magenverstimmung: heißer Leibwickel.

 Homöopathie

Okoubaka D2, stündlich 15 Tr.

 Diät

S. *Durchfall*.

Depressive Verstimmung

 Naturheilkunde

Cooper-Bewegungstraining; alle *Kneipp*-Verfahren; Sauna; Reibesitzbad.

 Pflanzenheilkunde

Hyperforat®, Hyperforat®-forte, Seda-Grandelat® (Johanniskraut-Kombinationen); Kavosporal® (Rauschpfeffer-Kombination).

Bei Depressionen in den Wechseljahren Klimaktoplant®, Remifemin®, (Wanzenkraut-Kombinationen).

 Homöopathie

– Lachesis D10, 2 × 1 Gabe, besonders in den Wechseljahren; morgens Zerschlagenheitsgefühl, redet sehr viel, verträgt keine engen Kleidungsstücke.
– Ignatia D12, 2 × 1 Gabe, besonders nach Kummer aufgetretene Depressionen, viel Angst, weint viel, gähnt ständig.
– Acidum phosphoricum D6–D12, Niedergeschlagenheit als Folge von Kummer, völlig apathisch und gleichgültig.
– *Komplexmittel*: Cimicifuga-Ptk.

Verwirrtheitszustände im Alter

Ein sehr umfangreiches und kompliziertes Gebiet ist das der Altersdegeneration. Besonders auffällig für die Angehörigen ist es, wenn bei alten Leuten die geistigen Kräfte nachlassen. Eine reine Vergeßlichkeit ist dabei noch am leichtesten zu ertragen; schwieriger ist der Altersstarrsinn, eine Art Rechthaberei mit bewußtem oder unbewußtem Verdrehen von Tatsachen, ein Altersgeiz, Launenhaftigkeit, falsche Beschuldigungen (»Man hat mir meinen Geldbeutel gestohlen«). Andererseits können auch Nachlässigkeiten auftreten: Änderung der Eßgewohnheiten und Tischsitten, Unsauberkeit, Unpünktlichkeit, Vernachlässigung der Kleidung und der Körperhygiene, Unvernunft in der Nahrungsaufnahme oder beim Getränkeverbrauch, Überschätzung der körperlichen Fähigkeiten und Reserven, Störungen im Tag-Nacht-Rhythmus und vieles andere mehr.
Die schwierigste Phase für eine Familie ist, wenn bei alten Menschen, denen man seither Hochachtung und Liebe entgegengebracht hat, plötzlich Charaktereigenschaften offenbar werden, die nicht zu den edelsten gehören. Zu erkennen, daß hier eine Degeneration der Gehirnzellen, d. h. also ein krank-

hafter Zustand vorliegt, ist für die Angehörigen schwierig, dies vor allem dann, wenn in anderen Bereichen (z. B. Geldangelegenheiten) noch ein scharfer Verstand keinerlei Abnormität erkennen läßt. Oft tragen die betroffenen alten Leute auch noch eine Maske zur Schau, die keineswegs immer den Blick auf die zugrundeliegende Alterserkrankung erlaubt.
Wenn es der Familie nicht gelingt, sich den Altersabbau als Krankheit bewußt zu machen und sich darauf einzustellen, so sind schwere Krisen in der Familie nicht zu vermeiden.
Ein deutlich erkennbarer Verwirrtheitszustand bei Angehörigen ist deshalb leichter zu ertragen, zumindest was die seelischen Folgen bei den im unmittelbaren Wohn- oder Nachbarschaftsbereich befindlichen Angehörigen anbelangt.

 Pflanzenheilkunde

Als Grundbehandlung: Tebonin®-retard (Ginkgo), ferner bei Ohrensausen und Schwindelgefühl: Viscysat® (Mistel), Oxacant®sedativ (Weißdorn, Melisse u. a.), Crataegutt® (Weißdorn).

 Homöopathie

– Arnica D4–D12, zur Verbesserung der Durchblutung, besonders geeignet bei vollblütigen, älteren Menschen mit Neigung zu Schwindel und leichter Ermüdbarkeit.
– Anacardium D3, Gedächtnisschwäche nach akuten Krankheiten bei alten Leuten.
– Barium carbonicum D6, bei Erregungszuständen und Wahnvorstellungen.
– Conium D4–D12, bei Schwindel, Furcht vor Alleinsein.
– Viscum album D6. bei Altersschwindel mit Kopfschmerzen.
– Hyoscyamus D30, 1 × tgl., bei Altersstarrsinn.
– Aurum D6, bei vollblütigen Menschen mit Neigung zu Depressionen.

Verletzungen und Unfälle[1]

Prellungen

Naturheilkunde

Sofort Kältespray, Arnika-Umschläge, Lasonil®- oder andere Sportsalben, Ruhigstellung.
Später: Sauna, Ausschwitzen, Stau- oder Kaltwickel. Massagen wie Lymphdrainage.

Pflanzenheilkunde

Arnica-Sport-Gel DHU, Venalot®-Liniment, Symphytum Extern, DHU, Venoplant®compositum Salbe, Reparil®-Gel.

Homöopathie

– Symphytum Urtinktur bis D4, bei Knochen- und Knochenhautverletzungen, regt die Knochenkeimgewebebildung an.

---

[1] Alle im folgenden genannten *pflanzenheilkundlichen* Mittel sind äußerlich anzuwenden (Ausnahme: Gehirnerschütterung). Tinkturen und Extern-Tinkturen DHU für Einreibungen und Umschläge im Verhältnis 1:3 bis 1:10 verdünnen. Arnika-Präparate nicht auf offene Hautstellen bringen!

– Arnica D12, anfangs viertelstündlich.

Biologisches Heilverfahren

Medikamente: Traumeel®-Tropfen, stündlich 10.
Äußerlich: Traumeel®-Salbe.

Zerrungen, Verrenkungen, Verstauchungen

Naturheilkunde

Sofort Kältespray, Ruhigstellung, Salbenverbände wie oben, dazu Exhirud®-Salbe.
Die Körpergegenseite behandeln mit: Wechselfußbädern, Güssen, Massagen.

Pflanzenheilkunde

Bellis Extern DHU, Rhus-Rheuma-Gel DHU, Arnica-Sport-Gel DHU, Kytta-Salbe®, Ruta Extern DHU, Symphytum Extern DHU, Arnica-Tinktur (Tinctura Arnicae, Apotheke, für Umschläge: 1 Eßl. auf ½ l Wasser), Bilsenkraut-Öl (Apotheke), Wacholder-Spiritus (Apotheke), Zwiebelbreiumschläge (feingehackte Zwiebeln mit Wasser und ein wenig Salz zu einem Brei verrühren und als Umschlag auflegen).

Homöopathie

Äußerlich: – Arnica-Urtinktur als Salbe oder als Umschlag.
Innerlich: Arnica D6–D12, zur Verbesserung der Blutzirkulation und der Blutgefäßtätigkeit,
– Hypericum D4, 4mal 1 Tabl., bei Nervenverletzungen;
– Ruta D2 Tabl., wenn die Knochenhaut mit betroffen ist (z. B. der berüchtigte Tritt gegen das Schienbein).

Blutergüsse

Naturheilkunde

Sofort Kältespray, Eisauflagen. Japanisches Pfefferminzöl einreiben. Nächtlich hochlagern. Gegebenenfalls sofort Druckverband zur Vermeidung größerer Ergüsse. Später Salbenverbände täglich zweimal. Schonen. Stauwickel, Blutegelsalben.
Fingernagel-Bluterguß: Sofort steil hochlagern. Mit Kaltwasser kühlen.

Pflanzenheilkunde

Arnikamill®-Wund- und Heilsalbe, Venalot®-Liniment, Venoplant®-compositum Salbe, Venostasin®-Gel, Arnica-Tinktur (s. o.), Arnica-Sport-Gel DHU.

Homöopathie

– Arnica D12, je nach Bedarf viertelstündlich bis 3 × täglich.
– Hypericum D4–D6, Dosierung nach Bedarf, besonders bei Nervenverletzungen oder neuralgischen Beschwerden.
– Hamamelis D3, mehrmals 1 Gabe tgl.
Biologische Heilverfahren
Medikamente: Wobenzym® 3 × täglich 5 Drag. einnehmen.

Quetschungen

Naturheilkunde

S. unter *Blutergüsse*
Dazu kalte feuchte Wickel. Ständig Kaltwasserbad, bis der Schmerz nachläßt. Ruhigstellung.

Pflanzenheilkunde

Arnica-Salbe Heel®, Nervorheuminsalbe Cefak, Arnica-Salbe DHU, Bellis-Extern DHU, Calendula-Salbe DHU, Ruta Extern DHU.

Homöopathie

- Calendula-Urtinktur bis D3.
- Arnica D6–D12, zur Verbesserung der Durchblutung.
- Symphytum D2, 2-stündlich 10 Tropfen am 1. Tag.

Schürfwunden[1]

Pflanzenheilkunde

Calendula-Salbe DHU, Calendula Extern DHU, Hametum®-Salbe.

Bißwunden

Es gilt zu bedenken, daß jede Bißwunde von Tieren tollwutverseucht sein kann. Deshalb **sofort einen Arzt aufsuchen!**

Naturheilkunde

Inzwischen ständig mit kaltem Frischwasser spülen oder begießen. Kaltwasserumschläge 1–2 Tage lang stündlich wechseln, wenn kein Arzt zu erreichen ist.

Pflanzenheilkunde

Calendula-Salbe DHU, Hypericum Extern DHU.

---

[1] Für alle offenen Wunden gilt das in der Fußnote zur Hausapotheke Gesagte (s. S. 165).

Homöopathie

Wegen der großen Gefahr der Infektion stark bluten lassen, eine Kombination von Arnica D6 und Calendula D3 hat sich sehr bewährt.

Brandwunden

Naturheilkunde

Ausgiebig und ständig kühlen (z. B. Kaltwasser). Verbrannte Gliedmaßen in kaltem Wasser belassen, bis der Schmerz weg ist. **Sofort zum Arzt.**

Pflanzenheilkunde

Hametum®-Salbe, Calendula-Salbe DHU, Cardiospermum-Salbe DHU. Äußerlich zu Umschlägen: Calendula-Extern DHU, verdünnt 1:10.

Homöopathie

- Arnica D3 bis D12, halbstündlich 5 Tropfen, Basismittel.
- Echinacea Urtinktur, stündlich 5 Tr., schmerzstillend.
- Hepar sulfuris D6 Tbl., bei beginnender Eiterung.
- Cantharis D6, 4 mal tgl. 8–10 Tr.

Stich- und Schnittverletzungen

Naturheilkunde

Sauber abdecken, ruhigstellen, verletzte Gliedmaßen hochlagern. Mit sauberem Pflaster Wundränder aneinanderpressen. Befallenes Glied kühlen. Ärztliche Versorgung nötig.

Pflanzenheilkunde

Hypericum Extern DHU, Hametum®-Salbe.

Homöopathie

- Arnica D6–D12.
- Hypericum D6.
- Hamamelis D2–D6.

Knochenbrüche

Bei geschlossenem Bruch Notverband mit Schiene, Hochlagerung, Kühlung, Ruhe. Bei offenen Brüchen sofort sauber abdecken, ruhigstellen. Blutung gegebenenfalls abbinden. Hilfsperson zum Arzt schicken. Den Verletzten nicht allein lassen.

Pflanzenheilkunde

Kytta-Salbe®, Kytta-Plasma®, Symphytum Extern DHU, Kalmus-Spiritus (Apotheke), Arthrosenex®-Salbe, für Folgezustände Bäder mit Zinnkrautabkochungen.

Homöopathie

Zusätzlich mit Arnica D12, Hypericum D6 und besonders Symphytum Urtinktur bis D4 behandeln.

Gehirnerschütterung

Achten auf Erbrechen, Benommenheit, lallende Sprache, verschieden große Pupillen. Dann sofort Arzt holen. Flache Lagerung!

Pflanzenheilkunde

Im akuten Fall Venoplant®-Ampullen zur Injektion[1]; für die Langzeitbehandlung (Nachbehandlung) Venoplant®-retard, Reparil®-Dragees, Venacton®-Tropfen.

Homöopathie

- Arnica D12, um Blutungen vorzubeugen.
- Zincum sulfuricum D2–D6, bei Reizzuständen im Gehirn.
- Gelsemium Urtinktur bis D6, bei starken Kopfschmerzen und Lähmungserscheinungen.

(s. Fußnote[2]).

Diät

Einige Tage Saftfasten, Molkefasten, Reis-Obst-Gemüse-Diät oder Kartoffeldiät.

---

[1] Bleibt dem Arzt vorbehalten.
[2] Es empfiehlt sich, ein Komplexmittel wie Traumeel® oder Symphytum Splx. bereitzuhalten. Dies ist für die meisten der oben genannten Verletzungen ausreichend.

Vergiftungen

Immer wieder kommt es im täglichen Leben zu beruflichen oder häuslichen Vergiftungen. Diese können durch irgendeine Lösung verursacht werden, die in einer Bierflasche aufbewahrt und versehentlich getrunken wird, durch ausströmendes Gas, durch eine Pilzmahlzeit, durch andere verdorbene Nahrungsmittel und natürlich auch durch die Chemikalien, die heute im Haushalt und im Garten als Pflanzenschutz- und Schädlingsbekämpfungsmittel gebraucht werden. Die einzelnen Vergiftungen werden hier nicht gesondert aufgeführt, zumal im akuten Fall den Angehörigen nicht zuzumuten ist, exakte Feststellungen zu treffen.
Je nach Schwere des Falles ist ein Arzt beizuziehen oder der Notarzt zu rufen. Im übrigen sind in der Bundesrepublik Deutschland sogenannte Informationszentren für Vergiftungen zu Auskünften bereit. Dies wird sich insbesondere dann empfehlen, wenn bekannt ist, daß versehentlich oder absichtlich als Gift anzusehende Stoffe verzehrt wurden, aber noch keine Krankheitszeichen erkennbar sind.
Die Liste der Informationszentren für Vergiftungsfälle in der Bundesrepublik Deutschland ist deshalb angefügt.

Informationszentren für Vergiftungsfälle

In folgenden Krankenanstalten und Kliniken bestehen offizielle Informationszentren für Vergiftungsfälle. Diese Zentren geben *Tag und Nacht telefonisch Auskunft*. Ihnen liegt die vom Bundesgesundheitsamt zusammengestellte Informationskartei über giftige Stoffe vor, die in Haushalts-, Pflanzenschutz- und Schädlingsbekämpfungsmitteln enthalten sind.

Zentren mit durchgehendem 24-Stunden-Dienst

1000 Berlin 19
Beratungsstelle für Vergiftungserscheinungen an der Universitätsklinik, Pulsstr. 3–7.
Tel.: Vorwahl: 0 30, Zentrale: 3 02 30 22

1000 Berlin 19
Reanimationszentrum der Freien Universität Berlin im Klinikum Westend, Spandauer Damm 130.
Tel.: Vorwahl: 0 30, Durchwahl: 30 35-4 66, -22 15, -4 36, Zentrale: 3 03 51

5300 Bonn 1
Universitäts-Kinderklinik, Informationszentrale für Vergiftungen, Adenauer-Allee 119.
Tel.: Vorwahl: 02 28, Durchwahl: 26 06-2 11, Zentrale: 2 60 61

3300 Braunschweig
Medizinische Klinik des Städtischen Krankenhauses, Salzdahlumer Straße 90.
Tel.: Vorwahl: 05 31, Durchwahl: 6 22 90, Zentrale: 68 80

2800 Bremen 1
Kliniken der Freien Hansestadt Bremen, Zentralkrankenhaus, Klinikum für Innere Medizin, Intensivstation, St.-Jürgen-Straße.
Tel.: Vorwahl: 04 21, Durchwahl: 4 97 52 68, 4 97 36 88

7800 Freiburg
Universitäts-Kinderklinik, Informationszentrale für Vergiftungen, Mathildenstraße 1.
Tel.: Vorwahl: 07 61, Durchwahl:
2 70 43 61, Zentrale: 27 01, Pforte:
2 70 43 00/01

3400 Göttingen
Universitäts-Kinderklinik und Poliklinik, Robert-Koch-Straße 40.
Tel.: Vorwahl: 05 51, Durchwahl:
39 62 39, Zentrale: 39 62 10

2000 Hamburg 60
I. Medizinische Abteilung des Krankenhauses Barmbek, Rübenkamp 148.
Tel.: Vorwahl: 0 40, Durchwahl: 63 85-33 45, -33 46, Zentrale: 63 85-1

6650 Homburg/Saar
Universitäts-Kinderklinik im Landeskrankenhaus.
Tel.: Vorwahl: 0 68 41, Durchwahl:
16 22 57, 16 28 46, Zentrale: 16-0

2300 Kiel
Zentralstelle zur Beratung bei Vergiftungsfällen an der I. Medizinischen Universitätsklinik Kiel, Schittenhelmstraße 12.
Tel.: Vorwahl: 04 31, Durchwahl:
5 97 42 68, Pförtner: 5 97 13 93 oder Zentrale: 5 97 -0

5400 Koblenz
Städtisches Krankenhaus Kemperhof, I. Medizinische Klinik.
Tel.: Vorwahl: 02 61, Durchwahl:
49 96 48, 49 96 76

6700 Ludwigshafen
Klinikum der Stadt Ludwigshafen, Entgiftungszentrale Medizinische Klinik C, Bremserstraße 79.
Tel.: Vorwahl: 06 21, Durchwahl:
50 34 31, Zentrale: 50 31

6500 Mainz
Zentrum für Notfalltherapie, Entgiftung und Giftinformation, II. Medizinische Klinik und Poliklinik der Universität, Langenbeckstraße 1.
Tel.: Vorwahl: 0 61 31, Zentrale: 1 71, Durchwahl: 23 24 66

8000 München 80
Giftnotruf München. Toxikol. Abt. der II. Medizinischen Klinik rechts der Isar der Technischen Universität München, Ismaninger Straße 22.
Tel.: Vorwahl: 0 89, Zentrale: 41 40-1, Durchwahl: 41 40-22 11

4400 Münster
Medizinische Univ.-Klinik, Albert-Schweitzer-Str. 33.
Tel.: Vorwahl: 02 51, Durchwahl:
83 62 45, 83 61 88, Zentrale: 8 31

8500 Nürnberg 90
II. Medizinische Klinik der Städt. Krankenanstalten, Toxikologische Intensivstation, Flurstraße 17.
Tel.: Vorwahl: 09 11, Durchwahl:
3 98 24 51, Zentrale: 39 81

2990 Papenburg
Marienhospital, Kinderabteilung, Hauptkanal rechts 75.
Tel.: Vorwahl: 0 49 61, Zentrale: 8 30

| Zentren mit noch nicht durchgehendem 24-Stunden-Dienst

3300 Braunschweig
Institut für Pharmakologie und Toxikologie der Technischen Universität, Bültenweg 17.
Tel.: (05 31) 3 91 24 00/24 19

7800 Freiburg
Pharmakologisches Institut der Universität, Katharinenstraße 29.
Tel.: (07 61) 2 03 21 07

6300 Gießen-Lahn
Pharmakologisches Institut der Universität, Frankfurter Straße 107.
Tel.: (06 41) 7 02 41 35 oder 7 02 41 36

3400 Göttingen
Institut für Pharmakologie und Toxikologie, Lehrstuhl II, Geiststraße 9.
Tel.: (05 51) 39 53 00

3550 Marburg
Institut für Toxikologie und Pharmakologie, Pilgrimstein 2, Tel.: (0 64 21) 28 22 90, 28 22 91; Institut für Pharmakologie und Toxikologie Lahnberge.
Tel.: (0 64 21) 28 50 00, 28 50 01

6600 Saarbrücken
Städtisches Krankenhaus, Winterberg, Beatmungs- und Vergiftungszentrale, Anästhesie-Abteilung, Frischoperiertenabteilung.
Tel.: (06 81) 6 03 25 44, 6 03 26 41, 6 03 26 43, Zentrale: 60 31 (mit Tag- und Nachtdienst)

8700 Würzburg
Institut für Toxikologie und Pharmakologie der Universität, Versbacher Landstraße 9.
Tel.: (09 31) 2 01 39 80/39 81

Mobile Gegengift-Depots

8000 München 80
Toxikologische Abteilung der II. Medizinischen Klinik Rechts der Isar der Technischen Universität München, Ismaninger Straße 22.
Tel.: Vorwahl: 0 89, Durchwahl 41 40 22 11, Zentrale 4 14 01, oder über Berufsfeuerwehr München: Tel.: Vorwahl 0 89, Durchwahl: 1 12

4200 Oberhausen
Städtische Feuerwehr, Brucktorstraße 30.
Tel.: Vorwahl: 02 08, Durchwahl 88 51, oder Notruf 1 12

---

1 Die Firma Iso und die Firma DHU bieten homöopathische Haus- und Reiseapotheken ab. Es empfiehlt sich die homöopathische Taschenapotheke mit 16 Mitteln in tiefen Potenzen oder die Taschenapotheke der Firma Iso (in allen homöopathisch ausgerichteten Apotheken zu beziehen). Mit der homöopathischen Hausapotheke kann jedoch nur umgehen, wer bereits eigene Erfahrungen mit homöopathischen Medikamenten besitzt.

2 Brandgel nur anwenden bei kleinflächigen Verbrennungen 1. Grades, bei denen ärztliche Behandlung nicht erforderlich ist. Handelt es sich um eine großflächige Brandwunde oder um andere Hautverletzungen, die ärztlich versorgt werden müssen, so ist kein Gel, keine Salbe und kein Puder aufzutragen. Lediglich steriler Mullverband, der mit Binden oder Leukoplast locker befestigt werden kann. Dasselbe gilt für Schnittwunden, die meist eine Naht erfordern. Auch hier lediglich Auflegen eines sterilen Mullverbandes. Dann Aufsuchen eines Arztes oder einer chirurgischen Ambulanz innerhalb von sechs Stunden.

Hausapotheke

Die folgenden Vorschläge zur Zusammenstellung der Hausapotheke entstammen praktischen Erfahrungen. Zu beachten ist, daß eine Hausapotheke übersichtlich sein muß, also nicht zu viele Medikamente enthalten darf. Auch aus Gründen des Verfalls oder des Nachlassens der Wirksamkeit ist bei Arznei- und Wundmitteln eine zu große Ansammlung von Präparaten nicht zu empfehlen. Aus demselben Grund ergibt sich die Notwendigkeit fortlaufender Kontrolle in gleichmäßigen Abständen.
Die Hausapotheke sollte nach den jeweiligen Bedürfnissen der Familie ausgerichtet sein. Wie sie dann im Einzelfall zu ergänzen ist, sollte beim Arzt erfragt werden[1].

Vorschlag für die Zusammenstellung

Fieberthermometer
Schere für Verbandmaterial
Verbandmull (steril abgepackt)
Hansaplast (4 und 6 cm breit)
Leukoplast (1¼ und 2½ cm)
Ist besondere Hautempfindlichkeit bekannt, so empfiehlt sich statt dessen, z. B. Micropore®
Mullbinden, am besten als elastischer Mull (Elastomull, Pehalast u. a. in verschiedenen Größen: 4, 6, 8, 10 cm breit)
Elastische Binden (sog. Wickelbinden, verschiedene Größen: 6, 8, 10 und 12 cm breit)
Lederfingerling
Abschnürbinde
Sterile Tupfer
Dreieckstuch
Sicherheitsnadeln
Klysomat Klein-Einlaufgerät
Franzbranntwein
Wundbenzin
Isoprophylalkohol

Medikamente:
Grippe, Erkältung, Entzündung: Esberitox N® Tropfen, Meditonsin® Tropfen, Aspirin® Tabletten, Fieberzäpfchen Cosmochema, Viburcol® supp.; JHP-Öl; Salviathymol®, Lurgyl®, (Gurgelmittel); Traumeel® Tropfen oder Tabletten.
Husten: Tannol-Kneipp® Balsam, Husten-Tropfen Cosmochema, Bronchoforton®-Tropfen.
Herz, Kreislauf: Korodin® Tropfen, Diacard® Tropfen, Herz-Tropfen Cosmochema, Vertigo-Heel®-Tropfen (Schwindel).
Verdauungsorgane: Aristochol®, Granulat (Gallemittel, leicht abführend), Atropinum compos® Zäpfchen (bei schweren kolikartigen Schmerzzuständen), Psyllium Kneipp (bei Verstopfung), Vomitus Heel (bei Erbrechen), Kohle-Compretten und Diarrheel® Tabletten (bei Durchfall).
Niere, Blase: Kneipp Nieren- und Blasen-Tee, Nieren-Blasen-Tee Cosmochema.
Beruhigung, Schlafmittel: Kavosporal® Dragees, Plantival®, Kavain® Drag.
Schmerzmittel: Aspirin® (s. oben), Neuralgietropfen Cosmochema.
Zerrungen, Prellungen, Verstauchungen u. ä.: Arnica Sport-Gel DHU.
Kleinflächige Brandwunden: Medice® Brandgel[2].

Reiseapotheke

In der Reiseapotheke werden auch einige wenige Medikamente angeführt, die nicht in den Bereich der biologischen Medizin gehören. Dies ergibt sich zwangsläufig aus den Voraussetzungen: Bei Reisen in fremdsprachige Länder mit häufigem Wechsel der Aufenthaltsorte kann eine einmal ausgebrochene Erkrankung nicht in der üblichen Weise mit der erforderlichen Sorgfalt und Konsequenz behandelt werden. Bei einem Durchfall, der mit Fieber einhergeht, ist deshalb zur üblichen Kohle auch ruhig z. B. Metifex 200® mit einzunehmen, um die Erkrankung im Griff zu behalten. Zusätzlich zur Reiseapotheke darf natürlich eine ohnehin einzunehmende Medizin nicht vergessen werden. Außerdem ist individuell Rücksicht auf Neigung zu Reisekrankheiten (s. unter Reisekrankheit) oder zu allergischen Erkrankungen, zu Herzbeschwerden, Magen-Darm-Störungen u. a. zu nehmen.

Vorschlag für die Zusammenstellung

Fieberthermometer
Schere für Verbandmaterial
Verbandmaterial (Verbandmull, elastische Mullbinden, Leukoplast, Hansaplast)
Sicherheitsnadeln
Alkoholtupfer
Papiertaschentücher

Medikamente:
Fieber: s. Hausapotheke (bei Reisen in warme Klimazonen ist zu berücksichtigen, daß Zäpfchen ungeeignet sind).
Herz, Kreislauf: Korodin® Tropfen, Diacard® Tropfen, Orthangin® Tropfen
Magenbeschwerden: Carvomin®, Pankreaplex®
Abführmittel: Agiolax®
Gegen Durchfall: Kohle-Compretten, Metifex 200®
Unruhe, Schlafstörungen: Plantival®, Kavosporal®
Schmerzen, auch Zahnschmerzen: Azur comp.® Tabletten, Neuralgietropfen Cosmochema®.

Sonnenschutzöl, Lippenpflege (Labello®), Wundsalben (Hametum® Salbe, Mirfulan® Salbe), Arnica Kneipp Salbe (Prellungen, Blutergüsse, Anschwellen der Beine durch langes Sitzen im Flugzeug o. ö.).
Bei der Auswahl der Reiseapotheke ist auch das Reiseziel zu berücksichtigen. In warmen oder tropischen Ländern wird man sich gegen Insektenstiche schützen müssen, in gebirgigen Gegenden gegen Föhnbeschwerden, bei starken Temperaturschwankungen gegen Erkältungskrankheiten.
Deshalb hierzu noch einige Vorschläge
Insektenstiche: Venoplant® Gel
Sonnenbrand: Hametum® Salbe, Calendula Salbe DHU
Schwindel: Vertigo Heel®
Föhnbeschwerden: Plantival®
Halsschmerzen: Meditonsin®, Imposit®
Schnupfen: Euphorbium compos.® Nasentropfen, Nisylen
Husten: Eupatal®, Bronchoforton®
Muskelkater: Venoplant® Gel.

Teil III
Behandlung durch den Arzt

Behandlung durch den Arzt

Abszeß

Ein Abszeß ist eine umschriebene, gegen das gesunde Gewebe abgegrenzte Eiteransammlung (lat. *abscessus*, Weggang, Absonderung). Er entsteht durch Bakterien, insbesondere durch die eiterbildenden Kokken (Staphylokokken, Streptokokken). Die Namen deuten auf die Form der Bakterien hin. Im Griechischen ist *kokkos* Kern, *staphyle* Traube und *streptos* Kette. Der Eiter ist das Ende einer »Entzündungsschlacht«. Er besteht aus den eingedrungenen und zugrundegegangenen Bakterien, weißen Blutkörperchen (die »Soldaten« des Körpers) und Gewebetrümmern.
Hat der Abszeß, sei es ein Brust-, Schweißdrüsen oder Zahnwurzelabszeß, ein Fingerumlauf, ein Mandelabszeß, ein Furunkel (die Entzündung *eines* Haarbalges) oder Karbunkel (ein Entzündungsprozeß, an dem *mehrere* Haarbälge beteiligt sind) usw., die Möglichkeit, nach außen durchzubrechen, so entleert er sich spontan. Im anderen Fall versucht man den Abszeß zu erweichen, um den Durchbruch und die Entleerung zu erleichtern, wenn nicht chirurgische Maßnahmen erforderlich sind.
– Auf keinen Fall den Herd ausquetschen oder aufstechen, auch wenn er noch so klein ist!

Nat. Kalte Aufschläge (Heilerde, Retterspitz, Quark, Alkohol). Darmeinläufe. An Händen (Füßen) Kernseifenbäder. Einschmelzen mit Salbenverband (Ciauphen®, Ichtholan®). Erfolge bei Nasenfurunkel mit Blutegelbehandlung. Persilsitzbäder (1 Handvoll Persil pro Sitzbad) bei Afterabszeß.

Pfl. Leinsamenbrei oder Leinkuchen (Preßrückstand von der Leinölgewinnung) aufkochen, als Beutel den schmerzhaft entzündeten Stellen auflegen (Verbrennungen vermeiden!).
Im gleichen Sinne Kartoffelbreiumschläge und Heublumenaufgüsse (Heublumensack).

Hom. Hepar sulfuris D3, stündlich 1 Tabl., oder Hepar sulfuris D15,
– Myristica sebifera D2 (das homöopathische Messer!),
– Belladonna D6 bei akuter Schwellung, Rötung und klopfendem Schmerz;
– Lachesis D12, 3 × 10 Tr., bei Neigung zu Sepsis.
– *Komplexmittel*: Hepar sulfuris Oplx.; Sulfur Ptk.

Biol. Eigenblutserie.

Abszeß, chronisch wiederkehrend

Nat. Darmsanierung. *Schlenz*bad, Reibesitzbad, Rumpfreibebad.

Pfl. Echinacea-Präparate wie Echinacin®, Echinatruw® intern o. ä. über Wochen.

Hom. *Komplexmittel*: Hepar sulfuris Ptk.

Biol. Eigenblut-Sauerstoffverfahren.

HOT. Vakzinationen mit Paspat® oder Vaccineurin®.
Medik.: Pascotox®; Esberitox N®.

Diät. Zur Verbesserung von Abwehr und Reaktionsbereitschaft zeitweilig pflanzliche Vollrohkost.

Akne
→ Talgdrüsenerkrankungen

Allergie

Allergie (»andersartige Reaktion« von griech. *allos*, anders, und *ergon*, Tätigkeit) ist eine Überempfindlichkeit des Organismus gegen Stoffe aus der Umwelt. Solche Stoffe nennt man Antigene oder Allergene. Jeder Allergiker hat »seine« Allergie entwickelt: Tierhaare, Tierhäute, Federn, Bienengift, Pollenstaub von Bäumen, Gräsern und Getreide, Sägespäne, ganze Pflanzen, Schimmelpilze sind häufige Allergene aus der biologischen Umwelt. Ferner sind allergische Reaktionen auf synthetische Texilfasern, Chemikalien, Metalle, Kosmetika, Farben, Arzneimittel und Hausstaub bekannt.
Auch auf in Fertigprodukten enthaltene Zusatzstoffe (z. B. Konservierungsmittel, Farbstoffe, Aromastoffe) kann eine Allergie entstehen.
Allergische Reaktionen können auch mit dem Verzehr bestimmter Lebens- und Nahrungsmittel zusammenhängen. Immer häufiger kommen Nahrungsmittelallergien vor. In der Bundesrepublik sollen über drei Millionen Menschen auf Lebensmitteln allergisch reagieren.
Wichtigste Nahrungsallergene sind Milch, Milcheiweiß, Eiklar, Meeresfrüchte (Hummer, Krabben, Austern, Muscheln), Fisch, Soja, Erdbeeren, Zitrusfrüchte, Nüsse, Mandeln, Getreideprodukte (insbesondere Roggen), Backhilfsmittel, Gewürze, verschiedene Teesorten. In Frage kommen auch Enzyme, die in der Lebensmitteltechnologie Anwendung finden, Schimmelpilze an Obst, Gemüse, Getreideprodukten und Gewürzen und eine relativ große Zahl von Lebensmittelzusatzstoffen. Gleichfalls von Bedeutung scheinen Rückstände (z. B. von Pflanzenschutz- oder Arzneimitteln) sowie Schadstoffe aus der Umwelt zu sein, die an Lebensmitteln haften.
Eine Vielfalt des Lebensmittelangebotes und der Einsatz zahlreicher Hilfsstoffe bei der Lebensmittelverarbeitung dürften die Ursache dafür sein, daß Nahrungsmittelallergien heute so verbreitet sind.
Viele Menschen vermuten nicht, daß bestimmte chronische Beschwerden mit dem Verzehr bestimmter Lebensmittel, auf die sie allergisch reagieren, in Verbindung stehen. Größte Schwierigkeiten bereitet die Suche nach Allergenen in der Nahrung. Grundsätzlich kann jeder Bestandteil der Nahrung als Allergen infrage kommen und nicht selten besteht gegenüber mehreren Nahrungsbestandteilen Überempfindlichkeit. In manchen Fällen muß der Facharzt (Allergologe) größten diagnostischen Aufwand betreiben.
Seelische Belastungen können die Funktion eines Allergieauslösers haben. Daraus erklärt sich auch die Individualität einer allergischen Erkrankung. In den letzten Jahren nahm die Allergiebereitschaft in der Bevölkerung erheblich zu.
Allergische Reaktionen treten unter anderem auf als Hautjucken, Nesselausschlag, Ekzeme, Heuschnupfen (Heufieber), Asthma, Blutdruckabfall, Kopfschmerzen, Erbrechen, Durchfall. Todesfälle sind selten. Sie stellen die

äußerste Form des anaphylaktischen Schocks dar (griech. *ana*, daneben, *phylaxis*, Schutz), des »verfehlten Schutzes« also. Während die Allergie zumeist auf ein Organsystem wie Haut, Atmung, Herz und Kreislauf beschränkt bleibt, nimmt sie hier lebensbedrohliche Formen an.
Der Körper reagiert auf allergieauslösende Stoffe mit der Bildung von passenden speziellen Antikörpern. Dieser Vorgang wird als *Sensibilisierung*, »Empfindlichmachen«, bezeichnet. Er kann Tage, Monate oder Jahre dauern. Wenn ausreichend Antikörper vorhanden sind, kommt es bei weiterer Zufuhr von Antigenen zur Antigen-Antikörper-Reaktion, zum Ausbruch der allergischen Erkrankung.
Eine allergische Erkrankung kann durch Ausschalten des oder der krankmachenden Stoffe behoben werden. Das setzt voraus, daß sie bekannt sind. Die Konsequenz ist, daß je nach Ursache die Nahrung, die Beschäftigung, der Wohnort gewechselt, ein Medikament abgesetzt wird, ein Haustier oder Einrichtungsgegenstände abgeschafft werden müssen. Durch genaue Beobachtung gelingt es gelegentlich dem von einer Allergie Betroffenen, die Ursache zu finden. Hautteste, mit denen eine Überempfindlichkeit festzustellen ist, können hier eine Hilfe sein.
Die optimale Behandlung einer Allergie besteht darin, den Organismus wieder zu »normalen Reaktionen« auf Allergene zu bringen. Dies gelingt oft mit den unten beschriebenen Methoden. Wenn der Organismus auf diese Hilfe nicht mehr anspricht und weiterhin zu Überreaktionen neigt, so wird man auf die oben beschriebene Austestung übergehen, die bei Hautärzten oder in den immunologischen Abteilungen der meisten Hautkliniken durchgeführt werden kann.

Als Besonderheit sei angeführt, daß es gegen Bienen- oser Wespengift eine »Schnellhyposensibilisierung« in Krankenhäusern gibt. Bei Frauen vielfach unbekannt ist, daß es Allergie auch auf Kosmetika geben kann. Ein Wechsel des Präparates ist dann unabdingbar. Dasselbe gilt für allergieauslösende Arzneimittel.

Nat. Sauna, Rumpffreibebad, *Schiele*-Fußbad, Kuraufenthalte im Hochgebirge, am Meer. Böcksteiner Heilstollen (Badgastein).

Pfl. Lediglich symptomatische Behandlung, deshalb →*Lungenasthma*, →*Heuschnupfen*, →*Hautausschlag*.

Hom. Gut ausgewählte Konstitutionsmittel:
– Acidum formicicum D6–D12, als Injektionen.
– Lachesis D8–D12, als Injektionen.
– *Komplexmittel*: Phönix Allergie-Mittel Globuli; Allergie Injektopas®.

Biol. Dysbakteriebehandlung. Herdsuche. Potenzierte Eigenbluttherapie. Gegensensibilisierung nach *Theurer*. Thymustherapie. EAV-Austestung.

Diät. Bei der Diagnostik von Nahrungsmittelallergien ist zunächst eine allergenminimierte bzw. allergenarme Kost einzusetzen, die nur wenige, erfahrungsgemäß sehr selten allergieauslösende Nahrungsmittel enthält. Diese sind Kartoffeln, Karotten (keine Karotten-Naßkonserven), Bananen, Weizenfeinmehlbrot ohne Backhilfsmittel oder Hefe (kein Vollkornbrot), Weizenmehl Type 405, geschälter Reis, Fleisch (keine Fleischerzeugnisse und Wurstwaren), Butter, Mineralwässer, Bohnenkaffee, Raffinadezucker, Salz (keine Gewürze). Eine auf diese Nah-

rungsmittel beschränkte allergiearme Kost ist ca. 14 Tage beizubehalten. Dann ist auf eine Allergen-Suchkost überzugehen, in der von Tag zu Tag ein weiteres Lebensmittel zugelegt und unter Protokollführung zu testen ist. Am 1. Tag der Allergen-Suchkost 1 Glas kalte Vollmilch, am 2. Tag 1 Glas abgekochte Vollmilch, am 3. Tag 1 weichgekochtes Ei und ab dem 4. Tag in beliebiger Reihenfolge weitere Lebensmittel. Nachdem mit Hilfe einer Allergen-Suchkost individuell wirksame Nahrungsallergene ausfindig gemacht worden sind, ist eine allergendefinierte Karenzkost (mit Ausschaltung individuell wirksamer Nahrungsallergene) zusammenzustellen. Diese sollte nach Möglichkeit eine vollwertige Ernährung sein und, soweit es geht, naturbelassene Lebensmittel aus einer Landwirtschaft enthalten, die keine Pflanzenschutzmittel einsetzt und nur begrenzt Tierarzneimittel zum Einsatz bringt (z. B. in neuform-Reformhäusern erhältliches Obst, Gemüse und Kartoffeln aus Heirler Bio-Agrar-Landwirtschaft). Dabei zu bedenken ist jedoch, daß naturbelassene Lebensmittel (z. B. Rohobst, Rohgemüse, Vollgetreide) mit Schimmelpilzen oder anderen naturgegebenen allergieauslösenden Substanzen versehen sein können. Im einzelnen ist dies in Erfahrung zu bringen.
In manchen Fällen reicht es aus, Nahrungsmittelallergien nur unter Ausschaltung von Milch und Eibestandteilen zu behandeln. Hierzu ist eine Auflistung von Lebensmitteln nützlich, die garantiert frei von Milch und Eiweißbestandteilen sind (s. in neuform-Reformhäusern erhältliche Broschüre »Milch/Ei-freie Kost aus dem Reformhaus«). Nahrungsmittelallergien sind in der Regel durch den Arzt zu behandeln, wobei häufig auch ein Facharzt (Allergologe) benötigt wird.

Altersstar → Grauer Star

Anämie → Blutarmut

Angina pectoris → Herzangst

Arterienverkalkung (Arteriosklerose)

Auch → Gehirnverkalkung, → Schaufensterkrankheit

Als Arterienverkalkung wird eine krankhafte Veränderung der Arterien mit Elastizitätsverlust, Wandverdickung, Eiweiß-, Fett- und Kalkeinlagerung bezeichnet. Es ist ein je nach Veranlagung und Lebensweise fortschreitender Alterungsprozeß, begünstigt durch Hochdruck, Übergewicht, Zuckerkrankheit, Infektionskrankheiten u. a., dem medikamentös nur bedingt begegnet werden kann. Die Umstellung der Lebensgewohnheiten steht bei jeder Behandlung obenan. Übrigens: die häufigste Ursache der sog. Verkalkung ist eine Erhöhung der Blutfettwerte (Cholesterine und Triglyzeride).

Nat. Gefäßtraining: Sport, Wandern, Kneippen. *Schiele*-Fußbad. Blutegel, kleine Aderlässe.

Pfl. Für die Basis-(Langzeit-)Therapie sind Knoblauch, Mistel, Ginkgo und Immergrün bewährte Mittel. Knoblauch wird gern als Gewürz benutzt. Man kann ihn roh (Knoblauchzehe) verzehren, wenn man den penetranten Geruch nicht scheut. Mistel (getrocknete junge Zweige mit Blättern und Blüten) wird gelegentlich noch als Tee (kalt ansetzen, über Nacht stehen lassen, ohne

Aufkochen abseihen und trinken) genommen. Jedoch stehen wie bei Knoblauch und Ginkgo Spezialpräparate im Vordergrund.
Knoblauch: Allium-sativum-Strath®, Knoblauch-Kapseln verschiedener Hersteller, Knoblauch-Pflanzensaft Kneipp®.
Mistel: Asgoviscum®, Viscratyl®, Viscysat®.
Ginkgo: Tebonin®, Rökan®.
Immergrün: Immergrün-Extrakt Vogel.
Zur Begleittherapie Weißdorn in Form von Crataegutt®, Cratylen®, Oxacant® oder in Kombination mit der indischen Rauwolfia einer mild blutdrucksenkenden Pflanze, als Rauwoplant®, Dreluso 33® u. a.

Hom. Jodum D6 bis D30 steigern.
– Barium jodatum D4, monatelang.
– Plumbum D30, 1 × wöchentlich.
– Aurum D6, 3 × 1 Tabl., bei Hochdruck, bei dicken Leuten mit Herzkranzgefäßverengung mit Druck hinter dem Brustbein.
– Secale D4, 3 × 10 Tr., blaurote, eiskalte Füße.
– Viscum album Urtinktur bis D1.
– Espeletia D3 oder D4, 3 × 10 Tr., speziell bei Rauchern mit Angina pectoris und Impotenz.
– Conium D6, 3 × 10 Tr., Schwindel bei Drehbewegung des Kopfes.
– Cocculus D6, 3 × 5 Tr., Drehschwindel.
– *Komplexmittel*: Secale Splx., evtl. Barijodeel® Tabl.; Aesculus compos® Tr.

Biol. Alle Sauerstoff-Therapieverfahren. Akupunktur.
Medik.: Actihaemyl®-Infusionen, Aslantherapie, Pascovenol®. Secale/Bleiglanz comp. (Wala) und Secale/Quarz (Wala) als Globuli oder Injektionen.

Diät. Vollwert-Ordnungsnahrung in Ableitung für Arteriosklerose und Fettstoffwechselstörungen. Bei vorhandenem Übergewicht Normalisierung des Körpergewichtes (s. Vollwert-Ordnungsnahrung in Ableitung für Übergewicht).

Arthritis → Gelenkentzündung

Arthrose → Gelenkabnutzung

Asthma → Lungenasthma,
→ Herzasthma

Aufstoßen, Schluckauf (Singultus)

Beim unwillkürlichen Aufstoßen handelt es sich um ein krampfhaftes Zusammenziehen des Zwerchfells mit plötzlichem Verschluß der Stimmritze. Dadurch wird das Einatmen behindert. Es kommt zu den typischen schlucksenden Aufstoßen, das auf die Dauer nicht nur lästig, sondern auch von der Ursache her bedenklich sein kann: Sodbrennen (sauer) entspricht dem Magen, bitter entspricht der Galle. Chronischer Schluckauf, deutet auf schwerere Allgemeinerkrankungen und erfordert ärztliche Behandlung.

Nat. Bei kurzfristigem Aufstoßen: tiefe regelmäßige Atemzüge, Atem anhalten. Schnelles Trinken von Eiswasser, Schlucken von trockenem Brot. Auflegen eines Senfpflasters oder Eisbeutels auf den Oberbauch.
Heiße Packungen auf Magen, Trinkmoor. *Prießnitz*-Wickel. Bei Kindern: Ablenken.

Pfl. Wirkstoffe aus der Tollkirsche, Atropin und Scopolamin, werden ärztlicherseits bei länger dauerndem Aufstoßen verabreicht.
Fencheltee.

Hom. Argentum nitricum D6, 3×5–10 Tropfen, Süßes wird nicht vertragen, Verlangen danach, 3×5–10 Tr.
– Lycopodium D6, bitteres Aufstoßen, mehrmals 5–10 Tr.
– Pulsatilla D4, 3×5–10 Tr., nach fetten Speisen.
– Asa foetida D6, 3×5 Tr., bei Blähungen und übelriechendem Aufstoßen.
– Carbo vegetabilis D12, 3×10 Tr., bei Blähungen im Oberbauch, Aufstoßen erleichtert.
– Belladonna D3, halbstündlich bis stündlich 1 Tbl. bzw. 5 Tr.
– Magnesium phosphoricum D6, halbstündlich 1 Tbl.

Biol. Neuraltherapie. Akupunktur.
Medik.: Magnesium (Magnerot®, Biomagnesin®).

Diät. Langsam essen, kleine Mahlzeiten, dabei nicht reden, keine kohlensäurehaltigen oder schäumenden Getränke.

Ausfluß, Weißfluß (Fluor vaginalis)

Wäßriger oder schleimiger, weißlichgrauer oder eitriger Ausfluß tritt vorübergehend oder länger anhaltend bei den meisten Frauen auf, und zwar in allen Lebensaltern. Ist er anhaltend, soll er behandelt werden. Die Ursachen der Absonderung sind sehr verschieden. Zur Klärung und Therapie muß der Frauenarzt aufgesucht werden. So vielseitig wie die Ursachen ist auch die Behandlung.

Unspezifisch
Nat. Reibesitzbad, *Schiele*-Fußbad, Fußreflexzonenmassage, Kreuzbeinzonenmassage, Trockenschröpfung, *Baunscheidt* (Kreuz und HWS), Krack-Nasenreflexöl (*Roedler*).
Badekuren in Sole-, Schwefel-, Moorheilbädern.

Pfl. Bei leichterem Ausfluß Scheidenspülungen mit Kamillenaufguß, wenn möglich täglich; desgleichen warme Sitzbäder von 10–15 Minuten Dauer mit Eichenrinde- oder Zinnkrautabkochungen. Von Kamille, Eichenrinde und Zinnkraut (Zinnkraut-Pflanzensaft Kneipp®) gibt es gängige Spezialpräparate.
Innerlich: Aufgüsse (Tees) von Gänsefingerkraut, Weißer Taubnessel und Zinnkraut. Hiervon 2–3 Tassen täglich. Desgleichen Küchenschelle-Zubereitungen, wie Feminon®, ein Kombinations-Präparat.

Hom. Pulsatilla D6–D12 bei Jugendlichen, dicklicher, milder Ausfluß.
– Calcium phosphoricum D12, bei Jugendlichen.
– Mercurius solubilis D6 bei kleinen Mädchen.
– Sepia D4 übelriechend, wundmachend.
– Kreosotum D6, vor der Periode, zäh, gelblich, dick.
– Hydrastis D4, nach der Periode.
– Cocculus D3, zwischen den Perioden, Kreosotum D4.
– *Komplexmittel:* Chenopodium Oplx., Santalum Oplx., oder Cimicifuga Oplx. mit Apis Splx. 3×15 Tr. jeweils.

Biol. Neuraltherapie. Akupunktur.
Ozon-Eigenblut-Serien mit Echinacin. Symbioselenkung von Darm und Scheide (Vagiflor®).
Medik.: Gelum-Suppos®.

Diät. Vollwert-Ordnungsnahrung, evtl. zeitweilig zur Umstimmung der Reaktionslage vegetabile Vollrohkost.

Spezifisch
Nat. Abhärtung (*Kneipp*), Molke-Sitzbad, Reibesitzbad, *Schiele*-Fußbad. Baunscheidt.

Pfl. Zinnkraut-Sitzbad, Eichenrinde-Sitzbad.

Hom. *Komplexmittel*: Chenopodium Oplx. und Sanatalum Oplx., 3 × 15 Tr. im Wechsel; oder Cimicifuga Splx. und Apis Splx., ebenfalls im Wechsel 3 × 10–15 Tr.; bei Senkungsbeschwerden zusätzlich Sepia in einer höheren Potenz oder Sepia Splx.

Biol. *Medik.:* Gelium®-Zäpfchen; Eigenflora (Vagiflor®); Milzextrakte (Solcosplen®). Majoran/Thuja comp. Gelatum®.
Vakzination: Gynatren®.

Bandscheibenvorfall (Nucleus-pulposus-Prolaps)

Bandscheiben sind elastische Zwischenwirbelscheiben, bestehend aus einem Faserknorpelring und dem Gallertkern. Sie stellen ein nahezu perfektes Federungssystem für die aktiven und passiven Bewegungen der Wirbelsäule dar. Sie sind im Lebensablauf mehr oder minder starken Verschleißerscheinungen unterworfen (Degeneration). Tritt der Gallertkern über die Ränder der beiden Wirbelkörper hinaus, zwischen die er gelagert ist, so spricht man von Bandscheibenvorfall. Durch den Druck auf das Rückenmark und die darin verlaufenden Nervenstränge werden heftige, zumeist ausstrahlende Schmerzen ausgelöst. Je nach Ausmaß des Vorfalls und der nachfolgenden Entzündung der Nervenwurzeln wird die Beweglichkeit erheblich eingeschränkt.
Führt eine konservative Behandlung nicht zum Erfolg, so ist ein chirurgischer Eingriff in Betracht zu ziehen.
Bei älteren Patienten mündet die Degeneration nicht selten in einen chronischen Zustand.

Nat. (Nur bei nicht eingeklemmtem Teilvorfall.) Pendellinge, vorsichtige Chirogymnastik. Schröpfen, Kantharidenpflaster, feuchte Hitze (Heusack, Schlick-Packungsserie). *Baunscheidt.*

Pfl. Injizierbare Mistelpräparate wie Plenosol®, ferner Roßkastanienpräparate wie Reparil®, ebenfalls als Injektion und/oder Gel. Letzteres wirkt entschwellend und entzündungshemmend. Weitere Roßkastanienpräparate: Venoplant®-Gel, Venostasin®-Gel, Venoplant®-Ampullen u. a. Bädertherapie: Heublumen- und Zinnkraut-Bäder. Umschläge oder Einreibungen mit Beinwell-Präparaten wie Kytta-Plasma® oder -Salbe.

Hom. Rhus toxicodendron D6–D12, akut: stündlich 5–10 Tr., Verschlimmerung durch Ruhe oder nachts, Besserung durch langsame Bewegung.
– Colocynthis D8–D12, akut: stündlich bis 3 × täglich eine Gabe, Besserung durch Wärme und Ruhe, Mittel besonders für rechtsseitige Beschwerden.
– *Komplexmittel*: Colocynthis-Homaccord® (Lendenwirbelsäule); Cimicifuga Homaccord® (Halswirbelsäule); Discus compos® (Injektion); Symphytum Splx. halbstündlich 10 Tr.
Zur Gewebe-Entwässerung: Symphytum Splx. oder Juniperus comp.-Injeel® (Injektion).

Biol. Neuraltherapie. Akupunktur. Herdsanierung.
Bei degenerativen Bandscheiben: *Medik.:* Cera/Aesculus Ung.® oder Camphora/Hypericum Ung.® (Salben); Solum Uliginosum comp.® als Injektion.

Diät. Vollwert-Ordnungsnahrung.

Bauchspeicheldrüsenentzündung (Pankreatitis)

Die Bauchspeicheldrüse (Pankreas) ist ein langgestrecktes drüsiges Organ, das sich, vom Magen bedeckt, zwischen Milz und Zwölffingerdarm der hinteren Bauchwand anlegt. Sie produziert ein dünnflüssiges Sekret mit eiweiß-, fett- und kohlenhydrat- (Zucker, Mehl u. a.) verdauenden Enzymen, das in den Zwölffingerdarm abgegeben wird. Direkt ins Blut liefert die Bauchspeicheldrüse das lebenswichtige Hormon Insulin, das für den Kohlenhydrat- bzw. Zuckerstoffwechsel des Körpers von größter Wichtigkeit ist. Mangel an Insulin führt zur Zuckerkrankheit (Diabetes).
Bei einer akuten, unbehandelten Entzündung der Bauchspeicheldrüse »verbrennt« förmlich das Organ und gibt seine Funktion auf. Die Entzündung ist gekennzeichnet durch starke, ausstrahlende Schmerzen in der Mitte des Oberbauches, hochgradige Druckempfindlichkeit und ein schweres allgemeines Krankheitsbild. Patienten mit akuter Entzündung müssen ins Krankenhaus!
Die Ursachen der Entzündung sind vielfältig (Gallenerkrankungen, Alkohol, Infektionskrankheiten, Medikamente, aber auch Streß und Ärger). In zahlreichen Fällen bleiben sie ungeklärt. Akute Formen können in chronische Entzündungen übergehen.

Akute Entzündung: Klinische Behandlung

Chronische Entzündung:
Nat. Rumpfreibebad, Stammwickel.

Pfl. Nur bei nicht entzündlichen Funktionsstörungen: Haronga (Pflanze aus Madagaskar) fördert die Sekretion. Präparate: Harongan®, Enzym-Harongan®, Pankrevowen®. Sonstige: Pankreaplex®, Pascopankreat® u. a. m.

Hom. Arsenicum album D6, 3 × 10 Tr., Schwäche, länger bestehende Entzündung mit Abmagerung.
– Phosphor D10–D15, 3 × 5 Tr.
– Carbo vegetabilis D12, 3 × 10 Tr.
– Plumbum D12, 3 × 5 Tr., zur Entgiftung.
– Jodum D2–D6, 3 × 1 Gabe, Heißhunger, Gewichtsverlust.
– *Komplexmittel:* Chamomilla Splx.; Leptandra compos.® und Momordica compos®, (Injektion).

Biol. HOT (Serien). Akupunktur bzw. Elektroakupunktur. Symbioselenkung mit *Mayr*-Kur.
Medik.: Pankreas-Argentum®.

Diät. Zeitweilig Teefasten oder Vollkornschleimdiät oder Weizenbreidiät. Nach relativ kurzer Zeit Übergang zu Vollwert-Ordnungsnahrung in Ableitung für Krankheiten der Verdauungsorgane (unter Ausschaltung erfahrungsgemäß nicht verträglicher Nahrungsmittel, Getränke und Speisen).

Bauchwassersucht (Aszites)

Ansammlung von Flüssigkeit in der freien Bauchhöhle. Es handelt sich hierbei nicht um eine Krankheit an sich, sondern um ein Krankheitssymptom. Vorkommen z. B. bei Herzinsuffizienz, Leberschrumpfung, chron. Nierenleiden, Entzündungen und krebsartigen Erkrankungen im Bauchraum.

Nat. Versuch mit Unterwickel nach *Kneipp*, eine Stunde lang, zunächst täglich, dann alle 2 bis 4 Tage.

Pfl. Blasen- und nierenwirksame Pflanzen: Goldrute, z. B. in Solidago Dr. Klein®.
Außerdem Hauhechel, Petersilie, Wacholder, Liebstöckel, Bärentraube, Spargel und (in den letzten Jahren hinzugekommen) der nordamerikanische Buschklee. Die Pflanzen sind in zahlreichen Spezialpräparaten enthalten: Buccosperin®, Lespenephryl®, Nephropur®, Nephroselect®, Urotruw®, Uvalysat®, u. a.
Pflanzen, die neben ihrer Herzwirkung eine diuretische (entwässernde) Wirkung besitzen, sind u. a. das Frühlingsadonisröschen, der Kanadische Hundswürger und die Meerzwiebel. Präparate: Cordisanol®, Cor-myocrat®, Miroton®, Scillaren® und Scilloral®.
Tees: meist Kombinationen aus vorstehenden Pflanzen. Eine Auswahl: Blasen- und Nierentee Uroflux®, Nieron®, Solubitrat®, Species diureticae Kneipp® und Urologicum Fink®. Schließlich gehört der »Indische Blasen- und Nierentee« Koemis Koetjing® (Orthosiphon stamineus) hierher. Ein Fertigextrakt (Tropfen) ist Koeminett (Iso-Werk).

Hom. Arsenicum album D4, 3 × 10 Tr., bei Nieren- oder Leberleiden.
– Bryonia D1, 2 × 10 Tr., bei Leberschrumpfung.
– Apocynum D3, 3 mal 10 Tr., bei Herzwassersucht.

– *Komplexmittel*: Apis Homaccord® (Tropfen oder Injektion)

Biol. Wenn Leberschrumpfung die Ursache ist: HOT-Serie, und weiter 1 bis 2 Behandlungen pro Monat.
Bei Eiweißverlust durch Punktion: Eiweißersatz durch Humanalbin®-Infusionen.

Diät. Zeitweilig Molke-Diät bzw. eiweißergänztes Molkefasten und Frischpflanzensäfte. Daran anschließend Vollwert-Ordnungsnahrung (in der Ableitung für Erkrankungen der Verdauungsorgane), evtl. periodisch durch Molke-Trinktage unterbrochen.

Bettnässen (Enuresis nocturna)

Auch → Harnabgang, unwillkürlicher

Unwillkürliche Blasenentleerung, meist mehrmals in der Nacht (lat. *nocturnus*, nächtlich), bei Kindern nach dem dritten Lebensjahr. Bis zu diesem Zeitpunkt ist Einnässen normal.
Die Ursachen sind verschieden. Sie können auf organischen Schäden beruhen (hier Behandlung des Grundleidens). Meist aber ist das Bettnässen auf Erziehungs- und Ernährungsfehler, auf seelische Komplikationen, Angst, Schulschwierigkeiten, elterliche Konflikte, mangelnde Zuwendung, Trotz und Opposition zurückzuführen. Im allgemeinen verschwindet das Bettnässen von selbst, wenn die Kinder älter werden. Bei seelisch begründeten Anlässen sollte ein Kinderpsychologe aufgesucht werden.

Nat. Hilfsgeräte zum rechtzeitigen Erwachen: Enurostop®-Klingelmatratze

(bahnt bedingte Reflexe). Selbstvertrauen stärken.
Konstitution kräftigen mit Solefußbad oder Solevollbad täglich.

Pfl. Zur symptomatischen Behandlung: Tees oder Spezialpräparate von Zinnkraut, Goldrute, Kürbiskernen, Gewürzsumach, Bärentraube u. a., auch in Mischungen; Johanniskraut bei seelischen Störungen. Bewährt ist auch die Kombination von Tollkirsche- und Brechnuß-Tinktur. Spezialpräparate: Enuroplant®, Inconturina®, Solidago Dr. Klein®, Kürbis-Granulat Fink, Hicoton®, Movellan®, Uvalysat®, und Hyperforat® (Johanniskraut).

Hom. Causticum D6, 2×5–10 Tr., Enuresis im ersten Schlaf beim Husten, Schließmuskelschwäche.
– Belladonna D6, vor dem Schlafen 10 Tr., hat sich sehr bewährt.
– Equisetum D4–D6, 3×10 Tr., ständiger Harndrang.
– Pulsatilla D6, 3×5 Tr., gut bei weinerlichen, blonden Mädchen.
– Sepia D6, 3×5 Tr., Harndrang im ersten Schlaf, auch Mädchenmittel.
– Kalium carbonicum D12, 3×5–10 Tr., bei älteren Kindern mit Blutarmut.
– *Komplexmittel*: Hormeel® Tr., Plantago Homacc.® Tr., Nervoheel®, im Wechsel.

Mit homöopathischen Mitteln ist wegen der vielschichtigen psychologischen Problematik dieses Krankheitsbild oft nur sehr schwer zu beeinflussen.

Biol. Akupunktur. Neuraltherapie im Kreuzbein und oberhalb der Schamfuge.

Diät. Keine Flüssigkeitsaufnahme bei und nach der Abendmahlzeit.

Bindehautentzündung (Konjunktivitis)

Die Bindehaut (Konjunktiva) ist eine Schleimhaut, die die Innenseite der Lider und die Augäpfel überzieht. Entzündung entsteht durch äußere Reize wie Staub, Wind, Rauch, Verletzungen und massive Sonnenstrahlung oder durch Überempfindlichkeit (Allergie, z. B. Heuschnupfen, auch Nahrungsmittelallergien) und durch Infektionen. Die Symptome der Bindehautentzündung sind bei allen Ursachen nahezu die gleichen: Jucken, Rötung, Brennen, Tränen. Auch Lichtscheu, Schwellung mit Fremdkörpergefühl sind vorhanden. Liegt eine Infektion vor, so kommt es zu eitrigen Absonderungen.

Nat. Reibesitzbad. Stammwickel. *Schiele*-Fußbad.

Pfl. Augenbäder mit Kamillen- oder Fencheltee. Zubereitung aus Weinraute, Augentrost, Berberitze, Aschenpflanze.
Spezialpräparate (Augentropfen und Augenbäder): Bulbotruw®, Euphrasia-Pentarkan extern, Euphrasia extern DHU, Augentropfen Iso-Werk, Berberin in der Ophtiole®.

Hom. Aconitum D4, häufige Gaben, durch Zugluft und Kälte entstanden.
– Belladonna D4, häufige Gaben, bei Brennen, Lichtscheu.
– Bryonia D3, stündlich eine Gabe, Schmerz bei Augenbewegungen.
– Euphrasis D2, stündlich 5 Tropfen, durch Wind entstanden.
– *Komplexmittel*: Oculoheel Tabl.; Sulfur Ptk.
Wenn durch Allergie bedingt: Heuschnupfenmittel DHU (Tropfen zum

Einnehmen); Phönix Allergiemittel Globuli.

Biol. Eigenblutserie. Gegensensibilisierung.
Medik.: Conjunctisan B Augentropfen®; Euphrasia Augentropfen (Wala).

Blähbauch (Meteorismus)

Meteoros heißt im Griechischen »in der Luft befindlich«. Das Wort hat dem Blähbauch (Blähsucht) die medizinische Bezeichnung gegeben. Es handelt sich dabei um eine Verdauungsstörung, eine über das normale Maß hinausgehende Gasbildung und Gasansammlung im Darm. In schweren Fällen kommt es zur Aufblähung des Leibes (»wie eine Trommel«). Sie ist schmerzhaft, druckempfindlich, treibt das Zwerchfell hoch und bedrängt Herz und Atmung (*Roemheld*scher Symptomenkomplex).
Die Ursachen vermehrter Gasbildung können ernährungsbedingt (blähende Speisen wie Kohl und Hülsenfrüchte) oder anlagebedingt sein (Luftschlucken bei zu raschem Essen, ungenügendes Kauen, Unverträglichkeit von Milch u. a., Mangel an Salzsäure und Gallenflüssigkeit, nervöser Magen). Auch Gärungs- und Fäulnisvorgänge spielen eine Rolle, wie auch Leber-, Bauchspeicheldrüsen- und andere Erkrankungen.

Nat. Stammwickel. Heilerde, Trinkmoor, Darmselbstmassage.
Bei Koliken: Rizinusölwickel, heißer Stammwickel, Einlauf 38 °C.
Fußreflexzonenmassage.

Pfl. Blähungstreibende Tees, z. B. Mischungen von Anis, Fenchel, Koriander, Kümmel; ferner Kamille, Melisse und Pfefferminze.
Spezialpräparate: Magen-Tee Stada®, Magen-Darm-Tee Magenflux®, Solu-Vetan®, Species carminativae (blähungstreibender Tee), Species stomachicae Kneipp®. Tropfen oder Dragees zum Einnehmen sind Carminativum-Hetterich®, Choloplant®, Gastroflorin®, Gastritol®, Gastroplant®, Harongan®, Pankreaplex®.

Hom. Carbo vegetabilis D6, Besserung durch Aufstoßen.
– Lycopodium D6, bei Leberschwäche, nach wenigen Bissen schnell satt.
– Chamomilla D4–D6 (bei Kindern und Frauen), starker Schmerz, stinkender Durchfall.
– Asa foetida D4, stinkende Winde.
– Nux vomica D6, Krämpfe im Bauch, verträgt keine engen Kleider.
– *Komplexmittel*: Chelidonium Homaccord®.

Biol. Akupunktur.
Medik.: Pascopankreat®, Kaffeekohle.

Diät. Zeitweilig *Mayr*-Diät, insbesondere, wenn Blähbauch mit »Reizdarm« und chronischer Verstopfung verbunden ist. Sonst Vollwert-Ordnungsnahrung in der Ableitung für Erkrankungen der Verdauungsorgane unter Ausschaltung erfahrungsgemäß nicht verträglicher Nahrungsmittel, Getränke und Speisen. Insbesondere ausschalten: Hülsenfrüchte, Kohlgemüse, Pilze, Nüsse, Rosinen, frisches Brot, grobes Brot, Hefeteiggebäck, kohlensäurehaltige Getränke.

Blasenentzündung (Zystitis)

Die Harnblase ist ein von Schleimhaut ausgekleideter muskulöser »Sack«. Sie liegt vorn im kleinen Becken hinter dem Schambein und ist Sammel- und Entleerungsorgan des von der Niere zugeführten Harns. Ihre Wand ist nachgiebig. Die Aufnahmefähigkeit kann bis zu etwa 800 ml ansteigen. Aus dem Blasenhals geht die Harnröhre hervor. Die Entleerung der Harnblase erfolgt an sich reflektorisch, wenn die Füllung einen bestimmten Grad erreicht hat, wird jedoch willkürlich beherrscht und auf das Gefühl des Harndrangs hin eingeleitet. Bei Entzündung der Blasenschleimhaut (Blasenkatarrh) ist häufiger, schmerzhafter Harndrang die Regel.

Die Blasenentzündung wird in der Regel von Bakterien verursacht, die meist von außen durch die Harnröhre eindringen. Sie ist eine häufige Erscheinung, kommt bei Kindern und Erwachsenen vor und kann akut und chronisch verlaufen. Neben häufigem Harndrang ist die Entzündung durch Schmerzen vor und während oder nach dem Urinabgang gekennzeichnet. In schweren Fällen kann es zum Abgang von Eiter und Blut aus der Harnröhre kommen. Ärztliche Behandlung!

Akut:
Nat. Feuchtheiße Umschläge auf Blase und Kreuzbein, *Schiele*-Fußbad. Bettruhe (gleichmäßige Wärme). Zinnkraut-Sitzbäder.

Pfl. Tee von Bärentraubenblättern, Hauhechel, Goldrute und Zinnkraut. Spezialpräparate: Blasen- und Nieren-Tee Stada®, Blasen-Nieren-Tee Uroflux®, Nieron®, Urologicum Fink, Solubitrat®.
Zum Einnehmen: Cystinol®, Nephropur®, Uvalysat®; Echinacea-Präparate zur Steigerung der körpereigenen Abwehr (auch als Injektion), wie Echinacin® (Tropfen oder Injektion).

Hom. Argentum D30, Injektion.
– Belladonna D6, bei Fieber, alle Viertelstunde 3 Tr.
– Mercurius corrosivus D6, bei Blasen- und Darmkrämpfen.
– Cantharis D6, bei Blutbeimengung im Urin.
– Dulcamara D6, Verschlimmerung nach Durchnässung.
– *Komplexmittel*: Berberis Homaccord®, Reneel® Tabl.

Chronisch:
Nat. *Schiele*-Kuren; Moorbadekuren, vorsichtiges Gewöhnen an kalte(!) Reibesitzbäder.
Bei Therapieresistenz oftmals Heilerfolg im Pyrenäenheilbad »La Preste le Bain« bei Perpignan.

Biol. Akupunktur. HOT. Darmsymbioselenkung.

Diät. Evtl. zeitweilig zur Umstimmung der Reaktionslage vegetabile Vollrohkost oder Schaukeldiät (mit abwechselnd säuernder und alkalisierender Auswirkung auf den Harn). Grundsätzlich reichlich Flüssigkeitsaufnahme, evtl. aus harntreibenden Tees. Evtl. regelmäßig roh geriebenen Meerrettich (enthält bakterienfeindliche Substanzen, die im Harn ausgeschieden werden).

Blinddarmentzündung (Appendizitis)

Der Darmkanal besteht aus Dünn- und Dickdarm. Dort, wo ersterer in den Dickdarm mündet, im rechten Unterbauch, befindet sich der Blinddarm, ein blind endender Darmabschnitt (etwa sieben Zentimeter lang), der an der Basis einen wurmförmig gestalteten Anhang (Appendix) von 8–14 Zentimeter

Länge, den Wurmfortsatz, trägt. Er ist etwa bleistiftdick. Als rückgebildetes Organ hat er für den Menschen keine eigentliche Funktion mehr. Man kann ihn entbehren (Entfernung durch Operation).
Wenn von Bliddarmentzündung gesprochen wird, ist dieser Wurmfortsatz, nicht der Blinddarm, von der Entzündung befallen, wie es auch in der Fachsprache richtig heißt: Appendizitis. Sie ist die wichtigste Entzündung eines begrenzten Darmabschnitts und wird meist durch eine bakterielle Infektion hervorgerufen. Im akuten Zustand, dazu braucht es nur wenige Stunden, kann sich der Wurmfortsatz mit Eiter füllen und eine lebensbedrohliche Lage heraufbeschwören (Durchbruch in die Bauchhöhle, Gefahr einer Bauchfellentzündung).
Im Vordergrund des Krankheitsbildes stehen Übelkeit, Erbrechen, Appetitlosigkeit, Bauchkrämpfe, Verstopfung (keine Abführmittel nehmen!) bei zunächst geringem Fieber und nachfolgendem Spontanschmerz im rechten Unterbauch mit starker Bauchdeckenspannung. Unter Umständen ist ein sofortiger Eingriff notwendig.
Eine chronische Blinddarmentzündung kommt und geht mit leichten Zeichen einer entzündlichen Attacke (Blinddarmreizung). Der Zustand kann Jahre ohne größere Komplikationen anhalten. Auch hier wäre an eine Operation zu denken. Es kommt auf den Einzelfall an.

Akut: Operation

Chronisch:
Nat. Reibesitzbad, Rumpffreibebad, Eisbeutel.

Hom. Bryonia; Belladonna; Mercurius solubilis; Apis.

Nosodentherapie, z. B. Appendizitis-Nosode (Heel) als Injektion.

Biol. Neuraltherapie. Ohrakupunktur. Symbioselenkung.
Medik.: Kaffeekohle.

Diät. Vorübergehend keine Nahrungsaufnahme, Fasten mit Kamillentee (ärztliche Anweisung maßgeblich).

Blutarmut (Anämie)

Das Blut besteht zu 56 Prozent aus Blutplasma (Blutserum und Fibrinogen, das bei der Blutgerinnung eine Rolle spielt) und zu 44 Prozent aus Blutzellen. Zu letzteren gehören die roten (Erythrozyten) und weißen Blutkörperchen (Leukozyten) sowie die Blutplättchen (Thrombozyten), die für die Blutstillung wichtig sind.
Die Blutmenge des Menschen beträgt rund sechs bis sieben Liter (beim Erwachsenen). Der Mann hat in einem Kubikmillimeter etwa fünf Millionen rote Blutkörperchen, die Frau etwa 4,5 Millionen als Normwert. Sie sind Träger des roten Blutfarbstoffs, des Hämoglobins, das die Aufgabe des Sauerstofftransports im Blut zu erfüllen hat. Sauerstoff ist das A und O des Lebens. Die roten Blutkörperchen bestehen zu 90 Prozent aus diesem Hämoglobin, einem Eiweißkörper.
Die roten Blutkörperchen haben eine durchschnittliche Lebensdauer von 120 Tagen. Sie werden im Körper (Leber, Milz) abgebaut und im roten Knochenmark ständig neu gebildet.
Von Blutarmut spricht man, wenn die Zahl der roten Blutkörperchen oder ihr Hämoglobingehalt vermindert ist. Deutliches Zeichen eines solchen Zustandes ist allgemeine Leistungsschwäche (infolge Sauerstoffmangels).

Die Ursachen der Blutarmut sind vielseitig: Eisen und Vitaminmangel, Blutverlust, Einwirkung von Giften, Hemmung der Blutbildung durch Krankheiten, familiäre Veranlagung, perniziöse Anämie (lat. *perniciosus*, schädlich), eine besonders schwere Form der Anämie mit gestörter Verwertung des Vitamins B12 im Körper.

Nat. Ursache behandeln, z. B. Eisenmangel, Vitamin-B12-Mangel, Leberschäden. Sonst: *Kneipp*-Therapie, *Baunscheidt*.

Pfl. Zur Unterstützung der ursächlichen Behandlung Brennessel, Löwenzahn, Schafgarben- und Wermuttee oder Spezialpräparate: Brennessel-Pflanzensaft Kneipp®, Löwenzahn-Pflanzensaft Kneipp®, Wacholder-Pflanzensaft Kneipp®, Floradix Kräuterblut®-Saft; ferner eisenhaltige Gemüse: Lauch, Spinat, Tomaten, Kopfsalat; Hagebutten-Zubereitungen; Vitaminpräparate.

Hom. Ferrum arsenicosum D6 Tabl.
– Kalium carbonicum D4.
– Chininum arsenicosum D4–D12, in der Rekonvaleszenz.

Biol. HOT, Ozon. Chronische Infekte (Herde) beseitigen. Symbioselenkung.

Diät. Vollwert-Ordnungsnahrung. Möglichst zu jeder Mahlzeit Vitamin-C-reiches Rohobst, evtl. auch Vitamin-C-reiche Fruchtsäfte. Rohsalate und Rohgemüse bevorzugt mit frisch gepreßtem Zitronensaft anrichten. Vitamin C verbessert die Aufnahme von Nahrungseisen aus dem Darm in das Blut.

Blutdruck, niedriger (Hypotonie)

Auch → Bluthochdruch (Hypertonie)

Das Herz pumpt das Blut in den Blutkreislauf unter einem bestimmten Druck, der abhängig ist von der Füllung des Herzens, vom Widerstand des Gefäßsystems (z. B. Arterienverkalkung), von der Elastizität der großen Körperschlagader (Aorta) und der inneren Zähigkeit des Blutes. Die Druckwelle, die durch das rhythmische Zusammenziehen des Herzmuskels erzeugt wird, ist als Puls fühlbar. Er weist auf zwei Blutdruckgrößen hin: die eine beruht auf der Kraft der Zusammenziehung (griech. *systole*) = systolischer Blutdruck, die andere auf dem Nachlassen der Spannung bei Erschlaffung (griech. *diastole*) des Herzens. So gibt es für die Angabe des Blutdrucks stets zwei Werte, etwa 130/90. Der erste Wert entspricht dem systolischen Druck. Gemessen wird nach der Manschettenmethode in mm (Millimeter) Quecksilbersäule, wie bei den früheren Barometern. Jeder kennt die Prozedur.
Die Blutdruckwerte schwanken in einem großen Bereich. Feste Normgrößen gibt es nicht. Die obere, noch »normale« Grenze dürfte für den systolischen Blutdruck bei 150, für den diastolischen zwischen 75 und 95 mm Quecksilbersäule liegen. Die Normwerte sind altersbedingt. Bei Jugendlichen und jüngeren Menschen ist ein systolischer Wert von 160 zu hoch, beim älteren Menschen kann er noch normal sein. Dagegen ist der für einen Jugendlichen normalen Wert von 110 für einen älteren Menschen meist zu niedrig. Erbliche Veranlagung, zunehmendes Alter, Krankheiten, Ernährungs- und Lebensweise, seelische Belastungen, Kör-

pergewicht u. a. können den Blutdruck verändern.
Der zu niedrige Blutdruck verursacht funktionelle Beschwerden, jedoch keine Organveränderungen. Je nach Individuum können, vor allem frühmorgens, auftreten: Schwindel, Schwarzwerden vor den Augen, Ohrensausen, Herzklopfen, schnelle Ermüdbarkeit, mangelnde Konzentrationsfähigkeit, abendliche Einschlafstörungen u. a. Zusätzlich wirken in diese Richtung die Folgen von Infektionskrankheiten, Mandelentzündungen, Nebennierenerkrankungen, Stoffwechselstörungen (z. B. Diabetes), Nikotin, Vergiftungen u. v. a.

Nat. *Kneipp*-Therapie, Sauna, Bürstungen, Sport.
Baunscheidt, Reibesitzbad.

Pfl. Bäder mit Rosmarin-Aufguß (50 g Blätter auf 1 l Wasser für ein Vollbad) oder entsprechende Rosmarin-Spezial-Präparate: Kneipp®-Kreislauf-Bad, Leukona® Tonikum-Bad. Alle Rosmarin-Anwendungen wegen ihrer anregenden Wirkung nur in den Morgenstunden!
Innerlich: Rosmarin-Tee.
Spezialpräparate: Angioton®- Hypotonin®, Diacard®, Korodin®, RR-plus® über längere Zeit.

Hom. *Akut:* Veratrum album D6, halbstündlich 5–10 Tr., akuter Kreislaufkollaps mit kaltem Schweiß.
Chronisch:
– Gelsemium D6, bei Patienten mit Neigung zu Migräne (3 × 5–10 Tr.).
– Lachesis D8, besonders nach Infekten mehrmals eine Gabe.
– Convallaria D2, 3 × 5–10 Tr., bei nervösen Menschen.
– *Komplexmittel*: Aurumheel® Tr.; Aletris Heel® Tabl.

Biol. Akupunktur. Sauerstofftherapie. Herdsanierung.
Medik.: Phönix Hypotonex®.

Diät. Gut gewürzte Vollwert-Ordnungsnahrung, evtl. zu bestimmten Tageszeiten kleine Portionen frisch zubereiteter Bohnenkaffee oder schwarzer Tee.

Bluthochdruck (Hypertonie)

Auch → Blutdruck, niedriger

Ein hoher Blutdruck ist eine stete Gefahr für den Menschen. Er verkürzt die Lebenserwartung. Welche Ursachen auch zugrunde liegen, er muß behandelt werden. Übrigens: Entscheidend ist der untere, d. h. der diastolische Wert. Lassen sich keine augenfälligen Anhaltspunkte für seine Erhöhung finden, handelt es sich um eine essentielle Hypertonie, d. h. um eine für sich, ohne erkennbare Ursache bestehende, selbständige Form. Sie ist weit verbreitet, vor allem unter älteren Menschen, und macht anfänglich oft wenig Beschwerden. Später kommen Klagen über leichte Herzschmerzen, Herzklopfen, Atemnot, Ohrensausen u. a. hinzu. Bluthochdruck hat stets Arterienverhärtung zur Folge.

Nat. Ansteigende Fußbäder (*Schiele*), anschließend kalte Abwaschung. Aderlaß (unter Kontrolle 1 × wöchentlich), konsequentes Bewegungstraining.

Pfl. Innerlich: Zubereitungen von Knoblauch, Mistel, Ölbaum, Rauwolfia, Weißdorn und Zwiebel, meist in Form von Spezial-Präparaten: Allium sativum Strath, Asgoviscum®, Crataegutt®,

Ecbericard®, Raucolyt®, Rauwoplant®, Viscratyl®, Viscysat®.

Hom. Aurum D8, bei dicken, vollblütigen Personen, Druck hinter dem Brustbein, der Kopf ist rot.
– Aconitum D8–D12, akute Blutdruckkrise, stündlich 5 Tr. bis 3 × 5–10 Tr., bei nervösen Hypertonikern mit Herzangst und Pulsbeschleunigung.
– Viscum album D3 bis Urtinktur, 3 × 5–10 Tr., besonders auch bei nervösen Menschen.
– *Komplexmittel*: Arnica montana Splx., 3 × 10 Tr.

Biol. Darmsanierung. Herdsanierung. Blutegel.
Mischmetalle am Gebiß beseitigen.

Diät. Vollwert-Ordnungsnahrung in der Ableitung für Bluthochdruck. Evtl. zeitweilig Molkediät oder Reis-Obst-Gemüse-Diät oder Kartoffeldiät.

Brechdurchfall (akute Gastroenteritis)

Auch → Durchfall

Die medizinische Bezeichnung Gastroenteritis (griech. *gaster*, Magen, *enteron*, Dünndarm) sagt mehr über das lokale Geschehen aus als der deutsche Name ›Brechdurchfall‹. Es handelt sich ursächlich um eine Entzündung der Magen- und Dünndarmschleimhaut, zumeist als Folge einer Infektion. Verantwortlich dafür können jedoch auch verdorbene Nahrungsmittel, Allergie gegen bestimmte Nahrungsbestandteile, Medikamente (z. B. Abführmittel), übermäßiger Alkoholgenuß, Gifte (Blei, Quecksilber u. a.) und verschiedene Krankheitserreger (Ruhr, Cholera u. a.) sein.

Brechdurchfall kommt schon bei Säuglingen vor. Hier ist er meist die Folge falscher Zusammensetzung der Nahrung. Fast nur Flaschenkinder sind betroffen.
Die Erkrankung setzt plötzlich ein mit Leibschmerzen, Appetitlosigkeit, Übelkeit, Erbrechen und Durchfall, der in schweren Fällen Schleim und Blut enthalten kann. Unruhe, Blässe, Durst und Erschöpfung begleiten diese Erscheinungen, die von etwa zwei- bis dreitägiger Dauer sind. Bei infektiöser Ursache tritt Fieber auf. Der Leib ist aufgetrieben und druckempfindlich.

Nat. Warmer Einlauf. Heiße Auflagen oder Wickel auf gesamtem Bauch. Viertelstündlich 1 Teel. ganz dünner, heißer Wermuttee oder Schwarztee als zweiter Aufguß.

Pfl. In den Fastentagen viel Tee (Kamille, Fenchel) trinken; Einläufe mit Kamillenaufguß nach den Stuhlentleerungen.
Beruhigungsmittel: Baldrian, Hopfen, Passionsblume, hierzu Spezialpräparate: Plantival®, Recvalysat®, Kytta-Sedativum®.

Hom. Veratrum album D6, gehäufte Gaben, Erbrechen mit grünlich-wäßrigem Durchfall, Sommerdurchfall, Kreislauf ist schwach mit kaltem Schweißausbruch, heftiges Erbrechen.
– Okoubaka D2, stündlich 5 Tr.
– China D3–D12, 3–4 × täglich 1 Tabl., schmerzloser Durchfall, unverdaute Speisereste, bitterer Mundgeschmack, der Bauch ist sehr druckempfindlich.
– Podophyllum D6, 3–4 × 1 Gabe, wäßriger Durchfall, am Vormittag leeres Gefühl im Bauch.
– Natrium sulfuricum D6, 3–4 × 1 Gabe, hydrantenartige Stühle mit viel Gas (besonders nach feuchtem Wetter).

– Ipecacuanha D8, 3 × 1 Gabe, gut bei Sommerdurchfall, häufig mit Blut und Schleim gemischte Stühle, blasses Gesicht.
Kinder:
Chamomilla D3, vor dem Essen 3–5 Tr., Durchfall besonders beim Zahnen.

Biol. *Medik.*: Kaffeekohle, z. B. Carbo Königsfeld®, stündlich 1 Messerspitze; Luvos I® stündlich 1 Messerspitze. Baktisubil® 2 × täglich 10 Kapseln (gegebenenfalls Kapsel öffnen und Pulver schlucken).
Kinder: Oralpädon®.

Diät. Kurzfristig Fasten mit Kamillentee, Gemüsebrühe und Reis- oder Haferschleim. Bei größeren Flüssigkeitsverlusten Brühe bzw. Schleime salzen. Anschließend zeitweilig Vollwert-Ordnungsnahrung in Ableitung für Erkrankungen der Verdauungsorgane unter Ausschaltung erfahrungsgemäß unverträglicher Nahrungsmittel und Speisen.

Bronchialasthma
→ Lungenasthma

Bronchitis

Auch → Lungenblähung (Emphysem)

Die Bronchien sind Verzweigungen der Luftröhre. In die Entzündung der Bronchien (Bronchitis, Bronchialkatarrh) ist die der unteren Luftröhre mit einbezogen. Ursache ist eine Infektion oder Allergie. Eine Bronchitis kann als Begleiterscheinung von Erkrankungen anderer Organe (Herz, Lunge) auftreten.
Häufig führen Erkältung und Unterkühlung in Verbindung mit Erschöpfung zu einer akuten Bronchitis. Aus einer länger dauernden Bronchitis kann sich im Laufe der Zeit ein chronischer Zustand (meist ältere Männer, Raucher!) entwickeln. Nicht immer ist das Krankheitsbild ernst und stürmisch. Besonders bei Kleinkindern und älteren Menschen können sich jedoch lebensbedrohliche Komplikationen einstellen.
Symptome der akuten Bronchitis: Husten (Reizhusten), schleimiger, später schleimig-eitriger Auswurf, Brustschmerz, Rasselgeräusche und leichte Temperaturerhöhung.
Symptome der chronischen Bronchitis: Husten und reichlich Auswurf (schleimig, eitrig, blutig) von wochen- bis monatelanger Dauer, Atemnot und krampfartige Brustschmerzen können hinzukommen.

Nat. *Akut*: Täglich *Schiele*-Fußbad. Kopfdämpfe (Nebenhöhlenbehandlung) mit Zinnkrauttee, Isländisch Moos oder Eibisch. Senfwickel auf Brust und Rücken, etwa waschhandschuhgroß. Zwiebelwickel auf Brust. Einlaufserie.
Chronisch rezidivierend: *Schiele*-Serie oder Solefußbäder, wechselnd mit dreimal wöchentlich Solesalzvollbädern, besonders bei Kindern.
Trockenschröpfen. Bei Kindern und Erwachsenen resistente chronische Bronchitiden mit Methode nach *Baunscheidt* am Rücken behandeln.
Abhärtungsmaßnahmen: Waschungen, Bewegungstraining, Rumpffreibebäder, Sauna.

Pfl. Steigerung der körpereigenen Abwehrkräfte mit Kunigundenkraut und Kegelblume, enthalten in Resplant® und Echinacin®; schleimlösende, hustenreizdämpfende (Eibisch, Thymian, Sonnentau, Efeu, Pestwurz, Huflattich

u. a.) und auswurffördernde (Primel, Anis, Seifenkraut, Lungenkraut, Brechwurz u. a.) Pflanzen als Tee, einzeln und in Mischungen (Brusttee). Spezialpräparate: Dapulmon®-Tee, Kneipp® Husten-Tee oder tassenfertige Wirkstoffextrakte (Solubifix®, Husten-Tee Bronchiflux®). Hustensäfte, -tropfen und -dragees: Perdiphen®, Pertussin®, Ephetonin®, Eupatal®, Optipect®, Einreiben auf Brust und Rücken mit Perdiphen®-Balsam, Balsalyt®, Pinimenthol®, Transpulmin®. Inhalation von ätherischen Ölen (Eukalyptus-, Latschenkiefer-, Kiefernnadelöl, Kamillendämpfe).
Spezialpräparate: Aerosol® Spitzner, Retterspitz® Aerosol.

Hom. Aconitum D3–D4, 50 Tr. auf 1 Tasse Wasser, viertelstündlich 1 Teel. bei starkem, trockenem Fieber mit Husten und größerer Unruhe, wenn der Schweiß beginnt.
– Belladonna in derselben Weise.
– Bryonia D6, zweistündlich eine Gabe, schmerzhafter Husten, Atemnot.
– Ipecacuanha D6, 3 × täglich, trockener Husten, Einatmen fällt schwer, Auswurf sitzt sehr fest, Verschlimmerung durch Wärme.
– Antimonium tartaricum D4, zweistündlich bis 3 × täglich eine Gabe, bei rasselndem Husten, der Schleim ist schlecht löslich.
– Rumex crispus D6, evtl. stündlich bis 3 × täglich, laufend Husten, Hustenattacken, Verschlimmerung nachts.
– Cuprum arsenicosum D8, Hustenattacken mit langen, freien Intervallen, Verschlimmerung nachts.
– Kalium carbonicum D4.
– Tartarus emeticus D4, Altershusten, Brechneigung.
– Antimonium sulfuratum aurantiacum D4, viel zäher Schleim in den Bronchien und den Nasennebenhöhlen, gutes Lösungsmittel dafür.
Hyoscyamus D3, Altersbronchitis, Husten nach dem Liegen, Schwindelzustände und Kopfschmerzen beim Husten.
– Sulfur jodatum D6, Raucherhusten, Bronchiektasien, eitrige Bronchitis.
– Causticum D4, trockener hohler Husten mit Urinabgang.

Biol. *Akut*: Medik.: Esberitox N®-Injektionen mit Eigenblut 1,0 ml täglich. Kalium bichromicum Injeel® als Injektion.
Chronisch: Symbioselenkung: Verstopfung beheben. HOT als Serie.
Zahn- und Nebenhöhlenbeherdung: Sanierung; evtl. bei allergischer Ursache Klimawechsel (Hochgebirge oder See).
Vorsicht: Milchallergie ist möglich. Bei Säuglingen und Kleinkindern auf Sojamilchprodukte umsteigen.

Diät. Bei akuter Bronchitis zeitweilig nur vegetabile Frischkost (frisch gepreßte Obst- oder Gemüsesäfte, Rohobst oder Rohsalate, Nüsse, Nuß- oder Mandelmilch), dann Vollwert-Ordnungsnahrung mit größerem Anteil vegetabiler Frischkost.
Bei chronischer Bronchitis Vollwert-Ordnungsnahrung.

Brustdrüsenentzündung (Mastitis)

Die häufigste Form der Mastitis (griech. *mastos*, weibliche Brust) ist die Mastitis puerperalis (lat. *puerpera*, Wöchnerin). Sie tritt während der Stillzeit auf und wird durch Bakterien (Staphylokokken = Eitererreger) verursacht. Milchstau wirkt begünstigend. In 90% aller Fälle ist die Brustwarze der Mutter mit diesen Erregern besie-

delt (Sauberkeit!). Auch Verletzungen der Brust kommen ursächlich infrage.
Die Infektion steigt in die Drüsengänge auf. Zeichen der Entzündung sind Schmerzen, Fieber, Rötung, Druckschmerzhaftigkeit und Verhärtung der Brust, manchmal Schüttelfrost. Die Brust schwillt an, wird rot und heiß. Ohne Behandlung kommt es zu Gewebseinschmelzung und zu Abszeßbildung. Zunächst begegnet man der Entzündung mit Abstillen und Hochbinden der Brust. Es kann u. U. erforderlich werden, Antibiotika einzunehmen, evtl. ist Operation angezeigt.
Eine Verhütung setzt sorgfältige Hygiene beim Stillen und ständige Pflege der Brust voraus.
In seltenen Fällen kommt diese Erkrankung auch bei Frauen vor, die nicht geboren haben, bei Mädchen in der Reife und bei älteren Frauen. Die Behandlung ist die gleiche.

Nat. Auflagen mit Heilerde, Lehm, Quark, Retterspitz.
Im Wochenbett: Einlaufserie. Hochbinden, Essigwasserumschläge (halbstündlich wechseln). Abführmittel.

Pfl. Roßkastanie, Hamamelis, Kamille, Beinwell, Kegelblume, Ringelblume innerlich und äußerlich in Form von Salben, Pasten, Umschlägen und Spülungen.
Innerlich: Venoplant®retard Dragees, Echinacin®, Venacton®, Reparil®, Kamillosan®.
Äußerlich: Venoplant® compositum (Salbe), Echinacea-Salbe DHU, Calendula-Salbe DHU, Kytta-Plasma®, Kamillosan®, Hametum®-Extrakt, Hametum®-Salbe.

Hom. Phytolacca D3 bis D12, 2 bis 3 mal 10 Tropfen, bei Fieber, Gliederschmerzen, Verschlimmerung durch Bewegung.
– Bryonia D10, 2 × 8 Tropfen, die Brüste sind steinhart und berührungsempfindlich, Besserung durch Druck.
– Belladonna D6, häufige Gaben, bei klopfendem Schmerz und Schweißausbruch.
Als Injektion zum Behandlungsbeginn (schneller Wirkungseintritt): Phytolacca D12, Echinacea D4, Hepar sulf. D30 (mischen).

Biol. Bei fülligen Personen Aderlaß und Schröpfen in der Leber-Galle-Zone, sowie am Kreuz-Darmbein-Winkel. Ggf. Lymphdrainage.
Medik.: Brustdrüsenentzündung bei älteren Frauen: Solcosplen®-Kur, Phytohypophyson-L®.
In der Pubertät: Mastodynon®, Menodoron®.
Brustdrüsenschwellung vor der Monatsregel: Phytoestrol®, Mastodynon®.

Diät. Zeitweilig vegetabile Vollrohkost, ergänzt durch Zulage von ca. 300 g Kartoffeln, gedünstetem Gemüse und bis zu 1 Liter Diät-Kurmolke pro Tag. Salz- bzw. natriumarme Zubereitung.

Brustfell-(Rippenfell-)entzündung (Pleuritis)

Das Brustfell (griech. *pleura*) ist die glatte (Schleim-) Haut, die die Lunge (Lungenfell), die Brustwand (Rippenfell) und das Zwerchfell überzieht. Es ermöglicht durch seine Schlüpfrigkeit das Aneinandervorbeigleiten des Lungen- und Rippenfells bei der Atmung. Eine Brustfell(Rippenfell)-entzündung ist eine schwere Erkrankung. Sie ist entweder »trocken« oder »feucht«. Feucht, weil durch einen nicht eitrigen Erguß, eine Flüssigkeitsansammlung

(Exsudat) charakterisiert. Als Ursachen kommen in Frage Infektionen, schwere Lungenentzündung (Pneumonie), Lungenembolie, rheumatisches Fieber, Verletzungen der Brustwand, bösartige Tumoren u. a. Die in früheren Jahrzehnten häufig anzutreffende tuberkulöse Form ist glücklicherweise selten geworden.

Symptome: Bei der trockenen Brustfellentzündung heftige, stechende Schmerzen bei jedem Atemzug, deshalb oberflächliche Atmung, Hustenreiz, geringe Temperaturerhöhung, typische, reibende Geräusche beim Abhören. Schwinden die Schmerzen, kann sich aus einer trockenen eine feuchte Brustfellentzündung entwickeln. Anfangs hohes Fieber, Atemnot durch Ansteigen des Ergusses, Beschleunigung der Herzschlagfolge, Schweiß, Schwäche, hartnäckiger Husten ohne Auswurf. Pleurapunktion (Durchstechen des Rippenfells mit einer Nadel, Abziehen der Flüssigkeit mit einer Spitze) ist oftmals eine notwendige ärztliche Behandlung.
Schreitet der Prozeß fort, kommt es zu einer eitrigen Brustfellentzündung, zum Empyem (griech. *empyos,* voll Eiter).
Ein Brustfellerguß kann auch aus anderen Gründen (z. B. Herzinsuffizienz) auftreten.

Nat. *Akut*: Senfwickel in waschhandschuhgröße am Rücken. Unteraufschläger nach *Kneipp*.
Chronisch: *Schiele*-Fußbadserie. Brustwickel nach *Prießnitz*. Heiße Brustwickel-Quarkwickel – wirken schleim- und krampflösend; heiße Kartoffelwickel.

Pfl. Hautreizende Einreibungen und Umschläge, u. U. hustenreizstillende Pflanzen (Eibisch, Sonnentau, Huflattich, Pestwurz und Thymian) am besten in Form von Spezialpräparaten: Perdiphen®, Pertussin®, Eupatal®.

Hom. Aconitum D4, stündl. 5–10 Tr., anfangs mit hohem Fieber, Angst, Frostschauer, scharfe Stiche in der Brust.
– Bryonia D4, stündl. 5–10 Tr., Schüttelfrost und stechender Schmerz, beim Husten hält sich der Kranke die Brust fest, Liegen auf kranker Seite besser.
– Apis D3, 2–3 stündl. 5–10 Tr., feuchte Rippenfellentzündung, der Patient trinkt zu wenig und läßt zu wenig Urin.
– Hepar sulfuris D12, 2 × 10 Tr., während der ganzen Erkrankung, kann die Vereiterung des Ergusses verhindern.
– *Komplexmittel*: Eupatorium Splx., viertel- bis halbstündlich 10 Tr., im Wechsel mit Ranunculus Splx., bei Erguß; oder Asclepias Splx. als Zusatztherapie, 3 × 15 Tr. auf 1 EL Wasser.

Biol. HOT oder kleine Ozon-Eigenblut-Injektionen. Eiterherde suchen und beseitigen. Trockenschröpfen. In chronischen Fällen *Baunscheidt*-Behandlung am Rücken. Kantharidenpflaster bei Resterguß.

Diät. Zeitweilig vegetabile Vollrohkost, ergänzt durch Zulage von ca. 300 g Kartoffeln, gedünstetem Gemüse und bis zu 1 Liter Diät-Kurmolke pro Tag. Salz- bzw. natriumarme Zubereitung.

Cholesterinämie
→ Fettstoffwechselstörung

Colitus ulcerosa
→ Darmschleimhautentzündung

Darmschleimhautentzündung (Kolitis)

Die medizinische Bezeichnung Kolitis für Darmschleimhautentzündung geht auf griech. *kolon*, Darm, zurück. Es gibt verschiedene Arten von Entzündungen der Darmschleimhäute. Sie gehen meist mit Durchfällen einher, denen Schleim, auch Eiter und Blut beigemengt sein können. Ist der Dünndarm in Mitleidenschaft gezogen, spricht man von Enterokolitis (griech. *enteron*, Dünndarm).

Die akute Darmschleimhautentzündung entsteht nach Genuß verdorbener Nahrungsmittel, kalter Getränke und Speiseeis, nach Unterkühlung und Durchnässung. Häufige Durchfälle treten auf und Schmerzen, die sich bis zu Koliken steigern können. Die Durchfälle, und damit der große Wasser- und Salzverlust, führen zu völliger Erschöpfung des Körpers. Der Stuhl, der sich bei starker Gasentwicklung explosionsartig entleeren kann, ist meist mit Schleim durchsetzt. Der ganze Leib ist schmerzhaft aufgetrieben. In schweren Fällen tritt Fieber hinzu. In südlichen Ländern ist die infektiöse Form der Kolitis sehr häufig.

Diätfehler, Alkohol- und Tabakmißbrauch, erhöhter Abführmittelkonsum, Magenleiden mit Säuremangel u. a. begünstigen den chronischen Zustand. Durchfälle müssen nicht immer im Vordergrund stehen. Sie wechseln mit Verstopfung und Blähungserscheinungen ab. Wie bei der akuten Form ist der Stuhl mit Schleim durchsetzt. Völlegefühl und krampfartige Schmerzen, in schweren Fällen Hinfälligkeit und allgemeine Schwäche kennzeichnen das weitere Krankheitsbild.

Eine besonders ernste Form ist die geschwürige Darmschleimhautentzündung (Colitis ulcerosa, von lat. *ulcus*, Geschwür). Sie beginnt schleichend und geht bei fortschreitender Entwicklung mit wäßrigen und blutig-eitrigen Durchfällen (bis zu 30 Darmentleerungen täglich), hohem Fieber, Krämpfen im Bauchraum, Appetitlosigkeit, Entkräftung und Blutarmut einher. Auch Gelenkschmerzen können auftreten. Diese Art der Entzündung befällt bevorzugt seelisch belastete Personen im dritten und vierten Lebensjahrzehnt, kann jedoch in jeder Altersgruppe vorkommen. Ihre eigentliche Ursache ist unbekannt. Sie ist eine chronische Erkrankung, kann Wochen andauern und nach Monaten und Jahren wiederkehren. Je länger die geschwürige Erkrankung unbehandelt besteht, desto größer ist das Risiko der Entwicklung eines Darmkrebses.

Bei Ruhr und anderen Infektionskrankheiten treten ebenfalls Koliken auf. Auch allergische Formen von Kolitis sind bekannt.

Nat. Kamillen-Doppeleinläufe. Rumpfreibebad. Heusäcke, Wickel.

Pfl. Reichlich Teezufuhr (Fenchel, Kümmel, Pfefferminze, Kamille, Wermut, Schafgarbe).

Hom. Pulsatilla D6, 3 × 10 Tr., bei schleimigem Durchfall D4.
– Aethiops antimonialis D6, schleimiger Durchfall, 3 × 1 Gabe.
– Sulfur D8–D30, 2–3 × pro Tag, morgendlicher Durchfall, Jucken und Rötung des Afters, auch als Zwischenmittel gut geeignet.
– Graphites D6, 3 × 1 bei dicken Menschen mit Neigung zu Schilddrüsenunterfunktion und schleimigem Durchfall.
– Natrium muriaticum D6, 3 × 1 Gabe, Durchfall wechselnd mit Verstopfung.

– Antimonium crudum D4–D6,
3 × 1 Tabl., oder
– Argentum nitricum D8, 3 × 1 Gabe,
müde, nervöse Menschen mit Hämorrhoiden, Durchfall nach Aufregung, kalten Speisen, Eis, nach Süßem, nach dem das Verlangen sehr stark ist.

Biol. HOT. Darminsufflationen mit Sauerstoff oder Ozon.
Akupunktur. Symbioselenkung.
Medik.: Kohle-Compretten; Kaffeekohle, Bolus alba, Bitterstoffe (z. B. Zet 900®). Colibiogen®.

Diät. Zeitweilig Fasten mit Kamillentee oder Vollkornschleimdiät oder *Mayr*-Diät. Dann Vollwert-Ordnungsnahrung in Ableitung für Erkrankungen der Verdauungsorgane (mit Ausschaltung erfahrungsgemäß unverträglicher Speisen und Getränke).

Colitis ulcerosa (Geschwürbildung in der Darmschleimhaut)
Nat. Stammwickel

Pfl. Opium-Tinktur (aus Schlafmohn), Tollkirsche-Tinktur.

Hom. Nosoden-Therapie, z. B. Nosode chronische Colitis (Staufen-Pharma).
– *Komplexmittel:* Traumeel®, Coenzyme compos.®, Ubichinon compos.®.

Biol. Gegensensibilisierung nach *Theurer*.
Vitaminersatz ggf. mittels Infusionen.
Akupunktur.
Symbioselenkung nach *Rusch* mit Colibiogen-Zusatz.

Darmträgheit → Verstopfung

Darmwandausstülpungen (Divertikulose)

Die Herkunft der Fachbezeichnung von lat. *diverticulum*, Abweg, Abweichung, deutet die Unregelmäßigkeit an, die bei einer Divertikelbildung, einer sackartigen Darmwandausstülpung, besteht. Es gibt einzeln vorkommende Divertikel. Divertikulose bedeutet, daß mehrere Divertikel vorhanden sind. Divertikel entstehen, wenn die Muskeln, die die Darmschleimhaut umgeben, Lücken aufweisen. Meist im Dickdarm stülpen sich kleinere oder größere Schleimhauttaschen vor, die in der Regel keine Beschwerden machen. Sie werden in höherem Alter nicht selten festgestellt.
Kommt es jedoch zu einer Entzündung, einer Divertikulitis, treten Schmerzen auf, Völlegefühl, Übelkeit, Erbrechen, Durchfall und Verstopfung, Blutungen aus dem After, Blasenentleerungsstörungen u. a.; auch ein Darmverschluß ist möglich. In seltenen Fällen sind operative Maßnahmen erforderlich.

Nat. Akute Entzündung: *Baunscheidt* am Bauch (!). Unteraufschläger nach *Kneipp*.

Pfl. Weizenkleie, Flohsamen, Leinsamen, um den Stuhlgang »weich« zu machen. Quellmittel aus Samenschalen indischer Plantagopflanzen, z. B. Agiocur®, oder Psyllium Kneipp®.

Hom. Mercurius solubilis D12, 2 × täglich 1 Gabe, bei nächtlichem Schwitzen mit Schwäche, mit Leibschmerzen vor dem Stuhlgang, blutige schleimige Entleerungen.
– Scrofularia nodosa D6, 3 × 1 Gabe, mehrmals täglich Stuhlentleerung mit Schmerzen.

Biol. Symbioselenkung.
Medik.: Kieselerde oder Heilerde innerlich. Wobemugos®.
Diät. Vollwert-Ordnungsnahrung in Ableitung für Erkrankungen der Verdauungsorgane (evtl. mit individuell dosierter Zufuhr von Ballaststoffträgern, z. B. Leinsaat oder Weizenkleie), evtl. regelmäßig 2× täglich Heidelbeeren (ungezuckert, auch Tiefkühlware).

Depression

Depressionen gehören in den Bereich seelischer Störungen. Der Name dieses Krankheitsbildes – es kommt in allen Lebensaltern vor – ist abgeleitet von lat. *depressus*, niedergeschlagen, unglücklich, auch tief. Er kennzeichnet die Situation, die man früher (manchmal auch heute noch) als Melancholie (griech. *schwarze Galle*) bezeichnet hat. Depressionen sind endogenen (angeborenen) oder exogenen (erworbenen, mit wechselnd starker erblicher Belastung) Ursprungs. Sie können vorübergehender, einfacherer Natur sein im Sinne einer seelischen Erschöpfung (»ich bin völlig fertig«), oder einen ernsteren Verlauf von längerer Dauer nehmen.
Der depressive Mensch ist – auch grundlos – ein passiver Mensch, niedergeschlagen, trübe gestimmt, schwung- und lustlos. Er vernachlässigt dementsprechend seine Pflichten, seine Tätigkeit, und verliert das Interesse an der Welt und den Menschen. Der Depressive handelt nicht, er ist eher auf dem Rückzug, vor allem vor stärkeren Herausforderungen des Lebens, vor schweren Schicksalsschlägen. Er ist hilflos und will im Grunde, obwohl anlehnungsbedürftig und schutzsuchend, in Ruhe gelassen werden. Schlaflosigkeit und Appetitmangel treiben ihn weiter in die eigene Leere.

In schweren Fällen glauben die Patienten, daß ihnen nicht mehr zu helfen sei, fühlen sich unwürdig und ausgesetzt und flüchten nicht selten in Drogen (Medikamente) oder Alkohol.
Die schweren Phasen eines depressiven Zustandes müssen vom Nervenarzt behandelt werden. Eine Einweisung ins Krankenhaus ist zum Schutz des Patienten gelegentlich nicht zu umgehen. Der Erfolg einer stationären Behandlung ist heute aussichtsreicher als früher. Auch in der medikamentösen Therapie sind gute Fortschritte zu verzeichnen.
Häufig verbirgt sich auch hinter internen Organbeschwerden eine Depression. Das trifft vor allem für alte Menschen zu, Arteriosklerotiker u. a., die mit hypochondrischen (überbewerteten) Verdauungsstörungen, Herzbeschwerden und Kopfschmerzen als Ausdruck einer »getarnten« (larvierten) Depression reagieren. Diese Möglichkeit muß erkannt und entsprechend berücksichtigt werden.
Die sog. klimakterische Depression als mögliche Mitfolge der Wechseljahre bei den Frauen ist Hinweis darauf, daß auch hormonelle Veränderungen bzw. Mangelsituationen im Körper eine Rolle spielen können. Dasselbe gilt für die sog. Alters- bzw. Involutionsdepressionen, bei denen eine Schilddrüsenunterfunktion eine Rolle spielen kann.
Ein Begriff, der neuerdings sehr häufig auftaucht, ist die »reaktive Depression«. Gemeint ist damit ein depressiver Verstimmungszustand auf äußere Ereignisse (z. B. Verlust von Angehörigen, Unfälle, Enttäuschungen). Solche Zustände heilen in der Regel von selbst aus, wenn der Betroffene die Ereignisse innerlich bewältigt hat.

Allgemein
Nat. Sauna, Reibesitzbad. Rücken-

massage, Reittherapie. Aderlässe, Schröpfen, Kantharidenpflaster.

Pfl. Johanniskraut hat sich einen herausragenden Namen gemacht. Spezialpräparate aus dieser Pflanze sind z. B. Hyperforat® und Hyperforat® forte. In letzterem liegt eine Kombination mit der indischen Rauwolfia (Schlangenwurzel) vor.

Hom. Hier sind die Modalitäten ganz besonders zu beachten.
– Ignatia D12, 2 × 1 Gabe, besonders nach viel Kummer kommt eine schwere Depression, sehr erregt, viel Angst, weint viel, gähnt ständig.
– Acidum phosphoricum D4, Niedergeschlagenheit als Folge von Kummer, völlig apathisch, gleichgültig.

Biol. Von besonderer Bedeutung: Stoffwechselanregung, ggf. Lebertherapie und Ergänzung der Spurenelemente.
Eigenblutpotenzierung. Akupunktur. Anleitung zu kreativem Schaffen.

Klimakterische Depression
Pfl. Hyperforat® forte, Remifemin®.

Hom. Lachesis D10, 2 × 1 Gabe, besonders in den Wechseljahren, morgens zerschlagen, redet sehr viel, verträgt keine engen Kleidungsstücke.
– *Komplexmittel*: Hormeel®, Nervoheel®.

Biol. Eigenblutpotenzierung. Milzextrakt-Kuren, z. B. mit Solcosplen®.

Durchblutungsstörungen
→ Arterienverkalkung,
→ Gehirnverkalkung,
→ Schaufensterkrankheit,
→ Wadenkrämpfe, nächtliche

Durchfall (Diarrhoe)

Auch → Brechdurchfall

Auftreten von wäßrigem (griech. *diarrhoe*, hindurchfließen) oder schleimigem Stuhl, mehrmals am Tag, meist in kurzem Abstand. Oft Folge falscher Ernährung. Auch Nervosität kann zu Durchfall führen. Kann mit, aber auch ohne Leibschmerzen vorkommen. Meist harmlos. Vorsicht, d. h. ärztliche Untersuchung, ist angezeigt bei Schleim- oder Blutbeimengungen, oder bei häufigem Auftreten.

Nat. Akut: Sofortiger Einlauf und Abführmittel. Anschließend feucht-heiße Umschläge oder Unterwickel nach *Kneipp*.
Bei Bauchspeicheldrüsenorganschwäche: Rumpfreibebäder, Fußreflexzonen-Massagen, Massagen und Trockenschröpfung an der linken Rückenseite im Bereich der Magenzone.

Pfl. Tormentillwurzel als Pulver (mehrmals täglich 1 Messerspitze voll) oder Tormentill-Tinktur (3–5 × täglich 30 Tr. in warmem Kamillentee); Spezialpräparate: Cefadiarrhon®, Uzara®.
Heidelbeeren getrocknet (öfters kleine Portionen, länger im Mund behalten, gut einspeicheln) oder Heidelbeersaft (ungesüßt) und -wein; Saft von schwarzen Johannisbeeren (ungesüßt); Apfeldiät-Spezialpräparate: Aplona®, Diarrhoesan®.

Hom. Pulsatilla D6, bei Infekten nach verdorbenem Magen mit bitterem Mundgeschmack und Besserung bei Bewegung.
– Podophyllum D6, schwallartige morgendlich plötzlich auftretende Durchfälle mit Leber- und Gallebeteiligung.

– Colchicum D4, starke schmerzende Blähungen mit Durchfällen und teilweise Blut im Stuhl sowie Gelenkbeschwerden.
– Mercurius solubilis D4–D12, schleimige, blutige Durchfälle (auch → *Darmschleimhautentzündung*).
– Bryonia D6, Sommerdurchfälle mit Kolikschmerzen und Verlangen nach kalten Getränken.
– Chamomilla D6–D30, heller Stuhl mit Schleim, der Leib ist aufgetrieben, gut bewährt beim Zahnen der Kinder.
– Sulfur D12, wiederkehrende Durchfälle mit Afterbrennen bei Neigung zu Ekzemen.
– Veratrum album D6, Sommerdurchfälle mit starkem Blutdruckabfall und Kollapsneigung, kaltem Schweißausbruch und Angst, Erbrechen.

Biol. Chronisch: EAV. Nosodentherapie. Symbioselenkung nach *Rusch* und *Schuler*. HOT und Gegensensibilisierung.
Bei Bauchspeicheldrüsenorganschwäche: Bittertinkturen.
Bei Nervosität: Akupunktur.
In letzter Zeit treten immer mehr allergische Durchfälle auf, welche mit Nahrungsmittelunverträglichkeiten zusammenhängen. S. → *Allergie*.

Diät. Kurzzeitig Teefasten (Kamillen-, Fenchel- oder Pfefferminztee), ergänzt durch Reis-, Hafer- oder Leinsaatschleim. Bei größeren Flüssigkeitsverlusten auf ausreichende Salz- und Flüssigkeitszufuhr achten. Evtl. 2 × täglich 1/2 ausgepreßte Knoblauchzehe in 1/2 Tasse Milch. Anschließend Vollwert-Ordnungsnahrung in Ableitung für Erkrankungen der Verdauungsorgane unter Ausschaltung erfahrungsgemäß unverträglicher Nahrungsmittel und Speisen. Später Übergang zu normaler Vollwert-Ordnungsnahrung.

Dystonie, vegetative
→ Nervosität

Eierstockentzündung (Oophoritis)

Die Anhangsgebilde (Adnexe) der Gebärmutter (Uterus) sind beidseitig Eierstock (Ovarium, von lat. *ovum*, Ei) und Eileiter (Tuba uterina). Im Eierstock werden die Geschlechtszellen (Eizellen) gebildet, die nach ihrer Reife (Follikelbildung, Follikelsprung) im Rhythmus von durchschnittlich 28 Tagen vom Eileiter, das ist ein dünner Verbindungsschlauch zur Gebärmutter mit trompetenförmiger Öffnung (lat. *tuba*, Trompete), aufgenommen werden.
Tritt die Eierstockentzündung zusammen mit einer Eileiterentzündung auf, so spricht mach von einer Adnexitis. Eierstock- und Eileiterentzündung beruhen auf bakteriellen Infektionen. Die Krankheitserreger steigen von der Scheide zur Gebärmutterschleimhaut, von dort in die Eileiter und weiter in die Eierstöcke. Die Entzündung kann akut auftreten, aber auch chronisch verlaufen. Sie kommt ein- oder beidseitig vor.
Im akuten Fall kommt es zu krampfartigen, ausstrahlenden Schmerzen, Fieber, Übelkeit, schmerzhafter Blutung aus der Gebärmutter, die nicht periodisch bedingt ist. Beim Abtasten des Unterbauchs kann am Eierstock Druckschmerz ausgelöst werden, was nicht selten zur Fehldiagnose Blinddarmentzündung verleitet. Die nicht behandelte chronische Entzündung birgt die Gefahr der Geschwulstbildung in sich (gutartig oder bösartig). Rechtzeitige fachärztliche Behandlung ist anzuraten. Die Heilungsaussichten sind günstig.

Nat. *Akut*: Reibesitzbad, Lehmpakkungen oder Lehmsitzbad täglich 20 Minuten. Blutige Schröpfung im Ovarialgebiet des Rückens. *Kneipp*-Unterwickel.
Chronisch: Wechselfußbäder, Wechselsitzbäder, Heublumen-, Zinn-, Eichenrindesitzbäder. *Baunscheidt* im Kreuzbereich, Blutegel im Bereich der Leisten oder dort Kantharidenpflaster. *Schiele*-Fußbäder, Reibesitzbäder. Fußreflexzonenmassage.

Pfl. Zur Nebenbehandlung Steigerung der körpereigenen Abwehrkräfte mit Kegelblumen-Zubereitungen: Echinacin® (Tropfen und Ampullen); Tee: Species gynaecologicae »Martin« (Frauentee).
Äußerlich: Sitzbäder mit Zinnkraut-Abkochung.

Hom. Belladonna D4–D6, halbstündlich, klopfend, sehr berührungsempfindlich, Besserung im Sitzen.
– Apis D6, halbstündlich, Neigung zu Zystenbildung, Verschlimmerung durch Berührung und Wärme.
– Bryonia D6, halbstündlich, Verschlimmerung durch Wärme und Bewegung.

Biol. Akut: Eigenblut-Injektionen. Akupunktur. Neuraltherapie.
Chronisch: HOT. Symbioselenkung. Chirotherapie.

Diät. Zeitweilig zur Dämpfung der Entzündungsbereitschaft Saftfasten, Molkefasten, Rohobstdiät oder vegetabile Vollrohkost. Anschließend Vollwert-Ordnungsnahrung.

Eileiterentzündung (Salpingitis)

Auch → Eierstockentzündung

Ursache wie dort. Die Entzündung kann ein- oder beidseitig, akut oder chronisch sein. Auch hier im akuten Zustand heftige Schmerzen, die zum Kreuz hin ausstrahlen, Ausfluß, Fieber, erschwertes Wasserlassen, unregelmäßige Menstruation usw. Wegen der Gefahr der Abszeßbildung, einer Bauchfellentzündung und des Verschlusses der Eileiter (Unfruchtbarkeit) umgehend ärztliche Behandlung. Heilungsaussichten günstig.

Nat. → *Eierstockentzündung*.

Pfl. → *Eierstockentzündung*.

Hom. Pyrogenium D12, Lachesis D12, und Echinacea D4.
– Belladonna D6–D10, Dosierung nach Aktualität, starkes Klopfen, Berührungsempfindlichkeit.
– Apis D4, Verschlimmerung durch Berührung und Wärme, Besserung durch kalte Umschläge.
– Bryonia D4–D6. Verschlimmerung durch Bewegung und Wärme, Besserung durch anhaltenden Druck.
– Mercurius corrosivus D6, starkes Schwitzen, wird bei akuten und chronischen Zuständen gern genommen.
Zusätzlich zu einem der genannten Medikamente Echinacea D4, 3–5 × 20 Tr.

Biol. → *Eierstockentzündung*.

Diät. Zeitweilig zur Dämpfung der Entzündungsbereitschaft Saftfasten, Molkefasten, Rohobstdiät oder vegetabile Vollrohkost. Anschließend Vollwert-Ordnungsnahrung.

| **Ekzem** → Hautausschlag

| **Embolie** → Schlagaderverschluß

| **Emphysem** → Lungenblähung

| **Extrasystolie**
  → Herzrhythmusstörungen

| **Fettstoffwechselstörungen
  (Hypercholesterinämie/
  Hypertriglyzeridämie)**

Von einer Fettstoffwechselstörung spricht man, wenn der Fettanteil (= Lipide, die eigentlichen Fette und fettähnlichen Stoffe) im Blut eine bestimmte Grenze überschreitet. Werte über der Norm sind Risikofaktoren für Bluthochdruck, Arterienverkalkung, Herzkranzgefäßerkrankungen bis zum Herzinfarkt.
Zu den Lipiden zählen in erster Linie das bekannte Cholesterin (wörtlich: ›Gallenfett‹, weil die fettähnliche Substanz erstmals in der Galle bzw. in Gallensteinen entdeckt wurde) und die Triglyzeride (natürliche Fette aus Glyzerin-Fettsäure-Verbindungen). Beide Fettstoffe sind für Aufbau und Funktion des Organismus unentbehrlich und werden deshalb aus den Nahrungsbestandteilen ständig synthetisiert.
Die Cholesterin- und Fettanteile der täglichen Nahrung sind in einer Wohlstandsgesellschaft recht hoch (Fleisch, Butter, Käse, Milch, Eier, andere tierische Fette, auch der Alkoholkonsum ist bei der Aufrechnung zu berücksichtigen). Im Laufe der Jahre kann es bei unkontrollierter Zufuhr zu einer Anhäufung von überflüssigem Cholesterin (Hypercholesterinämie) und/oder Fett (Hypertriglyzeridämie) im Blut kommen mit ihren zum Teil verhängnisvollen Folgen.
Ein geringer Prozentsatz der Fettstoffwechselstörungen ist erblich-familiär bedingt. Ein anderer Teil beruht auf bestimmten Erkrankungen innerer Organe. In diesem Falle primär Behandlung des Grundleidens.
Normalwerte: Cholesterin 180–260 mg%, Triglyzeride 70–170 mg%.

Nat. *Schiele*-Fußbad, Bewegungstraining.

Pfl. Wurzel der afrikanischen Teufelskralle als Tee, kurmäßig über Wochen vor jeder Mahlzeit.

Hom. Es lassen sich hier eigentlich nur die Anlageschwächen behandeln, die sich je nach dem Typ richten.
– Graphites D15, bei hormoneller Schwäche (Schilddrüsenunterfunktion), Übergewicht.
– Calcium carbonicum D15, blasse, schwammige Menschen mit dickem Kopf und Konzentrationsschwäche.
– Sulfur D15, Menschen mit unreiner, schmutziger Haut bei ungesunder Lebensweise (Alkoholmißbrauch und übermäßiges Essen).

Biol. Alle Formen der Sauerstoff-Ozon-Eigenblut-Therapie. HOT.

Diät. Vollwert-Ordnungsnahrung in Ableitung für Störungen des Fettstoffwechsels mit erhöhtem Gehalt des Blutes an Cholesterin (Hypercholesterinämie) und/oder erhöhtem Gehalt des

Blutes an Fett (Hypertriglyzeridämie).
Evtl. zeitweilig Saftfasten, Molkefasten
oder vegetabile Vollrohkost.

Fettsucht (Adipositas)

Bis auf wenige Ausnahmen (sog. konstitutionelle Fettsucht und hormonelle Fettsucht) ist die Fettsucht auf übermäßigen Genuß von Nahrungsmitteln zurückzuführen, d. h. auf ein Zuviel an Kohlenhydraten (Brot, Mehlspeisen, Zucker, Kartoffeln), an Fett (meist tierischem Fett) und Eiweiß (Fleisch u. a.). Als nicht zu unterschätzender Kalorienträger muß der Alkohol, vor allem Bier, miteinkalkuliert werden.
Die Folgen jahrelanger Überernährung (bzw. Übergewicht) sind Hochdruck, Zuckerkrankheit, Fettstoffwechselstörungen, Gelenkerkrankungen, Herz- und Kreislaufbeschwerden mit Tendenz zum Schlaganfall und Herzinfarkt. Die Gefahren werden durch Bewegungsmangel begünstigt, die Leistungsfähigkeit sinkt, die Lebenserwartung wird verkürzt.

Nat. Täglich Ganzkörperwickel mit Haferstrohextrakt, eine Stunde. Bewegungstraining. *Schiele*-Fußbäder, *Schlenz*-Bäder. Stammwickel regen den Hormonstoffwechsel an. Bindegewebsmassage, besonders im Kreuzbein- und HWS-Bereich.

Pfl. Entfettungstee: Species reducentes (Apotheke); Abführtees: Species laxantes (Apotheke), Carilaxan®-Tee oder Kneipp Blutreinigungstee®, meist auf Fenchel-Faulbaum-Senna-Basis.

Hom. Graphites D10, 2×1 Gabe.
– Antimonium crudum D6, 3× tgl. 1 Tbl.
– Mercurius dulcis D3; Calcium carbonicum D10; Capsicum D4 oder D6.

Biol. *Baunscheidt*-Behandlung über HW 7 und LW 5.
Akupunktur bei nervöser Eßsucht.
Ableitung auf Magen/Darm sowie Leber/Galle und *Aschner*. Alle Maßnahmen müssen mit strenger Disziplin in der Diät einhergehen.
Medik.: Schilddrüsenanregungsmittel wie Thyreoidin®, Thyreoid Dispert®.

Diät. Zeitweilig eiweißergänztes Molke-Fasten oder vegetabile Vollrohkost. Anschließend Vollwert-Ordnungsnahrung mit verringertem Energiegehalt (s. Ableitung für Übergewicht) und 1–2× wöchentlich eingeschaltet Molke-Fasten oder vegetabile Vollrohkost.

Fußschweiß (Hyperhidrosis pedis)

Auch → Schweißneigung

Übermäßiger Fußschweiß ist stoffwechselbedingt, anlagebedingt oder beruht auf Kreislaufstörungen. Auch eine erhöhte Schilddrüsentätigkeit kann ursächlich mitverantwortlich sein. Hier ist die Behandlung des Grundleidens angezeigt.
Das Übel wird begünstigt durch mangelnde Hygiene, schlechtes, luftundurchlässiges Schuhwerk (»Turnschuhmode«), Strümpfe aus Kunstfasern und Fettleibigkeit. Schweißfüße sind anfällig für die Ansiedlung von Hautpilzen und neigen leicht zu schmerzhaften Entzündungen.

Nat. Stoffwechselbedingt: Ableitung auf andere Oberflächen mittels *Schiele*-Fußbadekur, Reibesitzbadkur, Stammwickel, Fußwickel. *Schlenz*bäder, Sauna.

Pfl. Innerlich: Salbei-Tee oder Spezialpräparat: Salvysat® (Tropfen), bei möglicher Schilddrüsenbeteiligung Wolfsfuß-Arten in Form von Thyreogutt® (Tropfen, Tabletten) oder Lycocyn® (Tropfen).
Äußerlich: Eichenrinden-Fußbäder, täglich.

Hom. Jaborandi D4, 3 × 1 Gabe, besonders bei nervösen Menschen.
– Salvia D4, 3 × 5–10 Tr., vermindert die Schweißsekretion.
– Lycopodium D10, 2 × 1 Tabl., Schweiß riecht nach Zwiebeln, Füße sind kalt.
– *Komplexmittel*: Berberis Homaccord, 3 × 10 Tr., bei Fußschweiß. Schwefheel, 2 × 10 Tr. tgl.

Biol. Nervöse Form: Akupunktur.
Medik.: Ausleitung auf Niere, Leber, Darm mit Komplexmitteln, z. B. Solidago Ptk., Cefascillan®, Legapas®.
Vordringlich: Verzicht auf Gummischuhe und synthetisches Strumpfmaterial. Täglicher Wechsel von Schuhen und Strümpfen. Barfußlaufen, wo immer möglich.

Gallenblasenentzündung (Cholezystitis)

Die Gallenblase ist ein birnenförmiges Gebilde von etwa zehn Zentimeter Länge. Sie haftet der Unterseite der Leber an und überragt mit ihrer Kuppel ein wenig den unteren Leberrand unterhalb des rechten Rippenbogens, wo sie bei krankhafter Vergrößerung zumeist deutlich tastbar ist. Als Speicherorgan für die Galle, die in der Leber gebildet wird, ist die Gallenblase mit ihrem Hals über einen dünnen Verbindungsschlauch den von der Leber zum Zwölffingerdarm führenden Gallenwegen angehängt. Die Einmündung dort, das Öffnen und Schließen zum Darm hin wird durch einen Schließmuskel geregelt. Ist er geöffnet, fließt die Galle direkt in den Darm. Ist er verschlossen, staut sich die Galle nach rückwärts in Richtung Leber und füllt unter Druck die Gallenblase. Die Galle wird hier zur Erhöhung der Speicherkapazität auf das Mehrfache eingedickt und nach Bedarf in den Dünndarm abgegeben. Die Entleerung der Gallenblase und die Öffnung des Schließmuskels erfolgt auf Nahrungsreize (Fette) hin.
Die Leber produziert in 24 Stunden einen halben bis einen Liter Galle. Diese hat die Aufgabe, die Nahrungsmittel zu emulgieren, d. h. in feinste Tröpfchen zu zerteilen, aufzuspalten und ihre Aufnahme durch den Darm sicherzustellen.
Eine Gallenblasenentzündung beruht auf einer bakteriellen Infektion und wird meist durch Einklemmung von Gallensteinen im Gallenblasenhals verursacht. Ist die Gallenblase dadurch verschlossen, erweitert sie sich und schwillt an. Kommt es unter diesen Umständen zu einem Gallenrückstau, tritt Galle über die Leber ins Blut, der Stuhl verfärbt sich tonfarben und Gelbsucht tritt auf.
Wesentlichstes Symptom der Erkrankung sind anhaltende, heftige, kolikartige Schmerzen im rechten Oberbauch mit hoher Druckempfindlichkeit. Sie können in die rechte Schulter und in das Gebiet unterhalb des rechten Schulterblattes ausstrahlen. Es bestehen Fieber, Übelkeit und Erbrechen. Wird die Gallenblasenentzündung durch wiederholte Attacken chronisch, ist die Verdauung durch mangelhafte Füllung und Entleerung der Gallenblase nachhaltig gestört. Die Gallenblase schrumpft allmählich, vernarbt und verwächst mit den sie umgebenden Eingeweiden. Sie kann für ihre Aufga-

be total ausfallen. Es ist jedoch möglich, ohne Gallenblase zu leben.

Nat. Akut: Schröpfung der Rückenzone, Lehmpackung, Stammwickel, Quarkwickel, Serieneinläufe, Rumpfreibebad 30 Minuten, alle 2 Stunden. Bei schwerer, therapieresistenter Verlaufsform 6–10 Blutegel unterhalb des rechten Rippenbogens.
Chronisch: Heublumensitz-, Reibesitzbäder, *Schiele*-Fußbad-Serie, Rizinusölwickel nach *Cayce*. Fußreflexzonenmassage. Mehrmals Schröpfen der Rückenreflexzone.

Pfl. Neben der ursächlichen Behandlung innerlich Tee von Wermut, Kamille, Pfefferminze, Tausendgüldenkraut. Entsprechende Tee-Spazialpärparate: Gallen- und Leber-Tee Stada®, Kneipp® Galle- und Leber-Tee, Gallen-Leber-Tee Cholaflux® (Teeaufgußpulver);
Schöllkraut- und mariendistelhaltige Präparate sind Hepata® (flüssig und Dragees), Marianon® (Tropfen), Aristochol® (Tropfen), Cholagogum Nattermann® (Tropfen).
Äußerlich: Heublumen-Kompressen.

Hom. Echinacea Urtinktur bis D4, je nach Stadium stündlich bis 3 × täglich 20 Tr.
– Lachesis D12, Injektionen i. c. oder i. v., akut alle 3 Stunden, sehr starke Berührungsempfindlichkeit, Verbesserung nach dem Schlafen, ein Mittel, wenn die Entzündung schon sehr weit fortgeschritten ist.
– Belladonna D4, halbstündlich 10 Tr., Krämpfe, Fieber, starker Schweißausbruch.
– Chelidonium D4, 3 × 1 Gabe, Ausstrahlung ins rechte Schulterblatt, weicher Stuhl, Besserung durch heiße Getränke.

– Pulsatilla D6, 3 × 1 Gabe, bei fettempfindlichen Personen.
– Leptandra D4, 3 × 1 Gabe, fortgeschrittene Entzündung der Gallenwege.
– Colocynthis D6, 3 × 1 Gabe, plötzlicher Schmerz unter dem rechten Rippenbogen, so daß man sich zusammenkrümmen muß, Besserung durch Wärme.
– Bryonia D4–D6, halbstündlich bei akuten Entzündungen, Verschlimmerung durch Bewegung, Besserung durch Druck und kalte Umschläge, starke Übelkeit.
– Taraxacum Urtinktur bis D4, 3 × 1 Gabe, bei Neigung zu Gastritis, Neigung zu Reizblase und Gallenstauungen, depressive Stimmungslage.

Biol. Akut: Neuraltherapie.
Medik.: Bilicombin®, Legapas®.
Chronisch: Symbioselenkung.

Diät. Vollwert-Ordnungsnahrung in Ableitung für Erkrankungen der Verdauungsorgane unter Ausschaltung erfahrungsgemäß unverträglicher Nahrungsmittel und Speisen. Evtl. in akuten Stadien einige Tage Vollkornschleimdiät oder Weizenbreidiät oder *Mayr*-Diät oder Kartoffeldiät.

Gallengangsentzündung (Cholangitis)

Auch → Gallenblasenentzündung

Hier liegt ebenfalls eine bakterielle Infektion vor. Die Bakterien dringen auf dem Blutwege, vom Darm her oder aus der Gallenblase in die Gallengänge ein. Wenn diese durch Gallensteine auch nur teilweise blockiert sind oder verletzt werden, entstehen hier entzündliche Prozesse. Die verdickten Schleimhäute der Gallengänge sondern ein wäßriges oder eitriges Sekret ab. Fieber, Schüttelfrost, Leibschmerzen und oft Gelbsucht sind ernste Anzeichen der Erkrankung. Unter Umständen ist die Leber in Mitleidenschaft gezogen. Sie ist dann vergrößert und schmerzhaft.

Nat. → *Gallenblasenentzündung.* Besonders Blutegeltherapie unter dem Rippenbogen. Kantharidenpflaster über dem rechten Rippenbogen, ca. 15 × 5 cm. Zonenschröpfung.

Pfl. → *Gallenblasenentzündung.*

Hom. Atropinum sulfuricum D4.
– Belladonna D4, im akuten Stadium viertelstündlich 1 Gabe.
Bei chronisch wiederkehrender Entzündung:
– Mercurius dulcus D12 und
– Pyrogenium D12, 3 × 1 Gabe.

Diät. Vollwert-Ordnungsnahrung in Ableitung für Erkrankungen der Verdauungsorgane unter Ausschaltung erfahrungsgemäß unverträglicher Nahrungsmittel und Speisen. Evtl. in akuten Stadien einige Tage Vollkornschleimdiät oder Weizenbreidiät oder *Mayr*-Diät oder Kartoffeldiät.

Gallensteinleiden (Cholelithiasis)

Auch → Gallenblasenentzündung

Gallensteine sind in der Bevölkerung, bei Frauen mehr als bei Männern, weit verbreitet. Sie bleiben häufig symptomlos und liegen ruhig in der Gallenblase. Andererseits können sie ein dramatisches Ereignis heraufbeschwören, die Gallenkolik.
Gerät ein vergleichsweise großer Stein durch die rhythmischen Bewegungen der Gallenblase in den Hals der Blase und die Gallengänge, verursacht die Passage infolge Verkrampfung des Weges plötzliche und äußerst heftige Schmerzanfälle, die man wegen ihrer Art und Stärke als Koliken bezeichnet. Sie dauern so lange an, bis der Stein in den Zwölffingerdarm abgegangen ist. Diese Vorgänge ziehen meist Entzündungen der Gallengänge und der Gallenblase nach sich, wie diese umgekehrt auch an der Steinbildung beteiligt sein können. Im übrigen ist die Entstehung von Gallensteinen im einzelnen noch nicht geklärt. Leberstoffwechselstörungen, Stauungs- und Krampfzustände, Störungen der Gallensalzausscheidung und des Cholesterinstoffwechsels, Verstopfung, Bewegungsmangel, Fettleibigkeit, Schwangerschaft, seelische Erregung und erbliche Veranlagung spielen hierbei sicher mit eine Rolle. Wenn nicht operiert werden muß (Entfernung der Gallenblase), wird die Therapie die Beseitigung oder Linderung der Schmerzen, der Krampf-, Stauungs- und Entzündungszustände zum Ziele haben.

Nat. Koliken: Auch → *Gallenblasenentzündung.*
Heiße Einläufe als Serie. Ansteigendes Halbbad, Heublumensitzbad. Heublumensack, Quarkwickel. Schröpfung der Gallenzone am Rücken.
Chronisch: Kurmäßige Anwendung der Rizinuspackung nach *Cayce*. Symbioselenkung nach *Rusch*.

Pfl. → *Gallenblasenentzündung.*

Hom. Carduus marianus Urtinktur bis D4, 3 × 1 Gabe, bei Leberschwellung.
– Chelidonium D3–D6, 3 × 1 Gabe, bei Gallengangreizungen mit Gelbsucht und Durchfällen.
– Podophyllum D4, 3 × 1 Gabe, chroni-

sche Verstopfung, Gallenstauung, gelbliche Haut.
– Calculi biliarii D15–D30, 1 Gabe pro Tag.
– Berberis D6, 3 × 10 Tr., bei Harnsäureüberschuß, häufig auch im Zusammenhang mit Nierensteinen und Nierengrieß.
Bei Gallenkolik:
– Atropinum sulfuricum D3–D6, stündlich 1 Gabe, heftige Krämpfe, träger Stuhl.
– Nux vomica D6, Dosierung ebenso, bitterer Mundgeschmack, Brechreiz, Leber hart, geschwollen, Blähungen.
– Colocynthis D4–D12, entsprechende Beschwerden wie Nux vomica.
– Magnesium phosphoricum D6, heftige Kolik, starkes Luftaufstoßen.

Biol. Koliken: Akupunktur. Neuraltherapie.
Chronisch: EAV. Symbioselenkung.

Diät. Vollwert-Ordnungsnahrung in Ableitung für Erkrankungen der Verdauungsorgane unter Ausschaltung erfahrungsgemäß unverträglicher Nahrungsmittel und Speisen. Evtl. in akuten Stadien einige Tage Vollkornschleimdiät oder Weizenbreidiät oder *Mayr*-Diät oder Kartoffeldiät.

Gastritis
→ Magenschleimhautentzündung

Gebärmutterblutungen (Metrorrhagie)

Unter einer Gebärmutterblutung wird eine Gebärmutterblutung außerhalb normaler Regelblutungen verstanden. Sie ist nicht mit einer Menorrhagie, einer zu lange dauernden Regelblutung, zu verwechseln, wenn beide Erscheinungen auch Ausdruck der gleichen Störung sein können.
Eine außer der Zeit erfolgende Gebärmutterblutung kann vielfältige Ursachen haben: Infrage kommen vor allem hormonale Fehlfunktionen (insbesondere bei jungen Mädchen), Eileiter- und Eierstockentzündungen, Infektionen, Lageveränderungen der Gebärmutter, Neubildungen (bös- und gutartige), klimakterische Komplikationen, geschlechtliche Aktivitäten, Verhütungspraktiken, Abtreibungsfolgen, Einnahme von Hormonpräparaten, aber auch Streß.
Die Behandlung richtet sich nach dem Grundleiden. Stets dem Arzt die Entscheidung überlassen!

Nat. Akut: Eisbeutelauflage über der Blase. Hochlagerung des Beckens. Schulter/Nacken-Becken-Ausgleichsmassage.
Chronisch: Reibesitzbadkuren.

Pfl. Symptomatisch zur Beeinflussung der Blutung: Hirtentäschel-Zubereitung Styptysat® (Tropfen) und Hametum®-Extrakt, ein Hamamelis-Präparat.

Hom. Millefolium D2, 2stündl. 8 Tr., allgemein bei Blutungsneigung mit hellroten Blutungen.
– Belladonna D4, krampfartige Schmerzen, hellrotes Blut, gestautes Gefühl im Kopf, 2stündl. 10 Tr.
– Hamamelis D2, 2stündl. 5 Tr., im Wechsel mit
– Hydrastis D2, 2stündl. 5 Tr.
– *Komplexmittel*: Millefolium Ptk.

Biol. Trockenschröpfen unter beiden Brüsten. Akupunktur. Chirotherapie.
Medik.: Senecion® als Injektion.

Diät. Vollwert-Ordnungsnahrung.

Gebärmutterentzündung (Endometritis)

Eine Gebärmutterentzündung ist meist auf die Gebärmutterschleimhaut (Endometrium, griech. *metra*, Gebärmutter) beschränkt. Sie ist akut oder chronisch. Nicht selten sind Eileiter und Eierstöcke in das Geschehen mit einbezogen (→ *Eierstockentzündung*, → *Eileiterentzündung*).
Ursache der Entzündung ist eine durch die Scheide aufsteigende Infektion durch Krankheitserreger. Eine auslösende Rolle können dabei Verletzungen spielen durch Geburten, Fehlgeburten, Abtreibungen, Ausschabung der Gebärmutter, durch Pessare und andere in die Scheide eingeführte Fremdkörper. Auch Geschwülste können ursächliche Bedeutung haben.
Symptome der Entzündung sind mehr oder weniger starke Schmerzen im Unterleib, Druckempfindlichkeit, Ausfluß (u. U. blutig-eitrig), unregelmäßige Monatsblutungen, Fieber, Beschwerden beim Wasserlassen, allgemeines Krankheitsgefühl.
Schreitet die Entzündung fort, kann die Gebärmutterwand davon ergriffen werden; u. U. muß die Gebärmutter durch Operation entfernt werden. Auch besteht die Gefahr einer Bauchfellentzündung.
Rechtzeitige ärztliche Behandlung. Günstige Heilungsaussichten.

Nat. → *Eileiterentzündung.*

Pfl. → *Eileiterentzündung.*

Hom. Belladonna D4, dreistündlich 1 Gabe, bei akuter Entzündung mit hellroten Blutungen und Berührungsempfindlichkeit.
– Echinacea Urtinktur bis D4, zweistündlich 15 Tr., wirkt antibakteriell, zur Abwehrsteigerung.
– Lachesis D4–D8, 3 × täglich, stinkender, scharfer, brennender Ausfluß mit Blutungen, Verschlimmerung durch Kälte.
– Arnica D12, zweistündlich, nach Ausschabungen.

Diät. Evtl. zeitweilig vegetabile Vollrohkost, sonst Vollwert-Ordnungsnahrung.

Gebärmuttergeschwulst, gutartige (Myoma uteri)

Gebärmuttermyome (griech. mys, myos, Muskel) sind gutartige Geschwülste der Gebärmuttermuskulatur. Sie sind weit verbreitet und treten am häufigsten bei Frauen mittleren Alters vor den Wechseljahren auf. Die Ursache der Geschwulstbildung ist nicht eindeutig geklärt. Einflüsse des Hormonsystems (Eierstockhormon) können für ihre Entstehung geltend gemacht werden, da Myome nach der Menopause (Aufhören der Menstruation) im allgemeinen nicht mehr wachsen, eher zu schrumpfen beginnen.
Man unterscheidet Myome, die in der Muskulatur der Gebärmutter, unter der Gebärmutterschleimhaut und unter dem Bindegewebe, d. h. unter der äußeren Hülle der Gebärmutter, liegen. Ihre Größe ist völlig verschieden. Sie reicht von Stecknadelkopf- bis Kindskopfgröße. Manche der Myome sind gestielt.
Viele Frauen haben dabei keinerlei Beschwerden. Abhängig von der Lage der Myome (s. o.) kann es jedoch zu Unterleibs- und Kreuzschmerzen kommen, zu starken Blutungen während und außerhalb der Regel, und durch Druck auf Blase und Mastdarm zu häufigem

Harndrang und chronischer Verstopfung.
Bei jeder unnormal starken Regelblutung den Arzt aufsuchen! Eine Früherkennung der Geschwulst ist für den Erfolg der Behandlung (konservativ oder chirurgisch) ausschlaggebend.

Nat. Moorbäder, Thermalbäderkuren, Reibesitzbäder, Unteraufschläger nach *Kneipp*.

Pfl. Tee: Zinnkraut.
Zur Blutstillung (symptomatisch): Hamamelis als Hametum®-Extrakt, mehrmals täglich 1 Teel.; Hirtentäschel als Styptysat® (Tropfen).
Äußerlich: Sitzbäder mit Zinnkraut-Aufgüssen.

Hom. Calcium stibiato-sulfuratum D3, 3 × 1 Tabl., im Wechsel mit Aurum D6, 3 × 1 Tabl.
– Berberis fructus D4, im Wechsel mit Urtica D4, bei Nieren- und Gallensteinneigung.
– *Komplexmittel*: Conium Ptk.

Biol. Neuraltherapie. Akupunktur.

Diät. Vollwert-Ordnungsnahrung.

Gebärmuttervorfall (Prolapsus uteri)

Die Gebärmutter (Uterus), ein sieben bis neun Zentimeter langes muskulöses Gebilde, liegt zwischen Blase und Mastdarm. Sie ist im Beckenraum so aufgehängt (Mutterbänder), daß sie, den jeweiligen Erfordernissen (Eingeweidedruck etc.) angepaßt, ihre Lage ändern kann, verschiebbar ist, und dennoch ihren begrenzten, festen Platz hat.
Nach Geburten, vor allem bei Mehrgebärenden, nach Geburtsverletzungen (Dammriß u. a.) und frühzeitigen Anstrengungen nach dem Wochenbett, kann es zu einer Erschlaffung und zu Rissen der Bänder und Muskeln kommen, die die Gebärmutter in ihrer normalen Stellung halten. Die Folge davon ist eine Verlagerung der Gebärmutter in das Scheidengewölbe, eine Gebärmuttersenkung (»es drängt alles nach unten«) und im extremen Fall, wenn auch die Wände der Scheide erschlafft sind, ein Gebärmuttervorfall: die Gebärmutter stülpt sich aus der Scheide heraus. Mannigfaltige Störungen, Kreuzschmerzen, Harndrang, Stuhlverstopfung, Ausfluß und Blutungen sind die Nebenbefunde dieses schweren Schadens.

Nat. Reibesitzkuren, kräftige Massagen im Kreuzbein-Nacken-Bereich. Fußreflexzonenmassage und *Weihs*-Roller. Beckenbodengymnastik. Eichenrindesitzbad, kalte Sitzbäder von einer Minute, 1–2 × täglich.

Hom. Lilium tigrinum, D6–D12.
– Sabal serrulatum, Urtinktur bis D2, 3 × 1 Gabe.
– *Komplexmittel*: Aletris Oplx.

Biol. Akupunktur.
Medik.: Senecio comp. (Wala), 3 × 5 Globuli, bei Bindegewebsschwäche, Rückenschmerz.

Gedächtnisschwäche (Amnesie)

Unter Gedächtnisschwäche versteht man die Abnahme der Fähigkeit, sich an frühere Geschehnisse und Erlebnisse zu erinnern, sowie die Abnahme der Merkfähigkeit, d. h. das Unvermögen, neue Eindrücke im Gedächtnis dauerhaft zu speichern. Man unterteilt in

Kurzzeit- und Langzeit-Gedächtnis.
Die Ursachen einer Gedächtnisschwäche liegen in einer Störung im Zentralnervensystem, genauer gesagt in der Großhirnrinde, dem Sitz unseres Bewußtseins.
Der Grund für diese Störung ist zusammengefaßt in einer Minderdurchblutung des Gehirns zu sehen. Minderdurchblutung bedeutet Mangel an Sauerstoff, an Nährstoffen.
Dabei kann es sich um eine Arterienverkalkung der Hirngefäße handeln, um Blutdruckeinflüsse, um eine Kreislaufschwäche auf dem Hintergrund nachlassender Herzkraft. Erkrankungen des Gehirns wie Tumoren u. a. kommen ebenfalls in Frage. Aber auch an chronische Gifteinwirkungen (Medikamentenmißbrauch!) ist zu denken.
Der Gedächtnisschwäche muß nicht immer eine organische Störung zugrunde liegen. Die Gehirnzellen wollen trainiert sein durch Lesen, Lernen, Beobachten, Nachdenken. Vor allem ältere Menschen müssen das wissen. Das Gehirn altert im Grunde gar nicht so sehr, es wird vernachlässigt, es wird träge, weil ihm immer weniger abverlangt wird.
Bei Kindern herrscht oft Angst vor zu hoher Leistungserwartung seitens der Eltern. Dieser Konflikt kann zu Versagen führen. Es wird teilweise auch diskutiert, ob die hohen Vitamingaben und das Fluor, welches diese Kinder häufig bekommen, mitverantwortlich zu machen sind.

Nat. → *Gehirnverkalkung.*
Bei Kindern → *Nervosität.*

Pfl. Zur Langzeittherapie Mistel, Weißdorn und Ginkgo in Form von Spezialpräparaten: Viscratyl® (Dragees), Crataegutt® (Tropfen, Dragees), Tebonin® retard (Dragees).

Hom. Acidum phosphoricum D3, 3 × 15 Tr., Gedächtnismangel als Folge von Kummer und Sorgen, Depressionen.
– Barium jodatum D4, 3 × 1 Tabl., Arterienverkalkung, Bluthochdruck.
– Ambra D2–D3, bei vorzeitigem Altern.
– Acidum nitricum D4, Schlaflosigkeit, ist leicht reizbar.

Biol. Oft sind Blockierungen der oberen Halswirbelsäule für Durchblutungsstörungen im Kopf verantwortlich zu machen. Chirotherapie. Neuraltherapie. Sauerstoff-Therapie, auch HOT. Akupunktur.

Diät. Vollwert-Ordnungsnahrung.

Gehirnschlag → Schlaganfall

Gehirnverkalkung (Zerebralsklerose)

Gehirnverkalkung bedeutet Verkalkung der Gehirnarterien. Verdickung, Verhärtung und Einengung der Arterien beherrschen das Bild. Mangeldurchblutung, d. h. Mangelversorgung (Nährstoffe, Sauerstoff) des betroffenen Gewebes ist die Folge. Daraus wieder entsteht die Atrophie, der Gewebs- oder Organschwund.
Am Beispiel der Gehirnverkalkung wird der mit dem Alter zunehmende Abbauprozeß besonders deutlich. Die betroffenen älteren Menschen bemerken an sich je nach dem Grad ihres Zustandes einen Verlust an Merkfähigkeit (für neue Eindrücke), sie leiden in allen Abstufungen unter Gedächtnisschwund, Konzentrationsschwäche und Aufmerksamkeitsstörungen. Schwindel, Kopfschmerzen, gesteigerte Erregbarkeit belasten ihren Alltag.

Außenstehende nehmen an ihnen Gefühls- und Verhaltensstörungen wahr, oft einen eingeschränkten geistigen Horizont, wodurch das soziale Umfeld störend beeinflußt wird. Die Kritikfähigkeit für das eigene Verhalten läßt deutlich nach, scheint in schweren Fällen völlig verlorengegangen zu sein. Die Anfangsphase hierbei ist besonders kritisch für die Familie. Noch ist das eigenartige Verhalten von den Angehörigen nicht als Krankheit erkannt. Es fällt dann sehr schwer, Unrichtigem nicht zu widersprechen, falsches Verhalten nicht zu rügen und meist sehr deutlich in Erscheinung tretenden Eigensinn zu ertragen. Dieser Eigensinn kann sich zum sog. Altersstarrsinn steigern.

Die weitere Entwicklung der beginnenden Gehirnverkalkung ist von verschiedenen Faktoren abhängig, u. a. von der Lebenseinstellung und der Lebensführung des Betroffenen. Sicher ist, daß eine geringfügige Verkalkung, wie sie bei fast allen älteren Menschen (und nicht nur bei diesen) nachgewiesen ist, oft keine oder nur wenig Beschwerden macht. Diese können erfolgreich behandelt werden. Die schweren Fälle sind jedoch mit Naturheilverfahren kaum zu beeinflussen.

Nat. Täglich eine Stunde aktive Merkübungen: Gedichte, Zeitungsartikel auswendig lernen, Zahlenkolonnen addieren, Aufstellen einer fiktiven Einkaufsliste für Parties mit 100 Personen oder Planen einer Reise mit Übernachtungen usw.
Tägliche Waschungen und Hautbürstungen, *Kneipp*sche Güsse. Kleine Aderlässe, evtl. Schröpfen.

Pfl. *Knoblauch*: Allium-sativum-Strath, Knoblauch-Kapseln (verschiedene Hersteller), Knoblauch-Pflanzensaft Kneipp®.
Mistel: Asgoviscum® (Tropfen, Kapseln), Viscratyl®-Dragees, Viscysat® (Tropfen).
Kleines Immergrün: die Vincamin-haltigen Präparate Vincapront® (Kapseln), Esberidin® (Dragees).
Ginkgo: Tebonin® forte (Tropfen), Rökan®.
Weißdorn: Crataegutt® (Tropfen, Drag.), Crataegutt® novo (Filmtabletten), Oxacant® (Tropfen).

Hom. Coffea D30, 1 Gabe pro Tag, wenn aufgrund der Verkalkung Schlaflosigkeit vorhanden ist.
– Cocculus D6, bei Schwindel.
– Conium D6, bei Schwindel, hervorgerufen durch Kopfdrehung.
– Secale D10, 2 × 1 Gabe bei Gehirnverkalkung mit extremer Kälte und Durchblutungsstörungen der Extremitäten sowie starken psychischen Störungen.
– Arnica D10, ein gutes Altersmittel bei Zerschlagenheit, hohem Blutdruck.
– Barium jodatum D4, 3 × 1 Gabe, bei erhöhtem Blutdruck (3–4 Monate zu nehmen), Neigung zu Katarrhen.
– *Komplexmittel*: Arnica montana Splx., 3 × 10–20 Tr.
Bei Schwindelzuständen: Glonoinum Splx. und Cocculus Splx., 3 × 10–15 Tr. Um das Gefäßsystem abzudichten: Rutin Splx., Vasotonicum Oplx. 3 × 15 Tr. Besonders bei Gehirndurchblutungsstörungen: Secale cornutum Oplx., 3 × 15 Tr. Bei Schwindelanfällen: Cocculus Oplx. Bei Neigung zu niedrigem Blutdruck: Camphora Oplx.

Biol. HOT. Sauerstoff-, Ozon-Eigenblutbehandlungen. Neuraltherapie. Akupunktur.
Medik.: *Aslan*-Kur mit je 1 ml Eigenblut pro Injektion. Vitorgan-Therapie.

Mistelkuren (z. B. Iscador®).
Vitamine: A-E-Mulsin forte®.
Diät. Vollwert-Ordnungsnahrung in Ableitung für Arteriosklerose. Bei vorhandenem Blutdruck kombiniert mit natriumarmer Vollwert-Ordnungsnahrung in Ableitung für Bluthochdruck.

Gehörgangentzündung (Otitis externa)

Das Hörorgan besteht aus drei Teilen: dem äußeren Ohr mit Ohrmuschel und äußerem Gehörgang, dem Mittelohr als dem Verstärker für die aufzunehmenden Töne und Geräusche, und dem Innenohr, von dem diese in das Gehirn weitergeleitet werden. Hier treten sie als Hörwahrnehmung ins Bewußtsein. Im Innenohr befinden sich auch die Sinneszellen für das Gleichgewichtsorgan. Der äußere Gehörgang ist etwa 3,5 Zentimeter lang und reicht bis zum Trommelfell. Entzündungen können verursacht werden durch Verletzungen, etwa beim Entfernen des Ohrenschmalzes, durch Furunkel, Pusteln, Ekzeme oder Fremdkörper. Sie treten häufig auch nach dem Schwimmen auf.
Entzündungen im Gehörgang sind schmerzhaft und können Fieber, Schwellungen, Jucken, Brennen und eitrige Absonderungen hervorrufen. Sie können auch auf das Mittelohr übergreifen.

Nat. Halswickel. Einläufe. Lehmpackungen (desinfizieren und kühlen).

Pfl. → *Abszeß*.

Hom. Akut mit Fieber:
– Aconitum D4, ohne Schweiß.
– Belladonna D4, mit Schweiß.
– Ferrum phosphoricum D6, mit Schweiß, stechende Schmerzen, klopfendes Trommelfell.
Verordnungsweise dieser 3 Medikamente: 50 Tr. auf 1 Tasse Wasser, davon viertelstündlich 1 Teel.
– Capsicum D6, Stechen und Brennen, Verschlimmerung durch Schlucken, Schwellung am Gaumenbogen.

Biol. Eigenblutverfahren. Akupunktur. Neuraltherapie.
Allergisch: HOT. Gegensensibilisierung; Potenziertes Eigenblut. Kantharidenpflaster auf den Warzenfortsatz. Zwiebelumschläge.

Gelbsucht (Ikterus)

Eine deutlich sichtbare Gelbverfärbung der Haut, der Schleimhäute und der weißen Lederhaut des Auges nennt man Gelbsucht. Sie ist keine Krankheit an sich, sie ist ein Symptom, ein Krankheitszeichen und zeigt an, daß Galle bzw. Gallenfarbstoff in die Blutbahn übergetreten sind. Ursache kann eine Störung des Gallenabflusses in den Darm durch Gallensteine, eine Gallengangentzündung, oder eine auf den Gallengang drückende Geschwulst sein. Auch an Medikamenten, die den Gallenabfluß aus der Leber hemmen, an Gifte (Pilzgifte u. a.) und an eine Blutstauung in der Leber bei bestimmten Herzkrankheiten ist zu denken. Auch übermäßiger Blutzerfall (aus den roten Blutkörperchen entsteht der Gallenfarbstoff), bakterielle Infektionen und vereinzelt auch seelische Ursachen lösen Gelbsucht aus. Schließlich kann die Gelbsucht auf eine infektiöse Leberentzündung (infektiöse Hepatitis) hinweisen. Der Urin ist dann dunkel gefärbt, und der Stuhl erhält ein tonfarben-graues Aussehen. Gelbsucht tritt hier jedoch nicht immer auf.

Gelbsucht geht zumeist mit Hautjukken einher.
Die Gelbsucht der Neugeborenen ist in allgemeinen unbedenklich und bildet sich bald zurück.

Nat. *Leberentzündung* (Hepatitis): Bettruhe, Heublumensäcke täglich. Wechselfußbäder, heiße Rolle am Rücken. Fußreflexzonenmassage. Stammwickel oder Unteraufschläger.
Gallengangentzündung (Cholangitis): Heusäcke, Ölkur nach *Cayce*. Solefußbad, Quarkwickelauflagen über der Leber. Schröpfung der Rückenzone.
Auch → *Gallengangentzündung*.

Pfl. → *Gallenblasenentzündung*.

Hom. → *Gallengangentzündung*.
Komplexmittel: Quassia Splx.

Biol. Leberentzündung (Hepatitis): HOT-Serie. Neuraltherapie. Symbioselenkung.

Diät. Im akuten Stadium bei entzündlichen Leber- oder Gallenwegerkrankungen kurzfristig Vollkornschleimdiät, Weizenbreidiät, *Mayr*-Diät, Kartoffeldiät oder Molkefasten. Anschließend laktovegetabile Vollwert-Ordnungsnahrung in Ableitung für Erkrankungen der Verdauungsorgane unter Ausschaltung erfahrungsgemäß unverträglicher Nahrungsmittel und Speisen. Bei Gelbsucht in fortgeschrittenen Stadien chronischen Leberversagens laktovegetabile Vollwert-Ordnungsnahrung mit verringertem Eiweißgehalt (40–50 pro Tag) und 1–2× wöchentlich eingeschalteten Molkefastentagen (→ Leberschrumpfung).

Gelenkabnutzung (Arthrose)

Auch → Gelenkrheumatismus

Unter den Gelenkerkrankungen sind die Arthrosen gegenüber den entzündlichen Gelenkerkrankungen weit in der Überzahl. Sie haben eine mechanische Ursache, sind also degenerativer Natur. Auslösende Faktoren sind Übergewicht, Überbeanspruchung (z. T. durch berufliche Belastung), bestehende Gelenkschäden, altersbedingte Abbau- und Abnutzungsprozesse. Diese führen zu einer Zerstörung des Gelenkknorpels, so daß die knöchernen Gelenkenden schutzlos, d. h. schmerzhaft aufeinanderreiben.
Arthrosen (griech. *arthron*, Gelenk, *-ose* deutet auf den nicht entzündlichen Charakter, auf den Abbauvorgang der Erkrankung hin) befallen meist Menschen im mittleren und höheren Lebensalter. Das Leiden zieht sich bei langsamem Fortschreiten über Jahrzehnte hin (zunehmende Versteifung, Bewegungseinschränkung, Schmerzen). Betroffen sind vor allem die Gelenke, die das Körpergewicht zu tragen haben: Knie-, Hüft- und Sprunggelenke. An den Wirbelgelenken ist das Krankheitsgeschehen ebenfalls häufig zu beobachten.
Arthrosen zeichnen sich nicht durch Ruheschmerz aus. Typisch sind vielmehr Anlauf-, Ermüdungs- und Belastungsschmerz, wobei der Anlaufschmerz vom Patienten nach längerem Sitzen oder Stehen besonders intensiv empfunden wird. Beobachtet werden Gelenkgeräusche (Reiben, Knirschen) bei bestimmten Bewegungen. Der Allgemeinzustand ist im allgemeinen nicht stärker beeinträchtigt, die Le-

benserwartung nicht verkürzt (»mit der Arthrose leben lernen«).

Nat. Ziel: Verbesserung der Durchblutung und des Gelenkstoffwechsels sowie Körpergewichtsreduktion. Kalte Güsse, danach kräftige Gymnastik oder Laufen. Eistherapie mit nachfolgender drastischer Bewegung. Wickel nachts mit Melasse oder Wirsingkohlblättern, Vollbäder im Brennesselabsud, Hormonapin®-Schlick-Konzentrat. *Schiele-*Fußbadekuren. Thermalschwimmen, Badekuren in Moor-Schlick-Badeorten (z. B. Abano Terme). Schlick-Heublumen-Packungen 20 Minuten pro Tag. Dauerbrause!

Pfl. Tee-Anwendung wie unter *Gelenkrheumatismus*.
Äußerlich: regelmäßige Heublumenbäder und -packungen, Umschläge mit Kytta®-Plasma oder Arnika-Tinktur (1 Eßl. auf 1/2 l Wasser). Einreibungen mit Arthrosenex® (Salbe), Syviman® (Salbe), Pesendorfer Salbe®, Harpagophytum-Salbe DHU.
Zum Einnehmen: Arthrosetten® (Drag.)
Zur Injektion: Plenosol®-Ampullen.

Hom. Sulfur D6, Tabl., im Wechsel mit Ichthyol D2, Tropfen.

Biol. Quaddeltherapie mit Hautreizsubstanzen, wie Ameisensäure, Bienengift- und Brennesselauszügen. Kantharidenpflaster: vorteilhaft besonders am Kniegelenk, Daumengrundgelenk und über den Wirbelgelenken.
Baunscheidt, vorteilhaft besonders am Schultergelenk.
Eigenblut-Injektionen an Hüftgelenk oder Kreuzdarmbeingelenk.
Akupunktur. Chirotherapie. Neuraltherapie.

Medik.: Umspritzung mit Mistelpräparaten (Plenosol®); Spondylose-Injektopas (von Pascoe).
Regeneresen; Vitorgan.

Diät. Bei vorhandenem Übergewicht Vollwert-Ordnungsnahrung mit verringertem Energiegehalt (s. Ableitung für Übergewicht), sonst normale Vollwert-Ordnungsnahrung. Evtl. zeitweilig vegetabile Vollrohkost.

Gelenkentzündung (Arthritis)

Gelenkentzündungen gibt es mit rheumatischer und nichtrheumatischer Ursache. Zu ersteren zählt vor allem der chronische → *Gelenkrheumatismus*, die chronische Polyarthritis.
Die bekannteste nichtrheumatische Arthritis ist die *Gicht*. Andere nichtrheumatische Gelenkentzündungen sind die Infektarthritiden, die durch Eindringen von Krankheitserregern in die Gelenke hervorgerufen werden, z. B. wenn ein Eiterherd (Zähne, Mandeln u. a.) »streut«. Ferner kennt man Gelenkentzündungen, die im Verlauf einer Schuppenflechte (Psoriasis), einer geschwürigen Dickdarmentzündung (Colitis ulcerosa) oder anderer Entzündungen des Darmkanals auftreten können. Schließlich spielen Gewalteinwirkungen, Überanstrengungen, auch allergische Reaktionen der Gelenkinnenhaut für die Entstehung nichtrheumatischer Arthritiden eine ursächliche Rolle.
Alle diese Gelenkentzündungen zeichnen sich durch heftige Schmerzen, Schwellung und Bewegungseinschränkungen aus. Immer sind Ganzkörpererkrankungen die Basis von Einzelgelenkentzündungen. Die Ganzkörpererkrankung wirkt sich am schwächsten

Körperteil am heftigsten und zuerst aus. Daher muß jede Einzelgelenkerkrankung mit einer Ganzkörpertherapie bekämpft werden.

Nat. Eine Entschlackungswoche nach *Lützner* durchführen, hierbei täglich Abführen mit Bittersalz oder Glaubersalz.
Akut: Kalte Gelenkpackungen (Lehm, Quark usw.). Später heiße Packungen. Stammwickel zur Stoffwechselverbesserung, Rumpfreibebäder, Dauerbrause.

Pfl. → *Gelenkrheumatismus*.

Hom. Bryonia D4, stündlich, Verschlimmerung bei Bewegung, Besserung beim Liegen auf der schmerzenden Seite, heiße Schwellung, stechende Schmerzen, einzelne Gelenke befallen.
– Aconitum D6, 50 Tr. auf 1 Tasse Wasser viertelstündlich 1 Teel. bei starken Schmerzen mit trockenem Fieber.
– Ferrum phosphoricum D6, ein- bis zweistündlich, Fieber, starke Schmerzen, Verschlimmerung nachts, große Schwäche, eine Bewegung ist kaum möglich.
– Rhus toxicodendron D10, stündlich bis zweistündlich bis 3 × 1 Gabe, nach Durchnässung, Besserung durch Bewegung, Verschlimmerung nach dem Schlafen, nach Ruhe.
– *Komplexmittel*: Berberis Splx., Rheumapasc., Ledum Splx. oder Ledum Oplx.

Biol. Blutegel ans Gelenk. Subkutane Injektionen mit Harpagophytum D2/Zeel®/Meaverin® als Mischinjektion. Akupunktur mit Dauernadeln intrakutan an die Hauptschmerzpunkte der Sehnenansätze. HOT.
Ableitung auf Magen/Galle/Darm nach *Aschner*. Entherdung! Kupfer-, Zink- und Eisen-Stoffwechsel sowie Kalzium-Magnesium-Stoffwechsel analysieren und entsprechend behandeln (Laborkontrollen).
Gerade bei Rheuma liegen viele angeborene Anlageschwächen die nur auf einen Auslöser warten, sehr offensichtlich auf der Hand. Der Patient muß sich darüber klar sein, daß Sekundenheilungen nicht an der Tagesordnung sind, bei entsprechender Geduld aber sehr nachhaltige Effekte eintreten können.

Diät. Zur Einleitung der Behandlung vegetabile Vollrohkost oder Molkefasten + Frischpflanzensäfte aus Löwenzahn und Brennessel oder Saftfasten. Anschließend laktovegetabile Vollwert-Ordnungsnahrung mit reichlich vegetabiler Frischkost und geringem Gehalt an Salz bzw. Natrium. Wiederholt eingeschaltete Perioden mit Saftfasten, Molkefasten oder vegetabiler Vollrohkost.

Gelenkrheumatismus (Chronische Polyarthritis)

Von den entzündlichen Erkrankungen der Gelenke ist die chronische Polyarthritis (griech. *polys*, viel, zahlreich, *arthron*, Gelenk, *-itis* = Entzündung) die häufigste.
Sie ist eine Ganzkörpererkrankung. Der chronische Gelenkrheumatismus kann schon bei jüngeren Erwachsenen auftreten (vor allem bei Frauen). Er befällt (symmetrisch) anfänglich vorwiegend die kleinen Gelenke, wie Finger, Hände u. a. Sein Beginn ist langsam und schleichend. Die entzündlichen Vorgänge sind durch Schmerzen und in der Regel durch Schwellung, Röte und Wärme gekennzeichnet. Die Schmerzen treten als Ruheschmerzen auf, sind anhaltend und meist von Gelenksteife

begleitet. Besonders charakteristisch ist die morgendliche Steife. Sie kann bis über eine halbe Stunde dauern. Fieber in den »Schüben«, allgemeine Schwäche, Gewichtsverlust sind weitere mögliche Krankheitserscheinungen.
Schreitet die Erkrankung fort, kommt es häufig zu einer Deformierung der Gelenke mit Teil- oder Ganzversteifung.
Der Gelenkrheumatismus wird deshalb chronisch genannt, weil es sich um eine andauernde Krankheit handelt, die praktisch nicht ausheilt. Die Therapie beschränkt sich darauf, das Leiden zu lindern und den Patienten über akute Phasen (»Schübe«) hinwegzuhelfen. Eine Früherkennung des entzündlichen Zustandes ist von Bedeutung. Bereits bestehende Gelenkversteifungen sind nicht mehr rückgängig zu machen.
Die PcP (primär chronische Polyarthritis) kann nie mit *einer* Methode allein behandelt werden. Zu ihrer Linderung erforderlich ist, einen strengen, gesteuerten Therapieplan aufzustellen. Die Behandlungsarten werden zum Teil miteinander kombiniert und zum Teil nacheinander eingesetzt. Ohne lebenslängliche Diätumstellung ist jede biologische Therapie sinnlos. Es ist anzustreben, eine gezielte Entherdung durchzuführen, auch wenn der Herd (Zahn, Nebenhöhle, Darm) nicht aktiv zu sein scheint. Er schädigt als einer von vielen Faktoren immer und verhindert einen Dauererfolg, der sehr wohl auch bei chronischen und fortgeschrittenen Fällen möglich ist.

Nat. Über Jahre hinweg *Schiele*-Fußbadekuren, *Schlenz*-Bäder, Vollbäder in Schlick-Konzentrat, Hormonapin Badezusatz®, Thermalkuren. Besonders vorteilhaft: Kuren im Böcksteiner Heilstollen. Moorbäder. In schweren Fällen Wohnortwechsel oder Aufenthalte während der kalten Jahreszeit in klimatisch begünstigten Gegenden, siehe »Urlaubstabelle«, S. 36 ff.
Massagen regelmäßig, um die Gelenke beweglich zu erhalten. Fußreflexzonenmassage. An geeigneten und sehr schmerzhaften Gelenken Kantharidenpflaster, *Baunscheidt* oder Schröpfungen. Kleine Aderlässe zur Verbesserung der allgemeinen Durchblutung. Dauerbrause.

Pfl. Im Vordergrund stehen Pflanzen mit schmerzdämpfender, entzündungshemmender und stoffwechselfördernder Wirkung. Ihre Anwendung muß über Wochen und Monate (mit Zwischenpausen) erfolgen.
Tees: Brennessel (Urtica-Arten), Birke (Betula-Arten), Weide (Salix-Arten), Schachtelhalm (Equisetum arvense), Wacholder (Juniperus communis), Löwenzahn (Taraxacum officinale), Teufelskralle (Harpagophytum procumbens) u. a., einzeln und in Mischungen oder in Form von Spezialpräparaten: Rheuma-Tee Stada®, Kneipp®Rheuma-Tee, Rheumex®, Romigal Rheuma-Tee.
Spezialpräparate zum Einnehmen: Aconitysat® (Tropfen), Bryorheum® (Tropfen), Cefarheumin® (Tropfen).
Spezialpräparate zum Einreiben: Aconitysat® (Salbe), Rhus-Rheuma-Gel DHU, Syviman® (Salbe).
Als Umschlagpaste: Kytta-Plasma®.
Zur Injektion: Echinacin®-, Plenosol®-, Cefarheumin®-Ampullen.

Hom. Acidum sulfuricum oder Acidum formicicum D10–D30, 1 × pro Woche als Injektion.
– Harpagophytum D4–D6, an das betroffene Gelenk spritzen.
– Dulcamara D6, Arthritis nach Durchnässung.
– Ledum D3, Besserung nach Kälte, Verschlimmerung nachts.

– Berberis D3 bei erhöhtem Harnsäurespiegel, ebenso wie Lycopodium D6, vor allem, wenn Leberbeschwerden vorliegen.
– Rhus toxicodendron D10, ziehende Schmerzen, Verschlimmerung in Ruhe, Besserung bei Bewegung, nachts starke Unruhe.
– Pulsatilla D12, 2 × 1 Gabe, Kniebeschwerden, vor allem bei dicken Frauen in den Wechseljahren.
– Calcium carbonicum D12, durch Kältereiz entstanden, bei schon lange bestehender Abwehrschwäche, die Gelenke sind schwach und steif, die Beschwerden bessern sich bei Bewegung.

Biol. HOT. Kuren mit Thymusvollextrakt intramuskulär (Sandberg THX). Symbioselenkung. Vitorgan-Therapie und Gegensensibilisierung. Akupunktur bei hartnäckigem HWS-Syndrom. Entherdung!
Kupfer-, Zink- und Eisenstoffwechsel sowie Kalzium-Magnesium-Stoffwechsel analysieren und entsprechend behandeln (Laborkontrollen).

Diät. Zur Einleitung der Behandlung vegetabile Vollrohkost oder Molkefasten + Frischpflanzensäfte aus Löwenzahn und Brennessel oder Saftfasten. Anschließend laktovegetabile Vollwert-Ordnungsnahrung mit reichlich vegetabiler Frischkost und geringem Gehalt an Salz bzw. Natrium. Wiederholt eingeschaltete Perioden mit Saftfasten, Molkefasten oder vegetabiler Vollrohkost.

Gerstenkorn (Hordeolum)

Das Gerstenkorn ist eine eitrige Entzündung (Abszeß) eines Haarbalgs an einem Augenlid mit Lidschwellung, Rötung des Lidrandes und Juckreiz. Auch Schmerzen sind zumeist vorhanden. Als Ursachen kommen in Frage eine Bindehautentzündung, eine Lidrandentzündung, Unsauberkeit und mangelnde Abwehrkraft des Körpers gegen bakterielle Infektionen, z. B. bei Stoffwechselstörungen.

Nat. Akut: Abführen. Schlenzbad. Reibesitzbad. Kalte Kompressen mit Augentrost-Tee. *Schiele*-Fußbad.

Pfl. Augenspülungen mit Augentrost-Aschenblume-Kombination: Euphrasia-Pentarkan® extern (20 Tropfen auf 1 Tasse abgekochtes Wasser), mit Ringelblume: Calendula Extern DHU (1:20 verdünnt), mit Kamillenaufguß oder Kamillosan®-Lösung (verdünnt) mit Fenchelwasser (Aqua Foeniculi, Apotheke).
Salbenbehandlung mit Echinacea-Salbe DHU (Kegelblume), Kamillosan®-Salbe (Kamille).

Hom. Hepar sulfuris D3, halbstündl. 1 Tabl., damit sich der Abszeß öffnet.
– Mercurius bijodatus D4, halbstündl. 1 Gabe.
– Staphisagria D4, 3stündl. 1 Gabe, bei Bindehautentzündung der Augen.
– Silicea D12, 1 × pro Tag 1 Tabl., bei Neigung zu immer wieder auftretenden Gerstenkörnern, über längere Zeit zu nehmen.

Biol. Chronisch: Zusätzlich HOT. Eigenblut-Injektionen zur Umstimmung. Schröpfung der Gallenzone am Rücken. Kantharidenpflaster über das seitengleiche Felsenbein.

Diät. Bei chronischem Verlauf ist auch an eine Nahrungsmittelallergie zu denken (s. unter *Allergie*).

Gesichtsnervenlähmung (Fazialisparese)

Der Nervus facialis (lat. *facies*, Gesicht) gehört zu den zwölf Gehirnnerven. Er ist der Gesichtsnerv, der die mimische Gesichtsmuskulatur, die Tränen-, Mund-, Nasen- und Gaumendrüsen »versorgt«, und der für die Geschmacksempfindung der vorderen zwei Drittel der Zunge zuständig ist.
Im Falle einer Entzündung kommt es zur Lähmung einer Gesichtshälfte (doppelseitig sehr selten). Die Ursache der Entzündung ist zumeist nicht bekannt. Rheumatische Erkrankungen, Verletzungen, Operationen, Tumoren, Schädelbruch, Mittelohrkrankheiten u. a. können die Lähmung des Gesichtsnervs verursachen.
Auf der erkrankten Seite hängt das Gesicht schief. Die Stirn kann nicht gerunzelt, das Auge nicht völlig geschlossen werden, und der Mundwinkel hängt tief herab, so daß Speichel austreten kann. Die Nahrungsaufnahme ist behindert. Die Entzündung des Gesichtsnervs klingt meist nach Wochen oder Monaten ab. Ein spezifisches Arzneimittel ist nicht bekannt.

Nat. Meist rheumatische Erkrankungen und als solche im Sinne der Ganzkörper-Rheumatherapie zu behandeln (s. dort). Außerdem Lokalmaßnahmen. Sofort Kantharidenpflaster auf den seitengleichen Warzenfortsatz von 3 × 5 cm Größe. Eventuell blutige Schröpfung des Nackens und der Schulter-Achsel-Gegend. Aderlaß bei »dickem« Blut.

Pfl. Innerlich: Aconitysat®-Tropfen (Eisenhut.)
Äußerlich: Einreiben mit Aconitysat®-Salbe. Heiße Kompressen mit Leinsamen oder Heublumen.

Hom. Hypericum D6, nach Verletzung, nach Operationen.
– Arnica D12, nach Gewebsquetschungen, 3 × 1 Gabe.
– Aconit D4, bei akuten Lähmungen nach einem Kältereiz, stündlich bis zweistündlich 5 Tropfen.
– Gelsemium D4, stündlich bis zweistündlich 5 Tr., wenn durch Erkältungen verursacht.

Biol. Neuraltherapie. Akupunktur (alle drei Tage). Gegensensibilisierung.
Medik.: Enzymtherapie (Wobenzym®); Vitamin B und Vitamin E (Stoß!).

Gesichtsnervenschmerz (Trigeminusneuralgie)

Der Nervus trigeminus, der dreigeteilte Gesichtsnerv, ist einer der zwölf Gesichtsnerven. Er hat folgende Hauptäste in jeder Gesichtshälfte: den Augenhöhlennerv, den Oberkiefer- und den Unterkiefernerv, und er versorgt die Gesichtshaut, die Schleimhäute des Gesichts (Mund, Nase, Augen) und die Kaumuskeln. Er ist auch für alle Zahnschmerzen verantwortlich.
Bei Reizungen des Nervs – die Ursache ist zumeist nicht bekannt – treten in der befallenen Gesichtshälfte reißende, oft nur Sekunden dauernde Schmerzattacken (Neuralgie = Nervenschmerz) in einem, zwei oder allen drei Ästen auf. Die Auslösung kann durch Kauen, Gähnen, Niesen, Sprechen, Kälte, Berührung, Rasieren u. a. erfolgen. Das Gesicht ist dabei meistens schmerzhaft verzerrt. Es bestehen Geschmacksstörungen, vermehrter Tränen- und Speichelfluß und Überempfindlichkeit der Haut im Bereich der befallenen Ner-

venäste. Gelegentlich ist ein Auftreten der Schmerzen in regelmäßigen Zeitabständen zu beobachten.
Betroffen sind meist Menschen mittleren und höheren Alters.

Nat. *Schiele*-Fußbäder.

Pfl. Aconitysat®-Tropfen (Eisenhut), Tinktur aus Gelbem Jasmin: Tinctura Gelsemii (Apotheke), mehrmals täglich 20 bis 30 Tropfen.

Hom. Aconit D12, 3 × 5 Tr., plötzlich einschießender Schmerz, aufgetreten nach Erkältung, im Wechsel mit
– Arnica D8, 3 × 5–10 Tr., bei frischer Trigeminusneuralgie.
– Spigelia D6, 3 × 5 Tr., hauptsächlich linksseitig Auge-Schläfe, einschießende Schmerzen, Besserung nachts, Verschlimmerung durch Bewegung oder bei Wetterwechsel.
– Gelsemium D6, 3 × 10 Tr., Beginn nach Infekt, die Schmerzen strahlen auch zum Hinterkopf aus, Verschlimmerung durch Wärme, Sonne und Bewegung.
– Colocynthis D6, 3 × 5–10 Tr., Gefühl, als ob der Kopf in einen Schraubstock eingespannt wäre, Besserung durch Wärme und nach Stuhlgang.
– *Komplexmittel*: Neuralgie-Tropfen Cosmochema®.

Biol. Akupunktur. EAV. Schlangengift-Therapie der Firma Horvi. Chirotherapie der Halswirbelsäule. Schröpfen.
Aschner-Methoden. Funktionsregulierung der Kiefergelenke ist wichtig.

Diät. Vollwert-Ordnungsnahrung. Bei vorhandenem Diabetes Vollwert-Ordnungsnahrung (Neuralgien häufiger mit Diabetes verbunden) in Ableitung für Diabetes.

Gicht (Arthritis urica)

Gicht beruht auf einer Stoffwechselstörung. Sie wird hervorgerufen durch Ablagerungen (Gichtknoten) von kristalliner Harnsäure bzw. harnsauren Salzen in den Gelenkkapseln, in Knorpel, Niere, Haut, Schleimbeutel, Ohrmuscheln und anderen Geweben. Schmerzen und Entzündungserscheinungen sind die Folge (Gichtarthritis). Bevorzugt betroffen sind das Großzehen- (Podagra, Zipperlein) und Daumengrundgelenk (Chiragra), wie überhaupt die kleinen Hand- und Fußgelenke.
Harnsäure (*Acidum uricum*, daher Arthritis urica) ist ein normales Abbauprodukt des Nahrungseiweißes (vor allem des Fleischeiweißes). Bei Störungen des Stoffwechsels reichert sie sich ungewöhnlich im Blut an, was zu der geschilderten Situation führen kann. Gichtanfälle treten oft ohne jeden erkennbaren Anlaß oder aber nach Infektionen, Überanstrengung, Unterkühlung und übermäßiger Erregung auf. Die Anfälle sind äußerst schmerzhaft. Die betroffenen Gelenke sind geschwollen und außergewöhnlich druckempfindlich, die Haut über den Gelenken ist gespannt, heiß und dunkelrot. Fieber, Kopfschmerzen, Übelkeit, Appetitlosigkeit und Herzbeschwerden sind Begleiterscheinungen.
Die Anfälle dauern mehrere Tage. Sie wiederholen sich zumeist nach beschwerdefreien Wochen oder Monaten. Unbehandelt kommt es zu schweren Gelenkschäden mit starken Verkrümmungen.
Die Zufuhr harnsäurebildender Nahrung (Fleisch, Quark in großen Mengen, Soja) muß gebremst werden. Im Krieg gab es fast keine Gichtkranken.

Nat. Intervall: *Schlenz*-Bäder, Sauna,

Thermal-Moor-Bäder, Haferstrohvollbäder, Stammwickel 2× wöchentlich, *Schiele*-Fußbadekur.

Pfl. Im akuten Gichtanfall, zur Vorbeugung im anfallsfreien Zustand Herbstzeitlose in Form der Spezialpräparate Colchysat® und Colchicum Dispert®; ein colchicumfreies Präparat ist Vitanurid® aus verschiedenen Pflanzen, die auch in der Rheumabehandlung üblich sind; bei starken Schmerzen Aconitysat® aus dem Sturmhut (Aconitum napellus); auch kommen die Tees und sonstigen Mittel wie unter *Gelenkrheumatismus* infrage.

Hom. Bryonia D6–D12, bei Harnsäureneigung, das Gelenk ist geschwollen, heiß, gerötet und macht heftige Schmerzen, Verschlimmerung bei Bewegung, zweistündlich 1 Gabe.
– Berberis D6, auch bei Harnsäureneigung, Nieren-Gallensteineigung, Rheumatismus, Nierenschwäche auf Grund der Steinneigung, 3× täglich 1 Gabe.
– Lycopodium D6, ähnlich wie Berberis, mehr mit Leberbeeinträchtigung, über längere Zeit zu nehmen.
– Ledum Urtinktur bis D3, auch bei Harnsäureneigung, Verschlimmerung bei Bettwärme, Besserung durch kalte Güsse.
– Natrium sulfuricum D6, 3×1 Gabe, Verschlimmerung durch feuchtes Wetter.
– *Komplexmittel*: Berberis Splx., 3×10–20 Tr., Ledum Splx., 3×8–10 Tr.

Biol. Gichtanfall: Blutegel auf das schmerzende Gelenk (am Knie ca. 10, an der Großzehe ca. 3). Aderlässe zur Blutverdünnung.
Darmsymbioselenkung und Ableitung auf Darm nach *Aschner*: Im verstopften Darm entwickeln sich große Mengen Bakterien, die selbst tierisches Eiweiß enthalten und bei deren Absterben viel Eiweiß – Harnsäure anfällt, die den Körper belastet.
Schröpfung entsprechend geschwollener Organzonen am Rücken. Über schmerzende Gichtarthrosegelenke Kantharidenpflaster oder *Baunscheidt*.

Diät. Laktovegetabile Vollwert-Ordnungsnahrung in Ableitung für Harnsäureoffwechselstörungen und Gicht. Evtl. vorgeschaltet 1–3 Wochen Molkefasten oder vegetabile Vollrohkost. Laufend laktovegetabile Vollwert-Ordnungsnahrung, 1–2× wöchentlich durch Molkefasten oder vegetabile Vollrohkost unterbrochen.

Grauer Star, Altersstar, (Cataracta senilis)

›Grauer Star‹ meint eine Linsentrübung im Auge. Das Schwarz der Pupille wandelt sich allmählich in Grau (daher der Name). Er tritt zumeist als Altersstar (Lebensalter über 60 Jahre) auf, nur selten kommt der graue Star auch angeboren vor.
Durch die Linsentrübung wird die Sehschärfe und das Sehvermögen herabgesetzt. Warum die Linse »eintrübt«, ist ungeklärt. Der Vorgang dauert Jahre und bringt außer dem zunehmenden Verlust an Sehvermögen keine weiteren Beschwerden mit sich. Zuckerkrankheit kann die Entstehung begünstigen.
Wenn die Linse »reif« ist, wird der Star »gestochen«, d. h. die Linse wird entfernt. Moderne Operationstechniken ermöglichen ggf. ein sofortiges Einsetzen einer Kunststofflinse.

Nat. Allgemeine Stoffwechselverbesserung mittels *Kneipp*-Kuren, besonders Wickel.

Hom. Phosphor D12, 1 Gabe pro Tag, besonders bei schlanken, sehr sensiblen Personen.
Secale D4, 3 × 1 Gabe, Altersstar, Zuckerkrankheit.
Im Frühstadium ist Causticum D6, 3 × 1 Gabe, zu versuchen.
Drei-Monate-Kur: 17 Tage Calcium fluoratum D12, 1 × täglich; 17 Tage Calcium fluoratum D6, 1 × täglich; 17 Tage Magnesium fluoratum D12, 1 × täglich; 17 Tage Magnesium fluoratum D6, 1 × täglich; 4 Wochen Magnesium carbonicum D8, 1 × täglich. Ständige Wiederholung.

Biol. Lokal: Conjunctisan A® Augentropfen.

Diät. Vollwert-Ordnungsnahrung.

Grippaler Infekt, Grippe (Influenza)

Der grippale Infekt wird in der Umgangssprache meist als »Erkältung« bezeichnet und ist zu unterscheiden von der »echten Grippe«, früher Influenza genannt. Diese ist eine akute, fieberhafte Infektionskrankheit mit Kopf- und Gliederschmerzen, Husten, Schnupfen, Halsschmerzen und entzündeten Atemwegen. Die Lymphknoten am Unterkiefer, Hals, Nacken sind angeschwollen und schmerzen bei Berührung. Sie tritt meist epidemisch auf und kann einen bedrohlichen Verlauf nehmen. Selbst in unserem Jahrhundert noch gab es weltweit Millionen Tote. Erreger sind Influenza-Viren wechselnden Typs. Die inzwischen entwickelten Impfstoffe schützen vor schweren Komplikationen.

Der »grippale Infekt« oder »Erkältungsinfekt« (weil eine Erkältung Anlaß zur Schwächung der körperlichen Abwehr sein kann) ist eine kurzfristig, fieberhafte, meist katarrhalische Erkrankung, die in ihrem Verlauf einer echten Grippe ähnelt. Ihre Erreger können verschiedener Herkunft sein (Bakterien oder Viren), sind aber von geringerer Aggressivität.
Und doch ist ein grippaler Infekt keine unbedeutende Erkrankung. Er kann zwar in wenigen Tagen ohne weitere Folgen abklingen, kann aber auch zu Komplikationen führen wie Bronchitis und Lungenentzündung.
Die Behandlung des Erkältungsinfektes entspricht der der echten Grippe.

Nat. *Kinder*: Einlauf, gegebenenfalls als Serie bei hohem Fieber. Bettruhe. Kalt-Ganzkörperwaschungen alle 30 Minuten, dazu 1 Tr. dreifachgereinigtes Pfefferminzöl auf 1 l Waschwasser geben. Bei hohem Fieber und kalten Beinen Waschungen, bei heißen Beinen wechseln mit Wadenwickeln. Wadenwickel besonders nachts.
Heranwachsende und Erwachsene: Einlauf (Serie), ansteigendes Bürstenhalbbad bei Frösteln, anschließend Reibesitzbad und Bettruhe. Abends oder nachts Schwitzpackung. Bei nächtlichem Schweißausbruch jeweils Ganzkörperwaschungen.

Pfl. Zur Steigerung der körpereigenen Abwehr: Resplant®-Kapseln, Echinatruw® intern (Tropfen), Echinacin® (Tropfen).
Schweißtreibende Tees: Holunder- und Lindenblüten (einzeln oder gemischt); ein fertiger schweißtreibender Tee ist »Species diaphoreticae«, eine Kombination obiger Pflanzen mit Kamille, Jaborandi- und Birkenblättern, Spierblüten und Weidenrinde.

Spezialmittel: Grippe-Tee Stada®.
Äußerlich: Kamillendämpfe inhalieren, zum Einreiben auf Brust und Rücken: Perdiphen® (Balsam).
Zur Stützung von Herz und Kreislauf: Angioton® (Tropfen), Crataegutt® (Tropfen), Miroton® (Tropfen, Dragees).

Hom. Aconitum D3–D4, häufige Gaben, trockenes Fieber, Angst, Unruhe.
– Belladonna D4, häufige Gaben, folgt meist nach Aconitum, Schweißausbruch, Unruhe.
– Ferrum phosphoricum D6, Durchfälle, Erbrechen, Fieber.
– Eupatorium perfoliatum D4, Grippe mit Knochenschmerzen und Zerschlagenheitsgefühl, Fieber ohne Schweiß.
– Gelsemium D4–D6, häufige Gaben, Benommenheit, Kopfweh.

Biol. *Medik.:* Symbioflor I, stündlich 10 Tr.
Grippemittel (Influex®, Metavirulent®, Nisylen®) alle 20 Minuten 10 Tr. auf die Zunge.
Grippecocktail: Arnica-, Eupatorium-, Echinacea Oligoplex, je 1/4 Fläschchen in ein Bierglas Wasser schütten und tagsüber schluckweise trinken.
Esberitox N®, Echinacin®, Contramutan® Tropfen.

Diät. Einige Tage vegetabile Frischkost (frisch gepreßte Säfte aus Obst oder Gemüse, Rohobst, Rohsalate, Nüsse, Nuß- oder Mandelmilch), reichlich Vitamin C aus frischen Zitronen, frischen Orangen, Sanddorn- oder Hagebutten-Konzentraten. Evtl. frisch gepreßter Saft aus Roten Beten und Äpfeln (1:1).

Grüner Star (Glaukom)

Der grüne Star beruht nicht wie der graue Star auf einer Linsentrübung, sondern auf einer abnormen Steigerung des Augeninnendrucks. Der Name »grüner« Star kommt daher, weil in bestimmten Stadien der Erkrankung aus der Pupille ein grünlicher (griech. *glaukos*) Schein leuchtet.
Das Auge erhält seinen inneren Druck, die erforderliche Spannung, durch die Flüssigkeit in den beiden Augenkammern, durch die gallertartige Füllung des Glaskörpers und das Blut, das das Auge durchströmt. Dieser Druck wird aufrechterhalten durch das Gleichgewicht zwischen Produktion und Abfluß von Kammerwasser. Ist der Abfluß durch Verlegung des Abflußkanals gehemmt, kommt es zu einer Druckerhöhung im Augeninnern, die auf Dauer den Sehnerv schädigt. Die Folgen reichen von einer leichten Beeinträchtigung der Sehkraft und des Gesichtsfeldes bis zur völligen Erblindung.
Das Leiden kann akut (anfallsweise und schmerzhaft) oder chronisch (anfangs oft symptomlos, allmähliche Verschlechterung des Sehvermögens) verlaufen. In der Regel erkranken beide Augen, entweder ohne erkennbare Ursache oder als Folge anderer Augenerkrankungen, oder von Verletzungen und Geschwülsten innerhalb des Augapfels. Eine günstige Prognose dieser schweren Erkrankung ist abhängig von ihrer frühzeitigen Erkennung.

Nat. Regelmäßig (alle 3 Monate) Blutegel in die Schläfengrube sowie auf das Felsenbein. Bei Bluthochdruck Aderlässe. *Schiele*-Fußbadekuren.

Pfl. Zur Herabsetzung des Augeninnendrucks Pilokarpin-Augentropfen

(Wirkstoff ist Alkaloid aus Jaborandi-Blättern [südamerikanische Pflanze]) in Form von Pilocarpol® und Pilomann® in verschiedenen Konzentrationen.

Hom. Atropinum sulfuricum D10, 3 × 5 Tr. oder
- Belladonna D12, 2 × 1 Gabe und höher.
- Glonoinum D6, 3 × 1 Gabe, Flimmern vor den Augen, Sehstörungen, oft Bluthochdruck und roter Kopf.
- Aurum D10, bei dicken Menschen mit Bluthochdruck und gestautem Erscheinungsbild.

Biol. Neuraltherapie. Akupunktur. Immer, oder gerade auch bei akuten Anfällen nach einem Herd suchen (Zähne, Nebenhöhlen). Die meisten Augenpatienten sind beherdet. Weil der Augen- und Zahnarzt Fachspezialitäten ausüben, werden hier selten Zusammenhänge hergestellt, und deshalb finden wir bei Augenerkrankungen noch sehr häufig Beeinflussungsmöglichkeiten seitens der Allgemeinmedizin. Daneben unbedingt fachärztliche Kontrolle und Behandlung.

Gürtelrose (Herpes zoster)

Die Gürtelrose ist eine Infektionskrankheit, ausgelöst durch ein Virus, das auch für die Entstehung der Windpocken verantwortlich ist. Die Infektion verursacht die Entzündung eines der Erregungsübertragung dienenden Nervenknotens und führt zu einem charakteristischen, einseitig (gürtelförmig) angelegten Bläschenausschlag auf geröteter Haut. Dieser liegt im Ausbreitungsgebiet des zu dem befallenen Nervenknoten gehörenden Nervs. Die Bläschen sind zunächst wasserhaltig, später manchmal blutig-eitrig. Sie platzen oder trocknen ein und hinterlassen Narben oder Farbmale.
Verbunden mit den Hauterscheinungen sind heftige, brennende, örtliche Schmerzen, die die Krankheit oft einleiten und nach Abheilung des Ausschlags noch über Jahre hinweg bestehen können.
Die Entstehung und Abheilung des Bläschenausschlags dauert etwa zwei bis vier Wochen. Es bleibt Immunität. Ansteckung durch direkten Kontakt mit Erkrankten ist selten. Vorsicht geboten ist bei Ausbreitung im Gesicht, wenn ein Auge mitbetroffen ist. Verminderung der Sehkraft durch Narbenbildung auf der Hornhaut kann die Folge sein.

Nat. Im beginnenden Anfall: Einlauf-Serie. *Schiele*-Fußbadeserie, Rumpffreibebäder 3 × täglich. Schröpfung der Nervenwurzelreflexzone am Nacken.

Pfl. Tees zur Förderung gestörter Stoffwechselverhältnisse von Bittersüß, wildem Stiefmütterchen, Schachtelhalm, Bohnenschalen.
Mittel zur Beruhigung und Förderung der Schlafbereitschaft: Plantival® (Tropfen, Dragees), Biral® (Dragees), Hafer-Baldrian-Passionsblume-Kombinationen.
Äußerlich: feuchtwarme Umschläge mit Kamille und Heublumen, nach Abheilen der Bläschen 2–3 × wöchentlich Dreiviertelbäder mit Heublumen.

Hom. Mezereum D4, anfangs zweistündlich 1 Gabe, Verschlimmerung nachts und durch Wärme.
- Rhus toxicodendron D8, zweistündlich bis 3 × 1 Gabe, Bläschenbildung mit Eiter, Besserung durch Wärme, Verschlimmerung nachts.
- Cantharis D6, stündlich bis zweistündlich bis 3 × 1 Gabe, besonders im

Nierensegment im Stadium der Bläschenbildung zu geben.
– *Komplexmittel*: Ranunculus-Pentarkan (Tropfen), eine Hahnenfuß-Kombination, zur Linderung der Schmerzen.

Biol. HOT-Serie. Ohr-Akupunktur mit Silbernadeln. EAV. Neuraltherapie. Chirotherapie im betroffenen Wirbelsäulenbereich.
Medik.: Enzymtherapie als Stoßbehandlung: Wobenzym®. Beriglobin 15 ml intramuskulär.

Diät. Vegetabile Vollrohkost mit Übergang zu Vollwert-Ordnungsnahrung.

Haarausfall (Alopezie)

Arten des Haarausfalls: Der *vorzeitige* Haarausfall kommt bei Männern häufig vor und ist meist erblich bedingt. Er setzt um die Mitte des dritten Lebensjahrzehnts ein und beginnt in der Stirn-Schläfengegend (»Geheimratsecken«) oder im Scheitelverlauf und kann mit zunehmendem Alter zur Ausbildung einer Glatze führen. Das Haar der Frauen wird altersmäßig nur dünner, schütter. Eine vollständige Kahlheit gehört zu den Seltenheiten.
Der Haarausfall als *Alterserscheinung* beginnt im mittleren Lebensalter, etwa mit 50 Jahren. Der Verlauf ist ähnlich wie beim vorzeitigen Haarausfall. Beide Formen sind als natürliche Vorgänge anzusehen. Eine Erklärung dafür ist nicht vorhanden. Wie die Erfahrungen zeigen, gibt es kein Mittel, das diesen Haarschwund aufhalten oder den Haarboden gar zu neuem Wachstum anregen könnte.
Eine Sonderform ist der *kreisrunde Haarausfall*. Er kann in jedem Alter plötzlich auftreten. Hier fallen die Haare an umschriebenen Stellen ohne erkennbaren Grund aus. Es werden gelegentlich Kreislauf- und Stoffwechselstörungen, Nervosität, Schlaflosigkeit u. a. dafür verantwortlich gemacht. Bevorzugt betroffen sind Kopfhaare und Bart. Nach Wochen oder Monaten kann die Haarerkrankung vorüber sein, eine Wiederholung des Haarausfalls ist jedoch jederzeit möglich. Eine wirksame Therapie ist nicht bekannt.
Haarausfall tritt auch im Verlauf schwerer, oft fieberhafter Erkrankungen auf wie Scharlach, Typhus, Gelenkrheumatismus, Sepsis und Schilddrüsenerkrankungen. Auch Schwangerschaft, Keimdrüsenstörungen, Vergiftungen (Quecksilber [Amalgam], Arsen, Thallium) und Medikamente (Chemotherapie einer Krebserkrankung) können Haarausfall verursachen.
Im mittleren Lebensalter ist vermehrter Haarausfall gelegentlich ein Anzeichen für Kieselsäure- und Kalziummangel. Aber auch an Streß oder seelische Ursachen ist zu denken (z. B. Kummer oder Liebesverlust bei noch jungen Frauen).

Nat. Rizinusöleinreibungen der Kopfhaut 2× wöchentlich über Nacht, morgens ausspülen. Desgleichen Klettenwurzelöl.

Pfl. Bei Vorliegen einer Schilddrüsenstörung: Thyreogutt® (Tropfen, Dragees), eine Wolfsfuß-Kombination. Allgemein werden bei Haarausfall zum Haarewaschen (3× wöchentlich) Brennnessel-Abkochungen empfohlen: eine Handvoll frisches Brennnesselkraut in 1/2 *l* Wasser und 1/2 *l* Essig 5 Minuten kochen lassen.

Hom. Thallium sulfuricum D12, 1 Gabe pro Tag.

– Natrium muriaticum D12, 1 Gabe pro Tag.
– Arsenicum album D4, Tabl., nach Infektionskrankheiten.
– *Komplexmittel*: Calcium phosphoricum Splx. und Silicea Splx., jeweils 2–3 × 1 Gabe, wenn nach Infekten aufgetreten. Staphisagria Splx., 2–3 × 1 Gabe, bei seelischer Erschöpfung.

Biol. Sauerstofftherapie. EAV. GS. Akupunktur.
Medik.: Kieselsäure, z. B. als Sklerosol®. Vitamine.
Totaler Haarausfall: Keine bekannte Therapie ist verläßlich hilfreich. Versuch mit Solvezink®.

Hämorrhoiden

Das Wort Hämorrhoiden stammt aus dem Griechischen. Es bedeutet ›Blutfluß‹ und kennzeichnet damit eines der Symptome, das neben Schmerzen, Jukken, Brennen und Nässen bei Hämorrhoiden auftreten kann. Hämorrhoiden sind in der Bevölkerung sehr weit verbreitet und machen im allgemeinen wenig Beschwerden, können jedoch zu schweren Komplikationen führen, namentlich bei akuten Entzündungen. Man unterscheidet innere und äußere Hämorrhoiden. Sie erscheinen als krampfaderähnliche, knotenförmige Erweiterungen der Mastdarm- und Aftervenen. Ihre Entstehung beruht auf einer allgemeinen Venenschwäche, chronischer Verstopfung, sitzender Lebensweise u. a. Auch in der Schwangerschaft treten durch Druck des Kindes auf die Beckenvenen nicht selten Hämorrhoiden auf.
In schweren Fällen (starke Blutungen, Einklemmung, Geschwürbildung, eitrige Entzündung u. a.) ist auch an eine Operation zu denken.

Nat. *Chronisch*: Leber-Darm-Therapie. Reibesitzbäder, Rumpffreibebäder, Stammwickel und Unteraufschläger nach *Kneipp*. Lehmbäder. Eichenrindesitzbäder. Aderlässe bei erhöhten Blutwerten. Blutige Schröpfung an Gallenbzw. Kreuzbeinzone. Fußreflexzonenmassage.
Akuter schwerer Fall: Lokal Blutegel oder 3 × täglich 1/2 Stunde Rumpffreibebad.

Pfl. Für einen geschmeidigen Stuhl sorgen Carilaxan®-Tee, Kneipp® Hämorrhoidal-Tee oder Agiolax® (Granulat).
Innerlich: Venenpräparate meist auf Basis Roßkastanie/Hamamelis: Venoplant®retard (Dragees), Veno-Tebonin® (Dragees), Cycloven®-Tropfen, Veno-Reparil® (Dragees).
Äußerlich: Venoplant® compositum (Salbe), Hametum®-Salbe, Hamamelis-Salbe DHU und Hametum®-Hämorrhoidal-Zäpfchen, Cycloven®-Zäpfchen, Ruscorectal® (Zäpfchen).
Für Sitzbäder: Eichenrinde.
Zur Injektion: Venoplant®-Ampullen, Cycloven®-Ampullen, Venoruton® injectabile.

Hom. Aesculus D6, Knoten mit splitterähnlichen Stichen, Kreuzweh.
– Hamamelis D3, zweistündlich bis 3 × 1 Gabe, schmerzhafte Knoten, starke Blutung, Wundheitsgefühl, Rückenschmerzen.
– Nux vomica D12, 3 × 1 Gabe, pralle, eingeklemmte Knoten, Stechen und Jucken, Verstopfung mit erfolglosem Stuhldrang, bei sitzender Lebensweise und Neigung zu Alkohol und anderen Exzessen.
– Carbo vegetabilis D12, 3 × 1 Gabe, brennende blaue Knoten, ätzender klebriger Schleimabgang, Stühle mit Blutabgang.

– Lycopodium D6 und Carduus marianus D2–D4, beides bei zugrundeliegender Leberschwäche; zwischendurch Sulfur D10–D30, als Reaktionsmittel oder in D12 als Einzelmittel, verbunden mit Magenstörungen, Verstopfung, Juckreiz, Brennschmerz.
– Aconitum D4, im akuten Stadium dreistündlich bis 3 × täglich, bei vollblütigen Leuten, hellrote Blutung, gestauter Kopf.

Biol. Akupunktur. Symbioselenkung.
Medik.: Chronisch: Gelum Suppos®; Haemo-Exhirud® (Zäpfchen und Salbe).

Diät. Vollwert-Ordnungsnahrung in Ableitung für Erkrankungen der Verdauungsorgane, evtl. individuell dosierte Zulagen von Leinsaat (um den Stuhl geschmeidig zu machen). Evtl. täglich 1/2 l Diät-Kurmolke (mit leicht abführender Wirkung).

Halbseitenlähmung (Hemiplegie)

Auch → Schlaganfall, → Gehirnverkalkung

Die Halbseitenlähmung tritt auf als Merkmal eines Schlaganfalls. Bei einer Gehirnblutung entwickelt sich die Lähmung rasch, unter Umständen schlagartig. Arm und Bein der befallenen Körperhälfte können betroffen sein. Die Lähmungen erscheinen anfangs schlaff und gehen erst später in Versteifung über.
Die sog. »passagere« Lähmung, die nur Stunden oder Tage dauert, ist meist Folge eines Durchblutungsmangels in bestimmten Abschnitten des Großhirns. Kommt die Durchblutung wieder in Gang, so sind die Lähmungen oft weitgehend rückbildungsfähig. Frühzeitige ärztliche Behandlung unter aktiver Mitarbeit des Erkrankten (selbständiges Versorgen mit der gesunden Hand, Bewegungsübungen mit Arm und Bein, Anziehen, Laufen etc.) sind unerläßliche Voraussetzungen für eine Wiederherstellung der Beweglichkeit.
Zu den Lähmungen der Gliedmaßen kommen die der unteren Gesichtshälfte, meist verbunden mit Sprachstörungen, und gelegentlich tritt auch eine Lähmung der Blasenschließmuskulatur auf, die zur Harninkontinenz (unwillkürliches Wasserlassen) führt.

Nat. *Schiele*-Fußbadekur, Massagen, Vierzellenbad, *Stanger*-Bäder. Schröpfen, Blutegel.

Pfl. → *Schlaganfall*.
Außerdem zur Tonisierung des Nervensystems Brechnuß in Form von Nux vomica-Tinktur (Tinctura Strychni, 3 × täglich 10–20 Tr.) oder als Spezialpräparat Movellan® (Tabletten).

Hom. Arnica D8–D12, akut: zweistündlich bis 3 × 1 Gabe pro Tag zur Blutstillung.
– Barium carbonicum D6, 3 × 1 Gabe zur Gefäßbehandlung.
– Opium D6, zweistündlich bis 3 × 1 Gabe, gestauter Kopf, schnarchender Atem, die Augen sind geöffnet, oft Bewußtlosigkeit.
– Belladonna D4, halbstündlich bis 3 × 1 Gabe bei Schlaganfall mit starkem Druck im Kopf und Lähmungen.
– Lachesis D8, Bewußtlosigkeit mit Zittern, vor allem auf der linken Seite Lähmungen, vorher starker Schwindel.
– Causticum D6, bei rechtseitiger Lähmung mit Sprechstörungen und Augenlidlähmungen.
– Bei zurückgebliebenen Lähmungen

gibt man von den verwendeten Mitteln
1 × pro Tag, setzt dann 1 Woche aus, um
die Nachwirkungen abzuwarten, und
setzt dann ggf. erneut die Mittel ein.
– *Komplexmittel*: Secale Ptk. (Tr.)

Biol. Neben einer gezielten krankengymnastischen Behandlung sollte die Behandlung mit Akupunktur an erster Stelle stehen, da hiervon am ehesten nachhaltige Erfolge zu erwarten sind.
Medik.: Vitamin A und E (z. B. A-E-Mulsin forte).

Diät. In erster Behandlungsphase einige Tage Saftfasten, Reis-Obst-Gemüse-Diät oder Kartoffeldiät. Anschließend für Arteriosklerose mit gezieltem Fettverzehr zur Verbesserung der Fließeigenschaft des Blutes (verringerte Bereitschaft zur Zusammenklumpung von Blutplättchen, Verringerung der Gerinnungsaktivität). Bei vorhandenem Bluthochdruck Bedingungen zu natriumarmer Vollwert-Ordnungsnahrung in Ableitung für Bluthochdruck beachten. Evtl. periodisch 1-2 × wöchentlich Schalttage mit Saftfasten, Reis-Obst-Gemüse-Diät oder Rohobstdiät oder Kartoffeldiät.

Halswirbelsäulen-Syndrom (Zervikalsyndrom)

Die Bezeichnung Zervikalsyndrom (lat. *cervix* Hals) deutet auf einen Symptomenkomplex, der auf eine übermäßige oder auch einseitige Beanspruchung, seltener auf einer anatomischen Veränderung der Halswirbelsäule zurückzuführen ist. Ursache der zumeist vielgestaltigen Beschwerden ist eine Wurzelreizung der aus dem Rückenmark austretenden Nerven sowie eine Minderdurchblutung durch Verengung der Wirbelschlagader.
Die Halswirbelsäule ist vielgestaltig. Sie trägt auf sieben Wirbeln den Kopf und ermöglicht seine Bewegungen nach allen Richtungen. Die beiden obersten Halswirbel (Atlas, zuständig für das Kopfnicken; Dreher, zuständig für Seitwärtsdrehen) weichen von der typischen Wirbelform ab, bilden ein Doppelgelenk und sind – um größere Beweglichkeit zu ermöglichen – nur als eine Art knöcherne Ringe vorhanden. Allgemeines über den Bau der Wirbelsäule s. unter *Wirbelkörperabnutzung*. Das große Gewicht des Kopfes muß bei allen Bewegungen von der Nackenmuskulatur mit gehalten werden. Zur Verstärkung der Wirbelsäule dienen auch die Bänder, die, an den Wirbelkörpern anliegend, genügend Elastizität für die Bewegungen der Halswirbelsäule haben, aber eben auch für die Stabilität im Gefüge der Wirbelsäule sorgen. Diese sog. funktionelle Einheit (Knochen, Muskeln, Bänder) ist zwar gut gefügt, aber auch anfällig.
Es leuchtet ein, daß schon durch längeres Lesen, Schreiben, Autofahren oder durch andere tätigkeitsbedingte Fehlhaltungen an der Halswirbelsäule Spannungen auftreten können, die die Statik verändern und zu Druck auf Nerven und Blutgefäße führen. Dies wiederum bedingt eine Muskelverhärtung, was eine Minderung der Beweglichkeit zur Folge hat. Das sog. nächtliche Schulter-Arm-Syndrom ist lediglich durch eine im Schlaf gar nicht wahrgenommene Fehlhaltung des Kopfes bedingt. Der Patient wacht am Morgen auf mit Kribbeln, Ameisenlaufen – zumeist in einem Arm, bis in die Fingerspitzen möglich – oftmals auch starken Schmerzen und gelegentlich angeschwollenen Händen oder Fingern. Gefährdet ist die Halswirbelsäule

durch Verletzungen, durch plötzliche ruckartige Bewegungen (Schleudertrauma bei Autounfällen u. a.) und durch fortgesetzte Spannungshaltung. Letztere ist manchmal auch die Folge eines Fehlbisses, z. B. nach Zahnersatz. Abnutzungserscheinungen (s. unter Wirbelkörperabnutzung und unter Wirbelgelenkabnutzung) können ebenso zu einem Halswirbelsäulensyndrom führen.
Die dabei hauptsächlich auftretenden *Beschwerden* sind folgende: Hinterhauptkopfschmerz mit Ausstrahlung in die Schläfe, schmerzhafte Bewegungseinschränkung der Halswirbelsäule, Schwäche und Taubheitsgefühl in den Schultern und/oder Armen, Anschwellen und Steifigkeit der Finger (vor allem morgens), schmerzhafte Muskelverspannungen im Bereich der Nacken-Schulter- und Armmuskulatur. Befinden sich die anatomischen Ursachen des Halswirbelsäulensyndroms im oberen Bereich der HWS, so können Gleichgewichtsstörungen, Schwindel, Ohrgeräusche, Minderung der Sehfähigkeit, Schmerzen in den Augenhöhlen hinzukommen. Ist die untere HWS betroffen, so kommt es auch zu ausstrahlenden Schmerzen im Brustkorbbereich und am Herzen. Auch Herzstolpern kann auftreten.
Zur Behandlung: Meist reichen die sog. konservativen Behandlungsverfahren aus. Operative Maßnahmen sind nur sehr selten angezeigt. Wichtig ist, daß der Patient sich in seinem Verhalten auf die veränderte Mechanik seiner Wirbelsäule einstellt.

Nat. Wärme- oder Kälteauflage (Packungen), je nach Verträglichkeit. Massage der Fußsohlen.

Pfl. Äußerlich Salben zu Einreibungen und Umschlägen: Arnica-Salbe DHU (durchblutungsfördernd und schmerzstillend), Aconitysat®-Salbe (schmerzstillend), Arthrosenex®-Salbe, Harpagophytum-Salbe DHU (bei degenerativen Gelenkerkrankungen), Cardiospermum-Salbe DHU.
Innerlich: Aconitysat®-Tropfen, Phytodolor®-Tinktur, Arthrodynat®-Tropfen, Colchicum-Strath® (letzteres bei Bandscheibenleiden).

Hom. Symphytum D4 bis D6, auf Knochen und Knochenhaut wirkend.
– Arnica D6, bei Muskel- und Nervenschmerzen.
– Rhus toxicodendron D4, bei rheumatischen Schmerzen und bei Schiefhals.
– *Komplexmittel*: Vertebra-Cpl. Inj., gemischt mit Pascotox forte; Injektopas als Quaddelung lokal.

Biol. Kantharidenpflaster, Schröpfen, *Baunscheidt*.
Chirotherapie. Neuraltherapie.
Bei akutem Schiefhals Akupunktur am Ohr.

Diät. Vollwert-Ordnungsnahrung, ggf. Gewichtsreduktion.

Harnabgang, unwillkürlicher (Incontinentia urinae)

Auch → Bettnässen

Der Harn wird in den Nieren aus dem Blut herausgefiltert und fließt durch die Harnleiter in die Harnblase. Hier wird der Harn gesammelt. Die gefüllte Blase kann willkürlich entleert werden. Der Blasenschluß kommt über den Blasenschließmuskel zustande. Beim Mann ist die Harnröhre am Blasenhals von der Vorsteherdrüse (Prostata) umgeben. Erkrankungen dieses

Organs können den Harndurchfluß wesentlich beeinträchtigen.
Der unwillkürliche Harnabgang (beim Husten, Niesen, Lachen, beim schweren Heben und Tragen) kommt durch eine Erschlaffung der Schließmuskulatur zustande. Dafür gibt es verschiedene Ursachen: Funktionsstörungen des Nervensystems im Blasen-Harnröhren-Bereich, Blasenschließmuskelverletzungen (als Gebärfolge, nach Unfall usw.), Rückenmarksleiden, Steine in der Blase und im Bereich der Vorsteherdrüse, Entzündungen und bei Frauen Schwangerschaft und Blasenbodensenkung infolge Lageveränderung der Gebärmutter. Auch bei Schlaganfall, Multipler Sklerose und Tumoren kann unwillkürlicher Harnabgang vorkommen. Bei alten Leuten ist oftmals die Empfindung für das »Wasserlassenmüssen« geschwächt. Dem Druck einer übervollen Blase ist dann der Schließmuskel ebenfalls nicht mehr gewachsen.

Nat. Massage im Kreuzbeinbereich täglich. Schulter-Nacken-Massage zur Entkrampfung. Fußsohlenreflexzonenmassage. *Weihs*-Roller. Reibesitzbad.

Pfl. Für die konservative Behandlung bei Mann und Frau Zwergpalme-Kombinationen: Prostagutt® (Tropfen, Kapseln), Prosta-Kapseln-Fink® (Kapseln), Urgenin® (Tropfen, Dragees, Zäpfchen).

Hom. Pulsatilla D12, bei kleinen Mädchen, Verschlimmerung beim Husten und beim Niesen.
– Causticum D10, unfreiwilliger Harnabgang beim Husten und Niesen oder beim Gehen und nachts im Schlaf.
– Sepia D12, das Kind näßt ins Bett während des ersten Schlafes.
– Kreosotum D10, ebenso wie Sepia, kann nur schwer geweckt werden und träumt vom Urinieren.
– Cina D10, Bettnässen der Kinder mit Wurmsymptomen (dunkle Augenringe, Nasenbohrer).
– *Komplexmittel*: Aletris Oligoplex.

Biol. Akupunktur.
Medik.: Inconturina®, 4 × 25 Tr.; Enuresistabletten Fides.

Harnsperre (Anurie)

Auch → Harnabgang, unwillkürlicher

Eine Harnsperre ist entweder auf ein Versagen der Nierenfunktion (fehlende Harnproduktion) oder bei gefüllter Blase auf einen Verschluß der abführenden Harnwege zurückzuführen. Ursachen sind einerseits schwere Nierenerkrankungen, andererseits kann es sich um krankhafte Veränderungen der Harnröhre handeln, um Blasen- oder Harnröhrensteine, Tumoren, um Nervenleiden (Schlaganfall u. a.). Bei Männern spielt nicht zuletzt die Vergrößerung der Vorsteherdrüse (Prostata) eine Rolle. Eine Harnsperre kann auch ganz akut eintreten, z. B. durch Unterkühlung und alkoholische Exzesse, aber auch nach einer Narkose.
Kann die Harnsperre nicht in kurzer Zeit behoben werden, so besteht die Gefahr der Harnvergiftung (Urämie). Bei gefüllter Blase wird man deshalb einen Katheter anlegen.

Nat. Zinnkrautdämpfe an den Unterleib, Zinnsitzbäder. Haferstrohbäder ansteigend. *Schiele*-Fußbadekur. Unterwickel nach *Kneipp*.

Pfl. Nierenmittel: Goldrute in Form von Solidago Dr. Klein® (Tropfen).

Für die konservative Behandlung, vor allem bei Prostata-Leiden, und zur Unterstützung anderer therapeutischer Maßnahmen Zwergpalme-Kombinationen: Prostagutt® (Tropfen, Kapseln), Urotruw® (Tropfen).

Hom. Apis D4, der Urin ist spärlich, dunkles Sediment nach vorausgegangener allergischer Hauterkrankung.
- Sabal serrulatum Urtinktur bis D3, bei Prostatavergrößerung.
- Aconitum D4, zweistündlich bis 3× tägl. 1 Gabe, Harnverhalten nach Erkältung, besonders bei Kindern mit großer Unruhe und Angst.
- Cantharis D6, ein- bis zweistündlich, bei akuter Nierenentzündung, häufigem Harndrang, tropfenweisem Harnabgang, oft blutiger Harn.
- *Komplexmittel*: Solidago-Ptk.; Pareira-brava-Ptk.

Biol. Akupunktur bei irregulärem Harnfluß (»Es kommt tagelang zu wenig, dann wieder viel«).
Eigenharnnosode.

Diät. Besonders ärztliche Verordnungen bezüglich Zufuhr von Flüssigkeit, Kochsalz und Eiweiß erforderlich. Einstellung der Flüssigkeitszufuhr auf Bilanz, d. h. tägliche Zufuhr auf Harnmenge des Vortages (ml) + 500 ml beschränken.

Hautausschlag (Exanthem)

Auch → Abszeß, → Hautentzündungen

Hautausschlag ist ein Allgemeinbegriff von meist entzündlichen Vorgängen in der Haut, der nur vage ein Symptom beschreibt, wie auch die medizinische Bezeichnung Exanthem. Das Wort deutet auf etwas Aufblühendes (griech. *ex-antheo*, blühe auf) hin, auf Rötung, auf einzelstehende Bläschen etwa, schrotkornförmige Knötchen, Eiterpickel, juckende Quaddeln und ähnliches. Diese Erscheinungen heißen auch Effloreszenzen, wörtlich: (aus der Haut) hervorgegangene Blüten.
Wenn man die Ausschläge in gesonderte Kategorien unterteilt, sind zunächst die Hautkrankheiten an sich, d. h. von *außen* kommende Störungen, wie Krätze, Pilz-Erkrankungen, Insektenstiche, Bestrahlungsschäden, Einwirkung von Wärme und Kälte, chemische Reize u. a. zu beachten. Daran reihen sich Exantheme, die in Verbindung mit Infektionskrankheiten auf der Haut erscheinen. Dazu gehören zahlreiche Viruskrankheiten: Pocken, Windpocken, Scharlach, Masern, Röteln, Gürtelrose und die Bläschenkrankheit der Neugeborenen. Auch Stoffwechselstörungen, allergische Reaktionen (z. B. Nesselsucht), Schuppenflechte oder hormonelle Störungen (z. B. Akne bei Jugendlichen) müssen hier genannt werden. Vorrangige Behandlung des Grundleidens.
Ekzeme → *Hautentzündungen*

Nat. Eitrig nässend, krustig: Lehmbäder, Lehmumschläge. Einlauf-Serie. Eigenblut-Verfahren. Ableitung auf Niere/Leber/Darm nach *Aschner*.
Allergisch: Nesselartig (Urtikaria): Eigenharnnosode und Eigenblut-Potenzierung intramuskulär (Dauererfolge möglich). Radon-Solebäder.
Pustelartig juckend: Symbioselenkung nach *Rusch*, Gegensensibilisierung. *Schiele*-Fußbad, Rumpffreibebäder. Im Anfall auch kalte Duschen, absteigendes Vollbad mit Weizenkleiezusatz. Keine Milchprodukte als Zusatz!
Endogen-allergisch (Neurodermitis): Anfall: Kühlende Bäder, Wickel. Im Intervall: Haut muß schwitzen lernen (re-

gelmäßig Sauna), 3 × wöchentlich Vollbäder, wobei das Öl (Sojaöl) erst kurz vor dem Verlassen des Bades zugegeben wird, da sonst die Hautporen verkleben.

Pfl. Zur unterstützenden Behandlung Anregung des Stoffwechseln mit Tee von Löwenzahn, Zinnkraut, Brennessel, Stiefmütterchen, Wacholder; auch Holztee (Species lignorum); Tees mit abführender Komponente: Carilaxan®-Tee, Kneipp® Blutreinigungs-Tee; zur Anregung des Leber-Galle-Stoffwechsels: Gallen- und Leber-Tee Stada®, Cholagogum Nattermann® (Tropfen, Kapseln).
Äußerlich Bäder mit Zinnkraut- und Kamillenaufgüssen; für Umschläge: bei schlechter Heilungstendenz Calendula extern DHU (Ringelblume), gegen Akne, Ekzeme, Bläschenausschlag allgemein Ledum extern DHU (Sumpfporst); Salben: Cardiospermum-Salbe DHU (allergische Ausschläge), Echinacea-Salbe DHU (zur Hebung, der Geweberesistenz), Hametum®-Salbe (juckreizstillend, granulationsfördernd, heilend).

Hom. Nosodenbehandlung.
– Acidum formicicum D12, mit Eigenblut oder subkutan als Injektion.
– Sulfur D12, 2 × 1 Gabe.
– Silicea D10, 3 × 5 Tr.
– Calcium carbonicum D10, 2–3 × 1 Gabe, bei aufgeschwemmten blassen Typen mit kreideartigen Krusten und kalten Extremitäten.
– Mercurius solubilis D6, 2–3 × 1 Gabe, im Wechsel mit Calcium carbonicum, bei übelriechenden, nässenden Sekreten und Nachtschweißen.
– Graphites D6, 2–3 × 1 Gabe, Hautrisse, mürrisches Wesen, Neigung zu Verstopfung und Bartflechten.
– Mezereum D6, Borken mit übelriechenden Absonderungen, 2–3 × 1 Gabe.
– Apis D4–D6, allergischer Hautausschlag, Nesselsucht wie von Insektenstichen, Neigung zu wäßrigen oder eitrigen Absonderungen und brennenden Schmerzen, je nach Bedarf ein- bis zweistündlich 3 × 1 Gabe.

Biol. *Eitrig, nässend, krustig*: HOT und Eigenblut-Verfahren. Vakzinationen. Symbioselenkung. Akupunktur.
Medik.: Leber-Darm-Therapie (z. B. Hepatikum Pascoe, Traumeel®). Injektionsserien mit ansteigenden Dosen von Echinacin®.
Herdbeseitigung (Mandelvereiterung, Zahnwurzelgranulome, chronische Blinddarmentzündung u. a.).
Allergisch: EAV-Testung und Therapie.
Medik.: Calcium carbonicum/Quercus®-(Wala)-Injektionen.
Herd-Zahn-Sanierungen (zu beachten sind auch Quecksilberamalgam-Füllungen).

Diät. Bei entzündlichen Hautekzemen evtl. 2–3 Wochen Molkefasten- + Frischpflanzensäfte aus Löwenzahn, Brennessel und Artischocke oder vegetabile Vollrohkost. Anschließend Vollwert-Ordnungsnahrung mit möglichst großem Anteil vegetabiler Frischkost und geringem Gehalt an Salz bzw. Natrium.

Hautentzündungen

Auch → Abszeß, → Hautausschlag

Eine Hautentzündung (Dermatitis) ist eine entzündliche Reaktion der Haut auf eine äußere und/oder innere Schädigung. Sie kann hervorgerufen werden durch mechanische, physikalische und chemische Reize. Als auslösende Faktoren kommen auch andere Krankheiten

in Frage, wie Zuckerkrankheit, Verstopfung, Vitaminmangelkrankheiten, gestörte Blutzirkulation, hormonelle Störungen u. a. Äußere Anzeichen sind Rötung, Brennen, Juckreiz und Schwellung, Symptome, die sich nach Behebung der Ursache bald zurückbilden. Die Behandlung wirft keine größeren Probleme auf.
Auf allergischer Grundlage beruht das Ekzem, das neben den üblichen Erkrankungsreaktionen zur Schuppen-, Bläschen und Krustenbildung neigt. Es ist eine flächenhafte, trockene oder nässende, vielgestaltige Hauterkrankung. Ihr Verlauf ist meist langwierig und therapeutisch schwer beeinflußbar. Zu dieser Art gehören die Ekzeme der Bäkker, der Fischhändler, der Gärtner und anderer Berufsgruppen, gehören Allergien gegen Farben, Lösungsmittel, Waschmittel, Kosmetika, Nahrungs- und Arzneimittel und viele andere Stoffe. Bekannt sind außerdem Bakterien als Ursache.
In der Praxis handelt es sich häufig um Mischformen akuter und chronischer Art, mit fließenden Übergängen. Die Hauterscheinungen können je nach Grad und Art begleitet sein von einer Beeinträchtigung des Allgemeinbefindens, von Fieber, Kopfschmerzen, Schüttelfrost u. a. Eine Sekundärinfektion eines Ekzems mit Bakterien oder Viren kann vorkommen.

Nat. → *Hautausschlag.*

Pfl. Zur Allgemeinbehandlung kalte Umschläge mit Zinnkraut-, Kamillen-, Eichenrindeaufgüssen. Pflege der Haut mit Johanniskrautöl. Weitere therapeutische Hinweise → *Hautausschlag.*

Hom. Sulfur D12, die Haut erscheint unsauber, die erkrankte Haut juckt und brennt, Verschlimmerung durch Kratzen, Wärme, 2 × 1 Gabe.
– Arsenicum album D8, Schuppenflechte mit Abmagerung verbunden, trockener und nässender Bläschenausschlag, Milchschorf, Verschlimmerung im Winter, durch Kratzen, nachts zwischen 12 und 2 Uhr, Besserung, durch heiße Anwendung.
– Natrium muriaticum D8, Milchschorf, die Borken sind mit den Haaren verklebt.
– Petroleum D6, im Winter ist die Haut trocken und rissig, anschließend erscheinen nässende, bläschenförmige Ausschwitzungen, die gelbliche Krusten bilden.
– Calcium sulfuricum D6, 2–3 × 1 Gabe, Abszesse, Furunkel, alle Eiterungsprozesse.
– Belladonna D4, bei akuten Entzündungen mit starker Berührungsempfindlichkeit und Klopfschmerz, rote Schwellung.
– Echinacea Urtinktur bis D4, zur Abwehrsteigerung ebenso wie Belladonna stündlich bis 3 × täglich zu nehmen.
– Hepar sulfuris D3, zur Förderung der Eiterung eröffnet den Prozeß, stündlich 1 Gabe, ab D10 bei chronischen Eiterungen, fördert die Resorption.
– Mercurius solubilis D4–D12, je nach Stadium zweistündlich bis 3 × täglich, Neigung zu Haut- und Schleimhautentzündungen mit Lymphknotenschwellung.
– Lachesis D8, intravenös oder subkutan, bei Neigung zu Blutvergiftung.
– Silicea D12, ein Mittel, welches bei chronischen Eiterungen zur Ausheilung gern gegeben wird.

Diät. Bei entzündlichen Hautekzemen evtl. 2–3 Wochen Molkefasten + Frischpflanzensäfte aus Löwenzahn, Brennessel und Artischocke oder vegetabile Vollrohkost. Anschließend Vollwert-Ordnungsnahrung mit möglichst großem Anteil vegetabiler Frischkost und geringem Gehalt an Salz bzw. Natrium.

Hautjucken (Pruritus)

Ein mäßiger, vorübergehender Juckreiz ist nicht behandlungsbedürftig. Krankhaft wird das Übel, wenn es anhält und wie ein Schmerz quälend ist. Juckreiz begleitet die meisten Hautkrankheiten. Er kann auch Anzeichen einer Allgemeinerkrankung sein. Zuckerkrankheit, Leber- und Galle-Krankheiten, Nierenerkrankungen, Tumoren, Arteriosklerose (hier: Altersjukken), Gicht, Leukämie u. a. können Juckreiz verursachen. Weitere auslösende Faktoren sind Pubertät, Schwangerschaft, Klimakterium, Nahrungs- und Arzneimittelallergien, Insektenstiche, Überempfindlichkeit gegen Textilien und Waschmittel, Gewürze u. a. Auch seelische Unausgeglichenheit, Aufregungen, Verstimmungen können eine Rolle spielen.
Besonders störend ist der Juckreiz in den großen Körperfalten: Leisten, Damm, unter den Brüsten, in den Achseln und am After.
Genaue Untersuchungen auf äußere oder innere Störungen ist anzuraten.

Nat. Absteigende Bäder mit Weizenkleie, Molke, Haferstroh- oder Sojaölzusatz. Spanischer Mantel oder Stammwickel 3× wöchentlich.

Pfl. Innerlich blutreinigende und stoffwechselanregende Tees: Kneipp® Blutreinigungstee, Blutreinigungs- und Stoffwechselkräutertee (Dr. Klingers Bergischer Kräutertee).
Äußerlich: Zinnkrautbäder; kühlende, juckreizstillende Salben: Menthol-Salbe, Conium-Salbe DHU (Schierling), Hametum®-Salbe (Hamamelis); Puder: Chamo®-Bürger-Puder (Kamille), Hametum®-Puder.
Gegen Insektenstiche: Cardiospermum-Salbe DHU, Venoplant®-compositum-Salbe (Roßkastanie u. a.).

Hom. Sulfur D10, Verschlimmerung durch Wärme und Kratzen.
– Arsenicum album D10, 3 × 5 Tr., Verschlimmerung nachts durch Kälte, durch Unruhe, Aufregung, es besteht starke Erschöpfung, schuppender Hautausschlag.
– Staphisagria D10, 3 × 5 Tr., der Juckreiz wechselt laufend die Lokalisation.
– Agaricus D6, 3 × 5 Tr., Jucken und Brennen wie vor einer Erfrierung.
– Barium carbonicum D10, ein Mittel besonders bei alten Leuten mit Gedächtnisschwäche, Schlaflosigkeit, mindestens 3 Wochen einnehmen, bis man eine Wirkung erwarten kann.

Biol. Darmsanierung (Symbioselenkung nach *Rusch* oder *Schuler*. Gegensensibilisierung. Eigenblutpotenzierung als Serie. EAV-Testung und Behandlung.
Zu achten ist auf hormonelle Unterbilanz. Gegebenenfalls *Medik.*: Phytohypophyson-L® oder-C® oder gemeinsam. Vitamin B12 1000 bis 3000 Gamma an Akupunkturpunkte injizieren.

Diät. Vollwert-Ordnungsnahrung, evtl. Ausschluß von Nahrungsmitteln, die allergische Reaktionen an der Haut auslösen. Bei Diabetes (häufiger mit Pruritus verbunden) Vollwert-Ordnungsnahrung in Ableitung für Diabetes.

Herpes zoster → Gürtelrose

Herzangst (Angina pectoris)

Auch → Herzkranzgefäßverengung

Der anfallsweise auftretenden Angina pectoris (lat. Brustenge) liegt eine Verengung der Herzkranzgefäße zugrunde, so daß der Blutbedarf des Herzmuskels nicht mehr voll gedeckt werden kann (Koronarinsuffizienz). Der dadurch entstandene Mangel an Blut, Sauerstoff, Mineralien usw. bewirkt ein Gefühl der Enge, der Beklemmung und der Angst als Ausdruck einer Notsituation des Herzens. Die oftmals krampfartigen Anfälle können auch zu Schmerzen führen, die bis in den linken Arm ausstrahlen.

Die Angina-pectoris-Anfälle werden ausgelöst durch körperliche Anstrengungen, Aufregungen, Witterungseinflüsse, schwer verdauliche Mahlzeiten u. a. m. Sie können sich nach Einnahme gefäßerweiternder Medikamente in kurzer Zeit bessern. Die Koronarinsuffizienz bleibt jedoch bestehen. Dauert der Anfall länger als zehn Minuten, muß an einen Herzinfarkt gedacht werden.

Wenn im EKG *Herzkranzgefäßverengungen* sichtbar werden, s. dort.

Bei normalem EKG:
Nat. Anfall: *Hauff*sche Armbäder, Herzsalben großflächig auftragen, Kaltabwaschungen.
Intervall: Lauftraining. Beseitigung von Blähungen.
S. auch → *Nervosität*.

Pfl. Für die anfallsfreie Zeit und zur Verminderung der Anfälle Stenocrat® (Tropfen, Dragees), eine Weißdorn-Kaktus-Zahnstocherammei-Kombination, oder Seda®-Stenocrat® (Tropfen, Dragees) mit Scopolamin aus Tollkirsche, Oxacant®-Khella (Tropfen), Cefangipect® (Tropfen) von ähnlicher Zusammensetzung.

Hom. Aconitum D6, Unruhe, Angst.
– Ignatia D6, nach Kummer.
– Cactus D3, Gefühl, als ob das Herz gequetscht wird.
– Spigelia D4, in die Arme ausstrahlender Schmerz, Besserung in Ruhe, Verschlimmerung durch Essen.
– Tabacum D6, Herzangst, verbunden mit Übelkeit und kaltem Schweiß und Zittern, Gefühl wie »nach der ersten Zigarette«.

Biol. Neuraltherapie. Akupunktur. Chirotherapie.

Medik.: Pflanzliche Beruhigungsmittelkombinationen, z. B. Sedicelo®, Somcupin®. Magnesium Diasporal®. Strodival® Kps.

Diät. Vollwert-Ordnungsnahrung in Ableitung für Arteriosklerose und Störungen des Fettstoffwechsels. Keine Nahrungsmittel, Getränke und Speisen, die blähen oder durch »Gasbauch« mit hochgestelltem Zwerchfell das Herz bedrücken (s. Liste erfahrungsgemäß unverträglicher Nahrungsmittel und Speisen in Ableitung Vollwert-Ordnungsnahrung für Erkrankungen der Verdauungsorgane). Evtl. bei Häufung der Anfälle einige Tage Saftfasten, Molkefasten oder Reis-Obst-Gemüse-Diät.

Herzasthma (Asthma cardiale)

Es tritt wie die Herzangst anfallsweise auf, besonders nachts (im Liegen). Auffällig ist die Atemnot, die zu Sauerstoffmangel führt. Ursache ist ein Herzversagen mit nachfolgender Lungenstauung. Die Atemnot wird zusätzlich vergrößert durch krampfhafte Verengung der Bronchien. Es kommt zu Angstgefühlen, Hustenreiz und Schweißausbruch.

Nat. Großer Aderlaß, Unteraufschläger nach *Kneipp*.

Pfl. Je nach Art und Grad Digitalispräparate (Fingerhut). Für die Dauertherapie: Cor-myocrat® (Tr., Drag.), Miroton® (Tr., Drag.), Orthangin® (Tr., Drag.): vorwiegend Maiglöckchen-Adonisröschen-Weißdorn-Kombinationen.

Hom. Bei diesem Krankheitsbild kann die Homöopathie nur unterstützen, allein reicht sie oft nicht aus.
– Arsenicum album D6 im Wechsel mit
– Arnica D6, 2× täglich 1 Gabe bei Herzmuskelschwäche und auftretenden Wassereinlagerungen.
– Aurum D4–D6, bei vollblütigen Menschen mit Neigung zu Depressionen und Hypertonie.
Bei beginnender Herzinsuffizienz kann man auch Digitalis D2, Scilla D2, sowie Crataegus Urtinktur bis D3 geben.

Diät. Vollwert-Ordnungsnahrung in Ableitung für Arteriosklerose und Störungen des Fettstoffwechsels. Keine Nahrungsmittel, Getränke und Speisen, die blähen oder durch »Gasbauch« mit hochgestelltem Zwerchfell das Herz bedrücken (s. Liste erfahrungsgemäß unverträglicher Nahrungsmittel und Speisen in Ableitung Vollwert-Ordnungsnahrung für Erkrankungen der Verdauungsorgane). Evtl. bei Häufung der Anfälle einige Tage Saftfasten, Molkefasten oder Reis-Obst-Gemüse-Diät. Evtl. besondere Einschränkung der Zufuhr von Salz bzw. Natrium.

Herzinfarkt

Auch → Herzangst,
→ Herzkranzgefäßverengung

Die Verkalkung der Herzkranzgefäße führt zu einer Einengung ihrer Weite und damit zu einer Minderdurchblutung des Herzens bis zur Entwicklung einer Angina pectoris. Wird der Blutfluß zum Herzen durch ein Blutgerinnsel (Thrombus) in einem Ast der Kranzgefäße ganz unterbunden (Verschluß), so stirbt der bisher durch das Gefäß mit Blut versorgte Herzmuskelbezirk ab. Es kommt zu einem Herzanfall, zu einem Herzinfarkt, in der Regel mit starken Schmerzen, schwerem Beklemmungs- und Vernichtungsgefühl und Blutdruckabfall. Je nach Sitz und Größe des geschädigten Herzbezirkes kann Herzversagen eintreten (= akuter Herztod). Der Infarkt kann sich an der Vorder- oder Hinterwand des Herzens ereignen. Besonders gefährlich ist ein Infarkt, der die Nervenbündel lähmt, die die Herztätigkeit veranlassen. In den ersten Tagen nach dem Infarkt besteht die Gefahr, daß ein weiterer Infarkt »nachschiebt«. Deshalb ist Aufnahme in Intensivstation mit Überwachung des Patienten unumgänglich. Die Tatsache, daß ein Infarkt auch bei Patienten eintreten kann, die noch im mittleren Lebensalter stehen (30–50 Jahre), gibt zu denken (Männer werden häufiger betroffen als Frauen).
Eine Arteriosklerose ist also nicht immer die Ursache. Die moderne Forschung führt noch zu anderen Ergebnissen. Auch der sog. akute Herztod ist mit einem plötzlichen Aufhören der Herztätigkeit allein nicht zu erklären. Selbst ohne fortlaufende Sauerstoffzufuhr wäre das Gehirn noch einige Minuten lang aktionsfähig. Der akute Herz-

tod ist demnach ein plötzliches Ereignis, bei dem sich gleichzeitig mit dem Geschehen am Herzmuskel ein zentraler Vorgang im Groß- und/oder Stammhirn abspielt.
Überlebt der Patient den Herzinfarkt, so vernarbt der abgestorbene Muskelbezirk allmählich, entweder bei guter Rehabilitation oder mit verbleibender Leistungsschwäche des Herzens.

Nat. Aderlaß zur Blutverdünnung.

Pfl. Hohe Dosen Crataegutt®-Ampullen (Weißdorn, herzmuskelstoffwechselwirksam) und bei Bedarf kleine Dosen Crataegutt®-Strophanthin (1/4 mg, 1/10 mg Strophanthin), intravenös. Langzeittherapie → *Herzangst*.

Biol. Neuraltherapie als Segmenttherapie an allen kleinen und großen Verhärtungen im großen Brustmuskel sowie in der Schulterblattgegend und in der Magengrube.
Medik.: Tromcardin-Infusionen. Strophanthin oral viertelstündlich (Strodival spezial®).

Diät. Während der Intensivbehandlung besondere ärztliche Maßnahmen erforderlich. Später Vollwert-Ordnungsnahrung in Ableitung für Arteriosklerose, bei vorhandenem erhöhten Gehalt des Blutes an Cholesterin und/oder Fett (Triglyzeriden) in Kombination mit im Fettverzehr gezielt ausgerichteter Vollwert-Ordnungsnahrung (s. Ableitung für Störungen des Fettstoffwechsels), bei vorhandenen erhöhten Blutdruckwerten auch in Kombination mit natriumarmer Vollwert-Ordnungsnahrung (s. Ableitung für Bluthochdruck). Evtl. periodisch Saftfasten, Molkefasten, Rohobstdiät, Kartoffeldiät oder vegetabile Vollrohkost. Generell: Vorhandenes Übergewicht langsam abbauen.

Herzinsuffizienz

Auch → Herzrhythmusstörungen, → Herzkranzgefäßverengung

Herzinsuffizienz bedeutet *Herzschwäche*. Das Herz ist insuffizient geworden, wenn es nicht mehr fähig ist, den Organismus ausreichend mit Blut zu versorgen, wenn es also die geforderte Pumpleistung nicht mehr zur Genüge erbringen kann.
Die Herzinsuffizienz ist zumeist Folge einer Herzmuskelschwäche. Deren häufigste Ursachen sind Bluthochdruck, Herzkranzgefäßverengung, rheumatisch-entzündliche Herzerkrankungen einschließlich Herzklappenfehlern, Herzrhythmusstörungen, Herzinfarkt, auch Lungenkrankheiten und Blutarmut und dadurch forgesetzte Überbelastung des Herzens.
Das Herz ist normalerweise in seiner Anpassungsfähigkeit an erhöhte Anforderungen in der Lage, diese Belastungen je nach Art und Schwere über längere Zeit hinweg auszugleichen, zu kompensieren. Die Belastbarkeit des Herzens hat jedoch ihre Grenzen. Werden sie überschritten, so kommt es zu einer Leistungsinsuffizienz des Herzens. Damit ist auch der Blutkreislauf erheblich gestört.
Bei der sog. dekompensierten Herzinsuffizienz kommt es zu Stauungserscheinungen in der Lunge (Lungenkreislauf) mit blauen Lippen, mit Atemnot und Husten vor allem in der Nacht, in den anderen Körperteilen (großer Kreislauf) zu Wasseraustritt in die Gewebe (Knöchelödem u. a.), zu Lebervergrößerung und Nierenbelastung, häufiger nächtlicher Blasenentleerung

und in schweren Fällen zur Ausbildung einer Bauchwassersucht (Aszites). Das Allgemeinbefinden ist schwer in Mitleidenschaft gezogen. Patienten mit dekompensierter Herzinsuffizienz müssen ärztlich behandelt und überwacht werden.

Nat. Bei Dekompensation (mit Wasserstauungen in den Beinen oder im Leib): Neben der Digitalisierung Entwässerungsmaßnahmen: Unteraufschläger nach *Kneipp*, einminütige kalte Halbbäder. Unterwickel 1 × täglich. Spanischer Mantel mit Salzwasser, 2 × täglich 1 Stunde, Rumpfwickel. 1 Minute Halbbad pro Tag, kalt. Letzteres ist nur im ersten Beginn der Herzwassersucht zu versuchen, später untauglich. Evtl. Aderlässe.

Pfl. Zur Steigerung der Herzkraft Fingerhutpräparate mit isolierten Wirkstoffen: Digimerck® (Tropfen, Dragees), Digitalysat® (Tropfen), Crataelanat® forte (Kapseln), Lanicor® (Tabletten, Tropfen); in akuten Fällen Strophanthin aus Strophanthus: Crataegutt®-Strophanthin-Ampullen, Kombetin®-Ampullen; nach Kompensation Maiglöckchen-Adonisröschen-Weißdorn-Kombination: Cynosid® compositum (Tropfen, Kapseln), Cormyocrat® (Tropfen, Kapseln), später Crataegutt® (Tropfen, Dragees), Oxacant® (Tropfen).

Hom. Arnica D4–D6, verbessert die Herzkranzgefäßdurchblutung.
– Rhus toxicodendron D6, Sportlerherz, Altersherz, Verschlimmerung nachts mit Unruhe.
– Aurum D6, 2 × 1 Gabe, bei dicken, vollblütigen Leuten, die zu Depressionen neigen und hohen Blutdruck haben.

Diät. Zeitweilig Saftfasten, Molkefasten, Rohobstdiät, Kartoffeldiät, Reis-Obst-Gemüse-Diät oder vegetabile Vollrohkost. Anschließend Vollwert-Ordnungsnahrung mit geringem Gehalt an Salz bzw. Natrium.

Herzjagen (Tachykardie)

Auch → Herzrhythmusstörungen

Von Herzjagen spricht man, wenn ein zu schnelles Schlagen des Herzens mit einer Frequenz (Anzahl) von über 100 Schlägen in der Minute eintritt. Verschiedene Ursachen können hier zugrunde liegen. So kann es als eine normale, vorübergehende Erscheinung im Kindesalter und nach Aufregungen und körperlichen Anstrengungen vorkommen. Krankheitscharakter hat das Herzjagen, wenn es zum Herzversagen (Herzinsuffizienz) führt sowie bei entzündlichen Erkrankungen des Herzens. Ferner kommen Schilddrüsenüberfunktion, Fieber, Infektionen, Bluthochdruck, Nikotin u. a. als Auslöser in Frage. Bei einem anfallsweise auftretenden Herzjagen (paroxysmale Tachykardie) liegt die Herzfrequenz bei weit über 100 Schlägen in der Minute. Die Anfälle dauern Minuten, Stunden und sogar Tage. Die Ursache liegt in der Regel in einer Störung des herzeigenen Reizbildungs- und Reizübertragungssystems.

Nat. Kalter Armguß oder Armtauchbad alle 10 Minuten. Kalte Schilddrüsenauflage oder -wickel. Reibesitzbad. Atemübungen nach *Helmel*.

Pfl. Für die Basisbehandlung: Spartiol® (Tropfen), Crataegutt®-Ampullen. Bei Vorliegen einer Herzinsuffizienz Fingerhutpräparate: Digimerck® (Tropfen, Dragees), Digitalysat® (Trop-

fen), Crataelanat® forte (Kapseln), Lanicor® (Tabletten, Tropfen).
Bei leichter Schilddrüsenüberfunktion Wolfsfuß-Kombinationen: Thyreogutt® (Tropfen, Tabletten), Lycocyn® (Tropfen).

Hom. Ignatia D8, nach Kummer, heftiger Erregung mit Kloßgefühl im Hals.
– Aconitum D10, heftiges Herzklopfen, keine Stiche, der Blutdruck ist erhöht, der Urin ist vermehrt und hell.
– Spigelia D3, dreistündlich zu nehmen, je nach Bedarf, Gesichtsröte, während des Anfalls mit stechenden Schmerzen im Herzen.
– Crataegus Urtinktur bis D2, Herzklopfen nach geringer Anstrengung, Schwäche, Knöchelödeme.
– *Komplexmittel*: Spartium-Ptk.

Diät. Nach zugrundeliegenden Erkrankungen (Herzinfarkt, Herzinsuffizienz, Herzmuskelentzündung, Herzbeutelentzündung, Blutarmut, gesteigerte Schilddrüsenfunktion) s. Hinweise zu diesen Indikationen.

Herzklappenfehler (Vitum cordis)

Auch → Herzinsuffizienz

Die Herztätigkeit, die Pumpleistung des Herzens mit Aufnehmen und Ausstoßen des Blutes, einmal in die Lunge, einmal in den großen Kreislauf, setzt ein doppelseitiges Strömungssystem voraus, dessen Funktion von Ventilen, den Herzklappen, abhängig ist. Sie sichern das Herz vor einem Blutrückfluß in die Herzkammern oder in die Lunge. Je eine Herzklappe befindet sich zwischen den beiden Vorhöfen und den beiden Kammern des Herzens, eine zwischen der rechten Herzkammer und der Lungenschlagader und eine zwischen der linken Herzkammer und der großen Körperschlagader (Aorta).

Schließen die Herzklappen nicht mehr dicht, sei es daß sie schrumpfen, verdikken, verhärten oder verwachsen, können sie ihre Aufgabe nicht mehr erfüllen. Dies ist meist die Folge von Herzklappenentzündungen, kommt aber auch bei angeborenen Herzfehlern vor. Der Vorwärtsstrom des Blutes wird gehemmt, Stauungen entstehen, das Herz muß gegen das Hindernis mehr Kraft aufwenden und erweitert sich allmählich, oder es kommt zu einem Rückfluß des Blutes aus den großen Schlagadern ins Herz. Am Ende verschmelzen beide Vorgänge, und das Herz erschlafft immer mehr bis zum totalen Herzversagen.

Die Schädigung der Herzklappen entzieht sich jeder medikamentösen Behandlung. Deshalb ist die Prognose bei schweren Schäden ungünstig. Chirurgische Eingriffe, wie Klappenersatz, sind dann meist die einzige mögliche Hilfe.

Nat. Für Folgeerkrankungen
→ *Herzkranzgefäßverengung* oder
→ *Herzinsuffizienz*.

Pfl. Für konservative Behandlung →
Herzinsuffizienz.

Hom. Medikamente, um einer Herzmuskelschwäche und einem Herzversagen vorzubeugen:
– Digitalis Urtinktur bis D3, 3 × 1 Gabe, bei blauen Lippen und Neigung zu Ödemen.
– Crataegus Urtinktur bis D4, Herzerweiterung, Herzschwäche mit leichtem Herzklopfen.
– Strophanthus Urtinktur bis D3, Ödemneigung mit Herz- und Nierenleiden, Fettsucht, heftiges Pulsieren bis zum Hals, auch gut bei Tabak- und Al-

koholmißbrauch sowie nach erschöpfenden Krankheiten.
– Spartium Urtinktur bis D2, Herzmuskelschwäche mit Rhythmusstörungen, Herzrasen und Extraschlägen.

Biol. Herdsuche und -sanierung.

Diät. Zeitweilig Saftfasten, Molkefasten, Rohobstdiät, Kartoffeldiät, Reis-Obst-Gemüse-Diät oder vegetabile Vollrohkost. Anschließend Vollwert-Ordnungsnahrung mit geringem Gehalt an Salz bzw. Natrium. 1–2 × wöchentlich Schalttage mit Saft- oder Molkefasten.

Herzkranzgefäßverengung (Koronarinsuffizienz)

Auch → Herzinfarkt, → Herzangst

Die Arterienverkalkung (Arteriosklerose) ist die wichtigste Ursache der Herzkranzgefäßerkrankungen. Sie kann an den Herzkranzgefäßen (Koronargefäße, Koronarien) isoliert vorkommen oder Teil einer allgemeinen Arteriosklerose sein. Als mitbestimmende Faktoren dieser vor allem bei älteren Menschen verbreiteten Gefäßerkrankung werden Hochdruck, gestörter Blutfett- und Eiweißstoffwechsel, hoher Verzehr von Schlachtfetten, Fettleibigkeit, Zuckerkrankheit, Rauchen, Bewegungsarmut und seelische Belastungen wesentlich verantwortlich gemacht. Auch eine erbliche Veranlagung kann eine Rolle spielen. Moderne Bezeichnung: Koronare Verschlußkrankheit (KVK).
Durch arteriosklerotische Verengung der Herzkranzgefäße, die das Herz mit sauerstoffreichem Blut versorgen, kommt es zu einer Minderdurchblutung des Herzens, zu einem Mißverhältnis zwischen Sauerstoffangebot und Sauerstoffbedarf, und damit zu einer Schwächung, in fortgeschrittenem Stadium zu einer Schädigung des Herzmuskels.
Die Herzkranzgefäßverkalkung kann anfänglich symptomlos verlaufen, macht jedoch bei anhaltender Belastung mehr oder weniger starke sog. stenokardische, pektanginöse Beschwerden, d. h. die Patienten spüren ihr Herz, haben ein Druckgefühl, eine gewisse Enge in der Herzgegend und u. U. stechende Schmerzen. Der fortschreitende Prozeß der unzureichenden Blutversorgung des Herzens kann in eine Angina pectoris münden. Der Herzinfarkt ist hier das letzte Glied der Kette. Von der Erkrankung sind meist Männer im Alter von 50 bis 60 Jahren betroffen. Bei Frauen starke Zunahme nach dem Klimakterium.

Nat. Auch → *Herzangst* und → *Herzinsuffizienz*.
Trainingsmaßnahmen langsam steigern. *Schiele*-Fußbad mit Armguß täglich. Güsse langsam vergrößern.

Pfl. Langzeittherapie mit Weißdornpräparaten: Crataegutt® (Tropfen, Dragees), Esbericard® (Tropfen, Dragees), Crataegysat® (Tropfen), mit Weißdorn-Mistel-Arnika-Kaktus-Zahnstocherammei in verschiedenen Kombinationen: Arnitaegus® (Tropfen, Dragees), Stenocrat® (Tropfen, Dragees), Viscratyl® (Dragees), Asgoviscum® (Tropfen, Kapseln); zur nachdrücklichen Senkung des Blutdrucks Rauwolfia: Rauwoplant® (Kapseln), Raucolyt® (Dragees).

Hom. Im Anfall alle 10 Minuten Arnica D6, bei erhöhtem Blutdruck und bei nächtlichen Angina-pectoris-Anfällen.
– Cactus D3, Engegefühl der Brust,

wie zusammengeschnürt, Herzklopfen, häufigere Gaben im Anfall.
– Spigelia D4, häufigere Gaben je nach Bedarf, ausstrahlend in die linke Körperhälfte mit Angst und Stechen, Verschlimmerung durch Linksseitenlage, Besserung durch Ruhe.
– Lachesis D10, 2 Gaben pro Tag, Herzschmerzen nachts im Schlaf und bei heißem Wetter.
– Arsenicum D10, 3–4 × 1 Gabe, Brennschmerz besonders nach Tabakgenuß und Verschlimmerung durch Kälte sowie nachts zwischen 1 und 3 Uhr.
– Glonoinum D3, im Anfall häufige Gaben, wirkt sehr gut, Kopfweh und Hitzewallungen.
– *Komplexmittel*: Pectapas®, Rotacard®.

Biol. Alle Sauerstoff- und Ozon-Verfahren. Segment-Therapie. Ggf. Aderlaß.
Medik.: Recosenin®-Injektionsserie; Vitamin A und E.
Vitorgan-Kuren. Bei sehr alten Menschen vierteljährlich eine Strophanthinserie intravenös.

Diät. → *Arterienverkalkung*.

Herzrhythmusstörungen (Arrhythmie)

Auch → Herzjagen

Das Herz besteht aus zwei Hälften, von denen jede wieder unterteilt ist in einen Vorhof (Atrium) und eine Kammer (Ventrikel). Das rechte Herz treibt das Blut zur Kohlendioxidabgabe und zur Sauerstoffaufnahme durch die Lungen, das linke sorgt für den Transport des sauerstoffangereicherten Blutes über die große Körperschlagader (Aorta) in den gesamten Körper. Die Bewegung des Blutes wird durch die in die Schlagadern fortgeleiteten Herzschläge bewirkt (Puls). Die Zentrale des Blutumlaufs ist also in dem Pumpwerk des Herzens zu sehen. In festgesetzter Reihenfolge erweitert sich das Herz mit den Vorhöfen und Kammern zur Füllung (Diastole). Es folgt der Herzschlag, ein plötzliches Zusammenziehen des Herzmuskels, der zum Ausstoß des Blutes führt (Systole). Das Herz hat sein eigenes Reizbildungs- und Reizleitungssystem. Es besteht aus Nervenknoten und Nervenbündeln mit einigen Schaltstationen. Der Reizbildungsknoten (Sinusknoten) ist innerhalb einer natürlichen Schwankungsbreite äußerst anpassungsfähig an die wechselnden Bedürfnisse des Blutkreislaufs. Im ganzen unabhängig, erhält er zusätzlich vom vegetativen (autonomen, unwillkürlichen) Nervensystem Impulse: das Herz schlägt schneller bei Aufregung, langsamer im Schlaf.
Die häufigste Arrythmie (Störung der Regelmäßigkeit des Herzschlags) sind die sog. Extrasystolen (Extraschläge). Das Herz »stolpert«. Das bedeutet, daß das Herz kurz hintereinander zweimal schlägt und bis zum dritten Schlag eine entsprechend lange Pause einlegt. Das wird von vielen Patienten als unangenehm empfunden, von anderen gar nicht bemerkt. Diese Art von Extrasystolen ist in der Regel unbedenklich. Das Elektrokardiogramm (EKG) ist allerdings zur Klärung unbedingt heranzuziehen. Bei allen Rhythmusstörungen ist das EKG als diagnostische Maßnahme absolut erforderlich. Es gibt darüber Auskunft, ob ein Herzmuskelschaden besteht, eine Verminderung der Durchblutung der Herzkranzgefäße oder Störungen in den Nervenknoten oder Nervenleitungen. Von den Knoten geht der Reiz aus, der die beiden Vorhöfe und die Kammern zur

rhythmischen Bewegung, dem Herzschlag, antreibt. Im EKG kann man ablesen, ob hier Störungen bestehen oder zu erwarten sind, auch wenn sie sich im Herzschlag selbst noch gar nicht bemerkbar machen. Auch sog. Überleitungsstörungen sind zu erkennen. D. h., daß von den Knoten der Impuls nicht mehr plangemäß über die Nervenleitbahnen weitergeleitet wird. Solche Störungen können bis zu einer Blockierung führen, sei es schon in den Vorhöfen, sei es am Übergang zu den Herzkammern oder in der Muskulatur der Herzinnenwand, die die Herzkammern voneinander trennt. Dabei steht den Herzkammern noch eine eigene Reizbildung zur Verfügung, auch wenn vom Vorhof her kein Reiz mehr durchkommt. Das erklärt, warum bei einem »Vorhofflattern« das Herz trotzdem noch zu schlagen vermag.

Arrythmien entstehen auch, wenn ein Herzinfarkt im Bereich eines der Nervenbündel abgelaufen ist. Ebenso können Herzmuskelschäden, die über längere Zeit hinweg bestehen (z. B. bei Bluthochdruck), zu Schädigungen im Reizleitungssystem führen.

Bei entretender Blockierung, wenn der Puls unter 40 Schläge pro Minute absinkt, kann heutzutage ein künstlicher Schrittmacher eingesetzt werden. Seine Impulse heben die Herzschlagfolge, die normal 60 bis 80 Schläge pro Minute beträgt, wieder auf einen Mittelwert an.

Nat. Die Naturheiltherapie kennt hier nur graduelle Unterschiede in der Behandlung: kalte Waschungen, absteigende Vollbäder, kurze kalte Sitz- oder Wechselsitzbäder. Bewegungstraining.

Pfl. Wenn Behandlung angezeigt, längere Zeit Weißdornpräparate: Crataegutt® (Tropfen, Dragees), Esbericard® (Tropfen, Dragees) oder Besenginster-Zubereitungen: Spartiol® (Tropfen). Bei Unruhezuständen Baldrian-Passionsblume-Kombinationen: Plantival® (Tropfen, Dragees).

Hom. Spartium Urtinktur bis D2, Herzmuskelschwäche mit Arrhythmie, Neigung zu Herzrasen und Extraschlägen.
– Rhus toxicodendron D4–D6, 3 × 1 Gabe, nach Überanstrengung, der Puls ist zu schnell und ist schwach, setzt aus, manchmal Kribbeln im linken Arm.
– *Komplexmittel*: Spartium-Ptk.; Passiflora-Ptk.

Biol. Hier sind die Herd- und Darmsanierungsprogramme zu nennen. Neuraltherapie bei Schilddrüsenfunktionsstörungen.

Diät. Nach zugrundeliegenden Erkrankungen (Herzinfarkt, Herzinsuffizienz, Herzmuskelentzündung, Herzbeutelentzündung, Blutarmut, gesteigerte Schilddrüsenfunktion) s. Hinweise zu diesen Indikationen.

Herzstolpern
→ Herzrhythmusstörungen

Herzwassersucht
→ Herzinsuffizienz, dekompensiert

Heuschnupfen (Rhinitis allergica)

Auch → Allergie

Heuschnupfen ist eine allergische Erkrankung. Pollen von Gräsern und anderen Gewächsen lösen in der Blütezeit, zumeist zwischen April und Juni, eine Überempfindlichkeitsreaktion der Nasenschleimhaut und Augenbindehaut aus. Auch andere Reizstoffe können das tun. Quälender Fließschnupfen vor allem mit Niesattacken, Tränenfluß und Lichtempfindlichkeit, auch Atemnot durch Schwellung der Schleimhäute in den Atemwegen, sind das Bild der jährlich wiederkehrenden Erkrankung, die das gesamte Empfinden, körperlich und seelisch, in Mitleidenschaft ziehen kann.

Nat. Sofort, im ersten Stadium, Eigenharnnosode und Eigenblutpotenzierung. Serienbehandlung möglich. Reibesitzbäder 2 × täglich 15 Minuten oder Rumpffreibebad.

Pfl. Zur Vorbeugung und Therapie eine Luffa-Kombination: Heuschnupfenmittel DHU. Zur Steigerung der körpereigenen Abwehr zusätzlich Kegelblume: Echinacin®-Tropfen.

Hom. Euphrasia D6, je nach Bedarf, Tränenfluß, Stechen in den Augen, Fließschnupfen.
– *Arsenicum album* D10, 3 × 1 Gabe, Fließschnupfen mit brennendem Schmerz, asthmatischen Erstickungsanfällen, nachts mit Angst, Schwitzen und Herzklopfen.
– *Lobelia inflata* D10, Dosierung nach Aktualität, Kehlkopfkatarrh, Erstickungsanfälle, krampfartiger Husten.
– *Aralia racemosa*, Urtinktur bis D2, Dosierung nach Bedarf, Bronchialkatarrh mit Verschlimmerung nach jeder Temperaturveränderung.
– *Kalium jodatum* D3, mehrmals täglich, Fließschnupfen, Katarrh der Bronchien mit schwerlöslichem Auswurf (ein gutes Lösungsmittel).
– *Komplexmittel*: Euphrasia D4, Allium cepa D4, Sabadilla D4, gemischt, stündl. 10 Tr.

– Extern: Augentropfen in Form einer Augentrost-Kombination: Euphrasia-Pentarkan extern.

Biol. Eigenblut-Serien. Gegensensibilisierung. Akupunktur.
Medik.: Inhalationen von Gencydo® 1%ig oder 2%ig mit elektrischem Inhalationsapparat. Ermsech®, zusammen mit Blütenpollen kurmäßig. Normogan® in die Nase aufschnupfen.

Diät. Vollwert-Ordnungsnahrung, ggf. unter Ausschluß von Nahrungsmitteln, die allergische Reaktionen auslösen.

Hexenschuß (Lumbago)

Auch → Bandscheibenvorfall

Als Hexenschuß werden plötzlich auftretende, heftige Schmerzen in der unteren Rückenmuskulatur bezeichnet. Ursache sind Verhebungen (schwere Lasten), unglückliche Bewegungen, Sturz, Wirbelsäulenerkrankungen, Rheumatismus, meist aber Bandscheibenvorfall.
Der Schmerz geht von den entzündeten Nerven aus, die durch die Einklemmung zwischen den Wirbelkörpern der Lendenwirbelsäule gereizt werden (Nervenwurzelentzündung). Werden Nerven gequetscht, die in den Bereich des Ischiasnervs gehören, so entsteht ein »Ischiasschmerz«. Ist nur die Lendengegend betroffen, so spricht man von Lumbago.
Ein durch Muskelrheumatismus ausgelöster Schmerz kann zwar zu ähnlichen Erscheinungen führen, entwickelt sich jedoch nicht plötzlich, sondern allmählich.

Nat. *Schlenz*-Bäder täglich, *Schiele*-

Fußbad-Serie. Heusack-Schlick-Kompressen als Serie. Anschließend Einreiben von z. B. Hormonapin®, oder Spezialrheumasalbe nach *Dr. Abele.* Chirotherapie nach blutiger oder trockener Rückenzonenschröpfung. *Baunscheidt.* Kantharidenpflaster direkt über dem schmerzhaftesten Wirbel. Bei Wurzelneuralgie, der schwersten Form des Hexenschusses mit rasenden Schmerzen, die in die Beine oder Arme ausstrahlen: Stundenlange Lehmbäder oder Lehmsitzbäder.

Pfl. Äußerlich: Heiße Leinsamen- und Heublumenauflagen oder Kytta-Plasma® (Beinwell); Aconitysat®- Salbe (Eisenhut), Arnica extern DHU (Arnika-Tinktur), Pesendorfer Salbe® (Kombination verschiedener Pflanzen); die Salben mehrmals täglich einreiben, und danach die schmerzenden Stellen warm einpacken.

Hom. Arnica D6, je nach Bedarf zweistündlich bis 3 × 1 Gabe, nach Anstrengung, auch im Liegen schmerzt alles.
– Rhus toxicodendron D6, je nach Bedarf wie oben, nach Durchnässung, Gefühl, als sei das Kreuz gebrochen, Steifheit, Verschlimmerung nach dem Liegen, Besserung durch Gehen (auch sonst feuchtigkeitsempfindliche Personen).
– Nux vomica D6, Dosierung wie oben, bei Verstopfung und Hämorrhoiden, Verschlimmerung vor dem Stuhlgang.

Biol. Akupunktur. Neuraltherapie. Herdsuche (z. B. chronische Blinddarmentzündung). *Medik.:* Enzymtherapie (z. B. Mulsal®-Stoßtherapie); Spondylonal®.

Hüftgelenkarthrose (Koxarthrose)

Auch → Gelenkabnützung (Arthrose)

Die Hüftgelenksarthrose ist eine knochenabbauende Veränderung eines oder beider Hüftgelenke, die meist erst im höheren Lebensalter in Erscheinung tritt. Ihre Folgen sind z. T. erhebliche Bewegungseinschränkungen und Schmerzen, die als Anlauf- und Belastungsschmerz zu charakterisieren sind. Die eigentliche Ursache der arthrotischen Vorgänge ist nicht bekannt, sie lieg hier wohl hauptsächlich in einer übermäßigen Belastung des Hüftgelenks (Übergewicht u. a.). Der Hüftgelenkersatz bei diesem Leiden ist heute als letzter Ausweg eine bewährte Methode, um einer völligen Versteifung des Gelenks zu entgehen und um fortwährenden Schmerz zu beseitigen. Der Schenkelhals ist das Verbindungsstück des Gelenkkopfes mit dem Oberschenkelknochen. Wenn das Hüftgelenk aufgrund seiner tragenden Funktion eines der festesten Gelenke des Körpers ist, so ist der Schenkelhals im Vergleich dazu eine schwache Stelle, die vor allem bei älteren Menschen stark gefährdet ist: Schenkelhalsbruch. Ein solches einschneidendes Ereignis hat in der Gegenwart seinen Schrecken verloren. Die Operationstechnik (Gelenkersatz) auf diesem Gebiet hat außerordentliche Fortschritte gemacht.

Nat. Bettgymnastik: Auf die schmerzende Hüfte liegen und mit diesem Bein 5 Minuten »Radfahren« bzw. Tretbewegungen ausführen. Dadurch reibt die Hüfte (Massagewirkung) auf der Unterlage und wird heiß. Anschließend Rheumasalbe (→ *Hexenschuß*), Schlick-Heusack-Packungsserie.

Schröpfung am unteren Rücken (Hüftgelenkszone). Kantharidenpflaster am Kreuz-Darmbein-Gelenk oder am Übergang Lendenwirbelsäule/Kreuzbein. *Schiele*-Fußbadeserie, *Schlenz*-Bäder.
Täglich das betroffene Bein 10–15 Minuten 2–3 × frei aushängen lassen, z. B. auf eine Tischkante setzen (der Tisch muß so hoch sein, daß das Bein frei hängen kann).

Pfl. → *Gelenkabnützung (Arthrose)*

Hom. Kalium carbonicum D6, 3 × 1 Gabe, Verschlimmerung durch Kälte, Liegen auf der kranken Seite, nachts zwischen 3 und 5 Uhr, Rückenschmerzen, Schweißneigung.
– Acidum formicicum D12 als Injektion in Gelenknähe.
– *Komplexmittel*: Cefossin® Tropfen.

Biol. Akupunktur. Beckengürtel mitbehandeln durch Chirotherapie und Neuraltherapie sowie Krankengymnastik.
Medik.: Vitorgan-Therapie.

Diät. Bei vorhandenem Übergewicht Regulation des Körpergewichtes durch Vollwert-Ordnungsnahrung in Ableitung für Übergewicht. Sonst normale Vollwert-Ordnungsnahrung. Evtl. zeitweilig Molkefasten + Frischpflanzensäfte aus Löwenzahn und Brennessel oder vegetabile Vollrohkost.

Insektenstiche

Auch → Allergie

Stiche von Mücken, Stechfliegen, Flöhen und Ameisen können harmlos sein, wenn man von einer vorübergehenden Schwellung, Rötung und dem Juckreiz absieht. Das schließt nicht aus, daß es auch in diesen Fällen Überempfindlichkeiten gibt. Auch besteht die Möglichkeit einer Infektion durch Kratzen oder durch beim Stich übertragene Keime. Andere Insektenstiche, vor allem von Bienen, Wespen, Hummeln, können unabhängig von der Anzahl der Stiche und der betroffenen Körperstelle zu plötzlichen, starken Allgemeinreaktionen (Schwindel, Herzbeschwerden, Pulsbeschleunigung, Kopfschmerzen, Hautentzündung u. a.) führen. Bedenklich sind Stiche dieser Insekten in die Hals- und Schläfenvene, in den Mundbereich und um die Augen. Lebensgefährlich sind Stiche in die Zunge und die Mund- und Rachenschleimhaut. Hier besteht Erstickungsgefahr wegen der schnell auftretenden Schleimhautschwellung.

Nat. Kühlende Wasseranwendungen. Umschläge mit Echinacin-Tinktur (20–30 Tropfen auf 1/4 *l* Wasser), auch Ledum-Tinktur.

Pfl. Im Einvernehmen mit dem Arzt äußerlich: Venoplant® compositum Salbe, Cardiospermum-Salbe DHU, Heublumenwickel, JHP-Öl®. Innerlich bei Kreislaufkollaps (als erste Hilfe): starker Bohnenkaffee.

Hom. Echinacea D2, 2stündl. 1 Gabe.
– Arsenicum album D6, 1/2stündl. 1 Gabe, quälende Atemnot, der Körper ist eiskalt, das Gesicht ist blaß, der Puls kaum fühlbar (Bild eines *Schocks*, die Medikation ist nur anzuwenden, wenn kein Arzt oder sonstige Rettungsmöglichkeiten erreichbar sind).
– Lachesis D10, 3 × 1 Gabe, bei starker Entzündung und Schwellung mit blauschwarzer Färbung der betroffenen Stelle.
– Apis D12, 3 × 1 Gabe, bei Quaddeln

und stechenden Schmerzen (nach Bienen- oder Wespenstich).

Biol. Bei bekannter Überempfindlichkeit: Gegensensibilisierung (GS).
Medik.: Traumeel Tropfen, 1/4- bis 1/2stündlich 8 Tr. auf die Zunge. Traumeel-Salbe lokal auf die betroffene Stelle auftragen.

Ischias

Auch → Hexenschuß, → Bandscheibenvorfall

Starke Schmerzen im Verlauf des großen Beinnervs (Ischiasnerv, von griech. *ischion*, Hüfte) deuten auf Ischias hin. Ursache sind Reizung und Druck auf die Wurzeln des Nervs, hervorgerufen durch Erkrankungen der Wirbelsäule wie Arthrosen der Wirbelgelenke, durch Bandscheibenvorfall und durch Muskelrheumatismus. Die Schmerzen ziehen meist einseitig vom Kreuz über das Gesäß (Hüfte) an der Rückseite des Oberschenkels in die Kniebeuge und von dort bis in die Wade und den Fuß. Ausstrahlungen nur in das Gesäß oder den Oberschenkel bzw. oder nur in den Unterschenkel/Fuß sind durchaus möglich. Als Auslösung kommt infrage eine plötzliche ungewohnte Bewegung, eine Erkältung (Baden!), oder Überlastung durch Tragen, Bücken, aber auch falsche Haltung im Liegen oder ungewohntes Stehen.

Nat. → *Hexenschuß*.

Pfl. → *Hexenschuß*.

Hom. Colocynthis D6, akut: Dosierung je nach Bedarf; besonders die rechte Seite ist betroffen, blitzartig reißende Schmerzen mit Ausstrahlungen bis in den Fuß und mit Taubheitsgefühl, Verschlimmerung durch Bewegung und Kälte, Besserung durch Ruhe und Wärme.
– Rhus toxicodendron D12, 3 × 1 Gabe, Verrenkungsschmerz, Steifheit der Gelenke, Lähmigkeitsgefühl, besonders nach Durchnässung aufgetreten, Verschlimmerung nachts in Ruhe und Kälte, Besserung durch mäßige Bewegung und Wärme.
– Viscum album D3–D6, Dosierung nach Bedarf, linksseitiger Ischias, große Schwäche und Schlaflosigkeit, glühendes Zerreißungsgefühl.
– Pulsatilla D6, Dosierung nach Bedarf, Müdigkeit, Schwere im Bein, besonders die Unterschenkel sind schmerzhaft, kalte Füße (besonders bei jüngeren Mädchen und Frauen mit schwacher Periode).
– Acidum formicicum D10, als Injektion.
– Aconitum D6, Dosierung nach Bedarf, wenn akuter Ischias nach Erkältung auftritt.
– Gnaphalium D6, 3 × 1 Gabe, Schmerzen, Wechsel mit Taubheitsgefühl.

Biol. → *Hexenschuß*.

Diät. Zeitweilig vegetabile Vollrohkost, sonst Vollwert-Ordnungsnahrung. Bei vorhandenem Diabetes (häufiger mit Ischias verbunden) Vollwert-Ordnungsnahrung in Ableitung für Diabetes.

Juckflechte (Neurodermitis)

Das Wort ›Neurodermitis‹ weist hin auf einen Zusammenhang zwischen den Nerven (griech. *neuron*, Nerv) und der entzündeten Haut (griech. *derma*, Haut). Bei der Erkrankung sind umschriebene Hautnervenbezirke besonders von Entzündung betroffen. Es handelt sich hierbei um ein *endogenes* (griech.: von innen kommend) Ekzem, das deutlich als ›Juckflechte‹ bezeichnet wird. Umfassender ist die Neurodermitis als Neurodermitis atopica oder auch als atopische Dermatitis charakterisiert. In diesem Fall weist das Adjektiv *atopisch* (griech.: ungewöhnlich, abartig) auf die auslösende Ursache hin, auf die allergische Grundposition, aus der die Krankheit erwächst, auf eine Überempfindlichkeit gegen bestimmte Reize, Nahrungsmittel vor allem, aber auch Chemikalien, Tiere, Pflanzen, Textilien, klimatische Einflüsse u. a. Gelegentlich ist die Neurodermitis auch mit anderen allergischen Erkrankungen wie Heuschnupfen, Bronchialasthma, allergischem Schnupfen, Nesselsucht u. a. verknüpft. Wie bei diesen ist auch bei der Neurodermitis eine Zunahme festzustellen, ohne daß bisher das eigentliche Geschehen der Krankheit enthüllt werden konnte. Mit einer erblichen Komponente der Neurodermitis ist ebenso zu rechnen.

Von der Neurodermitis befallen sind sowohl Kinder wie Erwachsene. Die Krankheit kann schon wenige Monate nach der Geburt auftreten. Mit dem Alter nimmt sie an Heftigkeit ab, jedoch erlischt sie oft erst um das 60. Lebensjahr. Sie tritt in Schüben auf. Es gibt ein akutes und ein chronisches Stadium. Das Erscheinungsbild der Krankheit ist äußerst vielgestaltig. Es beginnt in früher Kindheit mit Rötung, Schuppung, Nässen und Krustenbildung im Gesicht, am Hals und im Bereich der Ohrmuscheln. Später sind die Gelenkbeugen (Ellenbeugen, Kniegelenke), die Handgelenke und nicht selten das Gesäß mit einbezogen. Bei den erwachsenen Kranken sind das Gesicht, der Hals und Nacken, die Brust, die Schultern und Gelenkbeugen am häufigsten betroffen. Die erkrankte Haut heilt ohne Narbenbildung ab. Äußerst quälend ist der starke Juckreiz (daher der Name ›Juckflechte‹), der besonders nachts zu schweren Krisen führt. Das geht so weit, daß die Fingernägel, insbesondere der Kinder, durch das ständige Kratzen völlig abgenutzt sind. Die Haut weist dann blutige Kratzspuren auf.

So ungeklärt der eigentliche Grund der Neurodermitis ist, so unsicher ist ihre Behandlung. Es gibt kein allgemeingültiges Behandlungsschema. Die Krankheit ist ein ganz persönliches Erlebnis, ein Geschehen mit unbestimmbarem Verlauf, mit Hoffnungen und Enttäuschungen, ja sogar mit plötzlichem Stillstand ohne erkennbare Ursache. Was für den einen Patienten Erfolg zu haben scheint, erweist sich beim anderen als wirkungslos – und umgekehrt. Jede Therapie ist zunächst ein Versuch, verlangt ein individuelles Vorgehen und erfordert eine minutiöse Beachtung möglicher Behandlungsergebnisse, aus denen Schlüsse gezogen werden können. Auch die Beobachtung des seelischen Befindens ist wichtig. Sofern es sich bei den Erkrankten um Kinder handelt, kommt den Eltern die manchmal unlösbar erscheinende Aufgabe zu, mit nicht nachlassender Geduld immer wieder das Unmögliche zu wagen. So hilflos sie anfangs sein werden, am Ende bekommen sie die Krankheit in den Griff, werden sicherer in ihren Handlungen und haben schließlich Erfolg. Der auf diesem Gebiet erfahrene Arzt wird ihnen dabei zur Seite stehen.

Zunächst ist zu versuchen, alle Reizfaktoren (Hausstaub, Tierhaare, Chemikalien, Seife, Kosmetika oder was auch immer) als Ursache der Erkrankung auszuschließen. Des weiteren wird man

die Ernährung kontrollieren auf eventuelle Überempfindlichkeiten. Oft hat es sich als notwendig erwiesen, für den Patienten eine individuelle Diät zu entwickeln, ohne daß ein solches Vorgehen zur Regel gemacht werden könnte. Es kommt stets auf den Einzelfall an. Experten sagen: eine allgemeingültige Ekzemdiät gibt es nicht. Die Erfahrungen zeigen jedoch, daß sich im Einzelfall ein Versuch sehr wohl lohnen kann. S. auch → *Allergie*.
In medikamentöser Hinsicht ist nichts Spezifisches zu nennen. Kortison, das in diesem Zusammenhang gelegentlich zur Debatte steht, ist nicht der rettende Strohhalm. Das Mittel hilft nur vorübergehend und ist auf die Dauer schädlich.

Nat. *Kneipp*-Güsse. Lehmbäder, Heilerdewickel. Fußsohlenreflexzonenmassage. *Schiele*-Fußbad.

Pfl. Zur Dämpfung von Erregungszuständen und zur Förderung der Schlafbereitschaft baldrianhaltige Präparate wie Plantival®, Kytta-Sedativum®, Seda-Truw® oder einfach Baldrian-Tinktur (hiervon mehrfach täglich 1/2 Teel.). Äußerlich auf nässende Hautstellen Umschläge mit Hametum-Extrakt® oder Ledum-Extrakt DHU. Bei trockener Haut Versuch mit Cardiospermum-Salbe DHU oder Hametum-Salbe®.

Hom. Eine auf das Krankheitsbild bezogene Medikation von Einzelmitteln ist nicht möglich. Die individuelle Symptomatik ist für die Mittelwahl entscheidend. In Erwägung zu ziehen sind vor allem Sulfur, Calcium carbonicum, Natrium muriaticum und Arsenicum album.

Biol. Klimaveränderung (z. B. Totes Meer oder Hochgebirge). Symbioselenkung. Zahnherdsanierung (Entfernung der Amalgamplomben). Substitution der Spurenelemente. Akupunktur. HOT. Oxyven-Behandlung.

Diät. → *Allergie*.

Kehlkopfentzündung
→ Stimmbandentzündung

Keuchhusten (Pertussis)

Keuchhusten gehört zu den ansteckenden Kinderkrankheiten. Er tritt meist epidemisch auf. Es handelt sich um eine Entzündung des Kehlkopfes und der Luftröhre, verbunden mit Hustenanfällen und Hustenkrämpfen, sowie der Bildung großer Schleimmengen. Die Krankheit wird durch Husten, Niesen, Sprechen (Tröpfcheninfektion) übertragen. Besonders anfällig sind Kinder zwischen dem ersten und dritten Lebensjahr. Bei Erwachsenen ist der Verlauf harmlos. Viele Kinder sind in früheren Zeiten an der Erkrankung gestorben. Dank Schutzimpfung und neuer Arzneimittel hat sie viel von ihrem Schrecken verloren. Es können sich jedoch Komplikationen einstellen (Erstickungsgefahr, Lungen- und Mittelohrentzündung). Auch bleiben meist überdehnte, erweiterte Bronchien zurück, die später zu chronischen Beschwerden führen können.
Der Keuchhusten beginnt mit leichteren katarrhalischen Erscheinungen (ist hier aber bereits ansteckend) und geht nach ein bis zwei Wochen in das Keuch- oder Krampfstadium über. Dieses ist über Wochen durch die typischen schweren Hustenattacken gekennzeichnet. Die Krankheit dauert normalerweise etwa acht Wochen. Sie hinterläßt Immunität.

Die Therapie muß rasch und intensiv zu Beginn durchgeführt werden.

Nat. Einlaufserie. Zwiebel-Schmalz-Wickel. Ansteigende Solefußbäder (*Schiele*), Zimmerluft befeuchten. Eigenharnnosode als Serientherapie.

Pfl. Zur Steigerung der körpereigenen Abwehr Injektionen von Kegelblume: Echinacin®-Ampullen.
Innerlich: Teezubereitungen für die Langzeitbehandlung von Spitzwegerich, Thymian, Primel, Kastanie, Eibisch u. a., meist in Mischungen oder in Form von Fertigpräparaten: Dapulmon®-Tee, Kneipp® Husten-Tee, Bronchostad®-Tee-Aufgußpulver.
Zum Einnehmen: Tussistin® (Tropfen, Tabletten), Equisil® (Lösung).
Äußerlich zum Einreiben auf Brust und Rücken: Perdiphen®-Balsam.

Hom. Ipecacuanha D4, Dosierung nach Bedarf, Erstickungszustände mit viel Schleimrasseln, Brechneigung, Verschlimmerung abends und nachts.
– Cuprum aceticum D4, Dosierung nach Bedarf, Krämpfe, Atemnot, Krampfhusten mit Erstickungsgefühl und Erbrechen, Besserung durch kaltes Trinken.
– Rumex crispus D3, Kitzelhusten vom Kehlkopf ausgehend, Verschlimmerung durch kalte Luft, viel Niesreiz, Dosierung nach Bedarf.
– Kalium bichromicum D6, bei chronischer Sinusitis mit grünlichen, dicken Schleimfetzen, 3 × 1 Gabe.
– Hyoscyamus D6, wie trockener Altershusten mit nächtlicher Verschlimmerung und Verschlimmerung im Liegen, Schwindelzustände und Kopfschmerzen beim Husten.

Biol. Akupunktur in hartnäckigen Fällen. HOT (Serie).

Soforttherapie: 10 ml Gammaglobulin (Abwehreiweiß)-Injektion.

Diät. Vollwert-Ordnungsnahrung mit reichlich vegetabiler Frischkost.

Kieferhöhlenentzündung
→ Nasennebenhöhlenentzündung

Klimakterium, Wechseljahre

Das Klimakterium ist eine Zeit des Übergangs (griech. *klimax*, Stufe), des Wechsels. Die Gebärfähigkeit der Frau endet durch das Erlöschen der Eierstockfunktion und das dadurch bedingte Ende der Menstruation (Menopause). Die Frau sucht in dieser kritischen Übergangszeit, die sich über Jahre erstrecken kann, ein neues inneres Gleichgewicht, nachdem die ihr Leben seither bestimmenden hormonellen Faktoren anderen Regulationsmechanismen weichen mußten.
Das Klimakterium ist nicht das Ende, ist kein Wertverlust der Frau. Das Klimakterium stellt auch keine Krankheit dar, so beschwerlich manche Begleiterscheinungen dieser tiefgreifenden Umstellung im einzelnen auch sein mögen. Das Annehmen dieses Lebensabschnitts als natürlichen biologischen Ablauf ist eine Aufgabe, die jede Frau für sich bewältigen muß.
Es gibt zweifellos auch überschießende Reaktionen im körperlichen und seelischen Bereich, unvorhersehbare Komplikationen, wie z. B. Blutungen u. a., die Krankheitswert haben und das Leben der Frau gefährden. In diesen Fällen muß selbstverständlich konsequent gehandelt werden.

Nat. Haferstrohvollbäder, *Schiele-*

Fußbadekur und Reibesitzbad. Dauerbrause.
Bei begleitendem Hochdruck: Aderlässe (sinnlos, wenn nicht gleichzeitig Verbot tierischen Eiweißes ausgesprochen und eingehalten wird).
Thermalkuren. *Schroth*kuren (Oberstaufen). Ableitung auf Darm/Niere/Leber/Galle nach *Aschner*. Blutige Schröpfung der Nieren-Leber-Zone oder im Kreuzbeinbereich. Eigenharnserie. Bei Hitzewallungen Spezialtee:
Rp. Schafgarbe, Mistel, Frauenmantel, Walnußblätter, Zinnkraut, Brennessel, Ringelblume zu gleichen Teilen 3 Tassen Tee pro Tag anrühren und 10 Minuten ziehen lassen. Klimax-Fink-Tee®.

Pfl. Als Basistherapie für längere Dauer: Remifemin® (Tabletten), Klimaktoplant® (Tabletten), gegen Hitzewallungen, Schweißausbrüche, Schlafstörungen, Unruhe, Herzklopfen u. a. Bei behandlungsbedürftigem Bluthochdruck: Viscysat® (Tropfen), Rauwoplant® (Kapseln); Bei Herzbeschwerden: Crataegutt® (Tropfen, Dragees); bei Unruhe und Schlafstörungen zusätzlich: Plantival® (Tropfen, Dragees), Recvalysat® (Tropfen); bei Verstopfung: Laxiplant® (Granulat), Agiolax® (Granulat); zur symptomatischen Behandlung bei Blutungen: Hametum®-Extrakt, innerlich teelöffelweise.

Hom. Cimicifuga D4–D8, 3 × 1 Gabe, fürchtet den Verstand zu verlieren, Depressionen, Stiche in der Herzgegend, Schlaflosigkeit.
– Sanguinaria D4, 3 × 1 Gabe, fliegende Hitzewallungen, mit Hautrötung und brennender Haut.
– Sepia D4–D12, 3 × 1 Gabe, bei Gebärmuttervorfall und mit dem Gefühl des Hinausdrängens, brennende Gebärmutterschmerzen, die Füße sind heiß, die Hände sind kalt.
– Lachesis D8, Gebärmutterschmerzen, große Berührungsempfindlichkeit, Verschlimmerung der Hitze am Kopf, Schwindel, starke Geschwätzigkeit.
– Ignatia D4–D8, 3 × 1 Gabe, Zittern, Neigung zu Magen-Darm-Krämpfen, Depressionen, Kloßgefühl im Hals, besonders für dunkelhaarige Frauen geeignet.
– Pulsatilla D2–D8, 3 × 1 Gabe, Neigung zu rheumatischen Erkrankungen in den Wechseljahren, Unterfunktion des hormonellen Systems, Neigung zu hohem Blutdruck, Weinerlichkeit, Depressivität.
– Platinum D6, 3 × 1 Gabe, Neigung zu Hysterie in den Wechseljahren und zu Depressionen, welche mit Überaktivität wechseln, die Menstruation ist schmerzhaft, Verstopfungsneigung, Neigung zu Nervenschmerzen.
– *Komplexmittel*: Cimicifuga-Ptk.

Biol. Akupunktur. EAV.
Medik.: Solcosplen®-Kuren; Horvityl® und Horviton® in geeigneter Kombination. Hocura fem.®; Hyperforat®.

Diät. Vollwert-Ordnungsnahrung.

Knochenentkalkung (Osteoporose)

Die Knochenentkalkung ist eine der häufigsten stoffwechselbedingten Knochenerkrankungen. Ihre Entstehung ist weitgehend ungeklärt. Die Verminderung der Knochensubstanz wird u. a. auf den Eintritt des Klimakteriums (Hormonmangel) der Frau, allgemein auf Leberkrankheiten, Bewegungsmangel, Ernährungsstörungen, aber auch auf Langzeitbehandlung mit Kortison-Präparaten zurückgeführt. Folgen der Erkrankung sind Schmerzen (vor allem in den Wirbelkörpern), Knochenbrüche, in sehr schweren Fällen Verkrümmung der Wirbelsäule (Bukkel), was schließlich zur Invalidität führen kann. Auffällig ist die Verringerung der Körpergröße.

Nat. Prinzip: Beschwerden lindern.
Baunscheidt. Hartnäckige Schmerzstellen mit Kantharidenpflaster behandeln oder durch Schröpfverfahren Muskeln lockern. Thermal-Moor-Badekuren. Schlick-Fango-Heublumensack-Kuren.
Krankengymnastik, *Stanger*-Bäder. Dauerbrause.

Hom. Calcium fluoratum D6–D8.
– Calcium phosphoricum D8.
– Symphytum D12.

Biol. HOT. *Medik.:* Vitorgan-Therapie. Spondylonal® (Vitamine).

Diät. Vollwert-Ordnungsnahrung mit reichlich kalziumhaltigen Lebensmitteln (z. B. Milch, Quark, Käse, Soja).

Knochenhautentzündung (Periostitis)

Knochenhautentzündungen sind oft rheumatischer Natur. Sie können aber auch durch mechanische Reize, Verletzungen oder durch auf dem Blutweg fortgeleitete Entzündungserreger begünstigt werden. Akute Entzündungen der gefäß- und nervenreichen Knochenhaut (griech. *periost*) sind äußerst schmerzhaft, vor allem nachts. Im Verlauf der Entzündung kann es zu eitrigen Einschmelzungen kommen. Die über den befallenen Stellen liegende Haut ist dann rot, heiß und geschwollen. Durch Übergreifen der Entzündung auf den Knochen kann es zu Knocheneiterung kommen. Knochenver-

dickungen können zurückbleiben, namentlich wenn ein Bluterguß zwischen Knochen und Knochenhaut vorhanden war (z. B. der berüchtigte »Tritt gegen das Schienbein«). Oft als Sehnenansatzschmerz in Gelenknähe zu beobachten (z. B. Tennisellenbogen).

Nat. Lehmbäder, Periostmassage (bei Sehnenansatzschmerz), Teilpackungen kühlend wie Krautblattauflagen, Melassepackungen. Schwitzkuren wie *Schlenz*-Bäder, Sauna.

Pfl. Zur Mobilisierung körpereigener Abwehrkräfte Kegelblume: Zur Injektion Echinacin®-Ampullen, EsberitoxN®-Ampullen.
Innerlich: Echinatruw®intern (Tropfen)
Äußerlich: Echinacea extern DHU zu Umschlägen 1:5 verdünnt, Echinacea-Salbe DHU.

Hom. Arnica D8, Dosierung nach Befinden, aufgetreten nach Verletzung.
– Mercurius solubilis D4, Entzündung mit Lymphknotenschwellung.
– Symphytum D2–D3 (auch äußerlich als Tinktur) bei Knochenhautentzündung.
– Hepar sulfuris D4, bei Neigung zu Eiterungen mit Klopfschmerz und starker Berührungsempfindlichkeit.

Biol. Herdsuche (oft Zähne!). Neuraltherapie. Akupunktur, bei Tennisellenbogen mit Hautdauernadel am Ort des größten Schmerzes, mit der blutigen Schröpfung im Schulterdreieck oder Chirotherapie der Wirbelsäule kombinieren. Lymphdrainage. EAV.

Diät. Vollwert-Ordnungsnahrung mit reichlich vegetabiler Frischkost.

Kopfschmerzen

Auch → Migräne

Kopfschmerzen können verschiedene Ursachen haben. Sie sind meist ein Symptom, eine Begleiterscheinung anderer Krankheiten. Hier kommen besonders in Frage Entzündungen der Nasennebenhöhlen, Eiterherde an den Zähnen, Nervenentzündungen, aber auch schon zu niedriger Blutdruck mit entsprechendem Durchblutungsmangel. Häufig sind Kopfschmerzen durch Fehlhaltung der Halswirbelsäule bedingt. Bei schweren, lang anhaltenden Kopfschmerzen ist auch an ein krankhaftes Geschehen im Gehirn (z. B. Geschwulst) zu denken. Bei vielen Patienten kann eine diesbezügliche Grundkrankheit nicht festgestellt werden. Familiäre Veranlagung, Fehlregulation des Nervensystems, Organschwächen u. a. sind dafür verantwortlich. Ferner muß an einen seelisch bedingten Kopfschmerz gedacht werden. Dieser macht sich jedoch meist als ein unbestimmtes Schweregefühl im Kopf bemerkbar, das jede Tätigkeit lähmt.

Nat. Die Naturheilmedizin teilt Kopfschmerzen ein in
- organabhängige (Leber/Galle, Magen/Darm, Niere/Blase/Dünndarm),
- hormonabhängige (Genital-Leberabhängige),
- Streßmigräne oder Spannungskopfschmerz (meist eine larvierte Galle- oder Magenmigräne),
- wirbelsäulen-abhängige (Bandscheibenleiden),
- entzündungsherdbedingte (Fokus).

Die Wettermigräne ist eine Gallen-Migräne. Daneben finden wir Kopfschmerzen nach Schädelprellungen oder Narbenbildungen.

Die Therapie richtet sich nach den einzelnen Ursachen. Man kombiniert mehrere Methoden miteinander: also z. B. eine Schröpfung, ein Kantharidenpflaster, eine *Baunscheidt*-Behandlung oder Chirotherapie, kombiniert mit Organbehandlungen an kopfferner Stelle: *Schiele*-Fußbäder, Fußsohlenreflexzonenmassage, Lymphdrainage, Bindegewebsmassage.

Pfl. Als *Begleittherapie bei Nervenschmerzen*: Aconitysat® (Eisenhut, Tropfen), Gelsemium-Tinktur (Gelber Jasmin) als Tinctura Gelsemii. Kombinationspräparat: Phytneural® (Tabletten).
Bei Nebenhöhlenentzündung: Inhalation von Kamillendämpfen (Spezial-Präparate: Kamillosan® und Perkamillon®); ätherische Öle zur Inhalation (Pfefferminzöl, Eukalyptusöl, Latschenkieferöl u. a.). Spezialpräparat: Perdiphen®-Balsam.
Bei Kreislaufstörungen Weißdorn: Craetaegutt® (Tropfen, Dragees), Esbericard®-Tropfen, in Kombination mit Maiglöckchen u. a. als Cormyocrat® (Dragees), Miroton® (Tropfen, Dragees).
Bei Bluthochdruck: Rauwolfia als Rauwoplant® (Kapseln), Raucolyt® (Drag.).
Bei Durchblutungsstörungen des Gehirns Ginkgo: Tebonin®retard (Dragees).
Bei bzw. nach Gehirnerschütterung Roßkastanie: Venoplant®retard (Dragees), Reparil® (Dragees).

Hom. Iris D6–D12, Dosierung nach Bedarf, im Intervall 2–3 × 1 Gabe, Migräne und Neuralgie des Nervus trigeminus, Schmerzen treten besonders am Wochenende auf, im Anfall häufiges Erbrechen, Neigung zu Gastritis.
– Belladonna D6, Dosierung nach Bedarf, Kopf wie gestaut, rot, man spürt

die Pulsationen, Besserung durch Ruhe und bei Dunkelheit.
- Glonoinum D6, Dosierung nach Bedarf, pulsierender Kopfschmerz mit anfangs hochrotem Kopf, besonders bei heißem Wetter und nach Sonnenstich.
- Gelsemium D4-D6, Dosierung nach Bedarf, vom Hinterhaupt ausgehende Kopfschmerzen, die nach vorne ausstrahlen, starke Erschöpfung (Grippe).
- Nux vomica D6-D12, Dosierung nach Bedarf, Kopfschmerz aufgrund von Alkohol- oder Tabakgenuß (Kater).
- Spigelia D4-D8, linksseitiger Kopfschmerz, Besserung durch Ruhe, Neigung zu Herzklopfen.

Biol. Neuraltherapie. HOT als Basistherapie. Akupunktur. EAV. Darmsanierung. Chirotherapie. *Medik.:* Solcosplen®.

Diät. An Anfallstagen Saftfasten, Molkefasten, Rohobstdiät oder vegetabile Vollrohkost.

Krampfadern (Varizen)

Auch → Hämorrhoiden

Krampfadern sind abnorm verlängerte, gewundene, sackartig erweiterte oberflächliche Venen vorwiegend an den Ober- und Unterschenkeln. Eine erbliche Anlage (Konstitution) ist in vielen Fällen vorhanden. Begünstigende Faktoren sind langes Stehen, Bewegungsmangel, Fettleibigkeit, Verstopfung, Schwangerschaft, einschnürende Bekleidung und anderes mehr. Auch eine Venenentzündung (Thrombophlebitis) kommt als Ursache in Frage.
Auslösend sind Defekte an den Venenklappen, die den Blutrückfluß zum Herzen regeln. Infolge mangelnder Schließfähigkeit der Klappen ist der Rückfluß aus den Abflußgebieten der Beine behindert. Blutstauungen und daraus folgende Erweiterung der Venen sind die Folge. Hämorrhoiden entstehen in der gleichen Weise.
Oft machen Krampfadern, unabhängig von ihrem Verbreitungsgebiet keine Beschwerden. Manche bedürfen keiner medikamentösen Behandlung. Auf der anderen Seite sind ziehende und brennende Schmerzen, besonders im Stehen, häufige Klagen. Die sog. konservative Behandlung: Venenstärkende, entstauende, schmerzlindernde, entzündungswidrige und durchblutungsfördernde Mittel. Dadurch versucht man Komplikationen, Ödembildung, Ekzeme, Unterschenkelgeschwüre, nach Möglichkeit zu vermeiden. Die Krampfadern selbst werden durch Medikamente nicht beseitigt.
In schweren Fällen Operation (wenn der Abfluß durch die tiefliegenden Venen nicht gestört ist).

Nat. Tägliche Behandlung nötig, sonst rasches Fortschreiten der Beschwerden. Ziel: Gefäßmuskeltraining, Abkühlung.
Wassertreten in der Badewanne oder im Garten auf der feuchten Wiese. Schenkelgüsse, Reibesitzbäder, Beingymnastik, Kerze oder Kopfstandübung, Lauftraining. *Weihs*-Roller.

Pfl. Venoplant®retard (Dragees), Venacton® (Tropfen); Weinraute gegen die Durchlässigkeit und Brüchigkeit von Gefäßen: Rutinion® (Tabletten); zusätzlich bei Rückstau in die Leber Mariendistel-Löwenzahn: Hepafungin® (Tropfen).
Äußerlich: Venoplant® compositum Salbe, Echinacea-Salbe DHU, Sabdariffa-Salbe DHU, Hametum®-Salbe.

Hom. Pulsatilla D6, dunkle Varizen, klagt über kalte Füße und Hände,

schwache Periode, weint leicht, Besserung wenn die Füße hochgelegt werden, Verschlimmerung durch Wärme.
- Hamamelis D4, 3 × 10 Tr., ein Basismittel für Krampfadern, die Venen sind erweitert und schmerzhaft, Neigung zu blauen Flecken.
- Lachesis D30, als Spritze bei Entzündungen.
- Calcium fluoratum D6, 3 × 1 Gabe bei Krampfadern, Hämorrhoiden mit Entzündungserscheinungen.
- Carbo vegetabilis D10, 3 × 1 Gabe, starke Stauung durch Krampfadern mit Entzündung, bläuliches Aussehen der Beine, die Unterschenkel sind kalt.
- Carduus marianus Urtinktur bis D3, 3 × 1 Gabe, bei zusätzlicher Leberschwäche.
- Lycopodium D2–D4, 3 × 1 Gabe, besonders bei linksseitigen Krampfadern und bei Leberleiden, Besserung durch Bewegung, Verschlimmerung durch Wärme.

Biol. HOT. Sauerstofftherapie. Bei größeren Stauungen: Lokaler Aderlaß an den Besenreiseräderchen mit der Hämolanzette. Blutegeltherapie.

Diät. Längere Zeit vegetabile Vollrohkost. Anschließend Vollwert-Ordnungsnahrung mit geringem Gehalt an Salz bzw. Natrium. 1–2 × wöchentlich Tage mit Saftfasten, Molkefasten, Rohobstdiät oder vegetabiler Vollrohkost. Bei vorhandenem Übergewicht Regulation des Körpergewichts (s. Vollwert-Ordnungsnahrung in Ableitung für Übergewicht).

Krampfhusten

Er kann bei verschiedenen Krankheiten vorkommen. Am bekanntesten ist der sog. Krupphusten (von engl. *croup*), den man früher nur in Zusammenhang mit einer Diphtherie so bezeichnete. Ähnliche Krankheitserscheinungen, die nicht auf einer Infektion mit Diphtherie-Bazillen beruhen, nannte man »Pseudokrupp«. Heutzutage ist man davon abgekommen und bezeichnet auch den bei anderen Infektionskrankheiten wie z. B. Masern oder Scharlach oder Grippe auftretenden krampfartigen Husten als Krupphusten. Nachdem auch allergische Reaktionen (→ *Allergie*) zur Entzündung und Anschwellung der Kehlkopfschleimhaut und der Stimmbänder führen können, hat man den Krupphusten auch als Folge von Luftverschmutzung diskutiert; Industriegebiete, Ballungsräume, Umgebung von Müllverbrennungsanlagen mit nicht genügend gefiltertem Rauch seien dabei besonders betroffen.
Der Krupphusten zeichnet sich durch einen heiseren, bellenden Husten aus, zumeist mit Fieber und zunehmender Atemnot.
Eine weitere Krampfhustenform ist der →*Keuchhusten* und ein Krampf der Stimmritze (Laryngospasmus). Hier besteht eine Behinderung der Einatmung, was den Patienten in Angst versetzt. Das Atemgeräusch erhält einen pfeifenden Ton.
Das Bronchialasthma ist ebenfalls für Krampfhusten verantwortlich zu machen. Schließlich gibt es Krampfhusten auch als nervösen Husten bei gesunden Atmungsorganen.
Von allen diesen Krankheitsbildern ist der *Hustenkrampf* zu unterscheiden, als einmaliges Ereignis mit akutem Anlaß (z. B. Verschlucken). Das Verschlucken von Fischgräten (oder anderer nicht mehr aushustbarer Gegenstände) in den Kehlkopf oder in die Luftröhre kann durch den entstehenden Hustenkrampf zu Atmungsunfä-

higkeit führen und dadurch zum Erstickungstod.

Nat. *Nächtlicher Krampfhusten*: Heusackauflagen, Zwiebelwickel, Ölwickel, Kopfdämpfe (Bekämpfung des aus den Nasennebenhöhlen rinnenden schleimigen Ausflusses wegen der Selbstinfektion). *Baunscheidt* am Rücken und der Brust. Trockenschröpfung auf Rücken und Brust.
Krupphusten: Sofortiger Einlauf. Heusackauflage. Unbedingt den Arzt sofort rufen.

Pfl. →*Bronchitis*, →*Keuchhusten*, →*Lungenasthma*.

Hom. Akut: Belladonna D3–D4, im Wechsel mit Calcium carbonicum D12, viertelstündlich 1 Gabe.
– Cuprum aceticum D4, Krampfhusten bei heißem Wetter mit Blauwerden und Kollapsneigung.
– Magnesium phosphoricum D6, bei allgemeiner Krampfneigung auch häufige Gaben.
Husten mit Atemnot, trocken, bellend (Krupp, Pseudo-Krupp):
Hier bewährt sich eine Mischung aus Spongia D6, Rumex crispus D6, Sambucus D6 und Apis D6, von der im akuten Stadium alle 5–10 Minuten 10 Tr. gegeben werden sollten.
Sollten Kinder hierfür in bestimmten Jahreszeiten anfällig sein, so empfiehlt es sich, dieselbe Mischung in der D12, 3× täglich 10 Tr., vorsorglich zu geben.

Biol. Gegensensibilisierung. Symbioselenkung. Vakzination (Bronchiovaxom®).
Medik.: Injektionen von Thymuspräparaten, Organnosoden oder Infektionserregernosoden.

Diät. Vollwert-Ordnungsnahrung mit reichlich vegetabiler Frischkost.

Krebserkrankungen (Karzinome, Malignome)

Der Krebs hat seinen Namen seit dem Altertum. Karzinom (griech. *karkinos*) heißt Krebs. Tatsächlich hat die gefürchtete Erkrankung insofern etwas mit dem Tier Krebs zu tun, als Brustkrebs – für ihn galt ursprünglich das Wort – eine Ähnlichkeit mit den Gliedmaßen einer großen Krabbe aufweisen kann.
Nicht jede Geschwulst (lat. *tumor*) ist ein Krebsgebilde. Krebs ist eine unorganisierte Neubildung des Körpers. Er kann in jedem Gewebe auftreten. Es gibt jedoch auch gutartige (benigne) Tumoren. Diese haben im allgemeinen eine langsame Wachstumsrate, können sich zurückbilden oder abkapseln und dringen nicht in Nachbargewebe ein. Was den Krebs von vornherein von anderen Tumoren unterscheidet, ist seine lebensbedrohliche Bösartigkeit (Malignität). Er kann langsam, ebenso überraschend schnell, wachsen, wild und ungehemmt, indem er das umgebende Gewebe durchsetzt und zerstört. Besonders gefährlich ist seine Neigung, Tochtergeschwülste (Metastasen) zu bilden. In solchen Fällen werden Zellen oder Gewebefetzen des Tumors auf dem Blut- oder Lymphwege in andere Körperteile transportiert. Sie siedeln sich dort an und bilden neue bösartige, sich ebenfalls weiter ausbreitende Krebsgeschwülste.
Man kennt weit über 50 verschiedene Arten von Krebs. Sie gehen aus Deckzellen der Haut, der Schleimhaut, der Drüsen, aus dem Bindegewebe oder als besonders gefährliche Fleischgeschwülste (Sarkome) aus Muskelgewe-

be hervor. Letztere befallen vor allem junge Menschen.
Die Häufigkeit der Krebserkrankung ist bei beiden Geschlechtern etwa gleich. Sie nimmt mit steigendem Lebensalter zu, ist jedoch nicht durch das Älterwerden bedingt. Die Lokalisation des Krebses ist naturgemäß verschieden. Bei der Frau steht heute der Brustkrebs im Vordergrund, beim Mann der Lungenkrebs (Nikotin!). Geschlechtsspezifisch sind ferner der Gebärmutterkrebs und der Prostata- (Vorsteherdrüsen-)Krebs des meist älteren Mannes. Bei unterschiedlicher Verteilung auf die Geschlechter sind noch der Kehlkopfkrebs, der Speiseröhren-, Bauchspeicheldrüsen-, Magen- und Darmkrebs, der Leber-, der Blasenkrebs, der Zungen- und Hautkrebs zu nennen.
Die Leukämie (Blutkrebs) ist eine lebensbedrohende Krankheit der blutbildenden Gewebe und führt durch eine abnorme Vermehrung der weißen Blutkörperchen (griech. *leukos*, weiß, *haima*, Blut) und Abnahme der roten – unbehandelt – fast stets zum Tode.
Der Krebs ist keine örtliche Erkrankung, sondern ein allgemeines Leiden, dem eine gewisse Veranlagung und eine besondere Stoffwechsellage zugrunde gelegt werden muß. Über auslösende Ursachen, die Kanzerogene (von lat. *cancer*, Krebs), gibt es zumindest einige Anhaltspunkte: chronische Reizzustände durch Strahlenschäden, Entzündungen, Chemikalien, Farben (auch Lebensmittelfarben), Nikotin, Teerstoffe, Röstprodukte, Alkohol u. a. Auch in der Natur vorkommende Stoffe aus Pilzen und höheren Pflanzen (Kreuzkraut, Osterluzei u. a.) sind als auslösende Faktoren bekannt. Allen diesen ist gemeinsam, daß sie irgendwann eine krebsige Entartung von Körperzellen anstoßen, die bei weiterem Wachstum der Geschwulst selbständig von Zelle zu Zelle weitervererbt wird. Krebszellen haben die Fähigkeit, sich wie in einem sauerstoffarmen Urzustand ohne den an sich lebensnotwendigen Sauerstoff durch Gärungsstoffwechsel zu erhalten.
Das Heimtückische des Krebses ist, daß er erst Schmerzen verursacht, wenn er auf schmerzleitende Nervenbahnen trifft, Nachbarorgane verdrängt u. ä. Deshalb ist seine Früherkennung (Vorsorgeuntersuchung u. a.) und Frühbehandlung von größter Bedeutung. Wenn die Diagnose früh genug gestellt wird, kann mehr als die Hälfte der Krebspatienten gerettet werden. Statistisch gesehen, ist der Krebs neben den Herz- und Kreislauferkrankungen die häufigste Todesursache unserer Zeit.
Verdächtig auf Krebs sind kleine, derbe Knoten in oder unter der Haut. Verdächtig sind ferner Geschwürbildungen ohne Heilungstendenz, auffallende Ausscheidungen, insbesondere Blutungen aus den Luftwegen, dem Magen-Darm-Trakt und den Geschlechtsorganen.
Eine eigentliche Vorbeugung gegen Krebs gibt es nur in wenigen, bestimmten Fällen. Den Rauchern wäre zu empfehlen, den Tabakgenuß umgehend einzustellen. Wo der Krebs als Berufskrankheit auftreten kann, ist Vorsorge zu seiner Verhütung zu treffen.
Die vielen wissenschaftlichen Theorien über die Entstehung des Krebses sind allesamt noch nicht der Weisheit letzter Schluß. Sicher ist, daß ein einziger der möglichen Krebsfaktoren nicht ausreicht, um zur Entstehung einer Krebsgeschwulst zu führen. Der biochemische Prozeß für die Entstehung des Krebses im Körper ist deshalb sicher ein vielfältiger. Als Realität ist folgendes festzuhalten: Zellen verlieren die Fähigkeit zur Sauerstoffatmung. Ohne

Sauerstoff kommt es im Gewebe zu Gärvorgängen. Damit behaftete Zellen werden vom umliegenden Gewebe nicht als krebsauslösend erkannt und unterliegen deshalb auch nicht der Selbstabwehr im Gewebe (Schwächung des Immunschutzes). So entsteht ein Krebszellenstaat. Inwieweit außer den schon bekannten Ursachen noch andere Faktoren bedeutsam sind, wird z. Z. diskutiert. Im Gespräch sind die thermische Kernstrahlung, geobiologische Reizzonen, elektromagnetische Felder.
Die biologische Behandlung des an Krebs erkrankten Körpers richtet sich an den gesamten Organismus, weniger an den Krebs direkt. Dieser wird durch Stahl und Strahl (Operation und Strahlentherapie) und Chemotherapie direkt bekämpft. Die biologischen Methoden versuchen die Wiederherstellung der Eigenregulation des Körpers zu erreichen, eine Steigerung der Immunkörperbildung, vermehrte Zufuhr von Sauerstoff, eine Regulierung des Mineral- und Vitaminhaushaltes, eine Ordnung der Bakterienflora im Darm und damit eine Angleichung der Säureverhältnisse von Blut (im Fall der Krebserkrankung zu alkalisch) zu Gewebe (im Fall der Krebserkrankung zu sauer). Über die Nahrung wird die Zufuhr von sog. Vitalstoffen mit hohem Energiepotential versucht und damit eine Erhöhung und Verbesserung der Stoffwechselvorgänge im Gewebe. Eine Reiztherapie soll zur Steigerung der Immunkörperbildung beitragen. Von besonderer Bedeutung ist die seelische Grundhaltung des Patienten.
Die biologischen Methoden stehen hier bewußt im Gegensatz zur sog. Chemotherapie des Krebses. Letztere hat in den vergangenen Jahren zwar erhebliche Fortschritte gemacht. Die damit sehr oft verbundenen Nebenwirkungen (Appetitlosigkeit, Erbrechen, Gewichtsabnahme und Schwächegefühl, Haarausfall u. a. m.) stellen jedoch in vielen Fällen noch immer eine zu starke Belastung für den Gesamtorganismus dar.

Nat. Überwärmungsbäder (*Schlenz*), Atemtherapie, Bewegungstraining, *Kneipp*-Kuranwendungen, Sauna, Infrarotüberwärmung nach *Heckel*. Fieberbehandlungen.

Pfl. Viscum album (Mistel) als Injektionspräparat, z. B. als Plenosol® oder Iscador®, Helixor® oder Juv 110®-Injekt. Nur auf ärztliche Verordnung!

Hom. Argentum nitricum D6–D12, bei Magenkrebs mit stinkenden Durchfällen und Druckempfindlichkeit im Oberbauch.
– Hydrastis D3–D6, bei Kehlkopf-, Magen- und Mastdarmkrebs mit blutigen Stühlen, sowie bei Brustkrebs.
– Arsenicum album D4–D6. Magenkrebs bei schlanken Menschen mit Angst und Unruhe, Wärmebedürfnis.
– Carbo animalis D4, Hauptmittel bei Magenkrebs, Blähungen und Aufstoßen.
– Conium D12, Knoten in der Brust, welche oft nach einem Stoß entstanden sind.
– Phytolacca D3, bei Brustkrebs.
– Lachesis D10, bläuliche Knoten, große Berührungsempfindlichkeit.

Biol. Eigenblutbehandlung. HOT. Sauerstoff-Therapie. Störfelder-Beseitigung (alle chronischen Entzündungen, besonders Zahnwurzeln!). Symbioselenkung.
Medik.: Neytumorin®-Injektionen; Wobe-Mugos® supp.

Diät. Laktovegetabile Vollwert-Ordnungsnahrung. Bei Tumoren der Verdauungsorgane und nach Bestrahlungen des Unterleibes unter Ausschaltung erfahrungsgemäß unverträglicher Nahrungsmittel (s. Vollwert-Ordnungsnahrung für Erkrankungen der Verdauungsorgane). In speziellen Fällen, z. B. bei künstlichem Darmausgang oder nach operativer Entfernung des Magens (Magenresektion), besondere Verordnungen erforderlich. Allgemeine Ziele: Auch bei geringerem Körpergewicht keine Überfütterung, Optimierung des Stoffwechselablaufes und der Abwehrfunktion. Ernährungstherapie kann weder chirurgische, radiologische noch medikamentöse Tumortherapie ersetzen. Sie darf jedoch nicht versäumt werden und gehört zur unspezifischen Allgemeinbehandlung des Tumorkranken.

Es soll nun noch einmal klargestellt werden: Auch die biologischen Heilweisen haben kein Allheilmittel zur Krebsbehandlung. Die genannten Therapievorschläge haben folgende Ziele:
1. Erhöhung des Sauerstoffgehaltes im Blut und im Gewebe.
2. Verbesserung der Durchblutung, auch in den kleinen und kleinsten Blutgefäßen.
3. Erhaltung oder Wiederherstellung der Normalwerte im Mineralhaushalt, der Darmflora und im Säure-Basen-Gleichgewicht und zwar sowohl im Blut wie auch im Gewebe.
4. Entfernung von Störfeldern (z. B. bisher unbekannte Eiterherde).
5. Der Körper wird im Abhärten geschult.
6. Die gestörte Immunitätslage wird verbessert.
7. Zur körperlichen muß auch die seelische Abwehrbereitschaft hinzukommen.

Es handelt sich also um die vielbeschriebene »Ganzheits-Therapie«, die den Menschen als Individuum angeht. Dies bedeutet Beobachtung der Besonderheiten des einzelnen Patienten, auch der seelischen. Wie schwierig das ist, wird schon dann klar, wenn man sich die Frage stellt, ob und wann dem Patienten die Diagnose mitgeteilt werden soll. Jeder Einsichtige und in der Therapie Erfahrene weiß, daß es hier keine festen Leitsätze gibt, nach denen man sich richten könnte. Nur eines ist sicher: Man darf den Patienten nicht im unklaren lassen. Er wird sich eines Tages seiner Situation bewußt werden und das kann dann zu schweren seelischen Komplikationen führen bis hin zum Mißtrauensverhältnis gegenüber Ärzten und Familienangehörigen.

Kreislaufstörungen

Auch → Blutdruck, niedriger

Kreislaufstörungen treten auf, wenn die normale Blutverteilung im Organismus und die Anpassung an den wechselnden Bedarf im Gewebe nicht mehr gewährleistet ist. Die Patienten klagen über Leistungsschwäche, zunehmende Ermüdbarkeit und gelegentlichen Schwindel. Das Herz kann dabei völlig intakt sein.
Bleiben die Beschwerden bei längerer Dauer (chronisch) unbehandelt, kann es zu einer Verminderung der Herzleistung kommen. Das Blut »versackt« in den erweiterten und erschlafften Gefäßen, der Blutdruck sinkt (Hypotonie), Herz und Gehirn werden ungenügend durchblutet, und die zwangsläufig folgende Benommenheit oder gar eine Ohnmacht kündet eine alarmierende Kreislaufsituation an. Seelische Faktoren wie Schreck, Angst, Depression oder auch starke Schmerzen sind gelegentlich ursächlich beteiligt.

Nat. Nächtliches Pelzigwerden der Arme, Fingerstauungen morgens: Blutige Schröpfung des Schulterdreiecks, Kantharidenpflaster auf den 7. Halswirbel. *Baunscheidt*scher Ausschlag der Schulter (Ursache fast immer eine Muskelverhärtung mit Wirbelsäulensyndrom im Schultergürtel). Sitzbad mit anschließender Schulter-Nacken-Massage. Zwei- oder Vierzellenbad. *Stanger-Bäder*.
Bei allgemeiner Blutüberfülle Aderlässe.
Pelzigwerden der Beine oder Krampfen bzw. Ameisenlaufen in den Beinen: Schröpfung im Kreuzbein-Darmbein-Winkel, Kantharidenpflaster über dem letzten Lumbalwirbel.

Pfl. Steigerung der Herzkraft mit Maiglöckchen, Adonisröschen, Weißdorn: Angioton® (Tropfen), Cor-myocrat® (Dragees), Cordi sanol® (Dragees); bei Schwindelerscheinungen zusätzlich Weißdorn-Mistel-Kombinationen: Viscratyl® (Dragees), Asgoviscum® (Kapseln).
Äußerlich: kurmäßig Rosmarin-Bäder, Kneipp-Herzsalbe® (Rosmarin).

Hom. – Calcium carbonicum D3, 3 × täglich 1 Tabl., bei Neigung zum Herzversagen, namentlich bei Übergewichtigen.
– Gelsemium D4, 3 × täglich 5 Tr., bei andauernd niedrigem Blutdruck, Neigung zum Zittern, Kopfschmerzen.
– Veratrum album D3–D6, zweistündlich 5 Tr., bei Kollapsneigung, kaltem Stirnschweiß, evtl. im Wechsel mit
– Chininum arsenicosum D4 Tabl.
oder
– Cactus grandiflorus D1.
– Kalium carbonicum D3–D6, bei Bedarf 5 Tr., evtl. stündlich, Verschlimmerung nachts, bewährt bei alten Patienten.

– *Komplexmittel*: Aurumheel®Tr., Circulo®Injeel (als Injektion).

Biol. Akupunktur. Elektroakupunktur.
Medik.: Orthangin®Tr., Diacard®Tr., Cefacardin®-Injektionen.

Diät. Ausrichtung der Ernährung gemäß jeweiliger Diagnose, s. Indikationen *Durchblutungsstörungen, Arteriosklerose, Bluthochdruck, Herzklappenfehler, Herzinsuffizienz* etc.

Lähmungen (Paresen)

Auch → Halbseitenlähmung

Lähmungen beruhen auf Störungen oder Schädigungen im Nervensystem. Lähmungen der Gehirnnerven stören die Funktion von Auge, Ohr, Nase, Zunge und Haut. Lähmung der Bewegungsnerven (motorische Nerven) führt zu einer Aufhebung der willkürlichen Beweglichkeit. Die Ursachen können verschiedenartig sein.
Man unterscheidet schlaffe Lähmungen (z. B. Kinderlähmung) und krampfartige, spastische (z. B. Multiple Sklerose, Parkinsonsche Schüttellähmung). Bei einer unvollständigen Lähmung sind noch schwache Zusammenziehungen des Muskels möglich. Eine vollständige Lähmung wird Paralyse genannt. Auch mit seelisch bedingten, durch Hysterie hervorgerufenen Lähmungen muß gerechnet werden.
Trotz aller Fortschritte in der Medizin gibt es noch immer Lähmungen, deren Ursache ungeklärt bleibt. Zumeist liegt den Lähmungen eine Entzündung oder eine Degeneration zugrunde. Letztere kann die Folge einer schleichend verlaufenden, unerkannt gebliebenen Ent-

zündung sein, aber auch auf Durchblutungsmängeln beruhen, was eine Atrophie (Gewebsverlust) im Gehirn oder Rückenmark zur Folge haben kann. Auch Atrophie durch Kompression des Rückenmarks ausgelöst durch Arthrosen in den Wirbelgelenken, durch unbehandelt gebliebene Bandscheibenvorfälle oder durch Geschwülste kommt vor. Schließlich ist in seltenen Fällen auch an Vergiftung (Nervengifte) zu denken.
Zu erwähnen ist noch die Querschnittslähmung. Sie ist meist Folge eines Unfalls, bei dem das Rückenmark stark eingedrückt wird und somit die Verletzung quer durch das Rückenmark geht. Eine Rückenmarksverletzung im Lendenwirbelsäulenbereich hat die Lähmung der Beine zur Folge. Auch Blase und Darm können dann in der Funktion gestört sein. Ist der Sitz der Verletzung im Bereich der oberen Brustwirbel oder der unteren Halswirbelsäule, so kommt eine Lähmung der Atemmuskulatur hinzu, was zum Erstickungstod führen kann. Eine schwere Rückenmarksverletzung im oberen Halswirbelsäulenbereich ist in der Regel tödlich, weil dort noch lebenswichtige Nervenzentren des sog. Stammhirns mit erfaßt sein können.
Besonders gefürchtet ist der schleichende Verlauf einer sog. aufsteigenden Lähmung, wie das bei einer chronischen Entzündung im Rückenmark vorkommen kann. Aufsteigend sagt in diesem Fall, daß die Entzündung im Rückenmark von unten her, d. h. vom Bereich der Lendenwirbelsäule aus, sich weiter nach oben schiebt. Damit fallen immer größere Teile des Körpers der Lähmung anheim.

Nat. Vierzellenbäder, *Stanger*-Bäder. Unterwassermassage. *Schiele*-Fußbad.

Massage und Krankengymnastik zur Erhaltung der Beweglichkeit.

Pfl. Brechnuß: Tinctura Strychni bzw. Movellan® (Tabletten). Eisenhut: Aconitysat® (Tropfen).

Hom. Gelsemium D6, bei Lähmungen nach Grippe.
– Aconitum D4, häufige Gaben nach grippalen Infekten, besonders durch Kälteeinwirkung.
– Plumbum metallicum D12, als Basismittel zur Entgiftung.
– *Komplexmittel*: Gelsemium-Ptk.

Biol. Regenerative Verfahren, wie *Aslan*-Therapie, Vitorgan-Injektionen. Zum Erhalten der Restfunktion auch Mistelpräparate (Iscador®, Helixor®).

Diät. In erster Behandlungsphase einige Tage Saftfasten, Reis-Obst-Gemüse-Diät oder Kartoffeldiät. Anschließend Vollwert-Ordnungsnahrung in Ableitung für Arteriosklerose mit gezieltem Fettverzehr zur Verbesserung der Fließeigenschaft des Blutes (verringerte Bereitschaft zur Zusammenklumpung von Blutplättchen, Verringerung der Gerinnungsaktiväit). Bei vorhandenem Bluthochdruck Bedingungen zu natriumarmer Vollwert-Ordnungsnahrung in Ableitung für Bluthochdruck beachten. Evtl. periodisch 1-2× wöchentlich Schalttage mit Saftfasten, Reis-Obst-Gemüse-Diät oder Rohobstdiät oder Kartoffeldiät.

Leberentzündung (Hepatitis)

Auch → Gallengangentzündung, → Gelbsucht

Eine Leberentzündung ist eine schwere Erkrankung. Sie wird durch Viren her-

vorgerufen. Die Infektion erfolgt durch verunreinigtes Trinkwasser, Nahrungsmittel, mangelhafte sanitäre Verhältnisse (infektiöse Leberentzündung, Hepatitis A) oder durch Instrumente, Kanülen, Spritzen etc. (Spritzen- oder Serum-Hepatitis, Hepatitis B). Die Inkubationszeit (Zeitraum zwischen Ansteckung und Ausbruch der Krankheit) beträgt mehrere Wochen bis einige Monate. Das Krankheitsbild beider Erkrankungen unterscheidet sich nicht wesentlich. Was die Frage nach einer Gelbsucht anbetrifft: sie tritt bei einer Leberentzündung zumeist auf, kann jedoch auch fehlen.
Die Leber ist das zentrale Stoffwechselorgan mit lebenswichtigen Aufgaben. Die Leberentzündung führt zu einer Schädigung oder Zerstörung von Lebergewebe. Bei stärkeren oder chronischen Schäden und fortschreitendem Untergang von Lebergewebe kommt es zu Bindegewebswucherungen. Sie sind nicht rückgängig zu machen, verhärten die Leber und behindern den Blut- und Gallenabfluß. In solchen Fällen kann die Entzündung in eine endgültige Leberzirrhose (Verhärtung und Schrumpfung) übergehen.
Die Unterscheidung und Klassifizierung der Hepatitisformen wurden in den letzten Jahren erheblich verändert. Sie erfolgt heute nicht nur in bezug auf die Infektionsart, sondern auch entsprechend ihrem Verlauf. Um diesen zu kontrollieren, können in den Kliniken Gewebsproben entnommen werden (Leberpunktion).

Nat. *Akut*: Täglich Heusack, Bettruhe. Wechselfußbäder, Stammwickel, Quarkwickel, Rizinusölwickel nach *Cayce*. Fußsohlenreflexzonenmassage. *Chronisch*: *Schiele*-Fußbad. Symbioselenkung. Schröpfen der Leberzone als

Zusatzmaßnahmen zu obigen Anwendungen.

Pfl. Anfangs zur Steigerung körpereigener Abwehr Kegelblume: Echinacin® (Tropfen, Ampullen); zur Leberschutztherapie längere Zeit Mariendistel: Legalon® (Dragees, Tropfen), Hepafungin® (Tropfen); Löwenzahn: Löwenzahn-Pflanzensaft-Kneipp®.
Äußerlich: heiße Kompressen mit Leinsamen und Heublumen.

Hom. Bryonia D4–D6, stündliche Gaben, zu Beginn mit Fieber, Abgeschlagenheit, besonders nach Infekten und Ärger.
– Aconitum D4–D6, bei Beginn mit Fieber ohne Schweiß, evtl. im Wechsel mit Phosphor D8, bei Verlangen nach kaltem Trinken und Ikterus (Gelbsucht). Zusätzlich Echinacea D4, häufig bis zu 5 × täglich 20 Tr.
– Chelidonium D4, im Wechsel mit Mercurius solubilis, drei- bis mehrmals täglich 5–10 Tr., bei akuter Hepatitis mit Gelbsucht.
– Nosoden als Injektion, z.B. Hepatitis *Kuf*-Reihe.

Biol. Akut oder chronisch: HOT. Sauerstoff-Therapie. Gegensensibilisierung. Akupunktur.
Medik.: Vitorgan-Injektionen.

Diät. Kurzfristig Molkefasten (mit eiweißangereicherter Diät-Kurmolke) oder Vollkornschleimdiät oder Weizenbreidiät oder Mayr-Diät. Anschließend laktovegetabile Vollwert-Ordnungsnahrung in Ableitung für Erkrankungen der Verdauungsorgane unter Ausschaltung erfahrungsgemäß unverträglicher Nahrungsmittel und Speisen. Evtl. wiederholt kurzfristig Molkefasten (1–3 Tage).
Bei jeder Lebererkrankung absolutes Alkoholverbot!

Leberschrumpfung, Leberverhärtung (Leberzirrhose)

Es handelt sich um eine chronische Erkrankung der Leber mit Zerstörung von Lebergewebe, Bindegewebswucherung und dadurch hochgradiger Schädigung der Leberfunktion. Die Ursachen sind verschieden. Die Zirrhose kann nach einer Leberentzündung entstehen, oder aufgrund einer Fettleber oder eines Eiweißmangelschadens (Mangelernährung). Die häufigste Ursache jedoch ist der Alkoholismus (»Säuferleber«).
In den Frühstadien kann die Leberschrumpfung symptomlos verlaufen. Gekennzeichnet ist der weitere Verlauf durch allgemeines Krankheitsgefühl, Appetitlosigkeit, Gewichtsverlust u. a. Bei stark fortgeschrittener Leberschädigung kommt es zu Bauchwassersucht, Rippenfellergüssen, Haut- und Nägelveränderungen, Speiseröhrenkrampfadern, Hämorrhoiden u. a. Das Gesicht wird grau-gelblich-blaß. Eine Blutung durch das Platzen einer Speiseröhrenkrampfader (Erbrechen geronnenen Blutes!) ist lebensgefährlich.

Nat. Heublumenauflagen. Stammwickel, Wechselfußbäder, Heublumensitzbad. Fußsohlenreflexzonenmassage.

Pfl. Für die Langzeittherapie Rübenarten in Form des isolierten Betains als Flacar® (Granulat); Mariendistel: Legalon® (Dragees, Tropfen), Hepafungin® (Tropfen).

Hom. Carduus marianus Urtinktur bis D3, 3×1 Gabe, dieses Mittel hat eine starke Beziehung zur Leber, Druck im rechten Oberbauch, Durchfall wechselt mit Verstopfung, Krampfadern und Hämorrhoiden.

– Phosphor D10 bei fortgeschrittenem Zustand mit starker Abmagerung und Schwäche.
– Quassia Urtinktur bis D3, 3×1 Gabe bei Bauchwassersucht und bei Alkoholvorgeschichte, gelbliche Haut, evtl. mit Apocynum Urtinktur zu kombinieren.
– Lycopodium D6, 3×1 Gabe.

Biol. HOT. EAV.
Symbioselenkung (jahrelang).
Medik.: Infusionen mit Laevulose, Vitaminen, Spurenelementen und Revitorgan-Dilutionen.

Diät. Laktovegetabile Vollwert-Ordnungsnahrung in Ableitung für Erkrankungen der Verdauungsorgane unter Ausschaltung erfahrungsgemäß unverträglicher Nahrungsmittel und Speisen. Evtl. alle 1–2 Wochen Schalttage mit Molkefasten oder vegetabiler Vollrohkost. Bei fortgeschrittener Leberschrumpfung mit Umgehungskreislauf und Beeinträchtigung der Gehirnfunktion laktovegetabile Vollwert-Ordnungsnahrung mit verringerter Eiweißzufuhr (40–50 g pro Tag), in verschlimmerten Phasen Fasten mit Diät-Kurmolke (bei täglicher Zufuhr von ca. 30 g biologisch hochwertigem Albumin-Globulin-Molke-Eiweiß). Evtl. zeitweilig vegetabile Vollrohkost mit Zulagen von 300 g Kartoffeln und 1/2 l Diät-Kurmolke pro Tag.
Bei jeder Lebererkrankung absolutes Alkoholverbot!

Luftröhrenentzündung, Luftröhrenkatarrh (Tracheitis)

Auch → Bronchitis

Die Luftröhre (Trachea) liegt unterhalb des Kehlkopfes als dessen Fortsetzung und reicht bis zu ihrer Verzweigung in die beiden Hauptbronchien. Deshalb kommt es nur selten zu einer isolierten Entzündung der Luftröhre. Sie ist meist mit einer Bronchitis verbunden. Auch kann gleichzeitig eine Rachenentzündung bestehen. Ursache ist in der Regel eine Virusinfektion. Auch chemische und physikalische Reize können Entzündungen hervorrufen. Symptome der Luftröhrenentzündung sind Husten, Auswurf, Fieber, »Kratzen« hinter dem oberen Brustbein.

Nat. Kopfdämpfe. Öl-Zwiebelwickel, Einreiben der Brust mit dreifach gereinigtem Pfefferminzöl. *Schiele*-Serie. *Baunscheidt auf Brust und Rücken.*

Pfl. → *Bronchitis.*

Hom. Ammonium carbonicum D6, trockener Reizhusten mit chronischen Nebenhöhlenkatarrhen, Atemnot, Verschlimmerung durch Nässe, Kälte und nachts.
– Rumex D3, Dosierung nach Bedarf, Kitzelhusten vom Hals her, Verschlimmerung durch kalte Luft, viel Niesreiz.
– Spongia D4, quälender Räusperhusten, trocken und bellend, Heiserkeit.
– Causticum D4–D8, trockener hohler Husten mit Urinabgang.
– *Komplexmittel*: Sticta Ptk., Arum Splx.

Biol. *Medik.*: Injektionen (i. v.) von Esberitox N®, Kalzium und Vitaminpräparaten.

Diät. Stündlich heißer Kamillen- oder Fencheltee mit Honig oder heiße Milch mit Honig, sonst Vollwert-Ordnungsnahrung.

Lumbago → Hexenschuß

Lungenasthma, Bronchialasthma (Asthma bronchiale)

Lungenasthma ist in den meisten Fällen eine allergische Erkrankung, ein chronisches Leiden, dessen Anlage z. T. erblich ist. Auslösend können äußere Einflüsse (Pollen, Staub, Haare, Mehl, Klima u. a.) und seelische Faktoren (Erschöpfung, Berufs-, Eheschwierigkeiten u. a.) sein. Asthma tritt anfallsweise auf, mit Atemnot und charakteristischer pfeifender Atmung. Beim sog. echten Asthma ist nicht die Einatmung, sondern die Ausatmung behindert. Das »Schnappen« nach Luft ist hier Zeichen für die Unfähigkeit der Bronchien, die Luft aus der Lunge wieder nach außen zu pressen. Die Ursache liegt in einer Verkrampfung der Muskulatur feiner Bronchien, einer Schleimhautschwellung und der Bildung zähen Schleims, der bei nachlassendem Anfall unter fließendem Husten ausgeworfen wird. Infolge der Sauerstoffnot kommt es im Anfall zu einer bläulichen Verfärbung des Gesichts, das von Angst gezeichnet ist. Bei einem schweren akuten Anfall von längerer Dauer (Status asthmaticus) ist wegen drohender Erstickungsgefahr sofortige Krankenhausbehandlung angezeigt. Das Krankheitsbild verschlechtert sich im Laufe der Zeit durch Lungenblähung, Erweiterung der Bronchien und andere Lungenkrankheiten. Auffällig ist die Wechselwirkung zwischen Asthma und Ekzem.
Sehr häufig ist Asthma auf eine Nahrungsmittelallergie zurückzuführen. Diese Erkenntnis hat sich noch nicht in der Routine durchgesetzt; Gewürze, verschiedene Eiweiße (Milch, Eier), verschiedene Getreidesorten sind sehr häufige Ursachen.

Asthmaähnliche Anfälle von Atemnot können auch bei anderen Krankheiten auftreten, z. B. bei einer Herzinsuffizienz als Herzasthma (Asthma cardiale).

Nat. Es hilft nur ein strenges, genau geplantes Regime mehrerer kombinierter Verfahren. Basis ist die Diät! Je rascher die Therapie einsetzt, desto sicherer sind die Heilerfolge. Aber auch bei langjährigem Asthma ist – vor allem bei fülligen Patienten – eine erhebliche Besserung möglich, manchmal eine Heilung.
Füllepatienten: 2 Wochen fasten, zwei Wochen Körner Suppen-Diät mit Bittertees, Aufbau zur *Schnitzer*- oder *Bircher-Benner*-Kost. *Schiele*, Stammwickel, Rumpffreibebäder, *Kneipp*unterwickel, Fußwickel. Rumpffreibebäder 2 × täglich, täglich Sauna, bis zur Besserung. Aderlässe, Eigenharnnosode. Schröpfungen der Nieren-Leber-Zone.
Magere Astheniker: *Schiele*-Fußbadeserie, Fußmassagen, entkrampfende Rumpfmassagen (Rücken und Bauch). Sitzbad mit anschließender Massage der Schulter-Nacken-Partie.
Baunscheidt. Sauna, Atemübungen nach *Helmel*.

Pfl. Als Basisbehandlung Ephedra/Ephedrin enthaltende Präparate: Ephetonin® (Tabletten), Cefedrin® (Tropfen); zur Kreislaufstützung kurmäßig Weißdorn: Crataegutt® (Tropfen, Dragees), Crataegysat® (Tropfen); zur Beruhigung Baldrian-Kombinationen: Recvalysat; (Tropfen), Biral® (Tropfen), Plantival® (Tropfen, Dragees).

Hom. Aralia racemosa D3, Verschlimmerung nach dem Hinlegen, beim Einatmen ein pfeifendes Geräusch.
– Arsenicum jodatum D6, Asthmahusten bei hinfälligen Patienten mit starkem Nachtschweiß.
– Cuprum aceticum D6, Asthmahusten mit Atemnot und Blauwerden, Husten bis zum Ersticken, Dosierung nach Bedarf.
– Ipecacuanha D6, viel grobblasiges Rasseln, Brechreiz beim Husten.
– Sulfur D12, alle paar Tage 1 Gabe, um die Reaktion zu verbessern.
– *Komplexmittel*: Grindelia-Ptk.; Injektionen mit Acidum formicicum oder Echinacea-Präparaten (1 mal wö.)

Biol. HOT. Gegensensibilisierung bei allergischer Komponente. EAV. Herd-Störfeldsuche, besonders Zahnsanierung. Symbioselenkung nach *Rusch*.

Diät. Zeitweilig vegetabile Vollrohkost, sonst Vollwert-Ordnungsnahrung, Versuch, Nahrung auszuschalten, denen gegenüber möglicherweise Überempfindlichkeit besteht (→*Allergie*).

Lungenblähung (Emphysem)

Auch → Lungenasthma

Eine Lungenblähung (oder Blählunge) ist eine krankhafte Erweiterung der Lungenbläschen mit Elastizitätsverlust des Lungengewebes und des Brustkorbes. Chronische Bronchitis und Bronchialasthma sind häufig Vorläufer der schleichend beginnenden Erkrankung.
Die Lungenblähung bewirkt eine Verminderung der ein- und ausgeatmeten Luftmenge. Die Lungen sind ständig mit Luft gefüllt (griech. emphysem, Luftgeschwulst). Es kann nur wenig frische Luft mit Sauerstoff aufgenommen werden. Müdigkeit, Appetitlosigkeit,

Leistungseinschränkung u. a. sind die Folgen. Atemnot tritt bereits bei leichten Anstrengungen auf. In schweren Fällen kommt es zu Kopfschmerzen, Schwindel und Bewußtseinseintrübungen und Blaufärbung der Lippen. Durch die geringen Atembewegungen wird der Rückfluß des venösen Blutes zum Herzen behindert, der Druck im Lungenkreislauf erhöht, und so auch das Herz auf die Dauer geschädigt. Meist besteht zudem eine chronische Entzündung der Bronchialschleimhäute, eine Emphysem-Bronchitis.

Nat. Atemübungen. Rückenmassagen zur Entkrampfung der Muskulatur. Infektionsprophylaktische Dauerbehandlungen mit Abhärtungsmaßnahmen, wie *Kneipp*therapie, Sauna, Herz-Kreislauf-Training.

Pfl. Grundbehandlung → *Lungenasthma*. Herzbehandlung mit digitalishaltigen Pflanzen: Cor-myocrat® (Tropfen, Drag.), Convacard® (Tropfen, Dragees) oder bei Bedarf Crataelanat® (Kapseln), Crataelanat®forte (Kapseln), Lanicor® (Tropfen, Tabletten).

Hom. Stannum jodatum D6, Altersbronchitis, dauernder Hustenreiz von einer trockenen Reizstelle im Hals her, fauligsüßlicher Auswurf.
– Sulfur jodatum D6, Raucherhusten, Lungenerweiterung.
– Tartarus emeticus D3–D6, hörbare, blasige Rasselgeräusche, Altershusten.
– Antomonium sulfuratum aurantiacum D3 bis D4, viel Ansammlung von zähem Schleim in den Bronchien und Nebenhöhlen, ein gutes Schleimlösungsmittel.

Biol. Sauerstofftherapie. HOT. Akupunktur. Neuraltherapie.

Diät. Vollwert-Ordnungsnahrung, evtl. bei Übergewicht oder zur Entlastung von Herz und Kreislauf zeitweilig Saftfasten, Molkefasten, vegetabile Vollrohkost oder im Energiegehalt verringerte Vollwert-Ordnungsnahrung.

Lungenemphysem
→ Lungenblähung

Lungenentzündung (Pneumonie)

Die Lungenentzündung ist eine infektiöse Entzündung der Lungenbläschen, hervorgerufen durch Virus- oder Bakterienarten. Man unterscheidet die Infektion über den Blut- oder Lymphweg von einer Bronchopneumonie. Im ersteren Fall ist meist ein Lungenlappen befallen. Es ist ein schweres Krankheitsbild mit plötzlichem Beginn, hohem Fieber und starken Schmerzen, das jedoch heute seltener geworden ist. Bei der Bronchopneumonie handelt es sich um einen herdförmigen Befall kleiner Lungenbezirke, ausgehend von den Endverzweigungen der Bronchien. Sie beginnt langsamer, hat geringeres Fieber, seltener Schmerzen, und ist häufig die Folge von Bronchitis, Grippe und anderen Infektionskrankheiten. Unterkühlung fördert den Ausbruch der Erkrankung. Sind größere Teile von der Entzündung befallen, so kann es zu schweren Herz- und Kreislaufstörungen kommen. Der früher gefürchtete Tod ist dank der modernen Antibiotika auch hier selten geworden.
Die Lungenentzündung geht einher mit Atemnot, Herzbeschleunigung, Husten und Auswurf.

Nat. Strengste Bettruhe, Einlaufserie. Rumpffreibebäder, Brustwickel.

Schiele-Fußbadeserie mit Rumpffreibebad kombinieren. Trockenschröpfung von Rücken und Brust. Atemluft befeuchten.

Pfl. Auswurffördernd: Phytpulmon® (Tropfen), Pertussin® (Saft). Zur Herz- und Kreislauftherapie: Crataegutt®-Strophanthin (Ampullen), bei leichteren Verlaufsformen digitalisartige Kombinationen: Cor-myocrat® (Tropfen, Dragees), Digitalysat® (Tropfen), in der Rekonvaleszenz Weißdorn: Crataegutt® (Tropfen, Dragees), Oxacant® (Tropfen).

Hom. *Akutes Stadium*: Aconitum D6, Fieber ohne Schweiß und mit Schüttelfrost und Angstzuständen.
– Belladonna D6, wenn Schwitzen einsetzt, dann kombiniert mit Bryonia D6, stechende Schmerzen, trockener bellender Husten, Dosierung je nach Aktualität viertel- bis halbstündlich bis 3 × täglich.
– Mercurius solubilis D6, scharf stechende Schmerzen mit sehr starkem Schwitzen besonders nachts, welches nicht erleichtert, die Lymphknoten sind geschwollen.
– Phosphor D10, 3 × 10 Tr., Trockenheit der Luftwege, schwacher, schneller, kaum fühlbarer Puls, oft ist helles Blut im Auswurf, meistens schlanke, blonde Menschen.
– *Komplexmittel*: Bryonia forte Splx. im Wechsel mit Eupatorium Splx. und Ranunculus Splx., jeweils stündlich 10 Tr. Aconitum-Ptk., bei hohem Fieber; Sticta-Ptk., auswurffördernd.

Biol. *Medik.*: Zur Abwehrsteigerung Echinacea-Präparate wie Esberitox N®, Pascotox oder Wesatox, auch zweistündlich 20–30 Tr. Injektionsserien mit ansteigenden Mengen von Echinacea-Präparaten in Kombination mit Vitamin C und Kalzium. Nosodentherapie (Kufreihe), z. B. Pneumokokkzinum®, nach Austestung mittels EAV Pneumodoron® I und II, stündlich wechseln. Vakzination im abklingenden Stadium. Umckaloabo®. Eigenblut 5 ml täglich intramuskulär.

Diät. Zeitweilig vegetabile Vollrohkost, Saftfasten oder Rohobstdiät.

Lymphknotenentzündung (Lymphadenitis)

Das Lymphsystem fungiert als ein Transport- und Abwehrsystem zwischen Gewebe und Blut. Die Lymphe, aus Blutflüssigkeit und weißen Blutkörperchen bestehend, umspült alle Zellen des Körpers, führt diesen Nahrungsstoffe zu und leitet Stoffwechselschlacken, Bakterien, Entzündungsstoffe u. a. ab. In den Lymphgefäßen fließt die Lymphe wie aus feinen Drainageröhrchen zusammen und wird zum Lymphstrom. Als Filterstation sind in den Lymphgefäßen Lymphknoten (auch fälschlich Lymphdrüsen genannt) eingelagert. In diesen wird die Lymphe mit Hilfe der weißen Blutkörperchen gereinigt, um die weitere Ausbreitung gelegentlicher Infektionen im Organismus zu verhindern. Die gereinigte Lymphe fließt an vorbestimmten Stellen ins Blut.
Die Lymphknoten sind über den ganzen Körper verstreut. Die bekanntesten befinden sich in der Leisten- und Ellenbeuge, in der Achselhöhle und am Hals. In ihnen werden ein Teil der weißen Blutkörperchen und Antikörper (→ *Allergie*) gegen Krankheitserreger gebildet. Gelangen diese über die Lymphgefäße in die Lymphknoten, kommt es zu einer Entzündung als Zei-

chen der Infektabwehr. Die Lymphgefäße werden als rote Streifen sichtbar, und die Lymphknoten schwellen schmerzhaft an. Kommt die Entzündung nicht zum Stillstand, so werden die Lymphknoten geschädigt. Dies kann zu einem eitrigen Abszeß oder gar zu einer Blutvergiftung führen.

Nat. Je nach Sitz des Herdes dort Lehmpackungen oder Lehmbäder. Weißkohl-, Melasse-, Quark-Auflagen. Lymphsalben. Chronische Lymphknoten am Hals: Speckwickel, Zwiebelwickel, Wickel mit Eichenrindenabkochung über Nacht.
Auf chronisch verhärtete Lymphknoten: Kantharidenpflaster oder Blutegel auflegen. *Schiele*-Fußbadekuren.

Pfl. Kegelblume zur Steigerung körpereigener Abwehr: Echinacin®-Ampullen, Echinacin®-Tropfen.

Hom. Mercurius solubilis D6, 3–6 × 1 Tabl., Schüttelfrost, drohende Eiterung, starkes Schwitzen; evtl. im Wechsel mit Belladonna D6, Dosierung nach Bedarf.
– Lachesis D10 als Injektion.
– *Komplexmittel*: Mercurius solubilis Splx., 3 × 1–3 Tabl.; Echinacea-Ptk.

Biol. EAV. Eigenblutinjektionen zusammen mit Echinacea-Präparaten (Pascotox, Wesatox, Esberitox N®).
Medik.: Lymphdiaral® Tropfen und Salbe.

Diät. Zeitweilig vegetabile Vollrohkost, Saftfasten oder Rohobstdiät.

Lymphstauung (Lymphostase)

Eine Lymphstauung (Lymphödem) entsteht u. a. als Folge einer chronischen Lymphgefäßentzündung. Der Lymphabfluß ist durch die Entzündung gestört. Es kommt zu einer Erweiterung der Lymphgefäße und zu einem Defekt der Lymphgefäßklappen: zur Lymphstauung. Flüssigkeit tritt aus den Lymphgefäßen aus. Der Gliedmaßenumfang nimmt zu. In chronischen Fällen bildet sich Bindegewebe. Haut und Unterhautgewebe erscheinen dann dick wie eine »Elefantenhaut«. Weitere entzündliche Schübe können auftreten und das Krankheitsbild verschlechtern.
Eine andere Ursache ist die Blockade des Lymphabflusses durch Narben nach Operationen (z. B. nach Brust-Operationen bei Frauen). Auch eine Geschwulst kann zu einer Lymphstauung führen. Dann ist die Stauung auf den entsprechenden Arm (Bein) beschränkt.
Ein extremer Fall ist die Elefantiasis, eine unförmige Verdickung eines oder beider Beine. In den Tropen wird diese Erkrankung durch Filarien hervorgerufen. Das sind winzige Würmer, die in den Lymphgefäßen leben und den Lymphabfluß blockieren.

Nat. Lymphdrainage. Elastische Verbände. Hochlagerung der Beine. *Weihs*-Roller.

Pfl. In erster Linie die Lymphgefäßentzündung behandeln: Zinnkraut-, Eichenrindenbäder. Kegelblume zur Steigerung der körpereigenen Abwehr: Echinacin®-Ampullen, Echinacin®-Tropfen.

Hom. Apis D3, 3 × 8 Tr., bei starker An-

schwellung, Besserung durch Kühle.
– *Sulfur jodatum D3*, zur Beseitigung von Rückständen.
– *Komplexmittel*: Lymphomyosot®.

Biol. Eigenblut-Serie. HOT.
Medik.: Lymphsalbe: Unguentum Antilymphaticum®, Lymphdiaral®-Salbe. Innerlich: Lymphdiaral® Tr., Phönix Lymphophön Tr.

Diät. Vegetabile Vollrohkost, sonst Vollwert-Ordnungsnahrung.

Magengeschwür (Ulcus ventriculi)

Auch → Zwölffingerdarmgeschwür

Zur Entstehung eines Magengeschwürs können körperliche und seelische Faktoren beitragen. Ursachen sind Nikotin und Kaffee, Arzneimittel, aber auch seelische Spannungen, Streß und Konflikte. Oft besteht eine erbliche Veranlagung (sog. konstitutionelle Disposition). Die Überproduktion von Magensaft (Salzsäure, Pepsin) ist ein wichtiger Hinweis.
Die Magenschleimhaut ist an sich gegen aggressive Stoffe geschützt. Unter bestimmten Bedingungen kann durch den Magensaft eine Schleimhautentzündung und später ein Geschwür von wechselnder Größe entstehen. Die Erkrankung neigt zum Chronischwerden bzw. zu Rückfällen (Rezidive).
Charakteristisch sind Schmerzen in der Magengrube, die sich mit der Nahrungsaufnahme verstärken, Sodbrennen, saures Aufstoßen und Verstopfung. An Komplikationen können Blutungen, Magendurchbruch, Verengung des Magenausgangs und schließlich eine bösartige Entwicklung des Geschwürs auftreten. Der sog. ›Nüchtern-

schmerz‹ ist typisch für das Zwölffingerdarmgeschwür.

Nat. Heusack lokal. Schröpfung der Magenzone oder Baunscheidt am Rücken. Fußsohlenreflexzonenmassage, *Vogler*sche Druckpunktmassage am vorderen Rippenbogenrand (ca. Ansatz 8. Rippe am Ort des größten Schmerzes) 2× täglich 10 Minuten.

Pfl. Rollkur mit Kamille (3 Teel. auf 1 Glas Wasser, wie Tee aufkochen), zusätzlich 2–3 Tassen Kamillentee täglich trinken.
Zum Einnehmen: Kamille-Kombinationen: Chamo® Bürger, Gastritol®. Süßholzhaltige Teepräparate: Solu-Vetan® (tassenfertig), Gastropressan® (Pulvertee).
Zur Linderung der Schmerzen: Tollkirsche: Belladonnysat®, Cefatropin®. Bei Übersäuerung des Magens: Nux-vomica-Pentarkan, Stomachysat®. Zum Abführen Wegerich-Senna: Laxplant®, Agiolax®.

Hom. → *Zwölffingerdarmgeschwür*. *Komplexmittel*: Nux-vomica-Ptk., bei Übersäuerung des Magens.

Biol. Akupunktur. Trinkmoorkuren. *Medik.*: Palsaneu®; Kohlsaftkuren oder Kohlsaftdragees (Robufakton®).

Diät. Kurzfristig Vollkornschleimdiät oder Weizenbreidiät oder *Mayr*-Diät (ergänzt durch frisch gepreßten Karottensaft mit Zusatz flüssiger Frischsahne). Anschließend Vollwert-Ordnungsnahrung in Ableitung für Erkrankungen der Verdauungsorgane unter Ausschaltung erfahrungsgemäß unverträglicher Nahrungsmittel und Speisen.

Magensäuremangel (Sub- oder Anazidität)

Der Magen hat die Aufgabe, den Speisebrei aufzunehmen, mittels des Magensaftes die Verdauung einzuleiten und den Mageninhalt weiterzuleiten. Der Magensaft besteht aus Salzsäure und Pepsin. Letztere ist für die Eiweißverdauung zuständig. Wird nicht genügend Salzsäure gebildet, so steht auch nicht genügend Pepsin zur Verfügung. Die Salzsäure hat die Aufgabe, die Eiweißverdauung vorzubereiten, den Magenausgang geschlossen zu halten und nahrungsbegleitende Bakterien auszumerzen. Mangelt es an Salzsäure, so kommt es zu Verdauungsstörungen. Ursachen für das Fehlen von Salzsäure sind u. a. Magenschleimhautentzündung, nervöser Magen, Blutkrankheiten, Magenkrebs. Nach Gallenoperationen und bei Leberschäden, z. B. durch regelmäßigen Alkoholkonsum, kann Salzsäuremangel auftreten.

Symptome sind Appetitlosigkeit, pappiger Geschmack im Munde, belegte Zunge, Verlangen nach Saurem, Druck und Völlegefühl in der Magengegend, aufgetriebener Leib und gelegentlich auch heftige Durchfälle (aufgrund der mangelnden Eiweißverdauung).

Nat. Wechselfußbad. Kombination von Heublumensitzbad und Schulter-Nacken-Massage. Fußsohlenreflexzonenmassage.

Pfl. Tee von Bitterstoffpflanzen: Schafgarbe, Enzian, Tausendgüldenkraut, Wermut, aber auch von Pfefferminze und Kamille; entsprechende Spezialpräparate: Gastroplant®, Stomachysat®, Gastricholan®. Bittere Tinktur: Tinctura amara (Apotheke), 3 mal tägl. 10 Tropfen.

Hom. Nux vomica D2, 3 × 5 Tr.
– Graphites D4, 3 × 1 Tabl. Abneigung gegen Fleisch, fauliges Aufstoßen, schmutzige Haut, dicke Menschen, Frauen mit zu schwacher Regel und der Neigung zu Schilddrüsenunterfunktion.

Biol. Trockenschröpfen über dem Magen. *Baunscheidt* am Rücken im Bereich des Magen-Segments.
Bei Leberschaden: HOT.
Medik.: Amara-Tr., Carvomin®.

Diät. Gut gewürzte Vollwert-Ordnungsnahrung in Ableitung für Erkrankungen der Verdauungsorgane unter Ausschaltung erfahrungsgemäß unverträglicher Nahrungsmittel und Speisen. Zur Anregung von Magensaft- und Magensäuresekretion milchsauer vergorener Karottensaft, milchsauer vergorener Rote Betesaft, milchsaure Gemüsecocktails, milchsauer vergorene Gärgemüse, Frischkost-Sauerkraut, Molke oder Buttermilch. Evtl. ein- oder zweimal täglich aus frisch gemahlenen Bohnen zubereiteter Kaffee (kleine Mocca-Tassen).

Magenschleimhautentzündung (Gastritis)

Die Magenschleimhautentzündung (Magenkatarrh) ist die häufigste Magenerkrankung. Sie kommt in allen Lebensaltern vor. Oft ist sie von einer Zwölffingerdarmentzündung begleitet. Hervorgerufen wird die Gastritis durch äußere Einflüsse. Sie kann auch mit anderen Krankheiten (Infektionen, Herzinsuffizienz u. a.) zusammen auftreten. Äußere Reize sind Alkohol, Nikotin, Bohnenkaffee, starke Gewürze, heiße und fette Speisen, verdorbene Nah-

rungsmittel u. a. Auch Überempfindlichkeit gegen Milch, Eier, Fisch sind in Betracht zu ziehen.
Die »nervöse Gastritis« hat ihre Ursachen im seelisch-nervlichen Bereich. Symptome sind – je nach dem Schweregrad – Sodbrennen, Appetitlosigkeit, Druck und Völlegefühl, Mundgeruch, pappiger Geschmack, Übelkeit, Erbrechen, Magenschmerzen, Durchfall und/oder Verstopfung. Chronische Formen führen zu einem Abbau der Magenschleimhaut und zum Rückgang der Säureproduktion.

Nat. → *Magengeschwür*

Pfl. Tee von Kamille, Wermut, Pfefferminze; fertig gemischte Tees: Magen-Tee Stada®, Kneipp® Magen-Tee®; zum Einnehmen: Gastritol®, Stomachysat®, Iberogast®, Carvomin®.
Sitzbäder mit Heublumen-, Zinnkraut-, Rosmarin-Aufgüssen.

Hom. Ammonium muriaticum D6, chronische Gastritis, Abneigung gegen Speisen, viel Darmgase.
– Argentum nitricum D6, lautes Aufstoßen, Verlangen nach Süßem, das nicht vertragen wird, ausstrahlende Schmerzen in die Brust und in den Rücken, zittrig, nervöse Menschen mit zu viel Streß.
– Carbo vegetalis D6, starke Oberbauchblähungen, Aufstoßen bringt große Erleichterung, auch frische Luft, verträgt kein Fett.
– Nux vomica D6, krampfartiges Zusammenziehen des Magens, aufbrausendes Temperament, Schmerzen in den Rücken ausstrahlend, viel Blähungen bei sitzender Lebensweise, nach Alkohol und Ernährungsexzessen, Verschlimmerung nach dem Essen, Verstopfungsneigung.
– Natrium muriaticum D12, enge Kleidungsstücke verbessern die Beschwerden, Verlangen nach Sauer-salzigem.
– Magnesium phosphoricum D6, Magenschleimhautentzündung bei verkrampften Menschen.
– *Komplexmittel*: Asa-foetida-Ptk., bei stark nervös-psychischer Komponente.

Biol. → *Magengeschwür*.

Diät. Kurzfristig Vollkornschleimdiät oder Weizenbreidiät oder *Mayr*-Diät (ergänzt durch frisch gepreßten Karottensaft mit Zusatz flüssiger Frischsahne). Anschließend Vollwert-Ordnungsnahrung in Ableitung für Erkrankungen der Verdauungsorgane unter Ausschaltung erfahrungsgemäß unverträglicher Nahrungsmittel und Speisen.

Magersucht (Kachexie)

Ursache der Magersucht ist Appetitlosigkeit, geringer Eßtrieb oder absichtliche Verweigerung. Die Neigung zur Magersucht kann angeboren sein, auf Krankheiten beruhen (Zuckerkrankheit, Schilddrüsenüberfunktion, Tuberkulose, hormonale Störungen u. a.), auch auf starkem Alkohol- und Nikotin-Mißbrauch, oder seelisch (Depression) bedingt sein. Die Pubertätsmagersucht trägt starke neurotische Züge (Angst vor Dickwerden, modische Aversion gegen Nahrung, Minderwertigkeitsgefühle). Es sind meist junge Mädchen mit ausbleibender Monatsblutung. Die gewollte oder ungewollte Auszehrung führt zum Abbau körperlicher und geistiger Leistungsfähigkeit, Müdigkeit, Schwindel, Störungen der Sexualfunktion. Die Haut wird faltig, fettarm, trocken. Der Herzschlag ist verlangsamt und der Blutdruck erniedrigt.

Nat. *Kneipp*therapie. Sauna. Reflexzonenmassage des Körpers. Absteigende Bürstenbäder zur Beruhigung der Nerven.

Pfl. Tee von Wermut, Enzian, Tausendgüldenkraut, Kalmus; Kalmus-Tinktur zum Einnehmen: Tinctura Calami (3 × täglich 30 Tr.), Carvomin®, Cefaktivon®; China- und Kondurango-Wein; bei Schilddrüsenüberfunktion: Thyreogutt®. Äußerlich zur Belebung: Kräuterbad mit Rosmarin.

Hom. Jodum D4, 2 × 5 Tr., Abmagerung trotz guten Appetits, typische Schilddrüsenüberfunktion, immer zu heiß, immer Hunger. Wenn die Schilddrüsenwerte ansteigen, muß man höhere Potenzen geben.
– Natrium muriaticum D12, 1 × pro Woche, wirkt ähnlich wie Jod, wenn der Zustand sehr lange dauert.
– Lycopodium D6, Heißhunger, aber nach wenigen Bissen satt.
– Phosphorus D6, bei Erschöpfung.
– *Komplexmittel*: China-Ptk.; Viburnum-Ptk., bei Periodenstörungen.

Biol. HOT. Akupunktur.
Medik.: Infusionen mit Vitaminzusätzen.

Diät. Vollwert-Ordnungsnahrung mit Zulagen von Karottensaft mit Frischsahne, Mandel- oder Haselnußmilch, Nußmusen, Nüssen, naturbelassenen Kaltpreßölen, Frischkäse (60% F. i. Tr.), Trockenobst (Rosinen, Feigen, Datteln, Aprikosen), Apfelkraut, Pflaumenmus, Birnen-Apfel-Sirup. Nicht nur einfach mehr oder viel essen, keine erhebliche Vergrößerung des Fettverzehres, keine Zulagen von Raffinadezucker und Süßigkeiten, keine Vergrößerung des Verzehres von Fleisch und Fleischwaren.

Mandelentzündung (Angina, Tonsillitis)

Der lymphatische Rachenring (Bildungsstätte von Lymphzellen) mit den Gaumenmandeln, der Rachenmandel und den beiden Seitensträngen umgibt den Nasen-Rachen-Raum und den Schlund als ein den Körper vor Infektionen schützendes Filterorgan. Das bedeutet, daß dieses Gewebe krankmachenden Keimen ständig und in besonderem Maße ausgesetzt ist. Bei mangelnder Widerstandskraft (Kälte, Nässe usw.) kann es zur Entzündung der Gaumenmandeln durch Eitererreger kommen. Die Entzündung beginnt mit Fieber und Schüttelfrost. Vergrößerte, geschwollene und gerötete Mandeln, eitrige Beläge, Halsschmerzen, besonders beim Schlucken, Schwellung der Lymphknoten am Kiefer und am Hals und allgemeine Mattigkeit sind Hauptmerkmale der ansteckenden Erkrankung. Die Mandelentzündung kann bald und ohne Schaden ausheilen. Sie kann aber auch zu schweren Komplikationen (Mandelabszeß, Mittelohrentzündung, Gelenkrheumatismus, Nierenentzündung, Herzkrankheiten u. a.) führen, wenn sie nicht ausheilt.
Die chronische Mandelentzündung ist oft die Folge wiederholter, nicht völlig ausgeheilter Infektionen. Auffällig ist die eitrige Zerklüftung der Mandeln mit üblem Mundgeruch.

Nat. Einläufe, *Schiele*-Fußbad-Rumpffreibad-Kombinationstherapie.
Halswickel mit Quark, Heilerde, Retterspitz und andere kühlende Maßnahmen.

Pfl. Gurgeln mit Salbeitee oder Eichenrinde-Aufkochung; Heublumenbäder; zur Abwehrsteigerung: Echinacea-Präparate; entzündungshemmendes Mittel: Chamo®-Bürger; Darmreinigung (wichtig) mit Laxysat®, Carilaxan®-Tee.

Hom. Belladonna D4, bei akuter Entzündung, trockener Schleimhaut, klopfenden Schmerzen, Ohrschmerzen.
– Mercurius solubilis D6, bei beginnender Eiterung, Besserung durch Wärme.
– Silicea D6, bei chronischer Eiterung und übelriechender Sekretion.

Biol. Akupunktur. Täglich Injektionen von 5 ml Eigenblut und 1 Ampulle Esberitox N® in den Gesäßmuskel. Symbioselenkung des Rachens: Symbioflor I® 20 Tr., Emser Salz 1/2 Teel., Salviathymol® 20 Tr., in 1 Glas abgekochtes Wasser geben und halbstündlich gurgeln.

Diät. Im akuten Stadium nur Säfte aus Obst und Gemüse und fein geriebenes Rohobst, fein geriebenes Rohgemüse, Vitamin C aus Zitronen, Orangen und Sanddorn- oder Hagebuttenkonzentrat z. B. gekühlte Milchgetränke mit Sanddornkonzentrat, gekühlte Quark-Frischobst-Zubereitungen, leichte Vollgetreideflockenmüslis.

Menstruationsstörungen

Unter dem hormonellen Einfluß der Hirnanhangdrüse (Hypophyse) und des Eierstocks (Ovarien) der Frau kommt es in der Schleimhaut der Gebärmutter (Uterus) in monatlichen Rhythmen (»die Regel« ist 28 Tage, mit individuellen Abweichungen) zu Veränderungen. Zunächst baut sich die Schleimhaut auf. Daraus ergibt sich die Fähigkeit, ein evtl. befruchtetes Ei einzunisten und über die Schwangerschaftszeit zu ernähren. Findet eine solche Einnistung nicht statt, so zerfällt die veränderte Gebärmutterschleimhaut und wird unter Blutung abgestoßen (Menstruation von lat. *menstruus*, monatlich). Andere Bezeichnungen: Periode, Regel, Monatsblutung, »meine Tage«. Dieser natürliche Vorgang kann mit stärkeren Beschwerden und Unregelmäßigkeiten belastet sein. Bei monatlich wiederkehrenden Schmerzen spricht man von Dysmenorrhoe (wörtlich: schmerzhafter Monatsfluß). Eine Amenorrhoe (griech. *a*, ohne) liegt vor, wenn die Blutung ausbleibt, was aus vielerlei Gründen vorkommen kann. Von einer Oligomenorrhoe (griech. *oligos*, wenig) spricht man, wenn die Menstruation zu selten, von einer Hypomenorrhoe (griech. *hypo.* unter) wenn sie zu schwach ist. Eine Menorrhagie ist eine verlängerte, eine zu lange Regelblutung, während es sich bei einer Metrorrhagie um eine länger dauernde Blutung außerhalb des monatlichen Zyklus handelt.

Den Unregelmäßigkeiten der Menstruation liegen zumeist hormonale Störungen zugrunde. Am meisten verbreitet ist die Dysmenorrhoe. Die davon betroffenen Frauen können sehr darunter leiden. Nicht selten ist dabei Arbeitsunfähigkeit für ein bis zwei Tage, zumindest das Verlangen nach Ruhe. Die Schmerzen können zu Kreislaufstörungen und Erbrechen führen. Nicht unerwähnt bleiben soll, daß das seelische Gleichgewicht von besonderer Bedeutung ist. Frauenärztliche Untersuchung ist bei einer auffallenden Veränderung im Periodenablauf wichtig, um Entzündungen, Geschwülste oder Venenstauungen auszuschließen.

Nat. Überstarke oder zu geringe oder zu seltene Periode: Reibesitzbad. Moorbäder.

Zu starke Periode: Blutige Schröpfung vorhandener Gallenzonen oder der Kreuzbeinzonen. Im Anfall trockene Schröpfung in einem Halbkreis unter beiden Brüsten (je 4 Kugeln nebeneinander ansetzen).
Zu geringe Periode: Rubbelmassage des Kreuz-Darmbein-Bereiches. Täglich Bindegewebsmassage. *Baunscheidt* am Kreuzbeinbereich und Halswirbelsäulen-Schulter-Bereich. Trockenschröpfung der Innenschenkel. Bei kräftigen und dicken Personen Versuch: Blutegel ansetzen. *Schiele*-Fußbadserie. Moor-Thermalkuren. *Stanger*bäder.
Bei Nachschmieren: Reibesitzbad, Unterwickel.
Unterbauchkrämpfe: Im Anfall lokal feuchte Wärme, Fußreflexzonenmassage, ansteigendes Bürstenhalbbad oder ansteigendes Sitzbad.
Bemerkung: Bei allen Menstruationsstörungen sollte die Leber mitbehandelt werden.

Pfl. Bei Amenorrhoe und Oligomenorrhoe: Agnolyt®, Phytoestrol®. Wenn Schilddrüsenhormon beteiligt: Thyreogutt®, Lycocyn®.
Bei starken Blutungen und Menorrhagie: Hametum-Extrakt, Styptysat®.
Bei Dysmenorrhoe: 1 Woche vor und während der Regel Venoplant® retard, in schweren Fällen Venoplant®-Injektionen.
Bei prämenstruellem Syndrom: Agnolyt®.
Bei klimakterischen Blutungen: Remifemin®.

Hom. Pulsatilla D12, Periode unregelmäßig, zu schwach, viel kalte Füße, Abneigung gegen Fett.
– Sulfur D12, Amenorrhoe nach Krankheiten, z.B. Infekte.
Ansonsten kommen folgende Mittel bei zu schwacher, verfrühter oder unregelmäßiger Periode in Frage:

– Aristolochia D12.
– Cimicifuga D8–D12.
– *Komplexmittel*: Pulsatilla Splx. im Wechsel mit Apis Splx. 3 × 10–15 Tr.
– Petroselinum Splx. 3 × 2 Tabl., bei zusätzlicher Verstopfung.
– Viburnum D3, Hydrastis D2, zu gleichen Teilen, alle 15 Minuten 5 Tr. bis zur Besserung, bei zu starker, krampfiger Periode.
– Erigeron D2, Millefolium D1, Calcium stibiatum sulfuricum D2, alle 5 Minuten 5 Tr., bei klumpiger Periode.
– Aristolochia-Ptk., bei geringer Blutung.
– Millefolium-Ptk., bei starker Blutung.
– Viburnum-Ptk., bei unregelmäßiger Periode.
– Cimicifuga-Ptk., bei klimakterischen Blutungen.

Biol. Bei jeder Anomalie der Periode: Neuraltherapie. Akupunktur, besonders bei Bauchkrämpfen.
Bei zu seltener Periode: HOT-Serie.
Medik.: Agnolyt®; Phythoestrol®; Hocura femin®.
Bauchkrämpfe: Mastodynon®; Menodoron®.

Meteorismus → Blähbauch

Migräne

Auch → Kopfschmerzen

Migräne sind anfallsweise auftretende, bohrende Kopfschmerzen, oft halbseitig lokalisiert, denen häufig körperliche oder seelische Überlastungen vorausgehen. Es kann eine erbliche Veranlagung vorliegen. Auch witterungsbedingte Auslösung kommt vor (z.B. Föhn). In schweren Fällen tritt Migräne mit Übelkeit, Erbrechen, Licht- und

Reizempfindlichkeit auf, denen Zustände von Schläfrigkeit und Teilnahmslosigkeit folgen. Frauen sind weitaus häufiger betroffen als Männer. Die genaue Ursache des Leidens ist nicht in jedem Fall bekannt. Der Anfall selbst hängt mit Erweiterungen bzw. Verkrampfungen der Hirngefäße zusammen.

Nat. → *Kopfschmerzen*.

Pfl. Mutterkorn-Präparate: Dihydergot®-Tabletten, Secalysat® (Tropfen); zur Dämpfung psychischer Erregungen Johanniskraut: Hyperforat®-forte (Tropfen); im Zusammenhang mit der Menstruation Wanzenkraut: Remifemin® (Tropfen, Tabletten).

Hom. → *Kopfschmerzen*
– *Komplexmittel*: Colocynthis-Ptk., gegen Verkrampfungen. – Cyclamen-Ptk., Kopfschmerzen im Zusammenhang mit Periode.

Biol. → *Kopfschmerzen*.

Diät. An Anfallstagen Saftfasten, Molkefasten, Rohobstdiät oder vegetabile Vollrohkost.

Mittelohrentzündung (Otitis media)

Auch → Gehörgangentzündung

Das Mittelohr ist durch das Trommelfell vom äußeren Gehörgang abgegrenzt. Mit dem Rachenraum steht es durch einen Schleimhautgang, die Eustachische Röhre, in Verbindung. Diese dient dem Druckausgleich zwischen Außen- und Mittelohr. Sie ist aber auch der Weg für aus dem Nasen-Rachen-Raum stammende Infektionen, die meist Ursache einer Mittelohrentzündung sind. Die Entzündung kann auch Folgeerscheinung von Scharlach, Masern, Mumps und Lungenentzündung sein oder in Verbindung mit einer Entzündung des äußeren Gehörgangs auftreten.
Der Verlauf hängt von der Art der Erreger und der Widerstandskraft des Organismus ab. Nicht ungefährlich ist die akute, eitrige Entzündung mit Fieber, heftigen Schmerzen und Taubheitsgefühl. Entleert sich der Eiter aus dem Mittelohr spontan durch das Trommelfell, so verschwinden die Symptome oft schlagartig. Gelegentlich muß das Trommelfell operativ eröffnet, also von außen durchstochen werden. Es heilt nach der Entzündung in den meisten Fällen wieder zu.
Eine chronische Mittelohrentzündung entwickelt sich aus einer nicht ausgeheilten akuten Entzündung oder im Zusammenhang mit einer anderen Infektionskrankheit.
Greift die Mittelohrentzündung auf das Innenohr oder gar auf die Gehirnhaut und das Gehirn über, so können lebensgefährliche Situationen entstehen.

Nat. Akut: Einlaufserie. Halswickel über Nacht. Tags oder nachts Wattepackung mit Enelbin Paste® oder Cilauphen Salbe®, darüber Skimütze aufsetzen. Rumpffreibäder täglich 15 Minuten, eventuell Schwitzpackung. Kantharidenpfalster auf das Felsenbein, *Baunscheidt* am Rücken oder hinter dem Ohr.

Pfl. Zur Unterstützung, zur Steigerung der körpereigenen Abwehrkräfte Kegelblumenzubereitungen: Echinacin® (Tropfen, Ampullen). Evtl. Ohrdämpfe mit Kamillenaufgüssen.

Hom. Ferrum phosphoricum D6, stündlich 1 Tabl., Arzneimittelbild ähnlich wie Aconitum D6, zu Beginn halb-

stündlich 5–10 Tr., nach Zugluft, mit stechenden Schmerzen, mit trockenem Fieber und Angst.
– Belladonna D6, bei Schweißausbruch viertelstündlich 5–10 Tr., oder 50 Tr. auf 1 Tasse Wasser und viertelstündlich 1 Teel.
– Silicea D10, 2×1 Tabl., zur Ausheilung und zur Vermeidung von Rezidiven.

Biol. Neuraltherapie im Rachen und am Warzenfortsatz. Akupunktur. Chronisch-rezidivierend: Eigenblut-Echinacin®-Injektionen in ansteigender Dosis von 0,1 bis 5 ml. Ggf. Nasennebenhöhlen mitbehandeln!

Diät. Zeitweilig Saftfasten, Rohobstdiät oder vegetabile Vollrohkost, dann Vollwert-Ordnungsnahrung.

Multiple Sklerose (Encephalomyelitis disseminata)

Multiple Sklerose (MS) ist wörtlich übersetzt eine »vielfache Verhärtung«. Es handelt sich um Verhärtungen, die im Zwischengewebe der Nerven- und Gehirnsubstanz bestehen. Multiple Sklerose ist eine schleichend beginnende, oft erst Jahre nach ihrem Beginn feststellbare Erkrankung von Gehirn und Rückenmark. Ihre Ursache ist unbekannt. Man nimmt heute an, daß sie durch eine Kombination von Viruserkrankung und Allergie entsteht. Sie verläuft in Schüben, mit langen Zwischenphasen, ohne Verschlimmerung der bestehenden Symptome. Wir kennen aber auch rasche und dramatische Verläufe, welche die Betroffenen schnell rollstuhlbedürftig machen. Allerdings sind auch spontane Heilungen bekannt. Die durchschnittliche Lebensdauer nach Beginn der Krankheit beträgt zehn bis 20 Jahre. Eine spezifische Behandlung ist nicht bekannt. Die Krankheit ist gekennzeichnet durch ausgebreiteten Verlust der Markscheiden, die die Nerven umhüllen. Dadurch kommt es zu ungewöhnlich vielen und verschiedenartigen Beschwerden, Ausfallserscheinungen und Fehlleistungen wie Sehstörungen, Augenmuskellähmung, zum Teil Blindheit, Empfindungslosigkeit der Arme, Beine oder einer Gesichtshälfte, ungenauen Bewegungen, Gangstörungen, Zittern, Krampfanfällen, Halbseitenlähmung, Störungen der Blasen- und Mastdarmschließmuskulatur, Schwäche, auch Muskelschwund, Sprachschwierigkeiten, seelischen Veränderungen, schwankender Stimmung, Zwangsweinen und -lachen und anderen Symptomen.

Nat. Lymphdrainage im Kopf-Nakken-Brustkorb-Bereich. Versuche mit *Schiele*-Fußbadserien.

Pfl. Versuchsweise bei Krämpfen und Lähmungen Nachtschattengewächse: Tremoforat® (Tollkirsche), Bilsenkraut-Tinktur (Tinctura Hyoscyami, Apotheke), Stechapfel-Tinktur (Tinctura Strammonii, Apotheke); bei Zittern und zur allgemeinen Beruhigung Lerchensporn-Kombination: Biral®.

Hom. Die homöopathische Behandlung richtet sich hauptsächlich nach konstitutionellen Gesichtspunkten und muß vom Arzt individuell bestimmt werden.
Komplexmittel: Gnaphalium-Ptk., bei Taubheit in den Gliedern.

Biol. HOT-Serie und Langzeittherapie. Störfeldsuche. Entfernung aller

Amalgamplomben. Symbioselenkung des Darmes.
Medik.: Enzymtherapie (Wobe-Mugos® oder Wobenzym® nach bestimmtem Schema) ist aussichtsreich. Unterstützung des Zellmembranaufbaus mit Essentiale®. Lymphkomplexmittel nach EAV-Austestung. Nosodentherapie: Distemperinum® und Morbillinum®-Kufreihe[1]. Quaddeln am inneren Blasen-Akupunktur-Meridian des Rückens. Ebenso Impletol und/oder Juniperus-Injectopas®, 1 × wöchentlich.

Diät. Vollwert-Ordnungsnahrung (möglichst laktovegetabil). Evtl. periodisch über 1–3 Wochen vegetabile Vollrohkost, ergänzt durch 300 g Kartoffeln und 1/2 l Diät-Kurmolke pro Tag (zu ausreichender Eiweißversorgung).

Mumps, Ziegenpeter (Parotitis epidemica)

Mumps ist eine Infektionskrankheit. Erreger sind Viren. Die Übertragung erfolgt durch Tröpfchen- und Schmierinfektion. Die Krankheit tritt meist epidemisch auf mit Höhepunkten im späten Winter und im Frühling. Wenn sie auch in jedem Lebensalter aktiv werden kann, stellen Kinder zwischen dem dritten und zehnten Jahr das Hauptkontingent der Erkrankten. Knaben sind doppelt so häufig betroffen wie Mädchen. Die Prognose ist bei unkomplizierten Fällen gut. Die Krankheit hinterläßt lebenslange Immunität. Der Krankheitsbeginn kündigt sich durch Schüttelfrost, leichtes Fieber, Kopfschmerzen, Appetitlosigkeit, geringe Schmerzen beim Kauen und Schlucken an. Kennzeichen der Erkrankung ist die Entzündung der Ohrspeicheldrüse (Parotis). Sie tritt als ein- oder doppelseitige, nicht eitrige, schmerzhafte Schwellung auf, die auf die Wange und die Gegend vor und hinter dem Ohr übergreift.
Als Komplikation ist die Mitbeteiligung anderer Drüsen zu nennen (Unterkiefer-, Zungendrüse, Bauchspeicheldrüse, Tränendrüse, Hoden), wie auch die Möglichkeit einer Hirnhautentzündung (Meningitis). Die Komplikationen sind im allgemeinen gut zu beherrschen.

Nat. Bettruhe. Einlaufserie, Abwaschungen. *Schiele*-Fußbad/Rumpfreibebad-Kombination 2 × täglich. Kaugummi kauen fortwährend. Quark-Heilerde, Enelbin®, Retterspitz®-Umschläge lokal je nach Verträglichkeit.

Pfl. Innerlich: zur Steigerung körpereigener Abwehr Kegelblume: Echinacin®; zur Beruhigung und zur Förderung der Schlafbereitschaft: Plantival® (Baldrian u. a.), Requiesan® (Goldmohn u. a.).
Äußerlich: Leinsamen- und Kamillensäckchen, Beinwell in Form der Kytta-Plasma®-Umschlagpaste.

Hom. Belladonna D12, 2 × 5 Tr.
– Barium carbonicum D4, 3 × 1 Tabl.
– Pulsatilla D6, 2 × 1 Tabl., zur Vorbeugung gegen Entzündungen der Eierstöcke bzw. der Hoden.
– *Komplexmittel*: Apis Splx., stündliche Gaben. Echinacea-Ptk.

Biol. Eigenblut-Injektionen 5 ml, 2 × wöchentlich.

Diät. Im akuten Stadium nur Säfte aus Obst und Gemüse und fein geriebenes Rohobst, fein geriebenes Rohgemüse, Vitamin C aus Zitronen, Orangen

---
[1] (Kuf: spezielle Herstellung, in Apotheken zu erfragen).

und Sanddorn- oder Hagebuttenkonzentrat, z. B. gekühlte Milchgetränke mit Sanddornkonzentrat, gekühlte Quark-Frischobst-Zubereitungen, leichte Vollgetreideflockenmüsli.

Mundschleimhautentzündung (Stomatitis)

Von den verschiedenen Formen der Mundschleimhautentzündung ist die – fast stets bei Rauchern vorhandene – oberflächlich verlaufende katarrhalische Form die leichteste. Sie kann Folge kranker Zähne, mangelnder Mundpflege oder durch Arzneimittel bedingt sein.
Von Viren hervorgerufen ist die aphthöse Mundschleimhautentzündung. Sie geht mit kleinen weiß-gelblichen Bläschen (Aphthen) einher, die sich auf der entzündeten Schleimhaut von Zunge, Lippen, Wangen und Zahnfleisch bilden und Schmerzen verursachen. Speichelfluß, Kieferdrüsenschwellung und Fieber können den Ausschlag begleiten.
Eine weitere, ebenfalls virusbedingte Mundschleimhautentzündung ist der Lippenherpes, auch ein Bläschenausschlag. Die Bläschen können jahrelang an der gleichen Stelle erscheinen. Es gibt keine Immunität. Ihre Bildung wird durch Fieber, Sonnenstrahlen, Erschöpfungszustände, Vitaminmangel, Menstruation und nervöse Einflüsse gefördert. Auch sind die schmerzhaften Bläschen gelegentlich Vorläufer oder Begleiterscheinung von Erkältungskrankheiten, Magen-Darm-Störungen u. a.

Pfl. Bei allen Stomatitis-Formen Mundspülen mit Zinnkraut-, Kamillen- und Salbei-Aufgüssen.
Zur Steigerung körpereigener Abwehrkräfte Kegelblume: Echinatruw®intern/extern, Echinacin®.

Hom. Acidum nitricum D6, 3 × 1 Tbl., Mundfäule, Aphthen auch am Zahnfleisch, Bläschenbildung an den Lippen.
– Mercurius corrosivus D6, 3 × 1 Tabl., Brennen der Mundschleimhaut, die Zunge ist geschwollen mit Zahneindrücken.

Biol. Medik.: Salviathymol® auf Wattestäbchen geben und befallene Stellen damit 2 × täglich betupfen. Vitamin B12-Injektionen. Mulsal®. Bei Mundfäule HOT.

Diät. Einige Tage nur frisch gepreßten Karottensaft mit Zusatz von flüssiger Frischsahne, Vollgetreideschleime mit Zusatz von Heidelbeerkonzentrat, ungezuckerte Heidelbeeren (evtl. auch Tiefkühlware), gekühlte Milchgetränke mit Sanddorn-Konzentrat. Anschließend Vollwert-Ordnungsnahrung.

Muskelrheumatismus (Myositis rheumatica)

Rheumatismus ist keine bestimmte Krankheit, sondern ein Sammelbegriff für verschiedene schmerzhafte Krankheiten des Bewegungsapparates. Der Muskelrheumatismus steht nach den Gelenkerkrankungen an zweiter Stelle. Hier liegen teils entzündliche, teils degenerative Prozesse zugrunde. Befallen sind die Muskelsehnen und -fasern, das Bindegewebe, das Fettgewebe, die Schleimbeutel. Auslösend für die Erkrankung sind erbliche Disposition, Infektionen, chronische Eiterherde, Witterungseinflüsse (Kälte, Nässe, Zugluft), Lebensalter, Verschleiß, Stoffwechselschlacken, Fehlernährung u. a. Die weitverbreitete Krankheit verläuft in Schüben, meist fieberlos. Sie zeichnet sich durch schmerzhafte Steifigkeit bestimmter Muskelpartien mit Bewegungseinschränkung aus. Neben dem rheumatischen Hartspann (Verhärtung einzelner Muskeln, die auf Druck schmerzhaft ist) können auch knötchenartige Anschwellungen von Muskelfasern, sog. Myogelosen, beobachtet werden.

Nat. → *Gelenkrheumatismus*.
Im Bereich Rücken und Schultern wirken am schnellsten die Schröpftherapie-Verfahren und *Baunscheidt*. Auch Dauerbrause, *Stanger*-Bad und Vierzellenbad wirken günstig.

Pfl. → Gelenkrheumatismus.

Hom. Acidum formicicum D12, als Injektion.
– Aconitum D4, stündlich bis 3 × täglich 5–10 Tr., bei akuter Form, akut einschießende Schmerzen mit Herzklopfen, die Haut ist heiß und trocken.
– Bryonia D2, zweistündlich, stechender Schmerz bei jeder Bewegung, oft geschwollene Muskeln, Verschlimmerung durch Bewegung, Besserung im Liegen auf der linken Seite.
– Dulcamara D3, zweistündlich, akute Erkrankung nach Durchnässung, Besserung durch lokale Wärme.
– Rhus toxicodendron D6, zweistündlich nach Überanstrengung. Durchnässung, Besserung durch Bewegung, Verschlimmerung nachts, große Unruhe.
– Mercurius solubilis D6, 4–5 × täglich 5–10 Tr., starkes nächtliches Schwitzen, das nicht erleichtert, besonders bei Infekten.

Biol. Neuraltherapie. Akupunktur. Herdsuche mit EAV. Eigenblut (Serie).

Medik.: Cefarheumin® und Cefanalgin® Tr.
Versuch mit Auflegen von Kytta-Plasma® auf besonders schmerzhafte Muskelpartie.

Diät. Zur Einleitung der Behandlung vegetabile Vollrohkost oder Molkefasten + Frischpflanzensäfte aus Löwenzahn und Brennessel. Anschließend laktovegetabile Vollwert-Ordnungsnahrung mit reichlich vegetabiler Frischkost und geringem Gehalt an Salz bzw. Natrium. Wiederholt eingeschaltete Perioden mit Saftfasten, Molkefasten oder vegetabiler Vollrohkost.

Myom → Gebärmuttergeschwulst

Nachtschweiße (Hyperhidrosis nocturna)

Auch → Schweißneigung

Krankheiten führen häufig nachts zu verstärkter Schweißbildung: Bronchitis, Herzkrankheiten, Rheumatismus, Basedow (→ *Schilddrüsenüberfunktion*), vegetative Dystonie (→ *Nervosität*), Entzündungsherde wie Zähne, Kieferhöhlen, Mandeln u. a. Auch fortdauernder Streß läßt nachts schwitzen. Früher waren Nachtschweiße gefürchtet, weil sich oft eine Tuberkulose dadurch ankündigte. Diese Erkrankung hat zum Glück sowohl ihre Häufigkeit wie auch ihre Gefährlichkeit durch die modernen Behandlungsmöglichkeiten eingebüßt.
Zu wenig beachtet wird, daß auch äußere Umstände für Nachtschweiße verantwortlich zu machen sind. Hier sind zu nennen Bett- und Nachtwäsche aus Kunststoffen oder mit hohem Kunst-

stoffanteil sowie überwärmte und zu wenig gelüftete Zimmer.

Nat. Nach Infektionen: Kaltwaschungen, jeweils bei Schweißausbruch.
Abends *Schlenz*-Bad.
Schiele-Fußbadeserie.
Bei Nervosität: *Kneipp*sche Maßnahmen.

Pfl. → *Schweißneigung.*

Hom. Jaborandi D4, 3 × 10 Tr., bei nervösen Menschen und bei Wechseljahrbeschwerden.
– Lachesis D10, tägl. 1 Tabl., in den Wechseljahren.
– Phosphor D12, 2 × 1 Tabl., allgemeine Erschöpfung, schlanke, blonde, nervöse Menschen.
– Mercurius solubilis D6, 3 × 1 Tabl. bzw. 3 × 10 Tr., Infekte mit Nachtschweißen, welche nicht erleichtern, Frostschauer.
– Salvia D3, 3 × 5–10 Tr.
– Silicea D6, 3 × 1 Tabl., sauer riechende Nachtschweiße, stinkender Fußschweiß.
– Sambucus nigra D6, 3 × 5–10 Tr., Nachtschweiß als Begleitung von Krankheiten. Verschlimmerung um Mitternacht, große Mattigkeit, auch in den Wechseljahren bewährt.
– Aconitum D6, 3 × 1 Tabl., bei Nervosität und Herzstolpern.

Biol. Bei Nervosität: Akupunktur, Eigenblut-Serie.

Nächtlicher Harnabgang
→ Bettnässen

Nagelbetteiterung (Panaritium parunguale, Paronychie)

Die Nagelbettentzündung (Nagelgeschwür, Umlauf) entsteht durch Eitererreger. Diese dringen über kleine Hautrisse und Schrunden in das Gewebe ein. Die Infektion verläuft entlang dem Nagelrand und erfaßt das Nagelbett. Dieses rötet sich und schwillt an. Es kommt unter Schmerzen zur Eiterbildung. Für den Abfluß des Eiters muß gesorgt werden, wenn er sich nicht spontan entleert. In besonderen Fällen muß der Nagel entfernt werden. Dringen die Eitererreger infolge unzureichender Behandlung tiefer in das Unterhautzellgewebe ein, können Knochen, Sehnen und Sehnenscheiden infiziert werden.

Nat. Akut: Heiße Fingerbäder, zweimal täglich 15 Minuten, in Kernseifenlauge (so heiß, daß man anfänglich die Finger nur eintippen kann).
Darmeinlauf abends.

Pfl. Äußerlich: heiße Finger- oder Zehenbäder mit Kamille. Mullauflage mit Bockshornkleesamen, eine kleine Menge zu einem Brei aufkochen und heiß anwenden (das gleiche mit Leinsamen). Calendula-Salbe DHU (Ringelblume), Echinacin®-Salbe, Conium-Salbe DHU (Schierling).

Hom. Myristica sebifera D4, akut: stündl. 1 Tabl. (»das homöopathische Messer« beim Panaritium).
– Hepar sulfuris D4, stündl. 1 Tabl., ähnliche Wirkung.
– Silicea D12, bei chronischen Eiterungen mit Knochenbeteiligung, 2 × 1 Tabl.
– *Komplexmittel*: Traumeel® Tr. oder Tabl.

Nagelwachstumsstörungen

Nagelwachstumsstörungen haben mannigfaltige Gründe und führen zu ebenso vielen Ausprägungsformen (Nagelverlust, -deformation, -verfärbung, Furchen- und Rillenbildung, Brüchigkeit u. a.). Angeborene Wachstumsstörungen lassen sich nur schwer beeinflussen. Die erworbenen Wachstumsstörungen sind auf lokale Ursachen wie Verletzungen, oder auf innere und Hautkrankheiten zurückzuführen. Letzten Endes sind Nägel Teile des Gesamtorganismus und spiegeln dessen Verfassung wider.

Zu den lokalen Ursachen gehören falsche und unzulängliche Nagelpflege und, was die Zehen anbetrifft, nicht passendes, einengendes Schuhwerk. Zur Abhebung der Nägel, zur Aufsplitterung und Spaltung, vor allem der Fingernägel, kann es durch übermäßigen Gebrauch von Wasser, Seife, Netzmitteln (Detergentien), fettlöslichen Flüssigkeiten, ferner durch Kosmetika, Nagellack und Nagellackentferner kommen. Auch können Warzen, Hautmale und andere Unebenheiten der Haut einen wachstumshemmenden Druck auf das Nagelbett ausüben.

Dazu kommen ursächlich Nagelbettentzündungen (Panaritium), Pilzbefall, Nagelflechte, Ekzeme und andere Hauterkrankungen.

Von den inneren Krankheiten werden in erster Linie die Überfunktion der Schilddrüse genannt. Ferner Vitaminmangel, Ernährungs-, Stoffwechsel- und Zirkulationsstörungen sowie allergische Reaktionen (z. B. Formaldehyd und Harze in Möbeln, Polituren und Kleidungsstücken).

Pfl. Zur unterstützenden Behandlung → *Nagelbettentzündung.*
Kytta-Nagelsalbe® auf Beinwell-Basis.

Biol. Rillen, Splitter, Kerben im Nagel deuten auf funktionelle Schwächen von Leber, Magen, Darm, in der Blutbildung und/oder auf ein Mineral-Vitamin-Stoffwechselstörung hin.
Medik.: Gelacet comp.®; Kieselsäure, z. B. als Sklerosol®.

Narbenschmerzen

Narben sind bindegewebig umgewandeltes, geschrumpftes, derb und unelastisch gewordenes Granulationsgewebe. Dieses ist im ersten Stadium ein gefäßreiches, daher gerötetes Gewebe, das sich bei der Wundheilung bildet und später zur charakteristischen Narbe wird.

Eine Narbe ist ein Ersatzgewebe. Es kann den Zustand vor dem Entstehen des Geschwürs, des Furunkels, vor der Verletzung, Verbrennung, Verätzung oder vor der Operation nicht mehr herbeiführen. Auch die Nervenbahnen sind unterbrochen. So kommt es nicht selten zu Wulst- und Strangbildungen, zu Verwachsungen und bei Operationsnarben am Leib infolge Überdehnung zu Narbenbrüchen (hier muß erneut, soweit möglich, chirurgisch eingegriffen werden). Viele Narben sind mit Mißempfindungen oder Schmerzen verbunden (Narbenstörfeld).

Nat. Massage mit Rizinusöl auf der Narbe.

Pfl. Äußerlich Beinwell in Form von Kytta-Plasma® (Umschlagpaste), Kytta-Salbe® oder die Beinwell-Kombination A-Salbe Fink®. Calendula-Salbe

DHU (Ringelblume); Venoplant®-compositum-Salbe (Roßkastanie).

Hom. Graphites D6, 3 × 1 Tabl., über Wochen gegeben, erweicht das Narbengewebe.

Biol. Neuraltherapie. Bei Gallenblasen-Operationsnarbenschmerzen ist auch Chirotherapie angezeigt. Kantharidenpflaster über die Narbe. Narbenunterspritzen mit Traumeel®. *Medik.:* Biolyt-Creme® (Fa. Biolyt GmbH, Mogadino/Schweiz).

Nasenbluten (Epistaxis)

Nasenbluten ist meist auf lokale Verletzungen durch Schlag oder Fall oder auf einen Fremdkörper in der Nase zurückzuführen. Bei vielen Menschen bildet sich ein feines Venengeflecht in der Nasenschleimhaut, die dem Nasenbein und dessen knorpeliger Verlängerung anliegt. Durch kräftiges Schneuzen kann so Nasenbluten ausgelöst werden. Weitere Ursachen sind Bluthochdruck, Nieren- und Herzkrankheiten, Geschwüre in der Nase, Leukämie, Bluterkrankheit und andere Allgemeinerkrankungen. Hier ist Nasenbluten manchmal das erste Symptom.

Nat. Infektabwehr stärken mit *Kneipp*schen Maßnahmen und Reibesitzbädern. *Baunscheidt* am Rücken. Auch → *Nasennebenhöhlenerkrankungen.*

Pfl. In banalen Fällen und zur Unterstützung anderer Maßnahmen Tamponade mit Hametum®-Extrakt (Hamamelis) unverdünnt oder mit Schafgarbe als Millefolium-Pentarkan (1 : 1 verdünnt).

Innerlich in kurzen Abständen Hametum®-Extrakt oder Senecion®.

Hom. Natrium nitricum D3, 3 × 5 Tr., sehr bewährt bei jeder Art von Nasenbluten.
– Arnica D12 und
– Secale D10, Blutungen beim Schneuzen, besonders bei alten Leuten.
– Hamamelis D2, alle 10 Minuten, wirkt bei akuten Blutungen, evtl. ein Tampon mit Urtinktur in die Nase einlegen.
– *Komplexmittel*: Cinnamomum-Homaccord®, alle 10 Minuten 10 Tr. auf die Zunge.

Biol. *Medik.:* Trillium Spezial®, Sanguinaria Tinktur oder Hydrastis Tinktur jeweils 5,0, mit Glyzerin 95,0 mischen. 2 × wöchentlich Nase pinseln.

Diät. Vollwert-Ordnungsnahrung mit möglichst großem Anteil vegetabiler Frischkost, reichlich Vitamin C aus frischen Zitronen, frischen Orangen, Sanddorn- oder Hagebuttenkonzentrat.

Nasennebenhöhlenentzündung (Sinusitis)

Von der Nasenhöhle aus wächst beim Menschen in den ersten Lebensjahren Schleimhaut in die Nachbarknochen hinein und baut diese ab. Auf solche Weise entstehen die Nebenhöhlen (lat. *sinus*, Höhle). Sie sind luftgefüllt und bleiben durch feine Kanäle ständig mit der Nase in Verbindung. Es gibt Stirn-, Kiefer- und Keilbeinhöhlen sowie die Siebbeinzellen. Durch die Höhlen verringert sich – relativ – das Gewicht des Schädels. Mit der Nasenhöhle, dem Mund- und Rachenraum ergibt sich so

der Schallraum für die Stimme und ihre individuelle Tonfärbung.
Entzündungen der Nebenhöhlen gehen von Viren und bakteriellen Eitererregern aus. Stirn- und Kieferhöhlen sind vorwiegend betroffen. Auslösend wirken meist chronischer Schnupfen, Grippe, Mandelentzündung, Zahnabszesse, Polypen, allergische Schleimhautentzündungen u. a. Krankheitszeichen sind Verstopfung der Nase mit Schleim und Eiter (die im Liegen auch in den Rachen abfließen), Kopfschmerzen, Fieber, allgemeines Krankheitsgefühl, Zahnschmerzen (bei Kieferhöhlenentzündung), Schwindel, Schmerzen über den Augen (bei Stirnhöhlenentzündung), Lichtempfindlichkeit u. a.
Chronische Entzündungen, namentlich in den Kieferhöhlen, können unbemerkt verlaufen. Es kann dann auch zu Eiterbildung (Empyem) kommen. Oftmals werden solche Vorgänge erst bei einer »Herdsuche« (Suche nach Eiterherden) entdeckt, manchmal auch rein zufällig bei aus anderen Anlässen vorgenommenen Röntgenuntersuchungen.

Nat. Kopfdampfbäder mit Käsepappel, Zinnkraut, Salbei, Meerrettich. Inhalationen wirken hier nicht so gut. *Schiele*-Fußbäder, *Schlenz*Bäder. Sauna, Thermalschwimmkuren, Meeresaufenthalte.
Kantharidenpflaster auf den Warzenfortsatz, Schröpfung der Schulter-Nakken-Zone, *Baunscheidt* am oberen Rücken.
Allergisch: Hochgebirgsterrainkuren.

Pfl. Inhalationen von Kamille- und Heublumendämpfen, Auflagen von Bockshornkleesamen. Innerlich zur Steigerung körpereigener Abwehr Kegelblume: Echinacin®, ferner auf Eupatorium-Basis: Resplant®.

Hom. Kalium bichromicum D4, 3 × 1 Gabe, blutige Sekrete.
– Pulsatilla D8, 3 × 5–10 Tr., schleimigeitriger gelber Ausfluß, nicht ätzend, Besserung an frischer Luft, Geruchsverlust.
– Cinnabaris D4, 3 × 1 Tabl., bei chronischen Nasennebenhöhlenentzündungen.
– Silicea D12, 2 × 1 Tabl., chronisch therapieresistente eitrige Sinusitiden, Hinterkopfschmerz.
– Luffa D6, 3 × 1 Tabl. mehr allgemeine Formen, die Nebenhöhlenschleimhäute sind schlecht durchblutet.
– Hepar sulfuris D12, 2 × 1 Tabl., chronische Nebenhöhlenentzündung und Eiterung, kälte- und berührungsempfindlich, Besserung durch Wärme, dies Mittel ist gut mit Cinnabaris im Wechsel zu geben.
– Arsenicum album D12, bei viel Schnupfen und Niesreiz; zu Beginn genommen, wenn der Rachen heiß und trocken ist, verhindert es oft einen aufkommenden Schnupfen.
– Cepa D12, 3 × 5–10 Tr., wäßrige, wundmachende und mit Tränenfluß verbundene Sekrete, Verschlimmerung durch Wärme, Besserung an frischer Luft.
– Natrium muriaticum D12, 2 × 10 Tr., trockene Nase, wäßriger Schnupfen, Geruchsverlust.

Bei chronischen Formen mehrere Spritzen mit Acidum formicicum D12, subkutan.

Biol. Neuraltherapie der Nasenräume und des Mundes. Sauerstoff-Therapieverfahren. EAV.
Symbioselenkung der Nase: → *Mandelentzündung*. Luffaschwämmchen-Kur.

Mit Rödlers Nasenreflexzonenöl 2 mal wöchentlich alle Nasengänge tief auspinseln.
Wenn eine Allergie die Ursache ist: Gegensensibilisierung.
Medik.: Normogan®, Luffa comp.®, Ermsech®.

Diät. Zeitweilig Saftfasten, Obstdiät oder vegetabile Vollrohkost.

Nebenhodenentzündung (Epididymitis)

In den Samenkanälchen der Hoden werden die Samenzellen gebildet. Diese Kanälchen vereinigen sich zu Ausführungsgängen, die in die den Hoden haubenförmig aufsitzenden Organe, die Nebenhoden, einmünden. Von hier setzen sie sich als Samenleiter fort, die durch die Bauchhöhle führen und in die Harnröhre gelangen.
Eine Entzündung der Nebenhoden entsteht im Gefolge einer Hodenentzündung oder bei Entzündungen der Blase, der Vorsteherdrüse oder der Harnröhre. Über das Blut kommen Infektionen wie Mumps, Typhus und Tuberkulose an die Nebenhoden. Früher war die häufigste Ursache der Tripper, eine Geschlechtskrankheit. Schließlich können auch Stoß und Schlag Anlaß für eine Entzündung sein.
Krankheitszeichen sind Anschwellung, Schmerzen und Fieber. Manchmal kommt es zu Eiterungen. Doppelseitige Nebenhodenentzündung kann infolge Verstopfung der Samenwege zu Sterilität führen.

Nat. Täglich abführen (Einläufe). Lokal: Lehmbäder 1 Stunde pro Tag oder Lehmpackungen (mehrmals täglich wechseln). Reibesitzbad.

Pfl. Kegelblume-Injektionen: Echinacin®-Ampullen.
Innerlich: Echinatruw®intern/extern; auf Eupatorium-Basis: Resplant® zur Steigerung der körpereigenen Abwehr.

Hom. Mercurius solubilis D6, 5×5–10 Tr., Hoden- und Nebenhodenentzündung mit Lymphknotenschwellung.
– Arnica D6, 3×10 Tr., Entzündung nach einer Verletzung.
– *Komplexmittel*: Apis Splx.; Echinacea-Ptk.

Biol. HOT.
Ein Suspensorium ist anzulegen. Wichtig: Im Liegen muß der Hodensack hochgelagert werden, z. B. auf kleinen Ball aus Watte.

Diät. Vegetabile Vollrohkost, ergänzt durch Zulage von ca. 300 g Kartoffeln, gedünstetem Gemüse und bis zu 1 Liter Diät-Kurmolke pro Tag. Salz- bzw. natriumarme Zubereitung.

Nervenentzündung (Neuritis)

Das Nervensystem besteht aus dem Zentralnervensystem mit Gehirn und Rückenmark und dem peripheren Nervensystem, das über die vom Rückenmark ausgehenden Nerven die einzelnen Muskeln und Organe des Körpers, die Peripherie also, versorgt (willkürliches Nervensystem). Hinzu kommt das autonome oder vegetative Nervensystem, das die Funktion der inneren Organe lenkt (Atmung, Herztätigkeit, Verdauung, Drüsen u. a.) und das dem Einfluß unseres Willens und unserem Bewußtsein entzogen ist (unwillkürliches Nervensystem).
Eine Nervenentzündung betrifft die pe-

ripheren Nerven. Die Ursachen können Infektionskrankeiten sein (Grippe, Diphtherie, Tuberkulose, Malaria u. a.), Verletzungen mit nachfolgendem Druck auf die Nerven, chronischer Alkoholismus, Stoffwechselkrankheiten (Gicht, Zuckerkrankheit, Rheumatismus u. a.), Arzneimittelmißbrauch, Mangelernährung, Gefäßkrankheiten, Vergiftungen durch Schwermetalle (Blei, Arsen, Kupfer u. a.).
Folgen der Entzündung sind je nach dem befallenen Nervengebiet und dem Ausmaß der Erkrankung heftige Schmerzen (nachts stärker), Kribbeln, Brennen, Einschlafen der Glieder, Taubheitsgefühl, Herabsetzung der Sehnenreflexe, Muskelschwäche bis zur Lähmung.

Nat. *Akut*: Einlaufserie und Fasten. Schröpfung an der Nervenwurzelreflexzone. Chirotherapie. Lehmpackungen entlang des entzündlichen Nervs. *Chronisch: Schiele*-Fußbadekuren, *Baunscheidt* über dem schmerzenden Nerv, Kantharidenpflaster über dem zugehörigen Wirbelbereich.

Pfl. Äußerlich: Aconitysat®-Salbe, Conium-Salbe DHU (Schierling), Einreibungen mit Rosmarin-, Kalmus-, Wacholder-Spiritus.

Hom. Aconitum D3.
– Colocynthis D4, wenn die linke Körperseite stärker betroffen ist.
– Arsenicum D6, meist nachts, Kälte verschlimmert.
– Nux vomica D6, 3 × 1 Tabl., bei Alkoholmißbrauch.
– *Komplexmittel*: Ranunculus-Ptk., bei brennenden Schmerzen; Aconitum-Ptk., bei Fieber.

Biol. Neuraltherapie. EAV. Akupunktur mit Dauernadeln. Herdsuche.

Diät. Zeitweilig vegetabile Vollrohkost, dann Vollwert-Ordnungsnahrung.

Nervenschmerzen (Neuralgie)

Auch → Nervenentzündung

Nervenschmerzen treten anfallsweise oder andauernd als sog. Neuralgie im Ausbreitungsgebiet eines peripheren Empfindensnervs auf, ohne entzündliche Grundlage. Die Ursache ist nicht feststellbar. Es werden genannt mechanische Überbeanspruchung bestimmter Muskel- und Nervenpartien, Druck auf die Nerven, Narben, Stoffwechsel- und Infektionskrankheiten, chronische Eiterungen der Mandeln und Zähne, Gifte, Alkohol, Nervenleiden u. a. Die Wechseljahre der Frau scheinen besonders bevorzugt zu sein.
Am häufigsten betroffen sind die Nerven des Gesichts (Trigeminusneuralgie), die Nerven zwischen den Rippen (Interkostalneuralgie) und der Beinnerv (→ *Ischias*). Die Schmerzen sind von verschiedener Art und Stärke. Meist sind sie brennend, stechend und reißend, treten blitzartig auf, anfallsweise, dauern Minuten, aber auch Stunden, Tage oder länger. Oft werden, auch in schmerzfreien Stadien, druckschmerzhafte Punkte an der Hautoberfläche gefunden, die den Austrittstellen der Nerven entsprechen.

Nat. *Schiele*-Fußbadekur. Schröpfung, Kantharidenpflaster über dem zugehörigen Wirbel. Vierzellenbad.

Pfl. → *Nervenentzündung*.

Hom. Aconitum D6, je nach Bedarf halbstündlich bis 3 × täglich 5–10 Tr.,

akute Erkältung, plötzlich auftretende Schmerzen, Unruhe, Angst, trockenes Fieber, Verschlimmerung nachts.
– Belladonna D6, je nach Bedarf halbstündlich bis 3 × täglich 5–10 Tr., akute Neuralgie mit hochrotem, gestautem Gesicht, Kopfschmerzen, sehr berührungsempfindlich.
– Gelsemium D6, Migräne mit Hinterkopfschmerzen, Trigeminusneuralgie, Grippe mit Hirnhautreizung und Benommenheit, Fieber ohne Durst.
– Magnesium phosphoricum D6, 3 × 5 Tr., regelmäßig nachts auftretende Neuralgien, Ischias, wechselt oft die Stelle, Besserung durch Wärme und durch Druck.
– Spigelia D6, 3 × 5 Tr., linksseitig, besonders Trigeminusneuralgie im Bereich Auge/Schläfe, Migräne periodisch auftretend, einschießend stechender Schmerz, Verschlimmerung tagsüber bei Wetterwechsel und Bewegung.
– Colocynthis D6, auch linksseitig bei Gicht- und Rheumaneigung, einschießende Schmerzen, Besserung durch Wärme und Ruhe, Verschlimmerung nachmittags und abends.
– Arsenicum album D10, 2 × 5–10 Tr., brennender Schmerz, Schwäche, Unruhe, Angst, Pelzigkeitsgefühl im Bereich der Neuralgie, Verschlimmerung um Mitternacht und durch Kälte.

Biol. Akupunktur. EAV. Herdsuche.
Medik.: Horvi Schlangengift-Therapie. Neuralgietropfen (Cosmochema)®.

Diät. Vollwert-Ordnungsnahrung. Bei vorhandenem Diabetes (Neuralgien häufiger mit Diabetes verbunden) Vollwert-Ordnungsnahrung in Ableitung für Diabetes.

Nervosität

Es wird von nervösen Beschwerden des Herzens, des Magens, der Blase und anderer Organe gesprochen. Auch Fälle von Unruhe, Erschöpfung, Schlaflosigkeit, Appetitmangel, Durchfall, Schwächezustände u. a. werden auf Nervosität zurückgeführt. Unter diesem Begriff versteht man alle funktionellen (nicht organbedingten) Störungen, die, vom Nervensystem ausgehend, körperliche Beschwerden hervorrufen. Oft ist Nervosität auch eine Ausflucht für Ungezogenheit und Unbeherrschtheit.
Nervosität ist nicht nur Ausdruck unserer Zeit, sie gehört seit je zum Menschen, zur Fehleinschätzung seines Lebens, seiner Ichbezogenheit, seines Geltungstriebes, seines Gewinnstrebens, seiner Genußsucht, seiner Ruhelosigkeit. Falsche Ernährung, Krankheiten, unbewältigtes Leid, Angst, Kummer, Enttäuschung, u. a. tun das ihre, um die Harmonie zwischen Körper und Seele zu stören.
In diesen Zusammenhang gehört auch der Begriff der »vegetativen Dystonie«. Er deckt sich im manchem mit dem der Nervosität, doch hat er eine andere Basis. Mit dem Willen, mit der Einsicht in das Geschehen ist die vegetative Dystonie nicht so beherrschbar wie die Nervosität. Die vegetative Dystonie ist ein Zustand, der deutlich körperliche Züge trägt. Er ist von längerer Dauer. Aber auch hier handelt es sich weitgehend um eine Fehlregulation im vegetativen Nervensystem ohne nachweisbare Organschädigung, auch hier die Störung im Gleichgewicht, der Ausgewogenheit, einmal zur Verspannung, einmal zur Erschlaffung. Kreislaufstörungen, Herzklopfen, Blutdruckerhöhung und -erniedrigung, Kopfschmerzen, Schwindel, Schlaflosigkeit, Schweiß-

neigung, Magen-Darm-Störungen, hormonale (z. T. auch Schilddrüse) und allgemeine nervöse Beschwerden mannigfaltiger Art prägen das Bild. Auch die nicht seelisch bedingte Form mit Muskelzittern bis hin zum Tic gehört dazu.

Nat. *Schulkinder*: Meist chronische Infekte oder Familienprobleme. Abhärtung. Infekttherapie.
Pubertät: Larvierte (verschleierte) Depressionen möglich. Reibesitzbad. Bewegungstraining, verschiedene Massagearten.
Reaktive Depression: Bewegungstraining. Eigenblutpotenzierungsverfahren. Reibesitzbäder, Sauna.
Manager- und Klimakteriumsnervosität: Bei Vollblütigen Aderlässe, Schröpfungen der Organzonen und der Depressionszone. Massagen wie oben angegeben. Absteigende Bäder, Bade-Terrain-Kuren.

Pfl. Herz- und Kreislaufstörungen, zu niedriger Blutdruck (Weißdorn, Maiglöckchen): Angioton®; hoher Blutdruck, Schwindel (Mistel): Viscratyl®, Viscysat®; Erregungszustände, Schlafstörungen (Hafer, Baldrian): Plantival®, Requiesan®; depressive Zustände (Johanniskraut): Hyperforat®; Schweißneigung (Salbei): Salvysat®; nervöser Magen (Tausendgüldenkraut): Gastroplant®; Blasenschwäche (Wegerich, Zinnkraut): Enuroplant®; klimakterische Unruhe, Reizbarkeit (Wanzenkraut): Remifemin®; Angstzustände: Euvegal®; latente Schilddrüsenbeteiligung (Wolfsfuß): Thyreogutt®, Mutellon®. *Äußerlich:* Bäder mit Baldrian, Melisse, Rosmarin, Einreibungen mit Rosmarin-, Kalmus-, Wacholderspiritus und Franzbranntwein.

Hom. Ignatia D6, 4 × täglich 5 Tr., meist mit neurotischer Fehlhaltung, vorwiegend Frauen.
– Kalium phosphoricum D6, 3–4 × 1 Tabl., Erregung wechselt mit Niedergeschlagenheit; auch bei nervösen Durchfällen.
– Lycopus D3, 4 × täglich 5 Tr., bei Überfunktion der Schilddrüse mit Angst und Herzklopfen.
– Coffea D12, bei abendlicher und nächtlicher Unruhe mit Schlaflosigkeit.
– *Komplexmittel*: Cimicifuga-Ptk., bei klimakterischer Unruhe.

Biol. Geeignet in jedem Lebensalter: Akupunktur, Akupressur.
Medik.: Solcosplen®.
Magere Personen: Vitorgantherapie.

Nesselsucht → Hautausschlag, → Allergie

Netzhautblutung (Retinitis haemorrhagica)

Netzhautblutungen sind immer ein Alarmzeichen. Sie werden begleitet von Kopfschmerzen, Schwindel, Kraftlosigkeit und Schläfrigkeit, Appetitlosigkeit, z. T. Depression und zunehmenden Sehstörungen und Sehschwäche. Meist deutet die Blutung auf andere Erkrankungen hin: Zuckerkrankheit, Bluthochdruck, Nieren und Blutkrankheiten. Auch heftiges Schwangerschaftserbrechen kann u. U. zu einer Netzhautblutung führen. Hier kann die Blutung eine schwere Komplikation der Schwangerschaft aufdecken.

Pfl. Zur Unterstützung der Behandlung Roßkastanien-Präparate: anfänglich Venoplant®-Ampullen, anschließend Venoplant® retard.

Hom. Lachesis D10, 2×1 Tabl., bei starker Hitzeempfindlichkeit.
– Hamamelis D4 – das Mittel gegen Blutungen.

Biol. Bei vollblütigen Patienten oder bei Bluthochdruck Aderlaß, ggf. mehrfach.
Medik.: Dojodigt®, Conjunctisan A® Augentropfen.

Diät. Vollwert-Ordnungsnahrung in Ableitung für Arteriosklerose, ggf. in Kombination mit Ableitung für Diabetes und/oder Bluthochdruck. Evtl. zeitweilig vegetabile Vollrohkost.

| **Neuralgie** → Nervenschmerzen

| **Nierenbeckenentzündung (Pyelitis)**

Auch → Nierenentzündung

Die Nierenbeckenentzündung ist die häufigste Nierenerkrankung. Es handelt sich um eine akute, häufig beidseitige, eitrige, bakterielle Infektion, die meist auch das umgebende Nierengewebe erfaßt (Pyelonephritis). Gewöhnlich ist die Infektion aufsteigend (über Harnröhre, Blase und Harnleiter). Absteigend heißt, die Keime gelangen auf dem Blutwege durch die Niere ins Nierenbecken (Koli-, Typhus-, Tuberkulosebakterien). Harnabflußhindernisse erhöhen die Infektionsgefahr. Besonders gefährdet sind Schwangere und Zuckerkranke.
Die Krankheit kann symptomarm verlaufen, oder sie setzt plötzlich ein mit Schüttelfrost, Fieber, Übelkeit, Erbrechen, Schmerzen in der Nierengegend, Beschwerden beim Wasserlassen, trübem, ggf. eitrigem Urin.
Eine chronische Nierenbeckenentzündung kann sich über viele Jahre hinziehen. Schließlich entstehen dadurch schwere Nierenschädigungen und schwer beeinflußbarer Bluthochdruck.

Nat. Vorbemerkung: Es ist besser, eine Nierenbeckenentzündung mit Antibiotika zu behandeln.
Als Begleittherapie oder in chronisch rezidivierenden Fällen kommen folgende Maßnahmen zur Anwendung: Bettruhe, Einlaufserie, Rumpfwickel oder Unteraufschläger als Stauwickel. Schröpfung der Nierenzone. Zinnsitzbäder, Zinnkrautgesäßdämpfe. *Schiele*-Fußbadeserie. Lokal heiße Kartoffel-Heublumen-Auflagen auf die Nierenlager.
Chronisch wiederkehrend: Badekur in La Prest le Bain.

Pfl. →*Nierenentzündung*: ergänzend hierzu abführende Mittel bei evtl. Verstopfung: Laxiplant®, Agiolax® (beide Senna und Flohsamen), Laxysat® (Kreuzdorn und Aloe).

Hom. Aconitum D4, 50 Tr. auf 1 Tasse Wasser, viertelstündlich 1 Teel., akute Entzündung mit Fieber, verursacht durch Kälte, häufiger Drang mit Schmerzen.
– Belladonna D6, bei Schweißausbruch, Dosierung wie Aconitum.
– Cantharis D6, halbstündlich bis 3× täglich 5–10 Tr., starkes Brennen, Blasenkrämpfe, heftiger Harndrang, Verschlimmerung beim Wasserlassen; evtl. im Wechsel mit
– Mercurius solubilis corrosivus, zweistündlich, bei Blasen- und Darmkrämpfen, Neigung zu geschwollenen Lymphknoten.
– Dulcamara D3, stündlich nach Durchnässung mit Krämpfen und viel Schweiß.
– Pareira brava D4, stdl. 5–10 Tr.,

Schmerzen in der Eichel und in der Harnröhre, ständiger Harndrang, der Urin ist dunkel und blutig.

Biol. Medik.: Subkutaninjektionen von Nierenkomplex-Homöopathika ins Segment, z. B. Juniperus injektopas®. Als Tropfen: Cystitis complex Speemann®, Cefasabal® und Cefanephrin®, Phönix Solidago®.

Diät. Zeitweilig vegetabile Vollrohkost oder Schaukeldiät, sonst Vollwert-Ordnungsnahrung mit Flüssigkeitsaufnahme, die reichlich Harn erzeugt.

Nierenentzündung (Nephritis)

Die Nieren mit den Nierenkelchen und dem Nierenbecken sind Teil der Harnorgane, zu denen noch die Harnleiter, die Harnblase und die Harnröhre gehören. Zur Harnbereitung in den Nieren werden täglich etwa 150 Liter Blut filtriert. Ihre Aufgabe besteht darin, mit dem Harn Stoffwechselschlacken, Gifte und Medikamente auszuscheiden, den Wasserhaushalt zu regulieren, das Säure-Basen-Gleichgewicht aufrechtzuerhalten und andere chemisch-physikalische Prozesse zu steuern.

Die Nieren sind umhüllt von der Nierenkapsel. Es folgt nach innen zu die Nierenrinde mit feinsten Gefäßknäueln (Glomeruli) als Ort der Filtration und das Nierenmark mit den sog. Markpyramiden, aus denen der Harn austritt in die Nierenkelche und weiter in das Nierenbecken. Von hier aus fließt er durch die Harnleiter in die Harnblase und wird durch die Harnröhre nach außen entleert.

Nierenentzündung ist eine schwere Erkrankung. Im akuten Fall sind die Glomeruli betroffen. Man nennt diese Entzündung deshalb auch *Glomerulonephritis*. Als chronische Nephritis wird ein unausgeheilter Zustand bezeichnet. Erreger der Entzündung sind Eiterbakterien (ausgehend von Mandelentzündung, Scharlach, Diphtherie, anderen Eiterherden). Symptome der Erkrankung sind dunkler Urin (mit roten Blutkörperchen und hohem Eiweißanteil), Lidschwellung und andere Wasseransammlungen im Körpergewebe als Ausdruck der mangelnden Nierenfunktion. Der Blutdruck steigt erheblich an. Schließlich kann es zu Erbrechen, Sehstörungen und zu Bewußtlosigkeit kommen. Harnvergiftung (Urämie) ist unmittelbare Folge eines totalen Nierenversagens.

Nat. → *Nierenbeckenentzündung*.

Pfl. Zur reizlosen Steigerung der Nierensekretion Goldrute: Solidago Dr. Klein®; als Harnantiseptikum: Uvalysat® (Bärentraubenblätter); zur Durchspülungstherapie: Tee (3–5 Tassen täglich) von Schachtelhalm, Birkenblättern, Bohnenschalen; entsprechende Fertigtees: Solubitrat®, Urologikum Fink, Kneipp® Nieren- und Blasen-Tee; zur Ausschwemmung von Ödemen: Cynosid®-compositum; bei drohender Herzschwäche Weißdorn-Strophanthin: Crataegutt®-Strophanthin Ampullen, anschließend Cor-myocrat®, Crataegutt®novo.

Hom. Bei fieberhaften Formen ist die Notwendigkeit einer Behandlung mit Antibiotika abzuklären.
– Lycopodium D4, 3 × täglich 1 Tabl., bei trockener Haut, gelblich verfärbt.
– Acidum benzoicum D3, 3 × täglich 1 Tabl., bei stark riechendem Urin und Schweißneigung.
– Solidago D2, 3 × täglich 8 Tr., bei Blasen-Nieren-Entzündung.

– *Komplexmittel*: Juniperus Oplx., Solidago-Ptk.

Biol. → *Nierenbeckenentzündung*. Zur Nachbehandlung: *Medik.*: Cefascillan® Tr.

Diät. Je nach ärztlich erhobenen Befunden spezielle Verordnungen bezüglich Zufuhr von Flüssigkeit, Eiweiß und Kochsalz erforderlich (besonders bei chronischen Nierenentzündungen in fortgeschrittenen Stadien).

Nierensteine (Nephrolithiasis)

Nierensteine bilden sich in den Nieren, auch in den Nierenbecken und in den Harnleitern. Überwiegend bestehen sie aus Mineralsalzen. Vorrangig unterscheidet man Kalziumoxalat- und Harnsäuresteine. In zweiter Linie findet man in den Steinen organische Anteile (Blutgerinnsel, abgestoßenes Gewebe u. a.).
Die Salzkonzentration im Harn ist hoch, und die Möglichkeit der Steinbildung wäre ebenfalls groß, wenn nicht Schutzmechanismen dagegen bestünden. Werden diese in ihrer Wirkung geschwächt durch Stoffwechselstörungen, Harnwegsinfektionen, Harnstau, mangelnde Nierendurchblutung, Krankheiten der Nebenschilddrüse u. a., so wird die Steinbildung begünstigt. Im einzelnen sind die Vorgänge nicht völlig geklärt.
Die Steinausfällungen können sehr klein sein (Nierengrieß, -sand), oder auch als sog. ›Kelchsteine‹ einige Zentimeter Durchmesser haben. Die Steine können glatt, rauh oder scharfkantig gezackt sein. Von ihrer Größe und Form hängt das Ausmaß der Beschwerden ab. Viele Steine sind »stumm«. Dumpfe Schmerzen und Koliken werden erst dann ausgelöst, wenn die Steine einen Nierenkelchabschnitt oder den Übergang vom Nierenbecken zum Harnleiter blockieren. Gelangen kleine Steine in den Harnleiter, so können sie dort sog. Harnleiterkoliken verursachen. Bei tiefsitzenden Harnleitersteinen kommt es unter schmerzstillenden Medikamenten oft zum Spontanabgang. Koliken sind äußerst schmerzhaft. Die Schmerzen strahlen weit aus und gehen mit Übelkeit, Erbrechen und wehenartigen Krämpfen einher. Durch die Einklemmung der Steine (Harnabflußstörung, Harninfektion, Verletzungen, Blutungen u. a.) wird die Niere selbst und ihre Funktion stark gefährdet. Gehen sie nicht spontan ab, bleibt die Operation meist das Mittel der Wahl. Bei Harnleitersteinen ist auch Entfernung durch sog. Schlingen über die Blase möglich.
In der Blase entstandene Steine nennt man Blasensteine.

Nat. Mobile, sich lösende, zum Abtreiben in die Blase geeignete Steine erfordern folgende Prinzipien: Entkrampfen und Durchspülen.
Schlenz-Bäder, Zinnsitzbäder, Zinnkrautgesäßdämpfe, Heublumensitzbad, *Schiele*-Fußbadeserie. Fußsohlenreflexzonenmassage.

Pfl. Reichlich Tee trinken, mindestens 2 l am Tag: Kneipp®Nieren- und Blasen-Tee, Blasen- und Nieren-Tee Stada®, Nieron®-Tee; zum Einnehmen färberrötehaltige Präparate: Urol®, Rubia Teep®, Uralyt®, Nieron®.
Gegen Schmerzen: Papaverysat® (Schlafmohn).

Hom. Rubia Urtinktur bis D3, 5–10 Tr., Hauptmittel bei Nierensteinen und Nierengrieß.

- Berberis D3, 3×10 Tr., Rheuma und harnsaure Diathese, Gallensteinneigung, heftig in den Rücken ausstrahlende Kolikschmerzen, die auch in die Beine ausstrahlen, Verschlimmerung durch Bewegung.
- Lycopodium D6, 3×10 Tr., Leberschwäche mit gelblich schmutziger Haut, der Grieß wird in großen Mengen ausgeschieden, Schmerz beim Wasserlassen, roter Urin, Besserung bei Bewegung.
- Juniperus D3, 3×5 Tr., regt die Nierensekretion an.
- Solidago D2, Nierenstein und Grieß, Druckschmerzhaftigkeit im Nierenlager.
- *Komplexmittel*: Zur Verhinderung neuer Steinbildung Rubia Splx., 3×10 Tr., auf 1 Tasse Wasser; Pascorenal® nach Dosierungsanleitung.

Biol. Neuraltherapie und Akupunktur sind geeignet für die Behandlung von durch Steine ausgelöste Nieren- und Harnleiterkoliken.
Nierenausguß- oder Beckensteine:
Medik.: Entzündungs- und Anbauhemmungs-Dauertherapie: z. B. Erbasit®, Renodoron®.

Diät. Vollwert-Ordnungsnahrung mit täglicher Flüssigkeitsaufnahme die reichlich Harn erzeugt. Auch am späten Abend (vor der Nachtruhe) Flüssigkeit aufnehmen, damit der Durchspüleffekt nicht unterbrochen wird. Bei Harnsäuresteinen aufgrund diagnostizierter Harnsäurestoffwechselstörungen oder Gicht purinarme Vollwert-Ordnungsnahrung in Ableitung für Harnsäurestoffwechselstörungen oder Gicht. Evtl. zeitweilig vegetabile Vollrohkost oder Molkefasten.

Nierenversagen, Niereninsuffizienz (Nephrose)

Auch → Nierenentzündung,
→ Nierenbeckenentzündung

Als ›akutes Nierenversagen‹ bezeichnet man den plötzlichen Ausfall der Nierenfunktion. Zeichen dieser verhältnismäßig seltenen, nicht entzündlichen Erkrankung ist die auffallend geringe Harnproduktion und damit die Anhäufung harnpflichtiger Stoffe im Blut (Urämie). Bei der langsam eintretenden Niereninsuffizienz wird das Gesicht blau, es treten Ödeme (Gesicht, Leib, Beine), hohe Blutfettwerte, Appetitlosigkeit, Erbrechen, Schläfrigkeit und, nicht immer, Ansteigen des Bluthochdrucks auf.
Als Ursachen für dieses Krankheitsbild kommen Schäden durch Gifte (Quecksilber, Arsen u. a.) und Arzneimittel in Frage, Blockade der Harnwege (Nierensteine usw.), Kreislaufschock durch Herzkrankheiten, Verletzungen und Operationen, Infektionskrankheiten (Grippe, Mandelentzündung, Diphtherie, Lungenentzündung), Nierenkrankheiten, ausgeprägter Flüssigkeitsmangel und Schwangerschaftskomplikationen.
Die Niereninsuffizienz kann nach Tagen und Wochen spontan ausheilen oder zu schweren lebensbedrohlichen Zuständen führen. Das Krankheitsbild ist vielgestaltig.
Die Niereninsuffizienz ist die klassische Indikation für den Anschluß an das sog. »Dialyseverfahren«. Dies kommt einer »Blutwäsche« gleich, in der die harnpflichtigen Substanzen über Apparaturen aus dem Blut entfernt werden. Diese Apparaturen übernehmen also die Nierenfunktion. Die

Verfahren sind nicht nur finanziell, sondern auch zeitlich sehr aufwendig, weil ein Patient zumeist zweimal in der Woche für mehrere Stunden angeschlossen werden muß.

Nat. *Schiele*-Dauertherapie.

Pfl. Anregung der Nierentätigkeit: Solidago Dr. Klein® (Goldrute); Ausschwemmung von Ödemen: Cynosid-®compositum (Hundswürger); Blutdruckregulierung falls erforderlich: Rauwoplant®, Raucolyt® (Rauwolfia); Kreislaufstützung akut: Crataegutt®-Strophanthin-Ampullen, anschließend Cor-myocrat®; Anregung der Darmtätigkeit: Agiolax®, Laxiplant® (Flohsamen, Senna).
Auch → *Nierenentzündung*.

Hom. Cantharis D6, je nach Stadium zweistündlich bis 3 × täglich, akute Nieren- und Blasenentzündung mit Blut im Urin, starkes Brennen und Blasenkrämpfe.
– Terebinthina D4, 3 × 10 Tr., nach Scharlach aufgetreten, bei Blut im Urin, Urin riecht nach Veilchen.
– Apis D3, 3 × 10 Tr., bei allergischer Ursache, bei der Neigung zu allergischen Hauterkrankungen, Ödeme in der Schwangerschaft (wenig Durst und wenig Urin). Wenn Apis bei diesen Symptomen versagt:
– Colchicum D3, dieselbe Dosierung, versuchen.
– Dulcamara D3, 3 × 10 Tr., nach Durchnässung, wenig Urin, der schwer abgeht.
– Mercurius solubilis corrosivus D8, 3 × 5–10 Tr., bei nephrotischer Tendenz.
– Phosphor D10, 2 × 10 Tr., Nephrose mit Herzschwäche.
– Solidago D3, 3 × 10–15 Tr., chronische Nierenerkrankung, Eiweiß im Urin, dunkler Harn.

– Plumbum D10, Blutdruck erhöht, blasser Hochdruck aufgrund einer Nierenschrumpfung, wenig Ödemneigung.
– Lachesis D10, unter die Haut injizieren, septisches Bild mit Blut im Urin.

Biol. HOT (Serie und Dauertherapie). Gegensensibilisierung. Symbioselenkung.

Diät. Spezielle ärztliche Verordnungen bezüglich Zufuhr von Flüssigkeit, Eiweiß und Kochsalz bzw. Natrium erforderlich. In fortgeschrittenen Stadien Kartoffel-Eiweiß-Diät mit extrem niedriger Eiweißzufuhr (20–25 g pro Tag).

Ohrgeräusche (Tinnitus aurium)

Auch → Arterienverkalkung

Ohrgeräusche (Ohrensausen, Ohrenklingen) sind weit verbreitet, vor allem bei älteren Menschen. Sie stellen keine Krankheit an sich dar. Zwar können auch Ohrschmalzpfröpfe eine ursächliche Rolle spielen, zumeist handelt es sich jedoch um die Folgen arteriosklerotischer Veränderungen im Gehirn (Zerebralsklerose) und/oder im Ohr selbst (Otosklerose). Auch der Blutdruck, sowohl der erhöhte wie der zu niedrige, kommt als Auslöser in Frage, ebenso wie Geschwülste der Hörnerven, Vergiftungen, Nervosität, starke Dauergeräusche, Blockierungen in der Halswirbelsäule, Kiefergelenksarthrose u. a.

Nat. Sehr niederfrequente Geräusche sind behandelbar: Schröpftherapie im Nacken. Kantharidenpflaster auf dem Felsenbein.

Pfl. Für die Basis- und Langzeittherapie im Falle arteriosklerotischer Veränderungen und bestimmender Blutdruckfaktoren siehe →*Arterienverkalkung*.

Hom. China D8, 3×5–10 Tr., Ohrensausen, Klingeln, Schwindel, Kopf wie gestaut, bei Erschöpfungszuständen.
– Causticum D10, 2×10 Tr., Brausen und Brennen in den Ohren, Wörter und Fußtritte hallen in den Ohren wider.
– Graphites D10, 2×5 Tr., hört besser bei Lärm (Maschinen- und Fahrzeuglärm).

Biol. Neuraltherapie. Chirotherapie, falls HWS-bedingt. Akupunktur. EAV. Ozontherapie. Gelegentlich noch besser wirkt die Oxyven-Therapie.
Medik.: Circulo-Injeel® in die Haut über dem Warzenfortsatz quaddeln.

Otitis → Mittelohrentzündung

Parkinsonsche Erkrankung
→ Schüttellähmung

Parotitis
→ Speicheldrüsenentzündung

Periodenstörungen
→ Menstruationsstörung

Pilzerkrankungen (Mykosen)

Pilze sind wie Bakterien allgegenwärtig. Es gibt Fadenpilze, Hefen, Schimmel-, Schlauchpilze u. a. Die Größe variiert von mikroskopisch kleinen Pilzen bis zu stattlichen Gewächsen (Speisepilze u. a.). Sie oder ihre Sporen (Träger der Vemehrung) leben im Wasser, in der Luft, im Boden, auf Gräsern, Bäumen und Sträuchern, auf und in Tieren und Menschen. Wie die Bakterien sind die Pilze im Haushalt der Natur außerordentlich nützlich. Sie sind aber auch Krankheitserreger. Gerade in unserer Zeit haben die Pilzerkrankungen beim Menschen stark zugenommen. Unzureichende persönliche Hygiene und freizügiger Verkehr unter der Bevölkerung der verschiedenen Erdteile haben die Ausbreitung der Mykosen wesentlich begünstigt.
Krankmachende Pilze befallen in erster Linie Haut (mit Nägeln und Haaren) und Schleimhäute (Mund, Genitalbereich und After). Doch sind Pilzkrankungen nicht nur ein Hautproblem. Viele innere Krankheiten (Lunge, Verdauungs- und Lymphsystem u. a.) stehen wahrscheinlich in einem Zusammenhang mit Pilzgruppen, insbesondere mit Hefepilzen. Besonders gefährdet sind dabei Zuckerkranke, schwer oder chronisch fieberhaft Erkrankte und alte Leute.
Im Grunde gibt es keine »harmlose« Pilzerkrankung. Selbst ein Fußpilz zwischen den Zehen einer werdenden Mutter kann die Geburtswege und damit das Neugeborene infizieren und lebensbedrohliche Komplikationen auslösen (z. T. tödliche Gehirn-, Herz- und Nierenmykosen). Ovulationshemmer (»die Pille«), Strumpfhosen und Intimsprays u. a. fördern die Ausbreitung von Pilzkrankungen im Genitalbereich der Frau. Die Voruntersuchung Schwangerer auf Pilzbefall hat deshalb ganz aktuelle Bedeutung erlangt.
Pilze sind sehr widerstands- und anpassungsfähig. Sie sind deshalb für eine Behandlung nur schwer zugänglich. Um so mehr ist jeder pilzverdächtigen Erkrankung größte Aufmerksamkeit zu schenken.

Nat. Allgemeine abwehrsteigernde Maßnahmen wie *Kneipp*sches Wassertreten, Barfußlaufen, Luft- und Sonnenbaden.
Der Sitz der Pilzerkrankung (Terrain) ist oft die Reflexzone für ein inneres Organ. Daher die Organmitbeteiligung und dessen Zusatzbehandlung erwägen.

Hom. Bei Mund- und Darmpilzerkrankungen:
– Sulfur D12, 2 × 1 Tabl.
– Thuja D12, 2 × 10 Tr.
– Mercurius cyanatus D6.
– Borax D6, jeweils 3 × 5 Tr., bei Mundfäule.

Biol. Bei Pilzbefall an Händen/Füßen: *Medik.:* Saluped® Hand- bzw. Fußbäder; Wecesan® Streupulver; Propulis®-Salbe.

Diät. Vollwert-Ordnungsnahrung, evtl. periodisch vegetabile Vollrohkost (zur Umstimmung der Reaktionslage).

Polypen (Polyposis)

Polypen (griech. *polypous*, vielflüssig) sind häufig in der Nase, in der Blase, der Gebärmutter, in der Magen-Darm-Schleimhaut und an anderen Organen anzutreffen. Es sind gutartige, meist gestielte Schleimhautgeschwülste. Sie können u. U. krebsig entarten. Wenn Blutungen auftreten oder andere Beschwerden ausgelöst werden, müssen sie gegebenenfalls operativ entfernt werden.

Nat. Nur bei Gebärmutterpolyp: Reibesitzbad.

Hom. Calcium phosphoricum D12, 2 × 5–10 Tr., Gebärmutterpolypen.

– Calcium carbonicum D12, 2 × 5–10 Tr., Nasen- und Blasenpolypen.
– Thuja D30, tägl. 5 Tr.

Biol. Injektionen mit Mistelpräparaten sind zu empfehlen, z. B. Plenosol®. Bei Darmpolypen: Medik.: Gelum oral RD®; Zet 900®; Heilerde innerlich.

Pruritus → Hautjucken

Psoriasis → Schuppenflechte

Rachenentzündung, Rachenkatarrh (Pharyngitis)

Auch → Bronchitis, → Luftröhrenentzündung

Eine akute Rachenentzündung beruht auf einer Virus-, weniger auf einer bakteriellen Infektion. Oft entsteht sie durch Ausbreitung anderer Entzündungen im Bereich der oberen Luftwege, oder durch Einwirkung von Rauch, Staub und anderen Reizstoffen. Die Entzündung verursacht Brennen und Trockenheit im Rachen oder vermehrte Schleimbildung mit Zwang zum Räuspern und Husten, Heiserkeit und Schluckbeschwerden. Fieber und Schüttelfrost können hinzukommen. Die Rachenschleimhaut ist gerötet und geschwollen.
Die chronische Rachenentzündung ist meist vorprogrammiert bei starken Rauchern, aber auch Folge von Alkoholmißbrauch, anhaltender Einatmung von Rauch, schädlichen Dämpfen u. a., oder Überanstrengung beim Sprechen und Singen.

Nat. → *Mandelentzündung*

Pfl. Äußerlich: Gurgeln mit Salbei und Kamille-Aufgüssen, einreiben mit ätherischen Ölen in Form von Balsalyt® oder Perdiphen-Balsam®.
Zum Einnehmen: Drosera-Kombinationen, z. B. Drosithym®Bürger (Tropfen), auf Eisenhut-Basis: Tussistin® (Tropfen, Tabletten).

Hom. → *Stimmbandentzündung*
Komplexmittel: Arum triphyllum Oplx., Agnus castus Oplx.

Biol. Neuraltherapie.
Bei chronischem Verlauf: Klimakur, z. B. Nordsee.

Diät. Stündlich heißen Kamillen- oder Fencheltee mit Honig, oder heißer Milch mit Honig, sonst Vollwert-Ordnungsnahrung.

Reizblase
(Neuralgia vesicae)

Die Reizblase äußert sich in häufigem, lästigem Harndrang bei nur geringem oder fehlendem Harnlassen. Sie beruht auf einer krampfartigen nervösen Übererregbarkeit der Harnblase gegenüber dem Dehnungsreiz, der bei zunehmender Blasenfülle auftritt. Bekannt ist bei Frauen die »Krampfblase« im Klimakterium.
Auszuschließen sind Blasen- und Nierenerkrankungen, Organbefunde aus dem Bereich der Frauenheilkunde (z. B. Gebärmuttersenkung), hormonelle Störungen, bei Männern Erkrankungen der Vorsteherdrüse. Im Alter bei Gehirnverkalkung, aber auch bei jüngeren Menschen mit organischen Nervenleiden, wie Multipler Sklerose, ist die Reizblase nicht selten.

Nat. Zinn-, Eichenrinde-Sitzbäder täglich. *Schiele*-Fußbadekur. Fußsohlenreflexzonenmassage. Vierzellenbad. Lokal Heublumensack auf Kreuzbein und Blase gleichzeitig.

Pfl. Prostagutt® (Zwergpalme, Brennnessel u. a.), Prostamed® (Kürbis, Goldrute u. a.), Cyst-Kapseln Fink® (Kürbis, Rauschpfeffer u. a.).

Hom. Cantharis D6, je nach Stadium halbstündlich bis 3 × täglich 5–10 Tr., stark brennende Blasenschmerzen, besonders beim Wasserlassen, ständiger Harndrang, wenige Tropfen beim Wasserlassen.
– Sarsaparilla D6, je nach Stadium halbstündlich bis 3 × 5 Tr., Wasserlassen erschwert, zu Ende der Entleerung tritt ein starker Schmerz auf, kann nur im Stehen urinieren.
– Petroselinum D1–D3, 3–5 × täglich 5–10 Tr., ganz plötzlicher Harndrang, häufiger Harndrang.
– Causticum D8, 3 × 5 Tr., Blasenschwäche bei Frauen, Urinabgang beim Husten und Treppensteigen.
– *Komplexmittel*: Sabal-Ptk.

Biol. Akupunktur. Neuraltherapie. Biologisch sinnvolle Fußbekleidung und Unterwäsche.

Diät. Zeitweilig vegetabile Vollrohkost oder Schaukeldiät, sonst Vollwert-Ordnungsnahrung mit reichlicher Flüssigkeitsaufnahme und verringertem Salzgehalt. Kaffee und Alkohol ausschließen.

Rheumatismus → Gelenkrheuma, → Muskelrheumatismus

Schaufensterkrankheit (Dysbasia intermittens)

Auch → Arterienverkalkung, → Gehirnverkalkung

Die moderne Bezeichnung dieser Erkrankung ist »Arterielle Verschlußkrankheit«. Ihr liegt eine arterielle Durchblutungsstörung in einem oder in beiden Beinen vor. Da diese bei Belastung Schmerzen oder Krampfgefühle, vorwiegend in den Waden, verursacht, bleiben die Betroffenen stehen, bis die Muskulatur wieder durchblutet und der Schmerz verschwunden ist (um bald wieder ihren Gang zu unterbrechen). Wo es möglich ist, hält man gern unauffällig an, in Geschäftsstraßen vor den Schaufenstern. Daher der merkwürdige ältere Name der Krankheit. Natürlich muß man sich auch ohne Schaufenster »intermittierend« (lat. unterbrechend), den Gang nämlich, verhalten. Anderer Krankheitsname bei Rauchern: Raucherbein.

Die Entfernung, die zwischen den Pausen zurückgelegt wird, wird als Gehstrecke bezeichnet. Sie gibt das individuelle Ausmaß der Gefäßschädigung und bei zunehmender Verlängerung den Erfolg einer Behandlung wieder. Ursache der Gehstörung sind arteriosklerotische Gefäßwandprozesse (Elastizitätsverlust, Wandverdickung, Bindegewebe-, Fett- und Kalkeinlagerung) im Bereich der Ober- und Unterschenkel, aber ggf. auch schon nahe der Teilung der großen Körperschlagader im Unterbauch. Die Patienten klagen über Kribbeln im betroffenen Unterschenkel und in den Füßen. Letztere sind brennend heiß oder auch kalt, die Haut ist trocken, und die Zehennägel werden brüchig. Die Füße sind blaß beim Gehen und Hochlagern. Es besteht Empfindlichkeit gegen Kälte. Der Puls der Fußarterien ist vermindert oder fehlt. Gegebenenfalls Operation.

Nat. Regelmäßiges Bewegungstraining. *Schiele*-Fußbadekuren (bei Zehenbrand nur Fersen eintauchen!). Bei Bluteindickung Aderlaß. Bei Besenreiseräderchen dort Mikroaderlässe zur Zirkulationsverbesserung.

Pfl. Ginkgo: Tebonin® (Injektions- und Infusionslösung), Tebonin®forte, Tebonin®retard, Rökan®.

Hom. Cuprum arsenicum D4, 3 × täglich 1 Tabl., Blauverfärbung der Beine.
– Barium jodatum D4, 3 × täglich 1 Tabl., bei allgemeiner Gefäßverkalkung.
– Plumbum D12, 2 × täglich 5 Tr.
– Secale cornutum D3, 3 × täglich 5 Tr.

Biol. Sauerstoff-Ozon-Eigenblut-Verfahren. HOT-Serien. Akupunktur. *Medik.:* Infusionen von Actihaemyl® bzw. Actovegin®. Intrafemoral I und II®. Kupferspray plus® äußerlich.

Diät. Vollwert-Ordnungsnahrung in Ableitung für Arteriosklerose (→ *Durchblutungsstörungen*).

Scheidenentzündung (Kolpitis)

Eine Scheidenentzündung wird verursacht durch Trichomonaden (Geißeltierchen) oder andere Parasiten, durch Hefepilze, bakterielle Eitererreger, Fremdkörper (z. B. Pessare), Spulwürmer, durch Entzündungen der Gebärmutter, der Eileiter und Eierstöcke und durch Tripper (Gonorrhö). Auch Spülen der Scheide, Infektionskrankheiten, Erkältungen, Blutarmut, Hormonstö-

rungen, allgemeine Schwäche und schließlich altersbedingte Veränderungen der Scheide können zu einer Scheidenentzündung führen.
Symptome sind Ausfluß, Jucken, Brennen und Schwellung der äußeren Geschlechtsteile, Rötung und Schwellung der Scheidenschleimhaut, Beschwerden beim Geschlechtsverkehr und schmerzhaftes, häufiges Wasserlassen.

Nat. Sitzbäder in frischer Molke oder Zinnkraut, Kleie, Kamille. Reibesitzbad bei rezidivierenden Fällen. *Schiele-*Fußbadekur. Einläufe als Serientherapie.

Pfl. Zur Unterstützung der ursächlichen Behandlung Spülungen mit Kamille und Echinatruw®intern/extern (Kegelblume zum Einnehmen und zu Spülungen).

Hom. Die üblichen Entzündungsmittel wie Belladonna, Apis.
– Kalium bichromium D4, bei sehr zähem Schleim.
– Cinnabaris D3, bei eiterähnlichem Ausfluß und bei Schwellung der Lymphknoten.

Biol. Neuraltherapie. Scheiden-Symbioselenkung (Vagiflor®).
Medik.: Gelum suppos® (in die Scheide!), Lamioflur®.

Diät. Vollwert-Ordnungsnahrung, evtl. zeitweilig zur Umstimmung der Reaktionslage Molkefasten oder vegetabile Vollrohkost.

Schilddrüsenüberfunktion (Hyperthyreose, Thyreotoxikose)

Auch → Schilddrüsenunterfunktion

Vor der Luftröhre unterhalb des Kehlkopfes liegt hufeisenförmig die Schilddrüse mit einem rechten und einem linken Lappen sowie einem verbindenden Zwischenstück. Wie die Nebenschilddrüsen, die sich auf der Rückseite der Schilddrüse befinden, hat sie wichtige Aufgaben im Haushalt des Organismus zu erfüllen.
Die jodhaltigen Hormone der Schilddrüse regeln in Verbindung und in Wechselwirkung mit der Hirnanhangdrüse (Hypophyse) die Intensität der Stoffwechselvorgänge. Bei einer Überproduktion der Hormone (die Ursache ist oft unbekannt) steigt der Energieumsatz in Ruhe (Grundumsatz), die Verbrennungsprozesse im Körper werden aktiviert, die natürlichen, ausgewogenen Abläufe sind in einem dauernd gereizten Spannungszustand. Die Folge dieses »Aufgebrachtseins« ist die spürbare Zunahme der Herzaktion (Herzklopfen, rascher Puls), Hitzegefühl mit feuchter, geröteter Haut, Schweißausbrüche, Abmagerung trotz ausreichendem Essen, Stimmungsschwankungen, Unruhe, Schlaflosigkeit, übersteigerte geistige Lebhaftigkeit, Durchfälle, Zittern der Hände, Haarausfall und Menstruationsstörungen treten auf. Schließlich werden bei hochgradiger Erkrankung Schwellungen der Schilddrüse und Glotzaugen (Exophthalmus) mit weiten Lidspalten und seltenem Lidschlag manifest (Basedow-Krankheit). Die Erkrankung läuft nicht immer in dieser Dramatik ab. Es gibt leichtere Überfunktionen der Schilddrüse, die nur einige der ge-

nannten Symptome aufweisen, aber dennoch das Befinden der Betroffenen erheblich beeinträchtigen können. Auch diese Fälle müssen behandelt werden. Die vegetative Dystonie (→ *Nervosität*) kann dem Beschwerdebild nach mit einer leichten Schilddrüsenüberfunktion in Zusammenhang stehen. Spezifische Behandlung ist erforderlich.

Nat. Naturheiltherapie sinnvoll nur bei geringen Überschreitungen der sog. Grenzwerte im Blutserum.
Lokal kühlende Packungen, nachts Wickel mit Heilerde, Essigwasser, Quark. Kalte Armgüsse mehrmals täglich.

Pfl. Bei leichteren Formen Wolfsfuß- und Herzgespann-Zubereitungen: Thyreogutt®, Lycocyn®, Mutellon®; zusätzlich bei Kreislaufstörungen Weißdorn: Crataegutt®, Esbericard®; Oxacant®. Bei großer Schweißneigung Salbei: Salysat®; bei Unruhezuständen und zur Förderung der Schlafbereitschaft Baldrian-Kombinationen: Plantival®, Recvalysat®.

Hom. Lycopus virginicus D1, 3×5 Tr., und Chininum arsenicosum D4, 2×1 Tabl., sind die Hauptmittel. Sonst müssen die entsprechenden Symptome behandelt werden.

Biol. Neuraltherapie. Akupunktur. Störfeldsuche.
Medik.: Lycoactin®.

Diät. Laktovegetabile Vollwert-Ordnungsnahrung mit etwas eingeschränktem Eiweißgehalt.

Schilddrüsenunterfunktion (Hypothyreose)

Auch → Schilddrüsenüberfunktion

Das Schilddrüsenhormon beeinflußt alle lebenswichtigen Prozesse im Organismus. Eine Schilddrüsenunterfunktion, ein Mangel an Schilddrüsenhormon, bringt in schweren Fällen eine Verzögerung der Stoffwechselvorgänge mit tiefgreifenden Veränderungen in der körperlichen, seelischen und geistigen Struktur des Menschen mit sich. Es kann zur Ausbildung einer eigenartigen Gedunsenheit der Haut, eines Ödems, hier Myxödem (griech. *myxa*, Schleim, *oedema*, Schwellung) genannt, und eines ausgeprägten Kropfes kommen. Die Haut wird trocken und kühl, die Zunge groß. Haare und Nägel werden brüchig. Kopfhaare und Augenbrauen fallen aus. Menstruationsstörungen können auftreten. Die Tätigkeit des Verdauungstraktes läßt nach. Bei den Betroffenen kann körperliche Schwäche aufkommen, sie werden geistig träge, seelisch gehemmt und haben einen apathisch-stumpfen Gesichtsausdruck. Der Schilddrüsenhormonausfall kann zustandekommen durch Schilddrüsenerkrankung, -operation, Unterfunktion der Hirnanhangdrüse, therapeutische Schäden.
Noch schwerere Erscheinungen zeigt der in bestimmten Gegenden, besonders in den Alpenländern auftretende endemische Kretinismus (Kretin = Schwachsinniger) mit Wachstumsstörungen bis zu Zwergwuchs, stumpfem Gesichtsausdruck, fehlender Pubertätsentwicklung, geistigem und seelischem Defekt. Zurückzuführen ist die schwere Schädigung auf einen Schilddrüsenhormonmangel im Mutterleib oder in frühester Kindheit. Verantwort-

lich hierfür ist langdauernder Jodmangel in den Kropfgebieten.

Nat. *Baunscheidt* in der Schulter-Nacken- und der Kreuz-Partie.

Hom. Graphites D12, 2 × 1 Tabl., dicke, antriebsschwache Leute, unreine trokkene und rissige Haut mit Neigung zu Ekzemen, Verstopfung, keine oder nur sehr schwache Periode.
Spongia D1, 3 × täglich 20 Tr.

Biol. *Medik.:* Strumeel®.

Diät. Vollwert-Ordnungsnahrung.

Schilddrüsenvergrößerung (Struma)

Auch → Schilddrüsenüberfunktion und → Schilddrüsenunterfunktion

Eine Schilddrüsenvergrößerung, ein Kropf, ist oft die Folge eines Jodmangels. Die Schilddrüse, die für ihre Funktion das Element Jod nicht entbehren kann, versucht durch Vergrößerung ihres Gewebes möglichst viel Jod aufzunehmen. Man hat mit Erfolg versucht, diese Entwicklung durch Einführung jodierten Salzes zu unterbrechen, wenn nicht andere Ursachen (Ernährung mit viel Kohl u. a., Pubertät, Schwangerschaft, Störungen der Schilddrüsenhormonsynthese) für die Kropfbildung verantwortlich zu machen sind.
Ein unkomplizierter Kropf zeigt Verdrängungserscheinungen, die durch sein Vorhandensein, seine Lage, seine Größe bedingt sind. Wird der Jodmangel behoben, geht die Schilddrüsenvergrößerung meist zurück, sofern der Kropf nicht schon zu lange besteht. Eine im Erwachsenenalter auftretende oder sich abnorm verändernde Schilddrüsenvergrößerung muß genau untersucht werden. Sog. Knotenbildungen können auch durch bösartige Geschwülste verursacht sein. Die moderne Schilddrüsendiagnostik hat zweifellos große Bedeutung gewonnen.

Nat. Förderung der Menstruation (→ *Menstruationsstörungen*). Kamille-, Lavendel-Sitzbad. Rumpffreibebad. Halswickel nachts mit Eichenrindenabsud.

Pfl. 1 Teil Blasentang-Pulver (jodhaltig) mit 1 Teil Zucker vermengt, täglich 1/2 Teel. bei Jodmangel.

Hom. Calcium jodatum D6, 2 × 1 Tabl., Struma, Neigung zu Lymphknotenschwellung, jugendliche Strumen lassen sich damit gut beeinflussen.
– *Fucus vesiculosus* D1, 3 × 5 Tr., bei Jodmangelkropf und D3 bei Schilddrüsenüberfunktion.
– *Ammonium bromatum* D3, 3 × 1 Tabl., wenn keine Dysfunktion oder Überfunktion des Knotens vorhanden ist.
– *Spongia* D2, längere Zeit 2–3 × 1 Tabl. (Gewicht kontrollieren), Zwang zum Räuspern, blonde, blauäugige Menschen.
– *Komplexmittel:* Vespa Splx., 3 × 5–10 Tr., im Wechsel mit Fucus Splx., 3 × 5–10 Tr., wenn keine Schilddrüsenstörungen erkennbar sind.

Biol. *Medik.:* Cefastruman® Tr., bei Jodmangel; Cefaglandol® Tr., bei Unterfunktion der Schilddrüse; Cefathyreon® bei Überfunktion.

Diät. Vollwert-Ordnungsnahrung.

Schlaflosigkeit (Insomnie)

Schlaflosigkeit, unruhiger Schlaf und Einschlafstörungen, sind weit verbrei-

tet. Sie haben verschiedene Ursachen, abhängig von Krankheit, Schmerzen, Alter, Lebensgewohnheiten, Nervosität und seelischen Einflüssen. Unter den organisch bedingten Faktoren stehen die Schilddrüsenüberfunktionen, Herzkrankheiten, Bluthochdruck, Gehirnverkalkung u. a. im Vordergrund. Ebenso wichtig sind Übermüdungs- und Erschöpfungszustände, geistige Überanstrengung, Witterungseinflüsse (Föhn u. a.), unrhythmische Lebensführung. Die wesentlichen gefühlsbetonten Reaktionen, die den Schlaf stören können, sind unbewältigte Erlebnisse und Konflikte, Sorgen, Ängste, Schuldgefühle, Langeweile und vieles mehr.
Drogenabhängigkeit und Genußgifte (Alkohol, Nikotin) sind besondere Problemfaktoren einer modernen Gesellschaft. Hinzu kommt Arzneimittelmißbrauch, was außer zu Organschäden (Leber, Nervensystem) zu Sucht führen kann.

Nat. Abends kaltes Sitzbad von 1–2 Minuten Dauer. Absteigendes Melissen-, Baldrian-Vollbad. Spanischer Mantel bei fülligen Personen. Kalte Ganzkörperwaschungen mehrmals nachts und feucht ins Bett zurückkehren. Stammwickel nachts bei Schlaflosigkeit wegen Magen-, Darm-Überlastung. Bei blutvollen Menschen Aderlaß oder Schröpfung an der Gallenzone.

Pfl. Tee von Melisse, Hopfen, Baldrian, fertige Mischung: Species nervinae (Nerven-Tee), Beruhigungs-Tee Nervoflux® (Teeaufgußpulver); zum Einnehmen Baldrian-Hopfen-Passiflora-Hafer u. a. Kombinationen: Plantival®, Euvegal®-Saft, Kytta®-Sedativum; Requiesan® (Goldmohn, Hafer), Hyperforat® (Johanniskraut); auf der Basis einer leichten Schilddrüsenüberfunktion Wolfsfuß, Herzgespann: Thyreogutt®; Bäder mit Baldrian und Melisse am Abend, Rosmarin und Lavendel am Morgen bzw. Kneipp*Sedativ-Bad oder Leukona® Tonikum-Bad*.

Hom. Avena sativa Urtinktur bis D2, vor dem Schlafen 20 Tr., nervöse Erschöpfungszustände mit Schlaflosigkeit.
– Chamomilla D6, 3 × 5 Tr., bei Kindern, eine Gesichtshälfte ist stark gerötet, beim Zahnen, bei Mittelohrentzündungen, Aufschrecken und Zuckungen im Schlaf.
– Passiflora Urtinktur bis D3; vor dem Schlafen 10–20 Tr., starke Erregungszustände mit Selbstmordneigung, ein gutes Schlafmittel.
– Coffea D10, 2 × 5–10 Tr., Schlaflosigkeit infolge großen Gedankenzuflusses, Herzklopfen.
– Valeriana D2, 3 × 10 Tr., vor dem Schlafen 20 Tr., allgemeine Nervenschwäche, Schlaflosigkeit bei allgemeiner Unruhe.
– Zincum valerianum D3, abends 2 Tabl. vor dem Schlafengehen, unruhige Beine nachts.
– *Komplexmittel*: Schlaflosigkeit infolge von Herzbeschwerden: Cactus grandiflorus Splx., abends 20–30 Tr.; Lobelia Splx., vor dem Schlafen 15–20 Tr., bei verkrampften nervösen Menschen, Zuckungen im Schlaf.

Biol. Akupunktur.

Schlagaderverschluß (Embolie)

Auch → Thrombose

Eine Embolie hat eine Thrombose zur Voraussetzung. Wird ein Thrombus (Blutpfropf) von der Venenwand gelöst

und mit dem Blutstrom in eine Arterie verschleppt, kommt es zum Gefäßverschluß, zur Embolie. Der Thrombus wird dann Embolus (griech. *emballo*, werfe hinein) genannt. Beispiel hierfür ist der Weg eines Embolus durch das rechte Herz in die Lungenschlagader. Die dadurch eintretende Lungenembolie kann tödlich sein.
Der Embolus kann aber auch aus dem arteriellen Gefäßanteil stammen, bei Herzkrankheiten aus dem Herzen, ferner aus der großen Körperschlagader (Aorta) oder anderen Arterien. Diese Emboli setzen sich bevorzugt in den Arterien des Gehirns oder der Herzkranzgefäße fest und führen zur Hirnembolie (→ *Schlaganfall*) und zum Herzinfarkt. Auch in den Gliedmaßen, der Milz, den Nieren sowie in den den Darm versorgenden Arterien kann es zur Embolie kommen. Außerdem kann ein Arterienverschluß durch Fetttröpfchen (Fettembolie) eintreten.
Wird durch eine Embolie das Versorgungsgebiet der betreffenden Arterien nicht mehr durchblutet, so stirbt das Gewebe ab, falls keine Ersatzdurchblutung durch Umgehungsgefäße möglich ist. Im Falle der Beinarterien verfärbt sich das Bein bzw. der Fuß dunkel, das Gewebe wird brandig und fault ab (Gangrän).
Die arterielle Embolie tritt plötzlich, mit heftigen Schmerzen in dem befallenen Versorgungsgebiet, auf.
Akut: Sofortige Klinikbehandlung.

Nat. Chronisch: → *Schaufensterkrankheit,* → *Gehirnverkalkung,* → *Thrombose*

Pfl. Zur Herz- und Kreislaufstützung Weißdorn-Maiglöckchen-Adonisröschen-Kombination: Cor-myocrat® (Tropfen, Dragees) oder Weißdorn-Fingerhut als Crataelanat® (Kapseln) und Crataelanat®forte (Kapseln).

Hom. Lachesis D12, zweistündlich 1 Tabl., wirkt auf die Gefäßinnenwände, Extremitäten dunkelbläulich, stark geschwollen, sehr druckempfindlich.
– Arnica D12, stündlich 5 Tr.
Zur Verhütung von Embolien besonders nach Operationen:
– Lachesis D15 und
– Crotalus D15, 2 × täglich 1 Tabl. vor und nach der Operation zu geben.

Biol. Chronisch: alle Behandlungsverfahren mit Sauerstoff bzw. Ozon-Sauerstoff. Auch HOT-Serie.

Diät. Einige Tage Saftfasten, Molkefasten, Rohobstdiät oder vegetabile Vollrohkost. Anschließend Vollwert-Ordnungsnahrung mit konsequentem Fettaustausch (s. Vollwert-Ordnungsnahrung in Ableitung für Störungen des Fettstoffwechsels mit überhöhtem Gehalt des Blutes an Cholesterin und/oder Fett (Triglyzeride). Ziel: Verklumpungs- und Gerinnungsbereitschaft des Blutes herabsetzen und Fließeigenschaft des Blutes verbessern.

Schlaganfall, Hirnschlag (Apoplexie)

Auch → Halbseitenlähmung,
→ Gehirnverkalkung

Dem Schlaganfall liegt eine schwere Durchblutungsstörung im Gehirn zugrunde, die zu einem Funktionsverlust und nachfolgender Zerstörung von Gehirngewebe führt. Mögliche Ursachen:
1. Blutung aus einer kleinen, geplatzten Hirnarterie (z. B. bei Bluthochdruck).
2. Verstopfung einer Hirnarterie durch Blutgerinnsel (Embolie).

3. Gefäßkrampf einer Hirnarterie. Letzteres führt meist zu vorübergehenden, »passageren« Lähmungen.
Der Name ›Schlaganfall‹ sagt aus, daß die Erkrankung zumeist plötzlich (»schlagartig«) und überraschend auftritt.
Entsteht eine Blutung aus einem größeren Hirngefäß, so kann der Tod unmittelbar eintreten.
Die Symptome des Schlaganfalls: Je nach dem Ausmaß der geschädigten Hirnbezirke und ihrer Lokalisation kommt es rasch oder allmählich, vorübergehend oder bleibend zu Muskellähmungen (z. B. Halbseitenlähmung) oder Sprachlähmung, zu Bewußtseinsverlust (akut zu Bewußtlosigkeit). Verwirrtheit, Gedächtnisdefekte, Persönlichkeitsveränderungen, Bewegungsstörungen, Empfindungseinbußen können Dauerfolgen sein.
Gelegentlich ist ein halbseitig verzogenes Gesicht das erste Anzeichen.

Nat. *Akut*: Aderlaß zur Blutverdünnung bei gleichzeitigem Volumenersatz (Infusion mit sog. Blutersatzflüssigkeit).
Folgebeschwerden: Schiele-Fußbadserie und Armgüsse. Kaltwaschungen täglich. Bei Stuhlträgheit Rumpfwickel 3 × wöchentlich. Fußsohlenreflexzonenmassage. Krankengymnastik. Auch Vierzellenbad oder *Stanger*-Bad. Dauerbrause.

Pfl. Injektionsbehandlung zur Durchblutungsförderung (Ginkgo): Tebonin® (Ampullen), zur Entquellung (Roßkastanie): Venoplant®-Ampullen, Reparil® Ampullen.
Für die Nach- und Langzeittherapie: Weißdorn-Arnika-Mariendistel-Hamamelis-Roßkastanien-Kombinationen in Form von: Viscratyl® (Dragees), Arnitaegus® (Tropfen, Dragees), Noricaven® (Tropfen, Dragees), Venacton® (Tropfen), Tebonin® forte (Tropfen).

Hom. → *Schlagaderverschluß*

Biol. Akut: Neuraltherapie am Schädel. Akupunktur-Spezialpunkte.
Medik.: Strophanthin-Serie i. v., ggf. in Kombination mit Laevulose.
Kaiser's Natron, ca. 6 bis 12 Teel. in Wasser gelöst, in den Mund löffeln – sofern keine Schlucklähmung vorliegt. Später bis zu 12 Tab. Kaiser's Natron pro Tag oder Basenmischung (z. B. Erbasit® oder Basica®).
Der Säurewert des Harns (pH-Wert) soll auf 7 bis 7,5 eingestellt sein. Messung erfolgt bei frisch gelassenem Harn um 8 und 20 Uhr mit Neutralit-Meßröllchen (Fa. Merck).
Folgebeschwerden: HOT. Neuraltherapie. Vitorgan-Serie.

Diät. in erster Behandlungsphase einige Tage Saftfasten, Reis-Obst-Gemüse-Diät oder Kartoffeldiät. Anschließend Vollwert-Ordnungsnahrung in Ableitung für Arteriosklerose mit gezieltem Fettverzehr zur Verbesserung der Fließeigenschaft des Blutes (verringerte Bereitschaft zur Zusammenklumpung von Blutplättchen, Verringerung der Gerinnungsaktivität). Bei vorhandenem Bluthochdruck Bedingungen zu natriumarmer Vollwert-Ordnungsnahrung in Ableitung für Bluthochdruck beachten. Evtl. periodisch 1–2 × wöchentlich Schalttage mit Saftfasten, Molkefasten, Reis-Obst-Gemüse-Diät oder Rohobstdiät oder Kartoffeldiät.

Schleimbeutelentzündung (Bursitis)

Schleimbeutel liegen in der Nähe von Gelenkhöhlen. Es sind kleine, mit Ge-

lenkschmiere angefüllte Beutel (lat. *bursa*), die die Reibung zwischen Haut, Sehnen und Gelenken verringern. Sie entzünden sich besonders leicht an Stellen, die einer starken Belastung ausgesetzt sind (Ellenbogen, Knie, Großzehengelenk u. a.). Auch Gicht, Gelenkrheuma, Infektionen und andere Erkrankungen können Entzündungen der Schleimbeutel hervorrufen. Dadurch sondern diese mehr Flüssigkeit ab. Die darüberliegende Haut ist gespannt, gerötet und schmerzhaft. Der Prozeß kann eitrig werden. Er führt zu Bewegungseinschränkung, Druckschmerz, Fieber und allgemeinem Krankheitsgefühl. Normalerweise heilt die Entzündung in ein bis zwei Wochen ab. Sie kann aber auch einen chronischen Verlauf nehmen mit längeren Schmerzzeiten und häufigen Rückfällen.
Die »Dienstmädchenkrankheit« früherer Zeiten war eine Schleimbeutelentzündung über den Kniegelenken, hervorgerufen durch das Knien beim Treppenscheuern.

Nat. Lehmbäder bzw. -auflagen. Kohlblatt-, Melassewickel.
Schleimbeutelentzündungen müssen als allgemeine rheumatische Erkrankung aufgefaßt werden. → *Gelenkrheuma*.

Pfl. Die Pflanzenheilkunde betreibt eine entzündungshemmende, ödemhemmende, durchblutungsfördernde und schmerzstillende Behandlung. Innerlich: Roßkastanie u. a. als Venoplant® retard, Reparil®-Dragees, Vasotonin®. Äußerlich zu Umschlägen, Verbänden und zum Einreiben Roßkastanie: Venoplant® compositum Salbe, Cycloven®-Salbe, Beinwell: Kytta-Salbe®, Kytta-Plasma®.

Hom. Apis D3, stündlich 5 Tr., bei akuter Entzündung.
– Bryonia D3, stündlich 5–10 Tr., bei akuter Entzündung mit Schwellung.
– Hepar sulfuris D4, stündlich 5–10 Tr., wenn sich Eiter gebildet hat, eröffnet es den Prozeß.
– Hepar sulfuris D12, 3 × 5–10 Tr. zur Einschmelzung des Prozesses.
– Silicea D6, 2 × 10 Tr., bei chronischer Eiterung mit Neigung zu Verhärtung.
– *Komplexmittel*: Apis/Silicea/Bryonia D4 als Mischung, 3 × täglich, oder stündlich 5 Tr.; Phytolacca-Ptk.

Biol. Neuraltherapie. Kantharidenpflaster.
Medik.: Araniforce®-Tropfen.

Schüttellähmung, Parkinsonismus (Paralysis agitans)

Auch → Lähmungen

Die Schüttellähmung wurde erstmals von dem englischen Arzt *James Parkinson* (1755–1824) – daher Parkinsonismus – beschrieben. Es handelt sich um eine chronische Störung des Zentralnervensystems (z. B. im Anschluß an Gehirnentzündung, bei Arterienverkalkung im sog. Stammhirn u. a.). Sie ist charakterisiert durch Verlangsamung der Bewegungen mit Gangunsicherheit (kurze, schlurfende Schritte, zum Fallen neigend) und Zittern (Schütteln der Arme, Beine und der Kiefermuskeln). Weit geöffnete Augen, maskenhafter, steifer Gesichtsausdruck ohne Mimik, offener Mund, Speichelfluß, verwaschene, schnelle, fast unverständliche Sprache, »pillendrehende« Bewegungen der Finger sind weitere typische Anzeichen der Erkrankung. Die Schüttellähmung schreitet über Jahre hinweg langsam fort. Der Kranke bedarf zunehmender Hilfe. Naturheilverfahren reichen meist nicht aus.

Pfl. Durchblutungsförderung des Gehirns mit Ginkgo: Tebonin®forte (Tropfen), Rökan®; Herz- und Kreislaufstützung mit Weißdorn und -Kombinationen: Crataegutt®novo (Filmtabletten), Oxacant®forte (Tropfen), Miroton® (Tropfen, Dragees); zur Dämpfung seelischer Erregungszustände Johanniskraut: Hyperforat®forte (Tropfen).

Hom. Agaricus D4, 2×5 Tr., Zucken und Zittern, Koordinationsstörungen, Trunkenheitsgefühl, Verschlimmerung durch Kälte und Ruhe.
– Bufo D3, 3×5 Tr., krampfartiges Zittern der Glieder.
– Tabacum D6, 3×5 Tr., Zittern der Glieder.
– Zincum sulfuricum D6, Schüttellähmung mit Zittern des ganzen Körpers und große Schwäche, Verschlimmerung durch Gemütserregung.

Biol. *Aslan*-Kur mit jeweils 1,0 ml Eigenblut pro Injektion. HOT-Serie und -Dauertherapie. Vitorgan-Therapie. Aderlässe bei vollblütigen Patienten. Schröpfung im Schulterbereich und Nacken, wenn dort Schmerzen und Stauungen.
Medik.: Coenzyme compositum® mit Ubichinon®, 2× wöchentlich 1 Mischampulle.

Diät. Vollwert-Ordnungsnahrung mit Anpassung an gegebene Befunde.

Schuppenflechte (Psoriasis)

Es handelt sich um eine chronisch verlaufende, schwer zu behandelnde, gutartige Hauterkrankung. Die Ursache ist unbekannt. Eine Fettstoffwechselstörung könnte dabei eine Rolle spielen. Offensichtlich beruht ihre Ausbreitung auf einer erblichen Veranlagung. Die Erkrankung zeichnet sich aus durch silberhelle Schuppen auf intensiv roten, scharf begrenzten, trockenen, zuweilen juckenden Herden von verschiedener Form und Größe, die ohne Narbenbildung abheilen. Unter den Schuppen liegt ein dünnes Häutchen, nach dessen Entfernung (Kratzen) eine charakteristische punktförmige Blutung auftritt.
Befallen sind vor allem Knie, Ellbogen, Kreuzbeingegend und der behaarte Kopf. Jedoch können auch Nägel, Augenbrauen, die Achselhöhlen, wie überhaupt jede Stelle der Körperhaut erkranken. Die Schuppenflechte kann mit einer Arthritis einhergehen. Das Allgemeinbefinden ist selten beeinträchtigt.

Nat. Bemerkung: Ohne rigorose Frischkost nach *Bircher-Benner* oder ähnlichen Autoren ist kein Dauererfolg zu erzielen. *Schiele*-Fußbadserie. Vollbäder in Efeublätterabkochungen. Ganzkörperwickel oder Unterwickel. Lebertherapeutische Maßnahmen.

Pfl. Sarsapsor® (Sarsaparille), Psoriasis-Tabletten Balneopharm (Johanniskraut, Brennessel u. a.); zur umstimmenden Behandlung: Tee von Löwenzahn; Zinnkraut-Pflanzensaft Kneipp®; zur Entschlackung Senna, Faulbaum, Birke, u. a.: Kneipp® Blutreinigungstee.

Äußerlich: täglich baden mit Zinnkraut.

Hom. Graphites D6 und Sulfur D6, im Wechsel je 2 × 1 Tabl., und Formica D12, als Injektion subkutan 1 × wöchentlich, können versucht werden.

Biol. HOT-Serien mit Vitorgan-Kombination. Anschließend Gegensensibilisierung. Klimaaufenthalte am Meer oder im Hochgebirge sind erfolgreich und nachhaltig.

Diät. Zur Umstimmung der Reaktionslage zeitweilig Molkefasten oder vegetabile Vollrohkost, zur Darmsanierung evtl. *Mayr*-Diät, sonst laktovegetabile Vollwert-Ordnungsnahrung.

Schwangerschaftserbrechen (Hyperemesis gravidarum)

Schwangerschaft ist keine Krankheit. Eine positive Einstellung der Frau zu dem natürlichen Ereignis ist in starkem Maße ausschlaggebend für einen beschwerdefreien Verlauf der Austragung. Trotzdem kann es zu Störungen kommen. Dazu gehören in erster Linie Übelkeit und Erbrechen, die etwa in der 5. oder 6. Woche beginnen und unbestimmte Zeit andauern. Das Erbrechen kann sich von der einfachen morgendlichen Form bis zu hochgradiger Heftigkeit über den ganzen Tag steigern. Ein schweres und lange Zeit andauerndes Erbrechen kann mit einer Alkalose der Körpersäfte (Gegenteil einer Übersäuerung), einer Leberschädigung, mit Gewichtsverlust, trockener Zunge, brennendem Durst, Schmerzen in der Magengegend u. a. einhergehen. Kommt es auf diese Weise zu einer Stoffwechselvergiftung, so ist klinische Behandlung unerläßlich.

Nat. *Prießnitz*-Lendenwickel. Wärme-Kompressen auf die Lebergegend. Kreislauftherapie nach *Kneipp*.

Pfl. Nach dem Essen: Cefagastrin® (Kamille, Wermut, Arnika u. a.); als Psychoregulans: Hyperforat® (Johanniskraut).

Hom. Cocculus D4, Brechreiz (schon beim Denken an Speisen, Kopfschmerzen, depressiv, reizbar.
– Colchicum D4, Erbrechen bei Fischgeruch, mit Durchfall und Magenschmerzen.
– Ipecacuanha D3–D8, ständige Übelkeit; evtl. im Wechsel mit
– Nux vomica D4–D8, (Ipecacuanha vor dem Essen, Nux vomica nach dem Essen, jeweils 8 Tr.
– Carduus marianus D3–D6, 3 × 8 Tr., bei Leberstauung.
– *Komplexmittel*: Cocculus-Ptk, nach dem Essen 15 Tr.; Asa foetida-Ptk., bei Nervosität 3 × 15 Tr.; Lobelia-Ptk. vor dem Essen 15 Tr.

Biol. Akupunktur. Eigenharnnosode. *Medik.:* Essetiale Kapseln®. Rad-30®, Panstabil®.

Diät. Vollwert-Ordnungsnahrung in leichter, bekömmlicher Zusammenstellung und Zubereitung (s. Ableitung für Erkrankungen der Verdauungsorgane). Mehrere kleine über den Tag verteilte Mahlzeiten. Auf Austrocknungserscheinungen und Verluste an Mineralstoffen achten, evtl. zusätzliche Flüssigkeitsaufnahme (Diät-Kurmolke, Mineralwasser, Kräutertees). Bei morgendlichem Erbrechen und Übelsein evtl. vor dem Aufstehen etwas

Trockenobst oder 1 Apfel oder 1–2 Scheiben Vollkornzwieback.

Schweißneigung (Hyperhidrosis)

Schweißabsonderung dient der Wärmeregulation durch Wasserverdunstung. Der Vorgang wird zentral gesteuert, so daß über die Haut durch die etwa zwei Millionen Schweißdrüsen ungefähr ein halber bis ein Liter Schweiß pro Tag ausgeschieden wird. Man muß dabei nicht einmal auffällig schwitzen. Mit dem Schweiß werden vor allem Kochsalz, ferner Stoffwechselschlacken (Harnstoff u. a.), Bakterien, Bakteriengifte u. a. eliminiert, so daß die Haut mit den Schweißdrüsen wie eine zweite Niere wirksam ist und diese dadurch entlastet. Schweiß ist etwas Natürliches, Notwendiges, und es wäre unsinnig, die normale Schweißbildung künstlich zu unterdrücken. Anders ist es bei zu hoher Schweißbildung.
In bestimmten Fällen werden die Regulationszentren gereizt, sei es durch Gifte (Bakteriengifte u. a.), Sauerstoffmangel oder auch durch nervliche und seelische Vorgänge, so daß es zu einer erhöhten, auffälligen und störenden Schweißabsonderung (Schweißperlen) kommt. Dies ist der Fall bei verschiedenen Infektionskrankheiten, bei Schilddrüsenerkrankungen, vegetativer Dystonie, im Klimakterium, bei schwerer körperlicher Arbeit, Erschöpfungs- und Angstzuständen (Angstschweiß) u. a. Kalter Schweiß tritt insbesondere auf bei Kollaps und Schock, im Angina-pectoris-Anfall, bei Übelkeit mit Krämpfen und bei Nikotinvergiftung.
Bei starkem Schwitzen Kochsalz ersetzen! Übermäßiges Schwitzen ist als sogenanntes Schwäche- oder Leerezeichen zu werten und sollte deswegen immer beobachtet werden, gerade wenn es plötzlich auftritt.

Nat. Ursache Niere: *Schiele*-Serie. Haferstrohvollbäder 3 × wöchentlich. Thermalschwimmen. Ganzkörperpackung 1 × wöchentlich.
Ursache Infektionsrest: *Schlenz*-Bäder, Kaltwaschungen morgens oder nachts bei Schwitzen.
Fußschweiß: *Schiele*-Fußbadekuren, Fußwickel täglich.
Nervöses Schwitzen: Bewegungstraining, Atemschulung.

Pfl. Basisbehandlung: Salbeitee kurmäßig (3–4 Wochen) nach dem Abendessen (mehr als sonst üblich: 2 gehäufte Teel. auf 1 Tasse) oder Spezialpräparate: Salvysat®, Sanufren®-Salbei.
Bei klimakterischen Schweißen Wanzenkraut: Remifemin®.

Hom. Sambucus D6, 3 × 10 Tr., starkes Schwitzen bei Krankheiten, Verschlimmerung um Mitternacht, Blutwallungen, Mittel für Wechseljahrbeschwerden.
– Acidum sulfuricum D6, allgemein starker Schweiß, auch in Ruhe, schlimmer durch geringe Bewegung.
– Calcium carbonicum, 2–3 × 10 Tr., saure Kopfschweiße, Neigung zu kalten Extremitäten bei pastösen Jugendlichen mit starker Infektneigung.
– Jaborandi D4, 3 × 5 Tr., große Nervosität und Zittern im Wechsel mit
– Petroleum D6, stinkende Achsel- und Fußschweiße, neigt zu Hautrissen.
– *Komplexmittel*: Cimicifuga-Ptk.

Biol. Akupunktur. EAV.
Medik.: Phytohypophyson-L und -C®.

Schwerhörigkeit (Hebetudo auris)

Schwerhörigkeit kann in jedem Alter auftreten, ein- oder beidseitig, in verschiedenen Schweregraden, vorübergehend, anhaltend, zunehmend. Sie kann angeboren sein (Mißbildung, mütterliche Röteln u. a.) oder auf Krankheit und Verletzungen des Innenohrs, des Trommelfells (Entzündung, Vernarbung), der Gehörnerven, auf Erkrankungen des Mittelohrs (Mittelohrentzündung), auf Infektionskrankheiten (Mandel-, Nasen-, Nebenhöhlenentzündung, Masern, Mumps, Hirnhautentzündung u. a.), auf Multipler Sklerose, Menière-Krankheit (anfallsweise Drehschwindel mit Übelkeit und Erbrechen) und auf Tumoren beruhen. Giftig wirkende Arzneimittel wie auch übermäßiger Lärm in Betrieben, auf den Straßen und in den Discotheken können die Hörfähigkeit erheblich und nachhaltig schädigen.

Die einfachste Form der Schwerhörigkeit ist auf eine Verstopfung des äußeren Gehörganges mit Ohrschmalz zurückzuführen. Weit verbreitet ist der Hörverlust als Alterserscheinung auf dem Boden einer Arterienverkalkung, die oft mit Hochdruckbeschwerden, Ohrensausen und Schwindelgefühl einhergeht.

Die häufigste Ursache bei jüngeren Erwachsenen (meist Frauen) ist die Otosklerose, eine Verknöcherung der sog. Labyrinthkapsel im Mittelohr, die bis zur Taubheit führen kann; ein vererbares Leiden, das mit Erfolg operiert wird. Medikamentös ist es kaum beeinflußbar.

Kinder und Jugendliche leiden besonders unter unerkannter Einschränkung ihres Hörvermögens, deren Folgen Sprachentwicklungsstörungen, Konzentrationsschwäche und schließlich Versagen in der Schule sein können. Hier ist ein Facharzt für Erkrankungen an Hals, Nase und Ohren aufzusuchen.

Nat. Begleiterscheinung von →*Nasennebenhöhlenerkrankungen* oder chronischer Mittelohreiterung (→*Mittelohrentzündung*).
Altersschwerhörigkeit: Massage nach *De la Fuye*: Handflächen fest und glatt an die Ohren legen, ca. 20 × kreisende Reibebewegung durchführen. Dann Hände ruckartig vom Ohr abreißen, so daß ein kleiner Knall entsteht: der Unterdruck im Gehörgang sorgt für »Trommelfellgymnastik«. Ca. 70 × am Tag wiederholen.

Pfl. Als Grundbehandlung bei Altersschwerhörigkeit Weißdorn-Mistel-Ginkgo-Präparate: Viscratyl®, Asgoviscum®, Viscysat®, Tebonin®retard, Rökan®, Crataegutt®, Oxacant®.

Hom. Kalium jodatum D2, bei Schädigung des Hörnervs.
– Phosphor D6, nach chronischer Mittelohrentzündung.
– Nux vomica D6.
– Chininum sulfuricum D6, bei Neigung zu Gefäßkrämpfen.

Biol. Nervenleitungsstörung: Akupunkturversuch alle 2 Tage.

Schwindel (Vertigo)

Es liegt eine Störung des Gleichgewichtsempfindens vor. Schwindel ist weit verbreitet bei Bluthochdruck, niedrigem Blutdruck und Arterienverkalkung (Durchblutungsstörung des Gehirns). Er wird besonders spürbar bei Lageveränderungen (Aufstehen,

Bücken u. a.) und Veränderungen der Kopfhaltung (Heben, Senken, Drehen). Hinzu kommen ursächlich Krankheiten der Ohren und Augen, des Herzens, Blutkrankheiten (Blutarmut, Leukämie), Infektionskrankheiten (Grippe, Masern, Mumps u. a.), ferner Multiple Sklerose, Migräne, *Menière*-Krankheit (Drehschwindel mit Übelkeit und Erbrechen), Hirn- und Ohrtumoren, umweltbedingte Schäden (Reisekrankheit, Sonnenstich u. a.), schließlich Einwirkung von Alkohol, Nikotin, Bohnenkaffee und Arzneimittel. Auch seelische Störungen können Schwindel auslösen.

Nat. Auch → *Gehirnverkalkung*. Ursache sehr oft HWS-Syndrom. Schröpfkopf-Therapie im Nacken- und Halsbereich. Kantharidenpflaster hinter dem Felsenbein oder im Nackenbereich. *Baunscheidt* der Nacken-Schulter-Partie. Bei vollblütigen Menschen Blutegeltherapie im Nacken.
Ursache niedriger Blutdruck: → *Blutdruck, niedriger*.

Pfl. Als Grundmittel Kokkelskörner-Kombinationen: Vertigoheel®, Cocculus-Pentarkan; bei niedrigem Blutdruck Angioton; (Weißdorn, Maiglöckchen, Lobelie u. a.), Spartiol® (Besenginster), Diacard® (Weißdorn, Kaktus, Baldrian); bei erhöhtem Blutdruck: Crataegutt® (Weißdorn), Olivysat® (Ölbaum), Rauwoplant® (Rauwolfia u. a.); bei Durchblutungsstörungen des Gehirns Ginkgo: Tebonin® retard, Rökan®.

Hom. Cocculus D6–D12, 3 × 5–10 Tr., Trunkenheitsgefühl, Leeregefühl im Kopf, Taumeln, evtl. klopfende Kopfschmerzen, Verschlimmerung beim Gehen und bei Bewegung des Kopfes.
– Sanguinaria D6, 3 × 20 Tr., heftiger Blutandrang zum Kopf, Übelkeit, Wechseljahrsbeschwerden.
– Gelsemium D6–D12, 3 × 5–10 Tr., Verschlimmerung durch Aufwärtssehen und rasches Aufrichten.
– Conium maculatum D6–D12, 3 × 5–10 Tr., infolge Blutarmut im Kopf, bewährtes Altersmittel bei Arteriosklerose.
– Nux vomica D6, 3 × 10 Tr., nach Überarbeitung und Ernährungsexzessen (z. B. Alkohol).
– Barium carbonicum D4, 3 × 10 Tr., Blutdruck erhöht, Arteriosklerose, gutes bewährtes Altersmittel.
– *Komplexmittel*: Arnica montana Splx., 3 × 10–15 Tr., bei Bluthochdruck mit Schwindel, Arteriosklerose.
– Ambra Splx., 3 × 10–20 Tr., auf etwas Zucker, Schwindel bei niedrigem Blutdruck.
– Conium Splx., 3 × 10 Tr., Schwindel bei alten Leuten.
– Cocculus Splx., 3 × 10 Tr., bei Schwindelanfällen älterer Leute.

Biol. Halswirbelsäulen-Syndrom: Akupunktur.
Postinfektiös: EAV. HOT-Serie.
Medik.: Strophanthin-Serie bei älteren Patienten.

Diät. Vollwert-Ordnungsnahrung in Ableitung für Bluthochdruck, wenn Schwindelanfälle durch erhöhte Blutdruckwerte verursacht. Bei Schwindel in Verbindung mit niedrigem Blutdruck Ernährungsmaßnahmen wenig wirksam.

Sodbrennen (Hyperazidität)

Unter Hyperazidität (griech. *hyper*, über, lat. *acidum*, Säure) versteht man eine zu hohe Salzsäureproduktion des Magens. Salzsäure bildet mit Pepsin, Schleim und einigen Salzen den Ma-

gensaft, der vorwiegend die Aufgabe hat, die Eiweißverdauung einzuleiten. Wird Nahrung zugeführt, ändern sich Qualität und Quantität des Magensaftes nach den Erfordernissen. Insbesondere bei reichlichem Verzehr von fettem Fleisch, scharfgewürzten, sauren Speisen, Kohl, Süßigkeiten, Torten und anderen schwerverdaulichen Nahrungsmitteln, aber auch bei hohem Verbrauch von starkem Alkohol, Kaffee und Zigaretten steigt die Bildung von Salzsäure über das normale Maß hinaus an. Es kommt zu einer Übersäuerung des Magens. Dringt dieser saure Magensaft durch den Mageneingang in die Speiseröhre, so entsteht von der Magengegend u. U. bis zum Hals das brennende Empfinden, das als Sodbrennen bezeichnet wird. Aufstoßen und Völlegefühl können hinzukommen. Wird der Magen durch ein entsprechendes Nahrungs- und Genußmittelangebot längere Zeit gereizt, so erhalten die Symptome Krankheitswert (Schmerzen, Erbrechen u. a.). In diesem Falle hilft nur eine radikale Umstellung der Eß- und Lebensgewohnheiten. Säurebindung durch Natriumbikarbonat (Natron) und ähnliche Mittel hat nur einen vorübergehenden Effekt. Oft wird die Salzsäureproduktion dadurch noch gesteigert und das Übel vergrößert. Bei nicht nur gelegentlichem Sodbrennen muß an eine Magenschleimhautentzündung oder an die Entstehung eines Magengeschwürs gedacht werden.
Das Eindringen von Mageninhalt in die Speiseröhre kann auch auf einer Funktionsstörung des Schließmechanismus zum Magen hin beruhen. Hier muß genauer untersucht werden. Ferner verursacht nicht nur Salzsäure Sodbrennen, sondern auch andere aus dem Verdauungsprozeß stammende Säuren (Milchsäure u. a.).

Nat. Ursache Magen-Darm-Überfüllung: Stammwickel nachts oder Unterwickel. Heublumensackauflagen. Cayce-Rizinusöl-Kur.
Ursache Nervosität: Siehe dort.

Pfl. Tee von Wermut, Enzian, Tausendgüldenkraut einzeln und gemischt. Wermut-Pflanzensaft Kneipp®. Fertige Teemischungen: Magen-Tee Stada®, Kneipp® Magen-Tee. Zum Einnehmen: Stomachysat®.

Hom. Argentum nitricum D6, 3 × 5–10 Tr., Magenschmerzen, nervöse, gehetzte schlanke Menschen, Aufstoßen nach dem Essen bringt Erleichterung, starkes Verlangen nach Süßem, das nicht vertragen wird.
– Robinia D6, 3 × 5–10 Tr., Magen ist aufgebläht und drückt, brennender Schmerz, manchmal Erbrechen.
– Natrium phosphoricum D6, 3 × 5–10 Tr., Neigung zu Durchfall infolge von zuviel Magensäure, saures Aufstoßen, saures Erbrechen.

Biol. Akupunktur.
Medik.: Cankerol®, Trinkmoor. Robufakton®., Luvos I®, Erbasit®. Pascomag®Pulver, 4 × 1 Teel. vor dem Essen und Pascoventral®, 3 × 15 Tr. vor dem Essen in Wasser.

Diät. Vollwert-Ordnungsnahrung in Ableitung für Erkrankungen der Verdauungsorgane unter Ausschaltung erfahrungsgemäß unverträglicher Nahrungsmittel und Speisen. Insbesondere alkoholische Getränke, Kaffee, Zucker, Süßigkeiten, süße Gebäcke und in heißem Fett zubereitete Speisen ausschließen.

Sonnenbrand (Dermatitis solaris)

Auch → Sonnenstich, → Hitzschlag

Sonnenlicht ist für die Existenz des Menschen notwendig. Sonnenbestrahlung führt u. a. zur Bildung von Vitaminen und Hautpigment. Es ist zudem ein wichtiger Heilfaktor. Setzt man sich jedoch zu intensiv und zu lange einer direkten Sonnenbestrahlung aus, treten, vor allem bei hohem Anteil an ultravioletten Strahlen (Gletscher, Schnee, Strand) Hautschäden verschiedenen Schweregrades auf. Neben entzündlicher Rötung kann es zu Verbrennungen, Blasenbildung und Ablösung der Haut kommen mit Rückwirkung auf den gesamten Organismus (Überreizung des Nervensystems, Unruhe, Kopfschmerzen, Schlafstörungen, Herzklopfen). Verstärkend wirkt eine angeborene Empfindlichkeit mancher Menschen (abhängig vom Hauttypus u. a.), die nur eine kurzfristige unmittelbare Bestrahlung erlaubt.

Nat. Kühlen. Fasten. Darmeinlauf.

Pfl. Äußerlich gegen Hautschäden: Hametum®-Salbe, Hametum®-Fettpuder (Hamamelis): Arnica-Sport-Gel DHU (Arnika, Ringelblume; nicht auf offene Hautstellen auftragen); Johanniskrautöl (Apotheke).
Innerlich bei Unruhe, Schlafstörungen: Plantival® (Hafer, Passionsblume u. a.); Euvegal® (Hopfen, Gänsefingerkraut, Rauwolfia u. a.); Aranidorm® (Lerchensporn, Kamille, Lavendel u. a.). Zur Kreislaufberuhigung Weißdorn: Crataegutt, Esbericard®.

Hom. Belladonna D6, halbstündl. bis 3 × 1 Gabe, je nach Stadium, Haut ist rot, Klopfschmerz.

– Cantharis D6 oder
– Apis D4, bei Bläschenausschlag.

Biol. Wichtig ist die Vorbeugung: Rechtzeitig gefährdete Hautstellen abdecken, so Lippen einkremen (z. B. Labello-Stift).
Medik.: Polilevo Drag.®, 3 × 2 tgl. (durch Leberschutz wird Sonneneinstrahlung besser verträglich).
Bei Sonnenallergie: Sun Caps®; Ermsech®.

Speicheldrüsenentzündung (Parotitis)

Auch → Mumps

Die Ohrspeicheldrüse (Parotis) ist die größte der Speicheldrüsen (Unterkiefer-, Unterzungen-, Mund- und Ohrspeicheldrüse). Diese liefern Schleim und Verdauungsstoffe (Fermente), die die Nahrung anfeuchten und mit der Verdauung der Kohlenhydrate (Mehlspeisen, Brot, Kartoffeln u. a.) im Mund beginnen. Die Ohrspeicheldrüse befindet sich vor dem Ohr. Die Mündung ihres Speichelgangs liegt in der Wangenschleimhaut neben dem zweiten oberen Mahlzahn. In Gang kommt die Speichelsekretion durch Kauen von Speisen, durch Geruchs- und Geschmacksempfindungen, aber auch durch das Vorstellen schmackhafter oder lang entbehrter Speisen (es läuft einem »das Wasser im Mund zusammen«).
Die eitrige Entzündung der Ohrspeicheldrüse tritt häufig nach schweren Krankheiten und Operationen (u. U. durch mangelhafte Mundpflege) und bei hinfälligen Patienten auf. Symptome der Erkrankung sind druckschmerzhafte Schwellung der Drüse und Abstehen des Ohrläppchens.

Nat. Als Ganzkörperentzündung betrachten.
Lokal: Lehm-Quark-Retterspitz-Packungen. Halswickel feucht und kalt. Reibesitzbäder 3 × tägl. 10–15 Min. Einläufe.

Pfl. Zur Unterstützung der Grundbehandlung → *Mumps*.

Hom. Echinacea Urtinktur bis D4, stündlich 10–15 Tr.
– Belladonna D4, 50 Tr. auf 1 Tasse Wasser viertelstündlich 1 Teel., bei akuter Entzündung mit Fieber, Schwellung, Rötung, Berührungsempfindlichkeit, rotem Kopf und Schwitzen.
– Mercurius solubilis D4, halbstündlich 5 Tr., Schüttelfrost, Wärme wird schlecht vertragen, starke Lymphknotenschwellung, Verschlimmerung nachts mit starkem Schwitzen.
– Plumbum aceticum D6, stündlich 5 Tr., Basismittel bei Parotitis.
– Pulsatilla D4, zweistündlich, zur Vorbeugung einer Erkrankung der Keimdrüsen (Hoden, Eierstöcke).
– Hepar sulfuris D10, 3 × 10 Tr., bei Neigung zu Eiterungen.
– *Komplexmittel*: Apis Splx., 6 × 10–15 Tr.

Biol. EAV.
Medik.: Wobenzym®-Stoßtherapie. Pascotox®, Esberitox N® oder Wesatox® zur Abwehrsteigerung stündlich bis zweistündlich 10–20 Tr.

Diät. Im akuten Stadium nur Säfte aus Obst und Gemüse und fein geriebenes Rohobst, fein geriebenes Rohgemüse, Vitamin C aus Zitronen, Orangen und Sanddorn- oder Hagebuttenkonzentrat. z. B. gekühlte Milchgetränke mit Sanddornkonzentrat, gekühlte Quark-Frischobst-Zubereitungen, leichte Vollgetreideflockenmüslis.

Stimmbandentzündung, Kehlkopfentzündung (Laryngitis)

Auch → Bronchitis, → Rachenentzündung

Alle Infektionen der oberen Luftwege, Mandelentzündung, Rachenkatarrhe, Nebenhöhlenentzündungen, können Ursache der Entzündung des Kehlkopfes (griech. *larynx*) sein. Sie tritt auch als Begleiterscheinung bei Grippe, Bronchitis, Lungenentzündung, Masern u. a. auf. Auffallendes Symptom ist Heiserkeit (bis zur Stimmlosigkeit). Die Patienten haben den Drang, sich ständig zu räuspern. Die fachärztliche Untersuchung zeigt gerötete und geschwollene Stimmbänder. Je nach Grad der Entzündung bestehen Husten, Fieber, Behinderung der Atmung, Schluckbeschwerden, Halsschmerzen und allgemeines Krankheitsgefühl. Eine chronische Kehlkopfentzündung ist häufig auf einen Mißbrauch von Alkohol und Nikotin, auf Überanstrengung der Stimme oder auf langzeitige Einwirkung von Reizstoffen zurückzuführen. Chronische Heiserkeit ist krebsverdächtig.

Nat. Gurgeltherapie wie bei → *Mandelentzündung*.
Kalte Halswickel mit Wasser oder Quark. Kühle Packungen halbstündlich wechseln. *Schiele*-Fußbad-Rumpfreibe-Kombination. Kopfdämpfe. Einlaufserie.
Totales Sprechverbot!

Pfl. Schweißtreibende Tees von Huflattich, Lindenblüten, Holunder, Königskerze; Inhalation von Kamillendämpfen. Auch → *Bronchitis*.

Hom. Ammonium carbonicum D6, 3 × 10 Tr., bei chronischen Nasennebenhöhlenentzündungen, Neigung zu kaltem Schweiß, trockenem Reizhusten, Verschlimmerung beim Husten, durch Nässe und nachts.
– Mercurius solubilis D6, stündlich, bei akuten Entzündungen mit üblem Mundgeruch, starkes Schwitzen, das nicht erleichtert, starke Lymphknotenschwellungen, schlimmer nachts.
– Causticum D6, zweistündlich bis 3 × täglich 5 Tr., Reizhusten, Stimmlosigkeit, beim Husten geht bei Frauen leicht Urin ab, Verschlimmerung 3–5 Uhr morgens.
– Barium muriaticum D10, 3 × 5 Tr., bei oft wiederkehrender Laryngitis.
– Spongia Urtinktur D3, 3 × 5 Tr., trokkener, bellender Husten, besonders nachts.
– Aconitum D6, 50 Tr. auf 1 Tasse Wasser, halbstündlich bei Beginn der Entzündung mit starkem Fieber ohne Schwitzen.
– Belladonna D4, wenn Schweiß da ist, auch 50 Tr. auf 1 Tasse Wasser, viertel- bis halbstündlich 1 Teel., Schwitzen, Fieber, geröteter Kopf, erschwertes Schlucken.
– *Komplexmittel*: Aurum Splx. im Wechsel mit Drosera Splx., jeweils 3 × 10–15 Tr.; Arum triphyllum D3, 3 × 10 Tr. tgl., bei chronischer Heiserkeit.

Biol. Akupunktur. Neuraltherapie von Mandeln und Nacken. In schweren Fällen Kantharidenpflaster über Schildknorpel.

Diät. Stündlich heißen Kamillen- oder Fencheltee mit Honig oder heiße Milch mit Honig, sonst Vollwert-Ordnungsnahrung.

Stirnhöhlenentzündung
→ Nasennebenhöhlenentzündung

Struma → Schilddrüsenvergrößerung

Talgdrüsenentzündung (Akne vulgaris)

Die Talgdrüsen tragen zum Schutz der Haut bei, und zwar durch Einfettung. Warum es, vor allem bei Jugendlichen beiderlei Geschlechts, zu einer Überproduktion an Talg kommt, ist nicht völlig geklärt. Sicher ist, daß hormonelle Einflüsse hierbei eine Rolle spielen, ebenso wie Ernährungs- und Verdauungsfaktoren.
Die Akne (Finnenausschlag) entsteht vor allem an den besonders talgdrüsenreichen Bezirken der Haut (Gesicht, Nacken, Brust, obere Rückenpartie) durch Verstopfung der Ausführgänge der Talgdrüsen und Verhornung (Mitesserbildung). Die Talgstauung bei Zersetzung des Fettes neigt zu bakterieller Infektion. Diese führt zu entzündlichen Reaktionen der Haut mit eitrigen Pikkeln, Pusteln, Knötchen und folgender Einschmelzung.
Die Akne läuft in verschiedenen Schweregraden ab. Die harmloseste Folge sind erweiterte Poren der Haut. Bei schwereren Formen kommt es zur Abszeß- und Narbenbildung mit erheblichen kosmetischen Problemen.

Nat. Prinzipien der Darm- bzw. Leber-Therapie.
Stammwickel 2 × wöchentlich. *Schlenz*-Bäder, Lehmpackungen lokal.

Pfl. Stoffwechselwirksame Tees von Löwenzahn, Schachtelhalm, Brennessel; blutreinigende und abführende Fertigtees: Kneipp®Blutreinigungs-Tee, Carilaxan®; zur allgemeinen Umstimmung: Cefapuran® (Brunnenkresse, Sauerampfer, Erdrauch u. a.); zu Waschungen: Silvapin® Weizenkleie-Extrakt naturrein; zum Abtupfen« Hametum®-Extrakt (Hamamelis).

Hom. Sulfur D12–D30, 3 × täglich 5 Tr., trockene, schmutzige Haut, mürrisches Wesen, Brenn- und Juckreiz an den Körperöffnungen.
– Abrotanum Urtinktur bis D4, 3 × 5 Tr., appetitlos und schwach, schlecht durchblutete Haut mit Kapillarerweiterungen.
– Kalium jodatum D4–D6, 3 × 5 Tr., Gesichts- und Rückenbefall.
– Kalium bromatum D6 oder D5, hilft häufig bei der Akne Jugendlicher.
– Carbo vegetabilis D8, 3 × 5 Tr., bei ungesunder Lebensweise (Alkohol u. a. sowie Verstopfung).
– Ledum Urtinktur bis D3, 3 × 10 Tr., bei Alkohol, mit rotfleckigem, gedunsenem Gesicht.
– *Komplexmittel*: Aristolochia-Ptk., bei Pubertätsstörungen.

Biol. EAV. Zahnherde beseitigen (vor allem Amalgam-Plomben). HOT. Gegensensibilisierung. Symbioselenkung nach *Rusch*. Vakzinationen.
Medik.: Zinksulfat (Solve Zink®). Echinacea-Kuren mit Eigenblut in ansteigenden Mengen, 3 × wöchentlich.

Diät. Zeitweilig Saftfasten, Molkefasten oder vegetabile Vollrohkost, bei Anzeige zu Darmsanierung *Mayr*-Diät, sonst laktovegetabile Vollwert-Ordnungsnahrung.

Tennisellenbogen, Tennisarm (Epikondylitis)

Den Tennisellenbogen bekommt man nicht nur vom Tennisspielen. Jede fortdauernde Überanstrengung der Unterarmmuskulatur mit wiederholten Greif- und Drehbewegungen des Unterarms kann dazu führen. Die eigentliche Ursache ist nicht bekannt. Es handelt sich um einen Reizzustand der Sehnen und der Knochenhaut im Bereich des Ellenbogens. Die Erkrankung tritt am häufigsten im mittleren Lebensalter auf und ist sehr schmerzhaft. Der Schmerz sitzt bevorzugt an der Innen- und Außenseite des Ellenbogens, am Epikondylus (ein dem Ansatz von Bändern und Sehnen dienender Knochenfortsatz). Der Schmerz verstärkt sich beim Greifen und kann auf den Ober- oder Unterarm ausstrahlen.

Nat. Schröpfung im Schulter-Nacken-Bereich gleichseitig. Lehmpackungen lokal.

Pfl. → *Schleimbeutelentzündung*

Hom. Arnica D8, bei akuten Fällen stündlich 5–10 Tr., nach Verletzungen.
– Mercurius solubilis D4, zweistündlich bis 3 × täglich 5–10 Tr., akute Entzündung mit Lymphknotenschwellung.
– Symphytum D2–D3, 3 × 5–10 Tr. und extern als Tinktur, Basismittel bei Knochenhautentzündungen.
– Hepar sulfuris D4, zweistündlich 5 Tr., bei Neigung zu Eiterung mit klopfendem Schmerz und extremer Berührungsempfindlichkeit.

Biol. Sehr oft durch Blockierung der unteren Halswirbelsäule und oberen Brustwirbelsäule und des Speichenköpfchens bedingt. Daraus ergibt sich

die Möglichkeit einer gezielten Chirotherapie.
Akupunktur (Dauernadel auf die schmerzhafteste Stelle am Ellbogen intrakutan).
Medik.: Kytta-Plasma® oder Enelbin®-Auflagen.

Thrombose (Blutgefäßverstopfung)

Auch → Schlagaderverschluß (Embolie), → Venenentzündung

Venenleiden sind weit verbreitet. Als Thrombose bezeichnet man die Blutgerinnsel-(Blutpfropfen)Bildung, als Thrombus den an der Gefäßwand festsitzenden Blutpfropf. Die Entstehung geht auf Schädigungen der Gefäßwand zurück. Auch spielen Alter, Fettleibigkeit und Störungen im Gerinnungsmechanismus des Blutes, wie sie nach Operationen, Entbindungen und Infektionen beobachtet werden, eine auslösende Rolle. Folgen der Thrombosen sind, je nach ihrer Lokalisation (oberflächliche oder tiefe Venen), Venenklappendefekte, Blutstauungen in den Beinen und Flüssigkeitsansammlungen (Ödeme) im Gewebe sowie Schmerzen, Schweregefühl, Venendruckschmerz, erweiterte oberflächliche Venen und Blaufärbung der Beine im Stehen. Im weiteren Verlauf der Erkrankung kann sich ein chronischer Zustand (chronisch-venöse Insuffizienz) und schießlich ein Unterschenkelgeschwür entwickeln. Die Thrombose kann sowohl Ursache als auch Folge einer Venenentzündung sein.
Eine weitere Gefahr der Thrombose ist die Embolie, der Gefäßverschluß einer Arterie. Sie kann tödlich sein (Lungenembolie!).
Arterielle Trombosen sind seltener. Gefährlich sind diejenigen in einer Hirnarterie (→ *Schlaganfall*) und in einem Herzkranzgefäß (*Herzinfarkt*). Frühzeitige Erkennung der Thrombose ist Voraussetzung zur Verhütung schwerer Komplikationen.

Nat. Gut sitzende Stützstrümpfe bzw. elastische Binden. Blutegeltherapie über der thrombosierten Vene.

Pfl. Roßkastanienpräparate lindern die Beschwerden, fördern den Rückfluß des Blutes, haben einen venentonisierenden, entzündungswidrigen und gefäßabdichtenden Effekt: Venoplant®-Ampullen, Venoplant®retard (Dragees); Salbenbehandlung mit Venoplant® compositum Salbe, Arnica-Salbe DHU und Calendula-Salbe DHU (Ringelblume), auch bei Unterschenkelgeschwüren; Umschläge mit Echinacin® extern (Kegelblume, 1:3 verdünnt); Arnika-Zubereitungen *nicht* auf offene Wunden bringen.

Hom. →*Venenentzündung*

Biol. Neuraltherapie. HOT.
Medik.: Thrombophlebin®. Cholin citricum® täglich, später 2× wöchentlich in den Akupunkturpunkt Leber. Wobenzym®-Stoß.

Diät. Einige Tage Saftfasten, Molkefasten, Rohobstdiät oder vegetabile Vollrohkost. Anschließend Vollwert-Ordnungsnahrung mit konsequentem Fettaustausch (s. Vollwert-Ordnungsnahrung in Ableitung für Störungen des Fettstoffwechsels mit überhöhtem Gehalt des Blutes an Cholesterin und/oder Fett (Triglyzeride). Ziel: Verklumpungs- und Gerinnungsbereitschaft des Blutes herabsetzen und Fließeigenschaft des Blutes verbessern.

Triglyzeridämie
→ Fettstoffwechselstörungen

Unterschenkelgeschwür (Ulcus cruris)

Auch → Thrombose, → Krampfadern, → Venenentzündung

Ursache der Unterschenkelgeschwüre sind vorwiegend Krampfadern, namentlich dann, wenn ein arterieller Durchblutungsmangel hinzukommt. Sie rufen oft heftige Schmerzen hervor. Bei Verletzungen (Jucken, Kratzen, Stoß) brechen vor allem oberflächlich gelegene Krampfadern leicht auf. Es kommt zu Blutungen, und damit ist der Weg frei für die schmerzhaften und schwer zu heilenden Geschwüre (»offene Beine«). Die Geschwüre liegen meist an der Innenseite der Unterschenkel, über dem Knöchel. Vorwiegend sind Frauen betroffen.

Nat. *Akut*: Täglich Einlauf (neben der Fastentherapie), salinische Abführsalze (Bittersalz und andere). Stammwikkel und Fußwickel täglich. *Schiele*-Fußbad und Schenkelgüsse am gesunden Bein. Lehmpackungen auf das Geschwür. *Weihs*-Roller.
Elastischer Verband mit Schaumgummi-Einlagen über dem Geschwür: Geschwür verbinden, Schaumgummi 1 cm stark und 10 × 5 cm im Rechteck über den dünnen Verband geben, darüber elastische Binde anwickeln. Effekt: das Geschwür wird ausmassiert.
In chronischen Fällen: Blutegeltherapie, Schröpfung im Rückenbereich, Mikroaderlässe um das Geschwür an Besenreiseräderchen.

Pfl. Vorrangig ist eine entzündungswidrige, schmerzlindernde, durchblutungsfördernde und entstauende Therapie mit Roßkastanien-Hamamelis-Kegelblume-Mariendistel-Steinklee-Präparaten: zu Beginn Injektionen mit Venoplant®-Ampullen, Venalot®-Ampullen, Reparil®-Ampullen; für die Langzeittherapie: Venoplant®retard (Dragees), Veno-Tebonin® (Dragees), Venalot®-Kapseln. Äußerlich: Umschläge mit Hametum®-Extrakt, Echinacin®-extern, beide 1:3 verdünnt; Kamillen-Umschläge; Venoplant® compositum Salbe, Calendula-Salbe DHU.

Hom. Carbo vegetabilis D12, 2 × 5 Tr., starkes Brennen der Geschwüre, stinkende Absonderungen, bläuliche Farbe.
– Carduus marianus D2–D3, Geschwüre von bläulicher, braunroter Farbe mit jauchigen Rändern, die leicht bluten.
– Hamamelis D3, 3 × 10 Tr., bei starken Krampfadern mit Schmerzen und nach Platzen eines Aderknotens.
– Echinacea Urtinktur bis D4, 3 × 20 Tr., jauchige Absonderungen.
– Lycopodium D8, 3 × 5–10 Tr., bei zugrundeliegendem Leberleiden, Verstopfung und Blähungen.

Biol. Akupunktur; Laserakupunktur. Neuraltherapie. In chronischen Fällen HOT-Serie.
Medik.: Rezeptur einer Spezialsalbe: Rp. Betaisodona Salbe® 30,0 Streuzukker gestoßen 70,0, Betaisodona flüssig® q.s.u.f. unguentum. S.: 3 × täglich Verbandwechsel.

Diät. Bei vorhandenem Übergewicht Normalisierung des Körpergewichtes durch im Energiegehalt verringerte Vollwert-Ordnungsnahrung. Evtl. zeitweilig Saftfasten, Molkefasten oder vegetabile Vollrohkost.

Urikämie → Gicht

Venenentzündung
(Phlebitis, Thrombophlebitis)

Auch → Thrombose,
→ Schlagaderverschluß (Embolie)

Die entzündliche Erkrankung der Venenwand (Phlebitis, griech. *phleps*, Vene) ist auf Entzündungsherde der Umgebung, auf Verletzungen, Venenerweiterungen (auch Krampfadern), ferner auf Entbindungen, Operationen, Krankheiten mit langer Bettruhe, Bewegungsmangel, auf angeborene Venenschwäche, Verlangsamung des Blutumlaufs, Ovulationshemmer (»die Pille«) und nicht zuletzt auf die Bildung von Blutgerinnseln (Thromben) zurückzuführen. Umgekehrt begünstigen Entzündungen der Venenwand die Entstehung einer Thrombose, so daß die eigentliche Ursache meist ungeklärt bleibt.
Häufig kommt es zu einer thrombenbeteiligten Venenentzündung, einer Thrombophlebitis. Man unterscheidet dabei die Entzündung der hautnahen Oberflächenvenen und die der tiefer gelegenen Venen. Der Verlauf der Erkrankung bei den ersteren ist meist komplikationslos und kurz. Haut und Unterhautgewebe sind gerötet und schmerzhaft. Keine Ödeme. Bei der Entzündung der tiefen Venen bestehen nach einem symptomenarmen Beginn starke Allgemeinreaktionen mit Fieber, Herzbeschwerden, krampfartigen Schmerzen und Ödemen.
Hauptkomplikation ist die (oft tödliche) Lungenembolie, deren Vermeidung therapeutischen Vorrang hat.

Nat. *Akut*: Hochlagern, Bettruhe! Serieneinläufe und Fasten. Salinische Abführwässer. Stammwickel und Unterwickel. Kühlende Aufschläge mit Retterspitz®, Quark, Heilerde, alle 20 Minuten wechseln. Aderlaß bei hoher Blutverdickung. Lokale Mikroaderlässe an den Besenreiseräderchen mit der Hämolanzette (reichlich!).
Chronisch: *Weihs*-Roller, Rosmarin-Quark.

Pfl. Zur einleitenden Therapie Roßkastanien-Injektionen: Venoplant®Ampullen, Reparil®-Ampullen; für die Langzeitbehandlung: Venoplant®retard (Dragees; Roßkastanie-Mariendistel), Ventrulan® (Dragees, Tropfen; Roßkastanien-Hamamelis), Veno-Reparil® (Dragees; Roßkastanie), Veno-Tebonin® (Dragees, Roßkastanie-Ginkgo).
Äußerlich: Venoplant®compositum Salbe (Roßkastanie-Hamamelis), feuchte Verbände mit Hametum®-Extrakt (Hamamelis, 1 : 3 verdünnt).

Hom. Hamamelis D1–D4, alle 2 Stunden 5 Tr.
– Echinacea Urtinktur bis D4, stündlich 10–15 Tr., Entzündung mit Schüttelfrost.
– Lachesis D8–D12, dreistündlich 1 Tabl., Entzündung rot bis bläulich, Beine dick geschwollen, extreme Hautempfindlichkeit, schwere fortgeschrittene Zustände mit Gefahr der Blutvergiftung.
– Belladonna D6, zweistündlich 10 Tr., Schwellung und Dunkelröte des erkrankten Teils, Klopfschmerz.
– Arnica D12, Venenentzündung nach Verletzung.

Biol. Akut: HOT-Serie.
Medik.: Thrombophlebin®. Cholin citricum® in Akupunkturpunkt Leber 3, tägl.

Diät. Zeitweilig vegetabile Vollrohkost, anschließend Vollwert-Ordnungsnahrung mit 1–2 × wöchentlich eingeschalteten Vollrohkost- oder Molketagen.

Venenstauung (Venöse Stase, venöse Insuffizienz)

Auch → Venenentzündung, → Thrombose, → Unterschenkelgeschwür

Die Venenstauung hat in ihrer Vorgeschichte meist eine (mangelhaft ausgeheilte) Venenentzündung. Auch Krampfadern kommen als Ursache in Frage. Die Venenklappen, die den Blutrückstrom zum Herzen sichern, sind durch die entzündlich-thrombotischen Vorgänge geschädigt oder zerstört. Sind sie nicht mehr in der Lage, ihre Aufgabe zu erfüllen, bleibt das Blut in den unteren Extremitäten stehen. Es kommt besonders an den Knöcheln und Unterschenkeln zu Flüssigkeitsansammlungen (Ödeme) im Gewebe. Teilweise bilden sich sekundäre Krampfadern. Weitere Symptome sind Jucken, Schweregefühl, Schmerzen. Die Haut ist meist dünn, durchscheinend und bräunlich verfärbt. Nicht selten ist ein Ekzem vorhanden oder eine oberflächliche Hautentzündung. Die degenerativ-entzündlichen Prozesse begünstigen die Ausbildung eines Unterschenkelgeschwürs.
Ist die chronische Venenstauung voll ausgebildet, so ist sie meist nicht mehr rückbildungsfähig.

Nat. Schröpfung im Bereich Leber-Galle-Zone sowie im unteren Rückenbereich. Mikroaderlässe lokal (diese helfen oft für ein ganzes Jahr).

Weihs-Roller. Wassertreten, Schenkel- und Untergüsse.

Pfl. Zur Basistherapie Roßkastanien-Kombinationen: Venoplant®retard (Dragees), Venoruton® intens (Filmdragees), Veno-Reparil® (Dragees).
Äußerlich: Venoruton®-Gel und -Salbe, Venoplant®compositum Salbe.

Hom. Pulsatilla D8, 3 × 5–10 Tr., bei Frauen mit schwacher und zu spärlicher und zu später Periode, die Venen sind gestaut und dunkel.
– Vipera berus D8, 3 × 5 Tr., Gefühl, als ob die Venen platzen.
– Aesculus D2–D4, 3 × 10 Tr., venöse Stauungen, gut zur Festigung des Bindegewebes.
– Hamamelis D2, 3 × 10 Tr., Stauungsgefühl mit starker Spannung in den betroffenen Venen.
– Arnica D4–D10, über längere Zeit, zusammen mit
– Calcium fluoratum D6, jeweils 3 × 5–10 Tr., dient auch zur Festigung besonders des Bindegewebes und der Gefäße.

Biol. → *Venenentzündung*
Gezieltes, vorsichtiges Ausstreichen der Beine zum Herzen hin.

Diät. Zeitweilig vegetabile Vollrohkost, anschließend Vollwert-Ordnungsnahrung mit 1-2 × wöchentlich eingeschalteten Vollrohkost- oder Molketagen.

Verstopfung (Obstipation)

Ursache der gewohnheitsmäßigen Darmträgheit sind falsche, ballastarme Ernährung, Bewegungsmangel, längere Bettruhe, Lebenskonflikte, nervöse Anspannung, Ärger u. ä., hoher Zigarettenkonsum, die Gewohnheit, den Stuhlgang zu übergehen. Abführmittel sind hier nicht angebracht, es sei denn, die Verstopfung wäre Begleiterscheinung anderer Krankheiten oder auf organische Störungen zurückzuführen. Andauernde Verwendung von Abführmitteln führt zu Gewöhnung, zu chemisch-physikalischen Veränderungen des Darmmilieus, Bauchgrimmen und Darmkrämpfen, Wasserverlust und Erschlaffung der Darmmuskulatur, zu entzündlicher Reizung der Darmschleimhaut, möglicherweise auch zu Leberschäden.

Nat. Hartdosierte Massagen am unteren Rücken, im Gesäßmuskel, an der Beinaußenseite täglich sowie Bauchmassage im Uhrzeigersinn 2× täglich 5 Minuten. Bauchschnellen (rhythmisches Baucheinziehen) und Atemübungen nach *Helmet. Cayce*-Rizinusöl-Pakkungskur.
Kleine Kaltwasserklistiere (30 ml) zur Anregung der Darmtätigkeit. Rumpfwickel 2× wöchentlich. 1–3 Minuten langer, kalter Kniguß 4–5× täglich. Kalte Vollbäder 1 Minute (2× wöchentlich). Rumpffreibe-, Reibesitzbäder täglich. Man kombiniere die einzelnen Wasseranwendungen.
Reichlich trinken, z. B. Mineralwasser oder Tees (alte Menschen trinken meist viel zu wenig). 1–1,5 l Wasser täglich zusätzlich sind erforderlich.

Pfl. Unschädliche Quellmittel: Leinsamen (abends 1–2 Eßl. unzerkaut mit reichlich Flüssigkeit), Linusit®, Linkur®; auf Basis Flohsamen: Agiocur®, Laxiplant®. Wenn in bestimmten Fällen notwendig (Aloe, Senna, Faulbaum, Kreuzdorn, Rhabarber): Carilaxan®-Tee, Solubilax® (tassenfertiger Pulvertee), Präparate zum Einnehmen: Laxysat®, Mediolax®, Rheogen®, Daluwal®.

Hom. Causticum D6, 3×5 Tr., erfolgloser Stuhldrang mit Schmerzen und Hämorrhoiden.
– Sulfur D12, 2×5 Tr., Neigung zu Hautausschlägen, gegen 11 Uhr Hunger, unreine Haut, Verstopfung.
– Alumina D12, Stuhlgang unter großer Anstrengung möglich, trockene Stühle ohne Stuhldrang.
– Graphites D12, 3×5 Tr., trockene, hartnäckige Verstopfung bei Dicken mit trockenen Ekzemen und Neigung zu unreiner Haut, zu schwache Regel.
– Lycopodium D6, 3×5–10 Tr., Verstopfung mit Blähungen bei Leberleiden, gelbliche Gesichtsfarbe (Nieren- und Gallensteinneigung), Venenstauungen.
– Nux vomica D10, 3×5–10 Tr., erregbare, zornige Menschen, immer Völlegefühl im Darm, besonders bei Alkohol- und Tabakexzessen.
– Sepia D10, 2×5 Tr., in den Wechseljahren und bei zu später Periode.
– Staphisagria D6, 3×5 Tr., sehr erfolgreich, wenn die Verstopfung nach Operationen aufgetreten ist.

Biol. Symbioselenkung nach *Rusch* oder *Schuler*. Akupunktur.
Medik.: Kneipps Wühlhuber I: 2 Eßl. Fenchel, 2 Eßl. Wacholderbeeren gestoßen, 1 Eßl. Foenum graecum, 1 Eßl. Aloe-Pulver. Alles vermischen und davon 1 Teel. in 1/4 l Wasser 15 Minuten kochen lassen, abgießen. Nur 1 oder 2 Tage lang 1 Tasse davon trinken.

Diät. Bei chronischer Darmverstopfung durch ballaststoffarme Zivilisationskost evtl. 1–2 Wochen Vollgetreide-Körner-Diät, sonst Vollwert-Ordnungsnahrung mit individuell dosierten Zulagen von Leinsaat oder Weizenkleie. Bei Obstipation mit gereiztem und spastischem Darm (Druckempfindlichkeit des Leibes, Blähbauch, bleistiftdünner Stuhl) zunächst Darmsanierung mit *Mayr*-Diät, anschließend Vollwert-Ordnungsnahrung in Ableitung für Erkrankungen der Verdauungsorgane unter Ausschaltung erfahrungsgemäß unverträglicher Nahrungsmittel und Speisen.

Vorsteherdrüsenentzündung (Prostatitis)

Auch → Vorsteherdrüsenvergrößerung

Die Entzündung entsteht auf dem Boden einer bakteriellen Infektion, »aufsteigend« über die Harnröhre, oder über den Blutweg als Begleiterscheinung anderer Infektionen. Die Vorsteherdrüse (Prostata) ist dann angeschwollen. Es besteht Temperaturerhöhung, gesteigerter Harndrang, häufiges schmerzhaftes Wasserlassen, Druckschmerz in der Dammgegend. Letzterer strahlt in das Kreuzbein und die Oberschenkel aus. Auch beim Stuhlgang treten infolge Drucks auf die Prostata Schmerzen auf. Gelegentlich kommt es zur Eiterabsonderung. Zur Auslösung reicht u. U. kurzes Sitzen auf kalter Unterlage.
Die chronische Vorsteherdrüsenentzündung geht meist aus einer nicht ausgeheilten akuten Entzündung hervor, oder sie entwickelt sich schleichend. Die Prostata ist hier gewöhnlich nicht vergrößert und kaum schmerzhaft. Eine chronische Entzündung kann, wie jeder Eiterherd, »streuen«.

Nat. *Schiele*-Serie. Zinnkrautsitzbäder täglich, wechselnd mit Reibesitzbädern für Männer. Einlaufserien. Lehmbäder.

Pfl. Gegen den entzündlichen Prozeß zur Steigerung der körpereigenen Abwehr Kegelblume-Zubereitungen:

Echinatruw®intern/extern, Echinacin® oder Wasserdost: Resplant®; sonst → *Vorsteherdrüsenvergrößerung.*

Hom. Mercurius solubilis D4, 3 × 5–10 Tr., bei akuten Entzündungen.
– Echinacea Urtinktur bis D4, gehäufte Gaben und zur Abklärung.

Biol. Akupunktur. Neuraltherapie.
Medik.: Gelum suppos®, Wobenzym®-Stoß.
Bei der chronischen, nicht bakteriellen Prostatitis, die in einer Vielzahl der Fälle jeder Therapie widersteht, liegt häufig eine sogenannte Beckenverwringung bzw. Blockierung im Beckengefüge vor. Ein geübter Chirotherapeut kann dies beheben.

Diät. Vollwert-Ordnungsnahrung, evtl. zeitweilig Saftfasten, Molkefasten oder vegetabile Vollrohkost.

Vorsteherdrüsenvergrößerung (Prostatahypertrophie, Prostataadenom)

Auch → Vorsteherdrüsenentzündung

Die Vorsteherdrüse (Prostata) ist etwa kastaniengroß. Sie umgibt, dem Blasengrund anliegend, den Anfangsteil der Harnröhre. Vom Mastdarm aus ist ihre Lage, ihre Größe und Empfindlichkeit durch die ärztliche Untersuchung festzustellen (Vorsorgeuntersuchung!). Bei der Ejakulation (Samenerguß) liefert sie ein milchiges Sekret, das, dem Samen beigemischt, als Gleitmittel wirkt.
Die Vergrößerung der Vorsteherdrüse ist auf ein Adenom (gutartige Geschwulst) des zwischen ihr und der Harnröhre liegenden Drüsengewebes

zurückzuführen. Sie ist bei der Mehrzahl der Männer über 50 Jahre feststellbar und kann durch Einengung der Harnröhre Beschwerden beim Wasserlassen mit Rückwirkungen auf die Blase verursachen. Die gutartige Vergrößerung hängt mit der hormonellen Situation in dem genannten Lebensabschnitt zusammen.
Die Beschwerden äußern sich durch häufigen Harndrang, besonders nachts, bei geringer Entleerung der Blase (selbst bei bewußtem Pressen). Es bleibt Harn (sog. Restharn) in der Blase zurück. Er neigt zur Zersetzung und kann aufsteigende Entzündungen der Blase und Niere hervorrufen. Bei hochgradiger Verengung der Harnröhre droht eine Harnsperre mit Rückstauung des Harns und Gefahr der Harnvergiftung (Urämie), wenn der Harnabfluß nicht künstlich durch Katheter ermöglicht wird. Die Beschwerden bei voller Blase und beim Wasserlassen können äußerst schmerzhaft sein. Bei fortschreitender Erkrankung kann eine Operation erforderlich werden.

Nat. Täglich Reibesitzbäder, Zinnkrautunterdämpfe und -sitzbäder im Wechsel, Lehmsitzbäder. Fußsohlenreflexzonenmassage.

Pfl. In den Anfangsstadien Zwergpalme-Kombinationen: Prostagutt®, Urgenin®, Cefasabal®; Kürbis-Granufink®-Granulat; bei entzündlichen Begleiterscheinungen: Solidago Dr. Klein® (Goldrute), Uvalysat® (Bärentraube), Olren® (Nachtschattenwirkstoffe); bei möglichem Bluthochdruck Rauwoplant® (Rauwolfia).

Hom. Sabal serrulatum Urtinktur bis D2, 3 × 10 Tr., wirkt gut, wenn die Vergrößerung noch nicht so weit fortgeschritten ist.

– Conium D4, 2–10 Tr., bei Störungen des Harnlassens bei alten Männern.
– Ferrum picrinicum D4, 3 × 5–10 Tr., häufiger nächtlicher Harndrang, Harn riecht nach Ammoniak, Harnträufeln.
– Solidago D3, 3 × 10 Tr., führt zu Abschwellung der Prostata durch Wasserausscheidung.
– Pareira brava D4, 3 × 5 Tr., Schmerzen beim Wasserlassen in der Eichel und Harnröhre.
– Nux vomica D6, 3 × 5 Tr., Harnsperre nach Alkoholgenuß.

Biol. Neuraltherapie.
Medik.: Über einen längeren Zeitraum hinweg regelmäßig Mistel spritzen, möglichst in den Oberschenkel oder in Nähe des Damms (z. B. Iscador® oder Plenosol®). Gelum Suppos®.

Diät. Vollwert-Ordnungsnahrung, evtl. prophylaktisch laktovegetabile Vollwert-Ordnungsnahrung (→ *Krebserkrankungen*).

Wadenkrämpfe, nächtliche (Krampus-Syndrom)

Auch → Schaufensterkrankheit

Es handelt sich um sehr schmerzhafte Krampfzustände, die jedoch meist auf die Waden- und Zehenbeugermuskulatur beschränkt sind. Im Gegensatz zur Schaufensterkrankheit ist eine Arteriosklerose mit nachfolgender Minderdurchblutung hier nicht die Ursache. Vielmehr ist an Überbeanspruchung zu denken (z. B. nach längeren Wanderungen). Auch von der Lendenwirbelsäule ausgehende Reizungen der Nervenbahnen (z. B. bei Arthrose in den Wirbelgelenken) können auslösend wirken. Deshalb ist von Lageveränderung (Aufspringen und Umherlaufen) meist Erleichterung zu erwarten.

Nat. Mikroaderlässe an den Besenreiservarizen, wenn vorhanden. Am hängenden Bein durchführen. Sonst
→ *Venenstauung*.

Pfl. Zur symptomatischen Behandlung.
Äußerlich: Einreibungen mit Arnika-Tinktur (Tinctura Arnicae) Arnica-Sport-Gel DHU, Arnica Extern DHU (Arnika-Präparate nicht auf offene Hautstellen bringen); Venoplant®-compositum-Salbe (Roßkastanie, Hamamelis).
Innerlich: Venalot® (Steinklee), Venacton® (Roßkastanie, Besenginster, Arnika, Hamamelis u. a.), Veno-Tebonin® (Roßkastanie, Ginkgo); Limptar® (isolierte pflanzliche Wirkstoffe des Chinarindenbaums und des Teestrauchs bzw. Kakaobaums). Letzteres nicht in der Schwangerschaft einnehmen.

Hom. Cuprum arsenicosum D4.
– Secale cornutum D4, 3 × täglich 1 Tabl., Verschlechterung durch Bewegung, Berührung und Bettwärme.
– Cuprum metallicum D12.
– Magnesium phosphoricum D6.

Biol. *Medik.:* Magnesium diasporal 300®, 1 × täglich 1 Beutel. Kupfer-Quark-Rosmarin-Spray®. Lotio pruni®. Cuparcen®-Injektionen in Leber-Akupunkturpunkt 3.

Diät. Vollwert-Ordnungsnahrung in Ableitung für Arteriosklerose (→ *Durchblutungsstörungen*).

Warzen (Verrucae)

Warzen sind umschriebene, oft verhornende, gutartige Hautgeschwülste verschiedener Form, Größe und Lokalisation, zumeist von Viren hervorgerufen. Nicht selten verschwinden die Warzen, wenn sie kleineren Ausmaßes sind, von selbst wieder. Auch sind sie seelischer Beeinflussung sehr zugänglich (Suggestion). Warzen werden lokal behandelt, vereist, mittels elektrischem Strom oder chirurgisch entfernt. Keine Therapie befriedigt ganz. Kleinere, harmlose Warzen, die nicht störend sind, sollten am besten in Ruhe gelassen werden. Man unterscheidet »gewöhnliche« Warzen an Fingern, Ellenbogen, im Gesicht (manchmal gestielt), Flachwarzen vorwiegend bei Kindern und Jugendlichen im Gesicht, an Fußsohlen und Händen, Feucht- oder Feigwarzen im After- und Genitalbereich und einige andere Formen.

Nat. Bei spastischer Durchblutungsstörung der Finger oder Zehen: *Schiele*-Hand oder -Fußbäder, *Schlenz*-Bäder, Zweizellenbad. Thermalkuren.

Pfl. Betupfen mit Thuja extern DHU (Lebensbaum) oder mit frischem Schöllkrautsaft (Schöllkraut = Warzenkraut).

Hom. Thuja D12, 2 × 5 Tr., massenhaft auftretend an Händen und Füßen.
– Acidum nitricum D10, 2 × 5–10 Tr., Warzen an der Nase.
– Antimonium crudum D6, 2–3 mal 5–10 Tr., verhornte Warzen in der Fußsohle.
– Calcium carbonicum D8, 2 × 10 Tr., rauhe, hornartige Warzen besonders bei Jugendlichen.

Biol. Betupfen mit Höllenstein (Silbernitrat).

Wassersucht → Herzinsuffizienz, → Leberschrumpfung

Wirbelgelenkabnutzung (Spondylarthrose)

Es handelt sich um eine degenerative Erkrankung, eine Arthrose der sog. kleinen Wirbelgelenke (griech. *spondylos*, Wirbel, *arthron*, Gelenk). Es kann sich um einen üblichen Alterungs- und Abnutzungsprozeß mit Randwulstbildungen an den Wirbelgelenken handeln. Möglich sind auch spezielle Abnützungsvorgänge durch übermäßige Belastung, wie z. B. berufliche Fehlhaltung der Wirbelsäule oder auch Hochleistungssport. Die früher so häufigen beruflichen Überlastungsschäden z. B. bei Lastenträgern, sind durch die modernen Arbeitsbedingungen glücklicherweise seltener geworden. Zugenommen haben dagegen die sog. statischen Wirbelsäulenschäden. Hier kommt den Eltern besondere Verantwortung zu: Sie sollen auf Senk-, Spreiz- und Knickfüße, auf X- oder O-Beinstellung (Kniegelenke) und auf gleiche Schulterhöhe bei ihren Kindern achten. Frühzeitige krankengymnastische Übungsbehandlung kann Spätschäden an der Wirbelsäule vorbeugen. Viel gesündigt wird auch von der Schuhindustrie. Die Gleichgültigkeit der Jugendlichen (Turnschuhmode) und die Eitelkeit der Damen (Spitzfußmode und Bleistiftabsatz) wirken sich aus, wenn auch erst nach Jahren. Auch Kinder, denen die Eltern ein zu frühes Umsteigen vom Schulranzen auf die Tasche bzw. Mappe erlauben, sind wegen einseitiger Belastung gefährdet. Schließlich ist auch die Möbelindustrie zu erwähnen, deren Erzeugnisse oft so gar nicht körpergerecht sind – und zwar sowohl bei den Sitzmöbeln wie auch bei den Schreibtischen. Hier wären auch die Schulaufsichtsbehörden gefordert, für schülerkonforme Möbel zu sorgen. Von der Fußsohle bis zum Kopf ist der Mensch eine statische Einheit. Die heute so häufigen Wirbelsäulenerkrankungen sind jedenfalls überwiegend als Zivilisationsschäden einzustufen.

Die Arthroseveränderungen sind durch Röntgenaufnahmen nachweisbar. Durch die Veränderungen an den Wirbelgelenken kann es zu Einengungen der sog. Zwischenwirbellöcher kommen. Dadurch entsteht ein Druck auf die aus dem Rückenmark durch diese Löcher hindurchtretenden Nervenstränge. Mißempfindungen wie Kribbeln, Ameisenlaufen, gelegentlich einschießende oder auch anhaltende Schmerzen, können die Folge sein. Schon durch geringe Bewegungen werden Schmerzattacken ausgelöst (→ *Hexenschuß*). Am häufigsten betroffen sind Hals- und Lendenwirbelsäule (→ *Halswirbelsäulensyndrom*, → *Ischias*).

Nat. Massage, Heißluft. Fango, Lehmbäder (*Felke*-Kuren). Wirbelsäulengymnastik. Thermalschwimmen.

Pfl. → *Halswirbelsäulen-Syndrom*.

Hom. Ledum D2, 4 × 8 Tr., Rückensteifigkeit nach langem Sitzen.
– Rhus toxicodendron D4, 3 × 10 Tr., schlimmer nach Durchnässung.
– Rhododendron D3, 3 × 1 Tabl., schlimmer in Ruhe und bei warmer Außentemperatur.
– Colocynthis D4, 3 × 10 Tr., bei einschießenden Schmerzen, besser durch Ruhe und Wärme.
– Silicea D6, 3 × 1 Tabl., bei konstitutionell schwachen Kindern.

Biol. Chirotherapie. Schrägbrett-Lagerung oder Pendelliege. Akupunktur. Schröpfen, *Baunscheidt*, Kantharidenpflaster. Neuraltherapie.

Quaddeln, z. B. Plenosol® entlang der WS. EAV. Beseitigung von Störfeldern (Zähne, Mandeln, Nebenhöhlen).
Medik.: Kytta-Thermopack®-Auflagen.

Diät. Vollwert-Ordnungsnahrung.

Wirbelgleiten (Spondylolisthesis)

Das umständliche Fachwort ist griechischen Ursprungs. *Spondylos* heißt ›Wirbel‹ und *olisthesis* bedeutet ›Gleiten‹. Rutscht ein Wirbelkörper aus seiner ursprünglichen Stellung nach vorn, so kann es zu einer Einengung des Wirbelkanals und der Zwischenwirbellöcher (durch die die Nervenbündel aus dem Rückenmark austreten) kommen. Am häufigsten befallen ist die untere Lendenwirbelsäule und da wieder der fünfte Lendenwirbelkörper, der sich auf dem Kreuzbein nach vorn schiebt. Auch die Zwischenwirbelscheibe wird dadurch verformt. Die Diagnose wird durch das Röntgenbild gestellt, häufig als Nebenbefund.
Wirbelgleiten ist glücklicherweise eine der seltenen Anomalien. Die Behandlung ist schwierig, wird in der Regel erst durch die Beschwerden erforderlich, d. h., daß im Beginn die Erkrankung zumeist nicht wahrgenommen wird. Kreuzschmerzen, Muskelerschlaffen und schließlich Lähmungserscheinungen können darauf hinweisen. Körperliche Belastung verstärkt die Symptome. Im Liegen klingen sie in der Regel ab.
Ziel der konservativen Behandlung ist die Kräftigung der Rückenmuskulatur und des Bindegewebes. Übergewichtige müssen abnehmen. Eine Operation kommt nur in Ausnahmefällen in Frage. Dagegen ist einer ausgeglichenen Statik der Wirbelsäule besondere Bedeutung zuzumessen (Schuhe, Sitzmöbel).

Nat. Krankengymnastik (Kräftigen der Rückenmuskeln mit isometrischen Übungen), Muskelmassage. Wannenbäder zur Durchblutungsförderung.

Pfl. → *Halswirbelsäulen-Syndrom.*

Hom. Silicea D6 bis D10.

Biol. Neuraltherapie oder Quaddeln mit Plenosol® oder mit Disci comp. c. Argento (Wala). Herdsuche, vor allem Zahnherde!
Linderung akuter Schmerzen kann mit Schröpfen oder Kantharidenpflaster versucht werden.

Diät. Bei Übergewicht Gewichtsreduktion.

Wirbelkörperabnutzung (Spondylose)

Die Wirbelsäule hält den Körper – zusammen mit Muskeln, Bändern und Sehnen – aufrecht und damit im erforderlichen Gleichgewicht. Sie trägt den Kopf, stützt Schulter- und Beckengürtel und umschließt das Rückenmark, von dem Nervenstränge abzweigen. Die Wirbelsäule kann Stöße von erheblicher Stärke abfangen (besser: abfedern). Ihre Elastizität ist durch die zwischen den Wirbeln liegenden Zwischenwirbelscheiben (Bandscheiben) gewährleistet. Die kleinen Wirbelgelenke, die die einzelnen Wirbel untereinander verbinden, ermöglichen einen hohen Grad an Beweglichkeit. Schließlich sind auch noch die Rippen, die – zusammen mit dem Brustbein – den knöchernen Brustkorb bilden, an der Wirbelsäule befestigt.

Die Wirbelsäule besteht aus 33 Wirbeln (Abweichungen sind nicht selten). Auf 7 Halswirbel folgen 12 Brustwirbel, 5 Lendenwirbel, dann das aus 5 Wirbelkörpern fest verwachsene Kreuzbein. Den Schluß stellt das Steißbein dar, das aus 2 bis 4 miteinander verwachsenen oder auch einzelnen kleinen Wirbelkörpern besteht. Die Größe der Wirbel (oder Wirbelkörper) nimmt von oben nach unten entsprechend der Belastung durch das Körpergewicht zu. Die größten Wirbelkörper befinden sich in der Lendenwirbelsäule, das größte (zusammengewachsene) Teil ist das Kreuzbein. Von ihm geht die statische Belastung dann über das Hüftgelenk auf die Beine, so daß dem Steißbein keine Trägerfunktion mehr zukommt.
An den einzelnen Wirbeln unterscheidet man den Wirbelkörper, den dahinterliegenden Wirbelbogen mit dem sog. Dornfortsatz, den man bei Normalgewichtigen, wenn der Rücken unbedeckt ist, als kleine Erhebung gut beobachten kann. Seitwärts an den Wirbelkörpern und den Wirbelbögen, im sog. Wirbelkanal, verläuft das Rückenmark. Durch die sog. Zwischenwirbellöcher treten paarweise seitlich rechts und links die der jeweiligen Körperregion (Segment) zugehörigen Nerven aus dem Rückenmark aus.
Die Wirbelkörperabnutzung kommt häufig vor. Es handelt sich um eine Degeneration, d. h. um eine chronische Abnutzung der Wirbelkörper und der Bandscheiben. Am meisten befallen sind die unteren Hals- und die Lendenwirbelkörper. Auf den Röntgenbildern lassen sich Erniedrigungen des sog. Zwischenwirbelraumes (der von der Bandscheibe ausgefüllt wird) feststellen, ebenso Veränderungen an den Wirbelkörpern in Form von Zacken oder Randwülsten. Diese können die Ursachen für starke Schmerzen sein. Beginn und Intensität der Beschwerden sind individuell sehr verschieden, und können nicht immer vom Röntgenbefund hergeleitet werden.
(S. auch → *Wirbelgelenkabnutzung*, → *Halswirbelsäulensyndrom*, → *Ischias*)

Nat. → *Wirbelgelenkabnutzung (Spondylarthrose)*

Pfl. → *Halswirbelsäulen-Syndrom*

Hom. → *Wirbelgelenkabnutzung*

Biol. → *Wirbelgelenkabnutzung*

Diät. Vollwert-Ordnungsnahrung, ggf. Gewichtsreduktion.

Wundliegen (Dekubitus)

Wundliegen, Aufliegen, Durchliegen sind Bezeichnungen für das gleiche Leiden, das für den Patienten bei längerem Krankenbett eine ständige Bedrohung ist. Es tritt als Druckgeschwür (Druckbrand) in Erscheinung. Ursache ist eine mangelhafte Gewebsernährung (-durchblutung). Besonders betroffen sind solche Körperpartien, wo Knochen (Kreuzbein, Gesäß, Knöchel, Ferse, Schulterblätter) erhöhten Druck unmittelbar auf Haut und Unterlage ausüben. Schwere Fälle sind von Infekten bedroht und verlangen unter Umständen ein chirurgisches Eingreifen.

Nat. Vorbeugung: Einreibungen täglich mehrmals mit Kräuter-Alkoholgemischen (Fa. Sixtus). Liegen auf Wasserkissen, Fersenkissen.
Offene Stellen: Trocken-Fönen.

Pfl. Hamamelis, Kamille und Kegelblume.
Zur täglichen Körperwäsche eine über-

fettete Seife, wie die Hametum®-Seife, benützen. Dem Wasch- oder Badewasser einen entzündungshemmenden Kamillen-Aufguß (100 g Blüten für ein Vollbad) zufügen oder ein Spezialpräparat (Kamillenbad »Robugen«, Kamillobad®). Zur Hautpflege und Therapie eignen sich Hametum®-Fettpuder, Hametum®-Salbe, Kamillosan®-Salbe, Echinacin®-extern, Echinacin®-Salbe, Abrotanum-Salbe DHU und Arnica-Salbe DHU.

Hom. Arnica D4, 3 × 5–10 Tr.
– Secale D3–D4, 3 × 5-10 Tr., fühlt sich besser durch Kälte, Wärme verschlimmert.
– Silicea D6–D12, 3 × 10 Tr., zur Granulationsförderung.
– *Komplexmittel*: Traumeel® Tr.; Arnica-Heel®. Calendula Injeel® als Injektionen.

Biol. Ozonbehandlung. HOT. Akupunktur.
Medik.: Äußerlich: Zuckersalbe, 4 × tägl. auftragen (Rp. Streuzucker gestoßen 70,0, Betaisodona 20,0, Betaisodona fl., q. s. ut f. ung.).

Wundrose (Erysipel)

Die Wundrose wird durch Bakterien (Streptokokken) verursacht. Die Erreger dringen über kleine Haut- und Schleimhautverletzungen in den Körper ein und rufen Entzündungen der Haut und des Unterhautzellgewebes hervor. Symptome sind Schüttelfrost und hohes Fieber, Schwellung und scharfbegrenzte Rötung der befallenen Hautstellen, Schmerzen und in schweren Fällen Bläschen- oder Blasenbildung. Selten kommt es zu Pustelbildung oder Gangrän (Brand). Die Abheilung des Ausschlags erfolgt ohne Hinterlassung von Narben.
Wundrose ist ein schweres Krankheitsbild, das zu Rückfällen neigt. Das Gesicht (Gesichtsrose) und die unteren Gliedmaßen sind besonders betroffen. Trotz eingeleiteter Behandlung kann die Erkrankung bei größerer Ausdehnung auf innere Organe übergreifen und lebensbedrohende Formen annehmen.

Nat. Penizillin-Injektionen sind hier nicht zu umgehen. Naturheilverfahren als Begleittherapie sind jedoch von großer Bedeutung, vor allem, um Wiederholungen der Wundrose vorzubeugen. Einlaufserie. Lehmbäder oder Lehmpackungen. Rumpfwickel bei Befall der Beine, Brustwickel bei Befall des Kopfes.

Pfl. Zur Unterstützung der Behandlung und zur Steigerung körpereigener Abwehrkräfte Kegelblume: Echinatruw®intern/extern, Echinacin®; Wasserdost bzw. Wasserhanf: Resplant®. Zinnkrauttee.

Hom. Lachesis D8, möglichst als Injektion s. c. oder i. v., bläulich-rote Schwellung, nach dem Aufstehen sind die Beschwerden am größten.
– Belladonna D4, alle 1/2 Std. 5 Tr.; oder 50 Tr. auf 1 Tasse Wasser und davon alle 1/4 Std. 1 Teelöffel. Das Hauptmittel zu Beginn, Kopf gestaut, Schmerzen sind heftig, mit scharfem Klopfen in den entzündeten Gebieten.
– Apis D4, im akuten Stadium alle 1/2 Std. 5 Tr., starke Schwellung blaß-rot, sehr hohes Fieber, stechende brennende Schmerzen.
– Rhus toxicodendron D6, alle 2–3 Std. 5 Tr., Blasenbildung mit stechenden Schmerzen – sollte nicht mit Apis zusammen gegeben werden.

Biol. *Medik.:* Pascotox® zur Abwehrsteigerung, stündliche Gaben von 20 Tr., bzw. 2 Tabl.; Lymphdiaral®-Tropfen, 3 × 10–15 Tr.
Rezidive: HOT. Eigenblutserie.

Diät. Einige Tage nur vegetabile Frischkost (frisch gepreßte Säfte aus Obst oder Gemüse, Rohobst, Rohsalate, Nüsse, Nuß- oder Mandelmilch), reichlich Vitamin C aus frischen Zitronen, frischen Orangen, Sanddorn- oder Hagebuttenkonzentrat.

Zahnfleischentzündung (Gingivitis)

Die Entzündung ist charakterisiert durch Schwellung, Rötung und Blutungsneigung des Zahnfleischs. Die Zahnfleischtaschen sind meist vertieft. Der Verlauf ist oft schmerzlos. Auslösende Faktoren lokaler Natur sind Zahnstein, Speisereste, ungepflegtes Gebiß, unzureichende Mundhygiene, ungünstig veränderte Mundflora u. a. Andererseits kommen Vitaminmangel, Zuckerkankheit, Schwermetalle wie z. B. Amalgamplomben (Blei, Arsen, Quecksilber), Blutkrankheiten, allergische Reaktionen (auch auf Arzneimittel) ursächlich in Frage. Auch in der Pubertät, in der Schwangerschaft und bei Menstruationsstörungen kommt Zahnfleischentzündung vor.

Nat. Einläufe. Rumpfwickel, Unterwickel. Reibesitz-, Rumpfreibebäder.

Pfl. Spülen mit Salbei- und Kamillentee, mit Tormentill- und Arnikatinktur (bzw. Arnica Extern DHU). Von den Tinkturen (Apotheke) je 1/2 Teelöffel auf 1 Glas Wasser. Pinseln mit Myrrhentinktur (Tinctura Myrrhae). Auf Zahnfleisch auftragen: Ad-Muc®-Salbe (Myrrhe, Kamille). Gurgeln mit Aufgüssen von Bitterstoffdrogen: Wermut, Enzian, Bitterklee, Tausendgüldenkraut.

Hom. Eine Sonderform stellt die sogenannte Schwangerschaftsgingivitis dar, bei der man
– Mercurius solubilis D12, 2–3 × 1 Gabe, anwenden kann. Ansonsten
– Kreosotum D12, 2–3 × 1 Gabe.

Biol. Zahnakupunktur.
Medik.: Magen/Darm-Bitterelixiere, Amara-Tropfen Pascoe®, Bromelain 200® viermal täglich.
Lokal: Neyparadent®.

Diät. Einige Tage nur frisch gepreßten Karottensaft mit Zusatz von flüssiger Frischsahne, schwach gesüßte Vollgetreideschleime, leichte Vollkornflokkenmüsli, Milchgetränke mit Sanddorn-Konzentrat (Vitamin C) oder Heidelbeer-Konzentrat, ungezuckerte Heidelbeeren, Gemüse-Kartoffelsuppe (passiert). Anschließend Vollwert-Ordnungsnahrung.

Zahnfleischschwund (Parodontose)

Auch → Zahnfleischentzündung

Der Zahnfleischschwund gehört wie die Zahnfäule (Karies) zu den häufigsten Zivilisationskrankheiten (Fehlernährung!). Er kann auch – weniger häufig – Folge anderer Krankheiten (Zuckerkrankheit, Leber- und Nierenerkrankungen, Magen-Darm-Stoffwechselstörungen u. a.) sein. Ebenso sind Fehlstellungen der Zähne, schlechte Zahnfüllungen, nicht passender Zahnersatz, Zahnsteinbildung, ererbte Schwäche des Zahnstützgewebes als ursächliche

Faktoren in Betracht zu ziehen. Die Parodontose ist ein meist nichtentzündlicher, langsam fortschreitender Prozeß. Das Zahnfleisch zieht sich zurück. Die Zahnwurzeln werden sichtbar. Die Zahnhälse sind empfindlich auf Berührung, Süßigkeiten, Temperaturschwankungen u. a. Allmählich lokkern sich die Zähne und fallen aus, wenn keine Behandlung erfolgt.
Es gibt auch entzündliche Formen der Parodontose. Hier kommt es zu Schwellung und Rötung des leicht blutenden Zahnfleisches, in schweren Fällen zu Geschwüren, Vereiterung der Zahnfleischtaschen, zu Fieber und Drüsenschwellungen im Mund- und Halsbereich.

Nat. Einläufe. Rumpfwickel, Unterwickel. Reibesitz-, Rumpffreibebäder.

Pfl. Spülen mit Salbei- und Kamillentee, mit Tormentill- und Arnikatinktur (bzw. Arnica Extern DHU); von den Tinkturen je 1/2 Teel. auf 1 Glas Wasser. Pinseln mit Myrrhentinktur (Tinctura Myrrhae). Auf Zahnfleisch auftragen: Ad-Muc®-Salbe (Myrrhe, Kamille), Gurgeln mit Aufgüssen von Bitterstoffdrogen: Wermut, Enzian, Bitterklee, Tausendgüldenkraut.

Diät. Vollwert-Ordnungsnahrung.

Zuckerkrankheit (Diabetes)

Zuckerkrankheit beruht auf einem Insulinmangel im Blut. Insulin ist ein Hormon, das im Zuckerstoffwechsel einen entscheidenden Platz einnimmt. Es wird in der Bauchspeicheldrüse gebildet und in das Blut abgegeben. Wesentliche Aufgabe des Insulins ist es, Zucker als Energieträger in alle Zellen des Körpers zu schleusen, den Aufbau von Zuckerdepots in der Leber und die Bildung von Fett und Eiweiß aus den Nahrungsbestandteilen zu fördern, sowie den Blutzuckergehalt auf der für den Organismus günstigsten Höhe zu halten (Nüchternblutzucker 80–120 mg/dl). Zeichen der Zuckerkrankheit sind erhöhter Zuckergehalt im Blut und Zuckerausscheidung im Harn, der in großen Mengen abgegeben wird. Durst, Heißhunger, Juckreiz, Neigung zu Entzündungen, schlecht heilende Wunden und körperliche Schwäche sind Symptome der Erkrankung. Der sog. Alterszucker, der sich schleichend entwickelt, kann lange Zeit ohne äußerlich wahrnehmbare Symptome bleiben.
Zuckerkrankheit ist eine schwere Allgemeinerkrankung. Sie begünstigt die Entwicklung der Arteriosklerose, eine Fettleber kann sich bilden, und Nervenstörungen können auftreten. Es ist dadurch mit Gefäßveränderungen an den Herzkranzgefäßen, in der Niere und an der Netzhaut des Auges (Sehstörungen) zu rechnen. Wegen Durchblutungsstörungen und Gefäßverschlüssen in den Gliedmaßen besteht Gefahr des Absterbens der Glieder (Gangrän).
Im diabetischen Koma (Zustand tiefer Bewußtlosigkeit) ist der Blutzucker extrem erhöht (mehr als 400 mg/dl). Andere Stoffwechselprodukte (Azeton u. a.) sind in giftigem Ausmaß vermehrt. Dazu kommt die Austrocknung durch hohe Wasserausscheidung (Harn) und der Verlust wichtiger Mineralien. **Das Koma ist ein lebensbedrohlicher medizinischer Notfall (Klinik).**
Man unterscheidet den kindlichen, jugendlichen, Erwachsenen- und Altersdiabetes. Sie sind von verschiedener Art und Schwere und benötigen nicht immer Insulin. Dagegen ist Einhaltung der vom Arzt verordneten Diät unabdingbar.

Nat. Alterszucker: Bewegungstherapie! *Schiele*-Serie. Haferstroh-Vollbäder, täglich einminütiges kaltes Vollbad. Untergüsse. Unterwickel, Stammwickel je 3 × wöchentlich. Ggf. Aderlässe.

Pfl. Es werden immer wieder Pflanzen genannt, die sich bei Zuckerkrankheit bewährt haben sollen. Sie halten einer Prüfung nicht stand. Eine pflanzliche Gefäßtherapie ist dagegen aussichtsreich mit Ginkgo-Präparaten: z. B. Tebonin® retard, Tebonin®forte, Tebonin®.-Injektions- und Infusionslösung.

Hom. Syzygium jambolanum D2, 3 × 5–10 Tr., vermehrte Urinmenge, Abmagerung, trockene Haut mit Jucken, Schwächezustände; zwischendurch 1 Tabl. pro Tag Natrium sulf. D10.
– Lycopodium D10, 3 × 5–10 Tr., zur Mitbehandlung der Leber.
– Acidum phosphoricum D3, 3 × 1 Tabl., bei nervösen, jugendlichen Diabetikern.
– *Komplexmittel*: Phaseolus Splx. und Insulin Splx., jeweils 2–3 × pro Tag 10 Tropfen.

Biol. HOT als Serien- und Dauertherapie. An Zinksubstitution denken.
Medik.: (Wala) Platinum chloratum pancreas compositum Globuli, 3 × 10 Kügelchen.
– Taraxacum e radice (vernale) Ampulle, D6, alle 2 Tage 1 Ampulle nüchtern trinken.
– Rosmarinum ex herba D3 Globuli, 3 × 5–10.
– Pancreas D4 Ampullen, alle 3 Tage 1 Ampulle trinken.

Diät. Vollwert-Ordnungsnahrung in Ableitung für Diabetes. Bei vorhandenem Übergewicht Normalisierung des Körpergewichtes durch Verringerung der Energiezufuhr (s. Vollwert-Ordnungsnahrung in Ableitung für Übergewicht).

Zungenbrennen (Glossodynie)

Zungenbrennen ist im allgemeinen als Symptom anderer Krankheiten (Blutarmut, perniziöse Anaemie, Zuckerkrankheit, Vitaminmangelkrankheiten, Magen/Darm-Erkrankungen u. a.) aufzufassen. Es kann jedoch auch ohne erkennbare Ursache auftreten. Manche Frauen klagen nach Aufhören der Menstruation über Zungenbrennen. Seelische Faktoren können eine Rolle spielen. Seltener ist es Teil eines Halswirbelsäulen-Syndroms.

Nat. Bei Vorliegen eines HWS-Syndroms: Chirotherapie.

Pfl. Gurgeln mit Salbeitee und Kamille. Die Zunge pinseln mit Salvysat® (Salbei), Myrrhentinktur (Tinctura Myrrhae). Auf Zunge auftragen: Ad-Muc®-Salbe (Myrrhe, Kamille). Zur Beruhigung bei psychisch labilen Patienten: Plantival® (Passionsblume, Hafer, Baldrian), Requiesan® (Goldmohn, Hafer u. a.).

Hom. Belladonna D6, stündl. 5 Tropfen.
– Natrium muriaticum D12, 3 × 5 Tropfen, Trockenheitsgefühl bei feuchter Zunge.
– Apis D4, 3 × 5–10 Tropfen, Bläschen auf der Zunge.
– Iris D6, 3 × 10 Tropfen, Mund und Zunge fühlen sich an wie verbrüht, starker Speichelfluß.
– Mercurius solubilis D6, 3 × 5 Tropfen, geschwollene Zunge mit Entzündungen.

– *Komplexmittel*: Cedron Ptk. bei Schmerzen; Passiflora Ptk. bei psychisch labilen Patienten.

Biol. Symbioselenkung.
Medik.: Versuch mit Vitamin-B12-Injektionen. Spurenelemente auffüllen. Auf Magensäure über bzw. -unterproduktion achten.

Zwischenrippenneuralgie (Interkostalneuralgie)

Auch → Nervenentzündung,
→ Nervenschmerzen

Es handelt sich um Schmerzen eines oder mehrerer Nerven im Zwischenrippenverlauf. Sie können einseitig und doppelseitig auftreten, sind anhaltend und verstärken sich anfallsartig auf Druck, bei Bewegung und Atmung. Die Zwischenrippenneuralgie ist kein eigenes Krankheitsbild, sondern Teilerscheinung anderer Krankheiten wie Gürtelrose, Wirbelsäulen- und Rückenmarkerkrankungen, Nachwirkung von Rippenbrüchen u. a.

Nat. Blutige Schröpfung der zugehörigen Rückenverspannung. *Baunscheidt.* Kantharidenpflaster über dem entsprechenden Wirbelsegment.

Pfl. Zur symptomatischen Behandlung → *Nervenentzündung.*

Hom. Mezereum D4, 3 × 5–10 Tr., besonders nach Herpes zoster mit Taubheitsgefühl, Verschlimmerung durch Kälte und in Bettwärme.
– Bryonia D4, bei Rippenfellentzündung, atemabhängige Schmerzen, alle 2 Stunden 1 Tabl.
– Ranunculus D6, auch bei Herpes zoster oder Rippenfellentzündung,

Verschlimmerung durch Temperaturwechsel und morgens sowie abends.

Biol. Akupunktur. Neuraltherapie. Wenn keine entzündliche Erkrankung vorliegt: Chirotherapie.

Zwölffingerdarmgeschwür (Ulcus duodeni)

Auch → Magengeschwür

An den Magen schließt sich der Zwölffingerdarm an. Durch das enge örtliche Nebeneinander (getrennt durch den Magenausgang) sind die Enstehung des Magen- und des Zwölffingerdarmgeschwürs ganz ähnlich. Man faßt deshalb beide als sog. peptische Geschwüre, d. h. durch Verdauung (der Magen- bzw. der Zwölffingerdarmschleimhaut) entstandene, zusammen. Auch beim Zwölffingerdarmgeschwür ist die Hauptursache wohl in einer erhöhten Magensaftproduktion zu sehen. Wie das Magengeschwür hat das Zwölffingerdarmgeschwür Neigung zum chronischen Verlauf. Es tritt häufiger als jenes auf, Männer sind stärker betroffen als Frauen.
Die Symptome der Erkrankung sind im allgemeinen die gleichen wie beim Magengeschwür. Unterscheidung: Schmerzen treten vorzugsweise bei leerem Magen auf.

Nat. → *Magengeschwür*

Pfl. → *Magengeschwür*

Hom. Acidum formicicum D12, jede Woche 1 Spritze subkutan oder intramuskulär.
– Nux vomica D6 oder D12, 3 × 5–10 Tr., besonders bei nervösen, cholerischen Menschen mit Genußsucht (Rauchen,

Alkohol), Verschlimmerung 1/2 Stunde nach dem Essen, Blähungen.
– Anacardium D10, 1 × 1 Tabl., Nüchternschmerz, reizbare Menschen mit Verstopfung.
– Robinia D4, 3 × 5–10 Tr., Säuregeschmack und Brechneigung, Magendruck, Blähungen und Schwindelgefühl.
– Natrium phosphoricum D6, wirkt schnell bei Sodbrennen, als Mittel der Wahl zu versuchen.
– Argentum D6, 3 × 5–10 Tr., bei nervösen, mageren, gehetzten Menschen mit Nüchternschmerz, Unruhe, Schwindel, Verlangen nach Süßem, was nicht vertragen wird. Besserung: kaltes Getränk.

– Phosphorus D10, schlanke, nervöse, schreckhafte Menschen, Nüchternschmerz, Heißhunger, Appetit auf Kaltes, das nicht vertragen wird, Neigung zu Durchfällen.

Biol. Neuraltherapie.
S. auch → *Magengeschwür*

Diät. Kurzfristig Vollkornschleimdiät oder Weizenbreidiät oder *Mayr*-Diät (ergänzt durch frisch gepreßten Karottensaft mit Zusatz flüssiger Frischsahne). Dann Vollwert-Ordnungsnahrung in Ableitung für Erkrankungen der Verdauungsorgane unter Ausschaltung erfahrungsgemäß unverträglicher Nahrungsmittel und Speisen.

Teil IV
Allgemeine Anregungen

Allgemeine Anregungen

Zeit, Tageseinteilung, Bewegung, Sport

Die Natur hat ihre Ordnungen. Jedes Lebewesen ist in solche Ordnungen eingebettet. Versagen diese oder versucht der Mensch, sich ihnen zu entziehen, so ist seine Gesundheit gefährdet.

Die *Zeit* ist einer der wichtigsten Ordnungsfaktoren. Ihr ist der Mensch absolut unterworfen. Während seiner ganzen Lebens-Zeit begleitet ihn der Glockenschlag vom Kirchturm, das Rasseln des Weckers, der Blick auf die Armbanduhr. Das Angebundensein an Stunden, Tage, Wochen, Monate und Jahre ist zwar Selbstverständlichkeit, wird aber je nach Anlaß erst richtig bewußt an Geburtstagen oder Jubiläen oder an Ereignissen, die man mit Freude erhofft, wie auch an solchen, denen man mit Bangigkeit oder Furcht entgegensieht. Daß es auf Minuten ankommen kann, hat jeder schon erlebt, z. B. im öffentlichen Verkehr. Eine Minute zu spät – und der Zug ist abgefahren. Für uns moderne Menschen spielen aber auch schon Sekunden eine Rolle. Eine Konzentrationsschwäche im Straßenverkehr für die Dauer einer Sekunde kann schon einen Unfall mit schweren Folgen nach sich ziehen. Im Sport wird um Hundertstelsekunden gekämpft. Sie entscheiden hier über Sieg oder Niederlage, Freude oder Tränen.

Es gibt Zeit-Genossen, die scheinen »ihrer Zeit voraus« zu sein, andere rennen »der Zeit hinterher«. Manch einer verpaßt den »richtigen Zeitpunkt«. An einigen wenigen scheint die »Zeit spurlos vorübergegangen« zu sein. Weil »die Zeiten schwieriger« geworden sind, kommen viele nicht mehr »mit der Zeit zurecht«. Der »Zeitgeist« hat die Menschen erfaßt. »Zeitweilig« hat man den Eindruck, daß das, was heutzutage als »Zeitvertreib« gilt, eher einer »Zeitvergeudung« nahekommt. Die Industrie dagegen ist dabei, die »zeitraubenden« durch »zeitsparende« Fabrikationsmethoden zu ersetzen. Die »Zeitungen« bemühen sich um »zeitgemäße« Berichterstattung. Der »Zeiten Lauf« ist das, was wir als Geschichte bezeichnen. Dadurch sind wir uns auch »zeitlebens« unserer »Zeitlichkeit« bewußt – oder sollten wir besser sagen »Endlichkeit«? Damit haben wir es auch: die Zeit setzt Anfang und Ende. Dies ist keine philosophische oder gar spekulative, sondern eine naturwissenschaftliche Aussage.

Die angeführten Beispiele, in denen der Begriff »Zeit« in unserer Sprache Ausdruck findet, ließen sich beliebig vermehren. Sie sind Beweis dafür, welche Rolle die Zeit im bewußten und oft auch unbewußten Denken und Erleben des Menschen spielt.

Die zur Verfügung stehende Zeit, also die 24 Stunden jedes Tages, kann der Mensch nicht vermehren. Er muß sich diesem Diktat beugen, sich mit ihm arrangieren.

Dabei sind bestimmte Anteile bereits fest verplant. Etwa ein Drittel ist für Ruhe und Schlaf reserviert. Von Natur aus wäre das die Nachtzeit. Die modernen Beleuchtungseinrichtungen haben für viele Zeitgenossen Änderungen im Gefolge. Ein nicht unbeachtlicher Teil der arbeitenden Bevölkerung kennt die Nachtschicht – in Produktions- wie auch in Dienstleistungsbetrieben. Auch was die täglichen *Essenszeiten* betrifft, so bindet sich der moderne Mensch keineswegs absolut an. Das bezieht sich auf Anzahl und Dauer der täglichen Mahlzeiten wie auch auf deren Zeitpunkt. Trotz allem gilt noch immer: Frühstück, Mittagessen, Abendbrot. In einigen Berufen und Betrieben sind dafür kurzzeitige Pausen gesetzlich vorgeschrieben.

Was die Qualität und Quantität der drei täglichen Mahlzeiten anbelangt, so kann man ruhig auf ein altes Sprichwort verweisen: Frühstücken wie ein Fürst, Mittagessen wie ein Edelmann, Abendessen wie ein Bettler. Für die meisten Berufstätigen hat sich das geradezu umgedreht: das fürstliche Nachtmahl soll die durch Zeitmangel am frühen Morgen und durch Streß am Mittag verminderte Nahrungsaufnahme wieder ausgleichen.

Für Kinder ist die Mittagspause nach dem Essen wichtig; der ältere Mensch hat meist ohnehin ein Bedürfnis danach. Die zwei dazwischenliegenden Generationen sind vom Berufsleben, von gesellschaftlichen Pflichten, von persönlichen Interessen und häufig auch von ihren Hobbies in Anspruch genommen. Unter »persönlichen Interessen« verbirgt sich manches, was als Arbeit, als Belastung oder gar als Streß wirkt und dennoch nicht als solches gewertet wird. Es gibt aber nicht nur positive Aktivitäten, es gibt auch negative. Wer für sich selbst hier eine ehrliche Bilanz erstellt, wird erstaunt sein über die viele nutzlos und zugleich anstrengend »vertane Zeit«.

Die Zeit ist für Einsichtige ein *Ordnungsfaktor*. Eine »richtige Zeiteinteilung« bedeutet, dem Körper zu geben, was des Körpers ist – Ruhe, Schlaf, Zeit zum Essen, aber auch Arbeit und Bewegung. Wer morgens schon aus Zeitmangel die körperliche Hygiene vernachlässigt (Waschen, Zähneputzen), das Frühstück versäumt oder in Hast den Kaffee hinunterspült, hat sicher keinen guten Einstieg in den Tagesablauf. An diesem Tagesablauf läßt sich vieles durch den einzelnen nicht ändern. Unruhe, Ärger und Streß sind gewissermaßen vorprogrammiert. Was man selbst ändern kann, sollte aber immer wieder einer Prüfung wert sein. Das gilt entsprechend auch für die Abendzeit, deren absichtlicher oder unabsichtlicher Mißbrauch oft genug in den folgenden Tag hineinwirkt. Der Versuch, Fehlverhalten durch Tabletten auszugleichen, schafft auf Dauer nur weitere Probleme.

Das zeitliche Verhältnis von Arbeit zu erholsamer Freizeit und zum Schlaf ist für die Gesunderhaltung des Einzelnen von großer Bedeutung. Auch der Urlaub ist in solche Überlegungen mit einzubeziehen. Gemäßigte Klimazonen, körperliche Bewegung (und nicht nur Autofahren), Mäßigkeit im Essen und Trinken und ausreichend Zeit für Ruhe und Erholung sollten die Urlaubsplanung entscheidend beeinflussen.

Bewegung ist der richtige Ausgleich zur Ruhe oder zur sitzenden Berufsausübung. Dabei ist Ausgewogenheit wichtig. Das abendliche oder auch nur am Wochenende ausgeübte »Jogging« ist wieder etwas aus der Mode gekommen, zu Recht: Wandern, Schwimmen und – in geeigneter Umgebung – Radfahren sind bessere Bewegungsarten. Ob es für Radfahrer so günstig ist, auf Straßen, die vom Autoverkehr stark besetzt sind, zu fahren, ist jedoch sehr fraglich. Das Einatmen der Abgase aus den Verbrennungsmotoren ist sicherlich kein gesundheitsfördernder Faktor. Besser wäre es, die Radfahrer würden

darauf bestehen, in abgasfreier oder zumindest abgasarmer Umgebung genügend Wege zum Fahren zur Verfügung zu haben.
Auch der »Heimtrainer« hat seine Tücken. Zumal dann, wenn auf frische Luft verzichtet wird oder wenn das Trainingsziel zu hoch gesteckt ist. Wer sich in seelischer Erregung oder »mit einer Wut im Bauch« auf sein stationäres Gerät setzt, ist sogar gefährdet.
Der *Hochleistungssport*, wie er heute betrieben wird, ist alles andere als gesundheitsdienlich, und das nicht nur wegen etwa eingesetzter Dopingmittel. Die körperliche und nervliche Überlastung bei Einzelathleten, die Verletzungsgefahren in bestimmten Sportarten und durch Mannschaftssport, dürfen nicht übersehen werden. Todesfälle in einzelnen Disziplinen wie Boxen, Skilaufen, Fechten, Reiten, Motorsport, Flugsport, Tauchsport sind ein allgemein bekanntes Risiko. Im Fußball, Handball, Eishockey führt eine harte Spielweise ebenfalls zu Verletzungen. In der Leichtathletik ist das Training und der Wettkampf mit Überlastungen von Muskeln, Bändern und Gelenken – auch der Wirbelsäule – verbunden, ebenso wie im Turnen. Hier ist u. U. mit sog. Frühdegenerationsschäden zu rechnen. Dies gilt insbesondere bei Jugendlichen, deren Körper noch in der Wachstumsphase ist. Sport und Spiel soll mit diesen Feststellungen keine Absage erteilt werden – im Gegenteil. Die Frage ist aber, welche Anforderungen im Leistungssport der Einzelne an seinen Körper stellt, und ob er diesen damit nicht überfordert. Eine Beratung durch neutrale Ärzte, die spezielle Erfahrung haben und keinem Verein oder Sportverband verpflichtet sind, ist zu empfehlen.

Hausbau, Wohnung

Viel zu wenig wurde in unseren Nachkriegsbauten auf den *gesundheitlichen Wert* der Gebäude geachtet. Das beginnt bei der Auswahl der Baumaterialien. Ziegelsteine und Holz waren eine Zeitlang vom Bau fast völlig verdrängt. Umfang und Höhe der Gebäude waren zumeist jene Bestimmungsfaktoren, denen sich alles zu fügen hatte. Hinzu kam der Kostenfaktor. Im öffentlichen, aber auch im privaten Hausbau gab dieser oft genug den letzten Ausschlag hin zu Beton und Kunststoff. Die kommunalen Verwaltungen in den großen Städten, aber auch in kleineren Ortschaften, haben viel gesündigt: Hochbauten mit abschreckendem Anblick prägen heute weite Landschaftsgebiete.

Die *Wohnungen* sind »zweckmäßig« – aber eben nicht gesundheitsdienlich. Große Wohnzimmer, zu klein geplante Schlafzimmer und noch kleinere »Naßzellen« – meist ohne Fensterabzug – sind kein Beispiel für gesundheitsbewußte Planung. Die Küchen sind oftmals ganz verschwunden und haben einer Einrichtung Platz gemacht, an der man wie auf Barstühlen sitzt. Rauchabzug, künstlich über dem Grill – alles andere an Gerüchen geht ins Wohnzimmer, d. h. in die ganze Wohneinheit.
Die Badezimmer sind zumeist viel zu klein angelegt. Säuberung des Körpers, ein erfrischendes Bad (oder Dusche) am Morgen, ein beruhigendes Bad am Abend – dazu vergeht einem in Räumen von nicht einmal fünf Quadratmetern

die Lust. Für Ältere – dieser Rat sei eingefügt – empfiehlt sich eine Dusche mehr als die schwer zu besteigende Badewanne. Die Dusche sollte so groß geplant sein, daß eine kleine Sitzmöglichkeit darin Platz hat. Für die Säuberung (z. B. nach dem Stuhlgang) sehr nützlich ist ein Bidet, ein Sitzbecken. In alten Wohnungen aus der Vorkriegszeit ist das noch häufig in den Badezimmern anzutreffen. Viele moderne Architekten scheinen es aus ihren Überlegungen verdrängt zu haben. Das Bad sollte von der Toilette getrennt sein. Zu beiden Räumen gehört ein Fensterabzug ebenso, wie eine ausreichend erwärmende Heizung.

An vielen *Arbeitsplätzen* wird über eine schlechte Belüftung geklagt, auch wenn moderne Klimaanlagen zur Verfügung stehen. In Großraumbüros können sich solche Anlagen sogar zur Plage entwickeln, namentlich dann, wenn die Luftfeuchtigkeit zu gering wird. Reizungen und Austrocknung der Schleimhäute der oberen Luftwege und Augen können die Folge sein.

Der immer häufiger zu beobachtende Trend, große Geschäfts- oder Verwaltungsgebäude mit übergroßen Glasaußenwänden zu erstellen, bringt zwar viel Licht in die Räume, kann aber bei stärkerer Sonneneinstrahlung zu unangenehmer Überwärmung der Zimmertemperatur führen. Dies gilt natürlich auch für Wohnhäuser. Darunter leidet dann nicht nur der Mensch, der sich in solch massiver Einstrahlung aufhalten muß. Auch die Zimmerpflanzen gehen zugrunde, und die Einrichtungen verlieren ihre ursprüngliche Farbe (Holzeinbauten, Teppiche, Bücher).

Möbel

Das Mobiliar einer Wohnung erscheint – oberflächlich betrachtet – als reine Geschmacksfrage. Dem ist jedoch nicht so, und leider ist die Möbelindustrie noch nicht allgemein auf gesundheitliche Rücksichtnahme eingestellt. Das beginnt bei der Sitzhöhe der Sessel und Sitzgarnituren, geht über unzweckmäßige Bestuhlung der Eßzimmer bis in die Schlafzimmer, wo die Bettenhöhe meist viel zu niedrig angesetzt ist. Es ist keine Seltenheit, daß junge Ehepaare als Bett nur einen Lattenrost im Schlafzimmer aufstellen, mit Matratzen bedeckt. Daß das für die Wirbelsäule der Frau beim Wechsel der Bettwäsche mehr als nur eine Unbequemlichkeit bedeutet, ist unschwer einzusehen. Der junge Mensch kann noch ohne große Beschwernis vom niedrigen Bett aufstehen. Wenn eine Frau das erste Kind erwartet, wird das für die Schwangere schon schwieriger. Wenn eine Krankheit auftritt und Bettpflege erforderlich wird – was dann? Überhaupt sollte das Schlafzimmer so groß sein, daß die Ehebetten auch getrennt werden können, um eine notwendig werdende Pflege zu erleichtern. Die Betten brauchen nicht die Höhe wie Krankenhaus- oder Pflegebetten zu haben, aber auf einen Abstand der Liegefläche vom Fußboden von ca. 45 cm sollte man achten. Auch die Länge der Betten muß beachtet werden. Jeder Mensch ist im Liegen um einige Zentimeter länger, weil die Füße nicht mehr im rechten Winkel zum Unterschenkel stehen. Eine Sonderanfertigung wird zwar nur bei wenigen deshalb nötig werden. Zudem gibt es Betten mit sog. Fußfreiheit, d.h. Wegfall der Begrenzungsleiste am Fußende. An die schon angedeuteten Mängel der Sitzgarnituren sei nochmals erinnert: zu niedrige Sessel bringen die Wirbelsäule in Spannungshaltung, wenn z.B. von einem niedrigen Tisch die Kaffeetasse in die Hand genommen werden muß. Für ältere Personen sind die niedrigen Sitze ohnehin schwierig – namentlich beim Aufstehen. Zum Essen gehört ein Eßtisch mit Stühlen. Essen in unbequemem, zu niedrigem Sitz führt zu Magenschmerzen, Völlegefühl und anderen Verdauungsbeschwerden. Der Eßtisch kann in kleineren Wohnungen auch als Schreibtisch benutzt werden. Fehlt ein Eßtisch, z.B. in Ein- oder Zweizimmerwohnungen, so sollte ein kleinerer Schreibtisch oder Schreibschrank angeschafft werden.

Kraftfahrzeuge

Für die Wirbelsäule und die Kniegelenke sind die derzeit auf dem Markt befindlichen Limousinen zu niedrig. Nicht nur Hochgewachsene, sondern auch ältere Menschen haben erhebliche Schwierigkeiten, sich in die Fahrzeuge zu setzen, namentlich dann, wenn sie vom erhöhten Gehweg aus in den Beifahrersitz einsteigen. Zwar sind die Sitze an sich zumeist recht bequem gestaltet, aber Ein- und Aussteigen will eben auch vollbracht sein. Die Einheitsgröße der Fahrzeuge wird den doch sehr unterschiedlichen Körpergrößen der Fahrer und Beifahrer jedenfalls derzeit nicht gerecht.

Das Problem der *Motorräder* ist ebenfalls nicht nur verkehrspolitisch zu sehen. Wer seine Gesundheit erhalten will, muß als Motorradfahrer so angezogen sein, daß alle Körperteile vor dem Zugwind und nachfolgender Erkältung geschützt sind. Daß die Augen besonders schutzbedürftig sind, muß ebenso erwähnt werden. Fremdkörper wie kleine Mücken, Sandkörner u.a., bei hoher Geschwindigkeit direkt ins Auge geprallt, verursachen schwere Verletzungen, ggf. mit nachfolgender Beeinträchtigung der Sehkraft. Auch vor zu intensiver Sonneneinstrahlung müssen die Augen geschützt werden.

Die *Beschleunigungskraft* der modernen Maschinen birgt erhöhte Gefahren in sich. Das Nervensystem des Menschen hat zwar die Fähigkeit, sich einzustellen und anzupassen. Wie bei jedem biologischen Vorgang gibt es aber auch hier Grenzen und zudem Einflüsse, die die Konzentration vermindern können. Je höher die Geschwindigkeit, desto konzentrierter muß der Fahrer auf den Weg und den begleitenden oder entgegenkommenden Verkehr achten. Schon bei minimalen Konzentrationsmängeln – ausgelöst durch Überarbeitung, Schlafmangel, Föhneinwirkung, Alkoholgenuß oder Tabletteneinnahme – kann eine Katastrophe eintreten. Die Häufigkeit der Unfälle bei jungen Menschen zeigt auf, daß die körperlichen und geistigen Fähigkeiten des Individuums doch häufig überschätzt werden.

Bekleidung, Schuhe

Es wird niemand behaupten wollen, daß die Bekleidungsindustrie besonderen Einfluß auf den gesundheitlichen Wert ihrer Erzeugnisse nimmt. Beginnen wir bei der *Stoffqualität*. Glücklicherweise ist der Anteil der Naturstoffe wieder erheblich gestiegen. Die chemischen Fasern behaupten aber noch immer einen beachtlichen Marktanteil. Sie sind weniger aufnahmefähig für die Körperausdünstungen, was immer wieder zu Erkältungen bei dafür empfindlichen Personen führt. Es bildet sich auch eine elektrische Aufladung, über deren biologische Folgerungen noch nicht genügend Erfahrungen und Kenntnisse vorliegen. Sicherlich sind die Kunststoffe leichter zu handhaben und zu waschen. Bei vielen kann das Bügeln entfallen. Möglicherweise ist auch die Produktion einfacher. Andererseits handelt es sich eben um ein chemisches Produkt, das außer den genannten Eigenschaften auch in der Ökologie der Produktion, d.h. also in der Umwelt- bzw. Luftverschmutzung, sicherlich nicht ganz unproblematisch ist.

Es geht aber nicht nur um Stoffqualität, es geht auch um die *»modische« Kleidung*. So ist z.B. das Tragen einer der Jahreszeit angepaßten Unterwäsche zur Zeit, namentlich bei der Jugend, verpönt. Im Sommer trägt man ein Oberhemd, im Winter einen Pullover – das Baumwollunterhemd ist nicht »in«. Die feuchte Haut braucht aber dringend eine feuchtigkeitsaufsaugende und zugleich abdeckende Unterwäsche. Mit dem wollenen Oberhemd oder dem Pullover ist das nicht zu machen. Wer an einer Halsentzündung leidet und in der warmen Wohnung mit einem dicken Wollschal herumläuft, erlebt folgendes: die Haut schwitzt, der Schal wird kurzzeitig abgenommen, und schon folgt die erneute Erkältung. In derselben Gefahr steht, wer die baumwollene Unterwäsche ablehnt. Für eine Halsentzündung gilt: Ein Seidenschal ist im Bett und in der Wohnung angemessen, der Wollschal im Freien.

Bei vielen Radfahrern sieht man eine nach oben zu kurze Hose und darüber ein zu kurzes Hemd. Dazwischen ist die Nierengegend. Sie bleibt unbedeckt und ist dem Fahrtwind preisgegeben. Der gesunde jugendliche Körper hält so etwas eine Zeitlang aus. Hat der Körper aber andere Schwachstellen, so kann in unzulänglicher Bekleidung sehr wohl eine auslösende Ursache für Erkältung und Fieber liegen.

Erstaunlich, wie uniform die Kleidung ist, namentlich bei den Jugendlichen. Daß die Jeanshose für Männlein und Weiblein, für Sommer und Winter das ideale Bekleidungsstück darstellt, ist wohl nicht stichhaltig zu beweisen. Was uns derzeit fehlt, ist die verstandesmäßige Ausrichtung unserer Kleidung zum Zweck der Gesunderhaltung des Körpers. Innerhalb solcher Grenzen wäre noch genügend Raum für modische Individualität.

Ganz ähnlich ist es mit den *Schuhen*. Es gibt heute kaum noch Jugendliche mit gut geformten Füßen. Der Spreizfuß ist die Regel, der Senkfuß (Plattfuß) schließt sich zumeist an, Knickfüße sind keine Seltenheit. Dabei ist längst bekannt, daß eine Veränderung der Statik der Füße über die Kniegelenke in die Wirbelsäule weitergeleitet wird und dort wieder zu Veränderungen führen kann. Haltungsschäden sind die Folge. Fußgerechte Schuhe, evtl. mit orthopädischen Verbesserungen im Fußbett, könnten hier vieles ausgleichen. Schon frühzeitig sollten die Eltern ihre Kinder auf deren Fußstellung hin beobachten und erforderliche Konsequenzen ziehen. Das »Rheuma« späterer Jahre und Jahrzehnte hat hier oftmals seine Ursache. Den Erwachsenen und allen, die sich dafür halten, sei folgendes gesagt: Turnschuhe eignen sich nicht für den Stadtbummel, Stöckelschuhe nicht für den Wanderweg. Mit dem Straßenschuh sollte man nicht in den Alpen herumklettern – und die Hausschuhe sind auch nur für eine Zeit der Entspannung in der eigenen Wohnung gedacht. Der bei der Jugend so beliebte Tennisschuh mag zwar eine passende Fußform haben, ist aber sohlenschwer, zu elastisch und schweißundurchlässig. Als Massenware ist er der Individualität des Fußes, der ihn nachher zu tragen hat, nicht angepaßt.

In Deutschland ist – im Gegensatz zu Österreich und der Schweiz – der sog. *Arbeitsschuh* leider aus der Mode gekommen. Es handelt sich hierbei um zumeist etwas ausgeschnittene kleine Stiefel für Frauen, die viel auf den Füßen sein müssen, wie z. B. Verkaufs- und Bedienungspersonal, Krankenschwestern, Schalterbeamte u. a. m. Solche über die Fußgelenke geschnürten Schuhe geben guten Halt und damit auch Sicherheit in der Bewegung.

Früher hatten die gut sitzenden Schuhe, die dem Fuß genügend Bewegungsfreiheit ließen, aber die Sicherheit beim Stehen und Gehen erhöhten, zumeist eine unmodische Form. Heute ist dieses Manko längst aufgeholt. Wer darauf Wert legt, wird Geeignetes finden. Es mag etwas teurer sein, aber das zahlt sich aus.

Farben

Farben sind ein sinnesphysiologischer Eindruck, aber eben nicht nur dies. Aus der Psychologie wissen wir einiges über die Verflechtung von Farberlebnissen mit der jeweiligen Stimmungslage des Individuums. Das grelle Rot und das massive Gelb sind die sog. Aggressions- bzw. Aktivitätsfarben. Ein tiefes Grün spricht für Ruhe und Hoffnung, ein dunkles Blau hat Beziehung zu gedrückter Stimmungslabilität. Grau, orange, schwarz – alle Farben haben einen gewissen Stellenwert. Wer sich einem der sog. Farbtests unterzieht, wird erstaunt sein, was sich aus den von ihm gewählten oder zusammengestellten Farbkombinationen alles herauslesen läßt. Die Farben haben einen Stimmungs- und Symbolcharakter – auch wenn eine moderne Generation so tut, als gelte das für sie nicht. Wie in der Musik, so ist auch bei der Farbtönung die Harmonie, das Zusammenpassen, das Entscheidende.

Die Einrichtung einer Wohnung schon allein in bezug auf die Farben der Möbel, der Teppiche, der Vorhänge und der Bilder läßt dem Betrachter viele Rückschlüsse auf die Persönlichkeit der Bewohner zu. Auch die Farben der Kleidung sprechen. Immerhin – hier handelt es sich um Farben, die der einzelne auszuwählen vermag, bevor er sich ihnen aussetzt. Zwar ist der Farbfernseher noch abschaltbar, nicht aber z. B. die Reklame in Läden und in den Straßen der Städte. Sie erscheint nachts als Leuchtreklame – und neuerdings in computergesteuerter fortlaufender Bewegung. Das so häufig gepriesene »farbenprächtige Bild« einer Stadt, einer festlichen Veranstaltung oder auch einer erblühenden Frühlingslandschaft »nimmt unsere Augen gefangen«. Die Reklame setzt darauf, daß auf diese Weise Wünsche und Begierden geweckt werden – und die modernen Designer der Reklamefirmen wissen, daß dies auch im Unterbewußtsein entsprechende Wirkungen hinterläßt.

Im Gegensatz zum Altertum und zum Mittelalter sind wir in eine Art Farbenrausch geraten. Was früher nur der Natur möglich war, nämlich Farbstoffe herzustellen, schafft heute mit Leichtigkeit die Chemie und der elektrische Strom. Das Farbenspektrum wird dabei voll ausgespielt. Es trifft auf ein empfindliches und unersetzliches Organ, das Auge. Der Licht- und Farbreiz wird über die Sehbahn weitergeleitet in das Sehzentrum des Gehirns. Von dort wirkt er als bewußter oder unbewußter Reflex über viele Nervenbahnen im ganzen Körper. Daß ein Überangebot die Grenzen der Toleranz der Nervenzellen überschreiten kann, wissen wir aus Versuchen mit Lichtreizen. Wir wissen das aber auch aus den Discotheken, in denen sog. Lichtorgeln stundenlang auf die Besucher einwirken. Wen wundert es, daß auf diese Weise ein Abstumpfungsvorgang ausgelöst wird – zuerst auf die Empfindungsfähigkeit der Netzhaut, der Sehnerven, der Gehirnzellen und schließlich auch auf die Psyche – die Seele?

Wie heißt doch die biologische Grundregel: Schwache Reize regen die Lebenstätigkeit an, mittelstarke fördern sie – und stärkste heben sie auf.

Musik

Was die Farbe für das Auge, ist die Musik für das Ohr. Auch hier werden zunächst Schwingungen von den dafür empfindlichen Nervenzellen im Ohr aufgenommen und über entsprechende Nervenbahnen als Eindrücke in das Gehirn weitergeleitet. Dort erst wird der Ton realisiert, d. h. er rückt ins Bewußtsein. Man könnte sagen: der Ton macht die Musik. Die sprichwörtliche Bedeutung dieses kurzen Satzes läßt uns erkennen, daß es mit dem Ton (oder den Tönen) noch etwas anderes auf sich hat.

In jedem Orchester gibt einer den Ton an. Manchmal vergreift er sich im Ton. Eine Lobeshymne »in den höchsten Tönen« ist auch nicht immer so recht glaubhaft. Gelegentlich endet ein Zusammentreffen mit einem Mißton, und oft genug ist das dann auch »das Ende vom Lied«.

Die ersten musikalischen Töne in der Geschichte der Menschheit waren wohl Singen und Pfeifen. Viele Tiere, namentlich unter den Vögeln, bringen schöne Töne hervor. Die Verbindung von Sprache mit Tonvariationen, bezeichnet als Gesang, ist dem Menschen reserviert. Er hat davon in mancherlei Weise Gebrauch gemacht. Schöne Stimmen sind noch immer Anziehungselemente in den Konzert- und Theatersälen.

Auch die Instrumentalmusik hat eine lange Tradition. Die Griechen waren zwar nicht die ersten, die von Wirkungen von Tönen auf die seelische und körperliche Grundstimmung des Menschen wußten, aber sie haben dieses Phänomen in ihre medizinischen und weltanschaulichen Betrachtungen mit einbezogen. So hatte die griechische Laute vier Saiten, entsprechend den

vier »Körpersäften«: Blut, Lymphe, Galle und Schleim. Waren diese vier Säfte in Harmonie, so war die Voraussetzung für Gesundheit gegeben. Die vier Saiten der Laute standen nach Meinung der Griechen in Beziehung zu den Körpersäften. Diese wiederum waren Symbole für Stärke (Lymphe), Gerechtigkeit (Blut), Aufrichtigkeit (Schleim, Speichel) und Edelmut (Galle). Das waren die vier »Naturen« des Menschen. Eine gut gestimmte und gespielte Laute war nach damaliger Erfahrung in der Lage, gewisse Gemütszustände zu erregen und die Seele in die »natürliche Lage« zu versetzen. Sicherlich war damit eine Art Entspannungszustand gemeint. Die vier, wie wir heute sagen würden, »positiven« Eigenschaften des Menschen sollten dadurch jedoch nicht lahmgelegt, sondern in einen angenehmen Gleichklang, eben in Harmonie, gebracht werden. Vieles von dem, was die heutige Psychologie und die Musikwissenschaft sich erst wieder erarbeiten müssen, war also im Altertum schon bekannt. Das persönliche Erleben eines Musikstücks läßt jedermann erahnen, welche Wirkungen von der Musik ausgehen können. An einfachen Beispielen sei das aufgezeigt: Der Choral in der Kirche, von einem Chor vorgetragen oder auch nur auf der Orgel gespielt, verbreitet feierliche Stimmung. Das Volkslied hat etwas von Nostalgie an sich, von Erinnerung an »die guten alten Zeiten«, an die Kindheit, an die Familie, an die Heimat. Der Marsch soll die Begeisterung wecken und durch den Gleichschritt die Kameradschaft. Der Walzer beschwingt zum Tanz.
Jedes Volk hat seine eigene, spezifische Musik. Das ist nicht in Vergessenheit geraten, wurde aber durch die modernen Übertragungstechniken in den Hintergrund gedrängt. Andererseits prägen Namen wie *Bach, Mozart* oder *Beethoven* noch immer die Kultur der Musik. Die Harmonie, der Gleichklang, findet sich wieder als Symphonie, im Zusammenklingen der verschiedenen Instrumente eines Orchesters.

Die festliche Musik, das Konzert, war viele Jahrzehnte, Jahrhunderte hindurch für den Hörer ein Erlebnis besonderer Art mit einer Ausstrahlung auf die gesamte Persönlichkeit. Der Wirkungsbereich der Musik beschränkt sich nicht auf den Zuhörer. Der Ausführende wird naturgemäß noch intensiver davon berührt, auch wenn er nicht zu den großen Interpreten oder zu den Solisten gehört. Es genügt schon das Mitsingen in einem Chor – ein früher sehr geschätzter Weg, die sonst nur sonntags in der Kirche gehörte »geistliche« Musik mit fröhlicher, nachdenklicher oder auch ausgelassener »weltlicher« Musik etwas zu komplettieren. Das Singen hat schon manchem aufgestauten Gefühl zur Entlastung verholfen. Manche Gemütserregung wurde dadurch wohl auch erst angeregt, manche – heute so sehr propagierte – »Selbstverwirklichung« dabei erlebt. Dies gilt für die Instrumentalmusik natürlich ebenso, wenngleich der Weg dorthin des erforderlichen Übens wegen schwieriger ist. Daß die Musik – früher – zur Disziplinierung des eigenen Ichs beitrug, ist unschwer einsehbar.

Den Mißbrauch der Musik durch Machthaber kennt die Geschichte zur Genüge. Heute kommt es zu einem solchen Mißbrauch durch ganz andere Interessenten. Musik ist Geschäft geworden, nicht nur für den Musiker oder den Komponisten. Eine ganze Industrie hängt an der Musik. Vor 100 Jahren eroberten Klavier und Geige die bürgerliche Wohnung. Heute sind es das Radio, der Fernseher, der Plattenspieler, das Tonband. Niemand wird sagen wollen, daß die Qualität des Angebots dadurch verbessert wurde. Die »Gebrauchsmusik« hat sich in die Werbung eingeschlichen, nicht ohne Grund. In den Kaufhäusern, beim Friseur, in Wartezimmern unterliegt man der Berieselung durch die »background music«.

Mehr und mehr hat sich das rhythmische Element der Musik bemächtigt, mit seinem »Anklopfen« an Emotionen, an Instinkte. Von Harmonie ist da wenig zu spüren. Die sog. gehobene Musik neigt zum Atonalen, zur Ton- und Klangarmut hin.

Die Unterhaltungsmusik hat ihre Anhänger. Eine ganze Anzahl renommierter Orchester bringt hier auch gute Qualität, so daß Ton und Rhythmus noch durchaus harmonisierende Effekte beim Zuhörer auszulösen vermögen. Ein gefährliches Spiel treiben jedoch solche »Bands«, die keine Harmonisierung mehr anstreben – weder im Klang, noch im Rhythmus, noch in der Sprache. In den Schlagern und den Songs wird die Sprache schon sehr gebeutelt. Die moderne Form des Ausdrucks scheint jedoch vielerorts das Geschrei zu sein, eine Art von Vergewaltigung der Sprache und der Stimme. Die Disharmonie, der Mißklang, wird gesucht und praktiziert.

Schließlich geht es wie mit dem Auge: Das Ohr stumpft ab. Es ist aber nicht das Ohr allein, es ist der Mensch in seiner leib-seelischen Einheit, der abstumpft, der auf die feinen Reize nicht mehr reagiert, der taub wird für die einfachen und abgestuften Reaktionen seines Körpers und seiner Sinne – und der auch seinen Geist nicht mehr zur Harmonie mit Seele und Leib zu führen vermag.

Der Mensch, Teil der Natur

Die Unterscheidung zwischen belebter und unbelebter Natur gilt noch immer. Teile der Natur sind also auch Substanzen, die in sich selbst kein Leben haben, wie das Gestein, das Quellwasser, die Luft. Im Boden, im Meerwasser, in den Flüssen und Tümpeln können Lebewesen existieren – sie benötigen die unbelebte Natur, um selbst existenzfähig zu sein. Das gilt für Pflanzen ebenso wie für Tiere. Der Mensch war sich in früheren Zeiten solcher Abhängigkeit von der natürlichen Einbettung auch mehr bewußt. Mit der räumlichen Entfernung, der unnatürlichen Abgrenzung durch (Hoch-)Häuser, Fahrzeuge, Asphaltstraßen, ergab sich dann ein Gefühl, ein Bewußtsein des Nicht-mehr-abhängig-Seins von der »Mutter« Natur. Gefördert wurde dies durch die Machbarkeit, die Produktion der Ernährung in Nahrungsmittelfabriken, Gewächshäusern, Massentierhaltungen (Käfigbatterien, Zuchtfarmen) und deren Hintergrund, die Herstellung von Kunstdünger und Nahrungsersatzstoffen. Allenfalls im Urlaub kam der »aufgeklärte Stadtmensch« mit Natur in Verbindung, wenn er im Gebirge die Almwiesen durchstreifte und durch das Glockengebimmel auf die Kühe aufmerksam wurde. Bäuerliche Tierhaltung, das Melken, die Käsegewinnung erschien ihm interessant, aber doch sehr altertümlich. Wer am Meer seinen Urlaub verbrachte, suchte nach Muscheln, schaute den Fischern zu. Er wurde durch Ebbe und Flut auf andere Weise an die Existenz von Naturgewalten erinnert, aber auch das verlor sich bald wieder in den üblichen alltäglichen Aufgaben und Gewohnheiten.

Hier, so will es scheinen, beginnt sich nun wieder ein Wandel abzuzeichnen. Der moderne Mensch wird naturbewußter. Das Übermaß an Technik und Zivilisation hat schwere Schäden gesetzt. Sie sind jedermann vor Augen. Das Waldsterben, die Auslaugung des Bodens, der zunehmende Gehalt von Giftstoffen in Wasser und Luft, die durch Chemikalien in Geschmack und Haltbarkeit veränderten Lebensmittel, beginnen auch jungen Menschen bewußt zu werden. Indes, vor zuviel Optimismus sei gewarnt: Die Zeit läßt sich nicht zurückdrehen. Das, was wir als Fortschritt bezeichnen, wird seine Ansprüche sehr deutlich markieren. Es gilt nun, Wege zu finden, die beidem gerecht werden können. Die Frage, ob dies überhaupt erreicht sein wird, bleibt offen.

Auch der Mensch selbst ist ein Stück Natur. Als Organismus unterliegt er den *Ordnungen der Natur*. Als Individuum, als Persönlichkeit, hat er die Fähigkeit, sich mit Erlebtem auseinanderzusetzen, Entschlüsse zu fassen, zu handeln. Allerdings – und das ist eine naturgegebene Einschränkung – er hat keine Möglichkeit, auf das Entstehen seiner Person Einfluß zu nehmen: Er wird gezeugt, er wird ausgetragen, und er wird geboren. Und selbst vom Zeitpunkt seiner Geburt bis zum ersten eigenmächtigen Handeln ist noch ein weiter Weg.

Trotz allem: hier handelt es sich um natürliche Abläufe. Sie entsprechen der Natur des Menschen. Es ist dafür auch nur *ein* Schema vorgegeben – zumindest war das bis vor einigen Jahren so. Seit Jahrtausenden gibt es Beispiele, wie Menschen sich dem Zwang *Zeugung/Geburt* zu entziehen suchten. Was für viele und während vieler Generationen als erstrebenswert galt, nämlich viele Kinder zu haben, war für andere zur Problemfrage geworden. Sie strebten nach Freizügigkeit in der sexuellen Verbindung, ohne Folgen befürchten zu müssen. Für sie bedeutete das Entstehen der »Leibesfrucht« eine Vermehrung lästiger Pflichten, manchmal auch das Offenbarwerden von Untreue gegenüber dem Lebenspartner. Die Suche nach empfängnisverhütenden Methoden und nach »fruchtabtreibenden« (*Hippokrates*) Mitteln gehört zu den ältesten Anstrengungen der Menschheit. Eine absolut sichere Methode hat dazu noch niemand anzubieten vermocht, wenn man von chirurgischen Eingriffen zur Sterilisation absieht. Die Natur hat hier keine Möglichkeit gegen ihr eigenes Prinzip zugelassen. Es gibt keine »natürliche« Schwangerschaftsverhütung, es sei denn die Enthaltsamkeit. »Die Pille« schien einige Jahre hindurch in diese Bresche zu springen, bis sich die Nebenwirkungen mittel- und langfristig zeigten. Es war ja auch vorauszusehen, daß die Hormongaben, über Jahre hinweg zugeführt, nicht nur die vorgeplanten und erwünschten Effekte auslösen würden. Der Schwangerschaftsverhütung werden sie in hohem Maß gerecht – man bemerkt es an den Geburtenstatistiken –, aber ein biologisches Verfahren ist es nicht. Letzteres gilt auch für die Spirale, ein wie eine Schraube in die Gebärmutter eingelegtes Metallstück. Hier ist die Verhütung weniger sicher; eine lokale Gewebsreizung bis zur Gebärmutterentzündung wird jedoch verhältnismäßig oft beobachtet.

Daß ein künstlicher Schwangerschaftsabbruch einen schwerwiegenden Eingriff darstellt, bedarf lediglich der Erwähnung. Auch wenn eine sog. soziale Indikation vorliegt, ist er doch ein Angriff gegen einen natürlichen Vorgang im menschlichen Körper.

Wer die jüngste Entwicklung in der Menschheitsgeschichte aufmerksam verfolgt hat, kennt die Ergebnisse der Bemühungen zur sog. *»künstlichen Befruchtung«*. Ursprünglich nur als Möglichkeit gedacht, kinderlosen Ehepaaren zum Nachwuchs zu verhelfen (Einbringung der Samenzellen in die Gebärmutter), hat sich das ärztliche (?) Tun hier rasch ausgeweitet: Fremder Samen, weiter die sog. extrakorporale Insemination (die Befruchtung des Eis wird nicht mehr in der Gebärmutter, sondern im Reagenzglas vorgenommen), mit anschließender Einnistung in die Gebärmutter. Das bedeutet, daß das Ei (in der Regel sind es mehrere) aus dem Eierstock entnommen werden muß, was einen Eingriff in den Bauchraum zur Voraussetzung hat.

Man kennt schon die »Leihmutter«, die gegen Entgelt sich das befruchtete Ei einpflanzen läßt und austrägt.

Medizinische, juristische, psychologische, politische und ethische Probleme sind dadurch entstanden und harren der Lösung. Die Diskussion darüber ist in vollem Gang – nur *ein* Argument war bisher noch nicht zu vernehmen: Daß es sich hier um Unnatürliches handelt. Die Medizin ist dabei, das Natürliche zu überwinden. Sie ist hier nicht auf das Heilen oder Lindern von Krankheiten oder Leiden aus, sondern sie greift in natürliche Abläufe ein. Die Beweggründe mögen im einzelnen ehrenhaft sein; man wird aber die Empfindung nicht los, daß eben doch das Manipulierenkönnen Vorrang hat. Der Mensch als Schöpfer und Gestalter – dies steht als unbewußtes oder sogar bewußtes Leitmotiv über derartigem Tun. Hier ist es nun Zeit, den Begriff »*natürlicher Ablauf*« genauer auf seine Bedeutung hin zu untersuchen. Was ist denn darunter zu verstehen? Ein natürlicher Ablauf im Großen ist das Leben mit Anfang und Ende. Wie ist das mit Krankheiten? Haben sie auch einen natürlichen Verlauf (man denke an die klassischen Infektionen im Kindesalter), oder ist Krankheit an sich schon etwas Unnatürliches? Es ist schwierig, eine Antwort zu finden, namentlich wenn man an die bösartigen Erkrankungen denkt, oder auch an Geisteskrankheiten. Das Fehlen genauer Vorgaben, auf die man sich wissenschaftlich exakt einigen könnte, muß als schwerer Mangel empfunden werden. Andererseits dürfen die Begriffe ›Natur‹ und ›natürlich‹ nicht überstrapaziert werden.

Die Natur des Menschen schließt die Möglichkeit des Krankwerdens, des Erkrankens, mit ein. Daran besteht kein Zweifel. Insofern ist eine Erkrankung kein unnatürlicher Prozeß. Die »natürlichen Kräfte« im Menschen sind von sich aus bestrebt, eine Erkrankung abzuwehren. Das berühmte Abwehr-(Immun-)system ist dazu durchaus in der Lage. Es wird gestärkt durch die Auseinandersetzung mit und durch die Überwindung von Krankheitsauslösern wie Viren und Bakterien. Einige der überstandenen Krankheiten hinterlassen eine sog. lebenslängliche Immunität. Das heißt, daß für deren Krankheitserreger im Abwehrsystem des Körpers unüberwindbare Schranken entstanden sind. Andere Krankheiten treffen den Menschen, ohne daß dieser zuvor die Gelegenheit gehabt hätte, eine Abwehrmöglichkeit aufzubauen.

Daraus folgern Fragen: Soll man die Kinderkrankheiten mit allen Mitteln bekämpfen? Wäre es besser, lediglich ihren Verlauf zu überwachen und so dem Körper die Gelegenheit zu geben, sein Immunsystem zu stärken? Seit Beginn der Antibiotika-Ära ist hier von Ärzten und Eltern zumeist nach dem Schema gehandelt werden: Wir haben die Arzneimittel, um die Krankheit am vollen Ausbruch zu hindern oder sie zu beseitigen, also wenden wir sie an! Kranke Kinder können sehr unbequem werden: Sie sind unruhig, schreien viel, erfordern Pflege und vermehrte Zuwendung. Einigen Müttern hat das Mitleid den kürzeren Weg der Krankheitsbekämpfung diktiert, bei anderen war die gestörte Nachtruhe mit ihren Konsequenzen im modernen (Doppelverdiener-)Haushalt dazu der Anlaß.

Die nächste Frage ist: Soll man die Immunität künstlich stärken? Durch Impfungen kann das geschehen. Sie werden auch häufig durchgeführt. Die Pokkenschutzimpfung – obwohl mit relativ hohem Impfrisiko verbunden – war bis vor wenigen Jahren gesetzlich vorgeschrieben. Die Liste der möglichen Impfungen ist sehr lang. Viele müssen nach Jahren wiederholt werden, manche durch sog. Auffrisch-Impfungen (z.B. Wundstarrkrampf). Andere ergeben nur sehr kurzfristigen Schutz (z.B. Cholera). Gegen Grippe muß man sich jedes Jahr erneut impfen lassen, wobei die jeweils neueste Impfvariante den Erregern des vergangenen Jahres entspricht. Der Impfschutz reicht also nicht gegen eine neu auftretende Virusart. Vom Prinzip des natürlichen Verlaufs her ist gegen eine Impfung nichts einzuwenden. Die biologische Grundregel ist gewahrt: Kleinster »Reiz« führt zu einer Stärkung des Abwehrsystems. Natürliche (vorgegebene und/oder erworbene) Immunität und künstliche

Immunisierung können sich also ergänzen.
Die Frage nach dem Vorrang eines natürlichen Ablaufs ist bei den Infektionskrankheiten noch nicht allzu schwierig zu beantworten. Immerhin sind neue Gesichtspunkte aufgetreten:
Eine natürliche (biologische) Reaktion im Organismus kann auch durch künstliche Maßnahmen (siehe Impfungen) in Gang gesetzt werden.
Daraus wiederum läßt sich schließen, daß auch nicht-natürliche Behandlungs- und Vorsorgemaßnahmen durchaus natürliche Heilvorgänge im Organismus auszulösen vermögen.
Schließlich ist das Schröpfen in der Naturheilkunde von der Maßnahme her nicht »natürlich« – es ist eine künstliche, eine auf lokale Reizung und Verletzung setzende Methode. Dasselbe gilt für alle Therapiearten, die zunächst einmal eine Verletzung des Körpers bedingen, somit auch jede Art von Injektion (Spritzen).

Eine Einteilung ergäbe also folgendes Bild:

1. Natürliche Maßnahmen, die Reaktionen im Organismus hervorrufen, die dem biologischen Grundgesetz entsprechend als Anregung zu bezeichnen sind.

2. Nicht-natürliche Maßnahmen mit derselben Reaktion im Organismus.

3. Natürliche Maßnahmen, die biologische Reaktionen im Organismus hemmen oder aufheben, oder überschießende Funktionen einzelner Organe bzw. Organsysteme bewirken.

4. Nicht-natürliche Maßnahmen mit derselben Reaktion im Organismus.

Einige Beispiele:

Zu 1.
– Wasser, z.B. die Bädertherapie, *Kneipp*therapie.
– Luft, z.B. Luftbaden, Klimatherapie.
– Wärme (Sonne), z.B. Wärmeauflagen, Sonnenbestrahlung.
– Boden, z.B. Moorbäder, Lehmbäder, oder entsprechende Auflagen und Packungen.
– Pflanzenheilkunde (sofern die Dosis nicht zu hoch angesetzt wird).

Zu 2.
– Homöopathie
– Neuraltherapie
– Eigenblutbehandlung
– Impfungen
– Alle Injektionen mit homöopathischen und sog. biologischen Heilmitteln
– Hämatogene Oxidationstherapie
– Schröpfen
– Akupunktur

Zu 3.
Falsche Anwendung der unter 1. angeführten Methode; Überdosierung bei der Pflanzenheilkunde.

Zu 4.
Jede gezielte Therapie mit nicht natürlichen Arzneimitteln, die außer der gewünschten Wirkung Nebenwirkungen entwickelt.

Außerhalb dieses Schemas liegt die sog. Substitutionstherapie, d.h. das Auffüllen, mit Vitaminen und/oder Spurenelementen. Als Therapie kann man dies jedoch nur bezeichnen, wenn bereits Mangelkrankheiten aufgetreten sind.

So sehr sich in letzter Zeit eine Rückkehr zum Verständnis natürlicher Abläufe in vielen Kreisen der Bevölkerung feststellen läßt – so zeigen doch die Ent-

wicklungen in der wissenschaftlichen Medizin und in der Politik ganz andere Tendenzen.
Die *Manipulierbarkeit* wurde schon angesprochen. Von einigen der damit befaßten Wissenschaftler wird sie als ein Weg des Fortschritts angesehen. Andere werden sich darauf berufen, daß sie eine »wertfreie« Forschung betreiben und man ihnen die eventuellen Folgen deshalb nicht anlasten dürfe. Solcher Einstellung mangelt jedoch jegliche Glaubwürdigkeit. Die Ergebnisse wissenschaftlichen Forschens in den letzten fünfzig oder sechzig Jahren sind zu schicksalsträchtig gewesen. Außerdem fehlen uns bis heute noch immer klare ethische Vorstellungen über die Probleme, mit denen wir uns schon seit langem konfrontiert sehen.
Dieser Mangel zeigt sich auch in dem Bestreben, jedes menschliche Leben ohne Berücksichtigung von Alter, Krankheit und ggf. auch Persönlichkeitsverfall, zu erhalten – das Leben zu verlängern. Hier sollte das gedankliche Vollziehen natürlicher Abläufe in seiner Konsequenz auf das verantwortliche Handeln bei mehr Ärzten, Wissenschaftlern und Politikern zur Auswirkung kommen. Ansätze dafür sind vorhanden.
Lebensverlängerung und Sterbehilfe sind schon seit langem im Gespräch. Für die Diskussion um eine aktive Sterbehilfe, d. h. für ein bewußtes Den-Tod-Herbeiführen, ist an dieser Stelle kein Raum. Niemand, der natürliches Geschehen als Maßstab anerkennt, wird sich dafür stark machen. Ganz andere Voraussetzungen hat die »passive Sterbehilfe«. Sie läßt einem zu Ende gehenden Leben seinen Weg. Ein nicht natürlicher Tod ist nicht das Ziel ärztlichen Handelns – eine nicht natürliche Lebensverlängerung sollte keinem Patienten aufgezwungen werden.
Naturheilverfahren und Homöopathie beruhen auf Erfahrung. Insoweit sind sie konservativ. Sie sind aber auch Neuem gegenüber aufgeschlossen und haben schon manchen Durchbruch geschafft. Insoweit sind sie progressiv. Gegenüber manchen Lehrmeinungen sind sie alternativ.
Sie stehen nicht in luftleerem Raum. Sie haben ihre Tradition, die hin und wieder geprägt war durch Auseinandersetzungen zwischen ihren Vertretern und denen anderer Heilverfahren. Wer sich ihrer Methoden bedient, muß die Grenzen und Ziele ihrer Wirksamkeit kennen. Wer ihre Wirksamkeit anzweifelt, muß sich fragen lassen, wie ehrlich er dies geprüft hat. Das Ziel aller ärztlichen Bemühungen ist seit Jahrtausenden unverändert vorgegeben: Hilfe für den kranken und leidenden Menschen.

Abkürzungen

āā	(lat.: *ana partes aequales*), zu gleichen Teilen. Rezepturanweisung des Arztes an den Apotheker. Kommt vor bei Rezepturen von Mischmitteln.
atü	Atmosphären-Überdruck. Meßeinheit.
BE	Broteinheit.
Biol.	Biologische Heilverfahren.
BWS	Brustwirbelsäule.
C	Celsius. Meßeinheit für Temperaturen in Grad (°).
C	(lat.: *centum*), hundert. Angabe der Potenzierungsart homöopathischer Arznei. → Homöopathie.
cal.	Kalorie, Wärmemenge, Meßeinheit.
ccm oder cm^3	Kubikzentimeter (entspricht einem Milliliter).
chron.	chronisch.
comp. oder compos.	(lat.: *compositum*), zusammengesetzt.
D	(lat.: *decem*), zehn. Potenzierungskennzeichnung homöopathischer Arznei. → Homöopathie.
D.	(lat.: *da*), gib! Rezepturanweisung des Arztes an den Apotheker.
DHU	Deutsche Homöopathie-Union.
dl	Deziliter.
Drag. oder Drg.	Dragees
EAV	Elektroakupunktur nach Dr. Voll (s. dort).
EKG	Elektrokardiogramm, Ableitung der Herzstromkurven.
EL oder Eßl.	Eßlöffel
ext.	extern (äußerlich)
fl.	flüssig
g	Gramm
Gamma	(γ = griechischer Buchstabe) Gewichtseinheit. 10^{-6} g; heute μg, ein millionstel Gramm.
Glob.	Globuli (Kügelchen)
Gran.	Granula (Körnchen)
griech.	griechisch
GS	Gegensensibilisierung
Hom.	Homöopathie
HOT	Hämatogene Oxidationstherapie (s. dort)
HW	Halswirbel
HWS	Halswirbelsäule
i.c.	intracutan (in die Haut)
i.m.	intramuskulär (in die Muskulatur)
Inj.	Injektion (Spritze)
int.	intern (innerlich)
i.v.	intravenös (in die Vene)
Kcal	Kilokalorie, Meßeinheit, s. u. cal.
kJ	kilo Joule. Meßeinheit für Arbeit, Energie, Wärme.
Komb.-Präp.	Kombinations-Präparat.

l	Liter
lat.	lateinisch
li.	links
liq.	flüssig
LW	Lendenwirbel
LWS	Lendenwirbelsäule
m	Meter
Medik.	Medikation (Arzneimittel)
M. f. pulvis	(lat.: *misce fiat pulvis*), mische, um ein Pulver herzustellen.
mg	Milligramm = ein tausendstel Gramm
min.	Minute
mg/dl	Milligramm pro Deziliter
ml	Milliliter
mval	Milliäquivalent = $\dfrac{\text{Atomgewicht in Milligramm}}{\text{Valenz}}$
Nat.	Naturheilkunde
Oplx.	Oligoplex (Komplexmittel, Hersteller Fa. Dr. Madaus)
Pat.	Patient
Pfl.	Pflanzenheilkunde
Ptk.	Pentarkan (Komplexmittel, Hersteller Fa. DHU. Deutsche Homöopathie-Union).
q. s. ut. f. ung.	(lat.: *quantum satis ut fiat unguentum*), eine genügende Menge, um eine Salbe herzustellen. Rezepturanweisung des Arztes an den Apotheker.
®	Mit ® gekennzeichnete Präparatenamen sind als Warenzeichen geschützt.
re.	rechts
ret.	retardiert (verzögert)
S.	(lat.: *signa*), beschrifte! Rezepturanweisung des Arztes an den Apotheker zur Beschriftung der Arznei.
s. c.	subcutan (unter die Haut)
Splx.	Similiaplex (Komplexmittel, Hersteller Fa. Pascoe)
supp. oder suppos.	Zäpfchen
St. oder Std.	Stunde
Tabl. oder Tbl.	Tabletten
tägl. oder tgl.	täglich
Teel. oder TL	Teelöffel
Tr. oder Tropf.	Tropfen
Trit.	(lat.: *trituratio*) Verreibung
wö	wöchentlich
Der Pfeil →	bedeutet: Siehe unter ...

Pflanzennamen lateinisch – deutsch

Achillea millefolium	Schafgarbe	Calendula officinalis	Ringelblume
Aconitum napellus	Eisenhut, Sturmhut	Camellia sinensis	Teestrauch
		Capsella bursa pastoris	Hirtentäschel
Acorus calamus	Kalmus		
Adonis vernalis	Frühlingsadonisröschen	Cardiospermum halicacabum	Herzsame
Aesculus hippocastanum	Roßkastanie	Carduus marianus (Silybum marianum)	Mariendistel
Allium cepa	Zwiebel	Carum carvi	Kümmel
Allium sativum	Knoblauch	Cassia acutifolia	Senna, schmalblättrige
Aloe ferox	Aloe		
Alpina officinarum	Galgant	Cassia angustifolia	Senna, spitzblättrige
Althaea officinalis	Eibisch		
Ammi visnaga	Zahnstocherammei (Khella)	Castanea vesca	Kastanie, echte
		Cephaelis ipecacuanha	Brechwurzel, Ruhrwurzel
Anamirta cocculus	Kokkelskörner		
Anemone pratensis	Küchenschelle, nickende	Cereus grandiflorus (Cactus grandiflorus)	Königin der Nacht
Anemone pulsatilla	Küchenschelle (Wiesen-)	Cheiranthus cheiri	Goldlack
		Chelidonium majus	Schöllkraut, Warzenkraut
Apocynum cannabinum	Hundswürger, hanfartiger	Chondrodendron tomentosum	Pareirawirzel
Arctostaphylos uva ursi	Bärentraube	Cimicifuga racemosa (Actaea racemosa)	Wanzenkraut
Aristolochia clematitis	Osterluzei	Cineraria maritima	Meerkreuzkraut, Aschenpflanze
Arnica montana	Arnika, Bergwohlverleih	Cinnamomum camphora	Kampferbaum
Artemisia abrotanum	Eberraute		
Artemisia absinthium	Wermut	Cinnamomum ceylancium	Zimt (Ceylon-)
Asa foetida (Ferula-)	Stinkasant	Cinchona succirubra	Chinabaum
Asparagus officinalis	Spargel	Citrullus colocynthis	Koloquinte
Atropa belladonna	Tollkirsche, Belladonna	Claviceps purpurea	s. Secale cornutum
		Coffea arabica	Kaffee
Avena sativa	Hafer	Colchicum autumnale	Herbstzeitlose
Bellis perennis	Gänseblümchen	Commiphora molmol	Myrrhe
Berberis vulgaris	Berberitze, Sauerdorn	Conium maculatum	Schierling, gefleckter
Betula pendula	Birke (Weiß-)	Convallaria majalis	Maiglöckchen
Betula pubescens	Birke (Moor-)	Coriandrum sativum	Koriander
Brassica nigra	Senf, schwarzer		

Corydalis cava	Lerchensporn, hohler	Hedera helix	Efeu
Crataegus monogyna	Weißdorn, eingriffeliger	Hibiscus sabdariffa	Afrikanische Malve, Sabdariffa
		Humulus lupulus	Hopfen
Crataegus laevigata (Crataegus oxyacantha)	Weißdorn, zweigriffeliger	Hyoscyamus niger	Bilsenkraut
		Hypericum perforatum	Johanniskraut
Cucurbita pepo	Kürbis		
Cyclamen europaeum	Alpenveilchen	Juniperus communis	Wacholder
Datura stramonium	Stechapfel	Lamium album	Taubnessel, weiße
Digitalis lanata	Fingerhut, wolliger	Lavandula officinalis	Lavendel
Digitalis purpurea	Fingerhut, roter	Ledum palustre	Sumpfporst
Drosera rotundifolium	Sonnentau, rundblättriger	Leonurus cardiaca	Herzgespann, Löwenschwanz
		Lespedeza capitata	Buschklee
Echinacea angustifolia	Sonnenhut, Kegelblume	Levisticum officinale	Liebstöckel
		Lilium tigrinum	Tigerlilie
Equisetum arvense	Zinnkraut, Schachtelhalm	Linum usitatissimum	Lein, Flachs
Ephedra vulgaris	Ephedra, Meerträubchen	Lobaria pulmonaria (Sticta pulmonaria)	Lungenflechte
		Lobelia inflata	Lobelia
Erythraea centaurium	Tausendgüldenkraut	Luffa operculata	Luffa, Esponjilla
		Lycopus europaeus	Wolfsfuß, europäischer
Eschscholtzia californica	Goldmohn		
Eucalyptus globulus	Eukalyptus	Lycopus virginicus	Wolfsfuß, virginischer
Eupatorium cannabinum	Wasserdost, Kunigundenkraut		
Euphrasia rostkoviana	Augentrost	Malva silvestris	Malve
		Marsdenia condurango	Kondurango
Filipendula ulmaria	Spierstaude	Matricaria chamomilla	Kamille
Foeniculum vulgare	Fenchel		
Fucus vesiculosus	Blasentang	Melilotus officinalis	Steinklee
Fumaria officinalis	Erdrauch	Melissa officinalis	Melisse
		Mentha piperita	Pfefferminze
Gelsemium sempervirens	Jasmin, wilder	Menyanthes trifoliata	Bitterklee, Fieberklee
Gentiana lutea	Enzian, gelber	Myristica fragrans	Muskatnuß
Ginkgo biloba	Ginkgobaum		
Glycyrrhiza glabra	Süßholz	Nasturtium aquaticum	Brunnenkresse
Gnaphalium polycephalum	Ruhrkraut	Nerium oleander	Rosenlorbeer, Oleander
Grindelia squarrosa	Grindelienkraut		
		Olea europaea	Ölbaum
Hamamelis virginiana	Virginischer Zauberstrauch, Hamamelis	Ononis spinosa	Hauhechel
		Orthosiphon aristatus	Koemis Koetjing
Haronga madagascariensis	Haronga		
Harpagophytum procumbens	Teufelskralle, afrikanische	Papaver somniferum	Schlafmohn

Passiflora incarnata	Passionsblume, fleischfarbene	Sabal serrulatum	Sägepalme, Zwergpalme
Pestasites officinalis	Pestwurz	Salix caprea	Weide (Sal-)
Petroselinum crispum	Petersilie	Salvia officinalis	Salbei
		Sambucus nigra	Holunder
Phaseolus vulgaris	Bohne (Busch-)	Saponaria officinalis	Seifenkraut
Phytolacca decandra	Kermesbeere	Scilla maritima (Urginea maritima)	Meerzwiebel
Pilocarpus jaborandi (Pilocarpus pennatifolius)	Jaborandistrauch	Secale cornutum (Claviceps purpurea)	Mutterkorn
Pimpinella anisum	Anis	Senecio fuchsii	Fuchssches Kreuzkraut
Pinus mugo ssp. pumilio	Latschenkiefer	Silybum marianum (Carduus marianus)	Mariendistel
Piper methysticum	Rauschpfeffer, Kawa-Kawa	Smilax utilis	Sarsaparille
Plantago lanceolata	Spitzwegerich	Solidago virgaurea	Goldrute
Plantago psyllium	Flohsamenkraut	Solanum dulcamara	Bittersüß
Polygala senega	Klapperschlangenwurzel, Senega	Spartium scoparium	Besenginster
		Strophanthus gratus	Strophanthus (mit kahlem Samen)
Potentilla anserina	Gänsefingerkraut		
Potentilla erecta	Blutwurz, Tormentille	Strophanthus kombé	Strophantus (mit behaartem Samen)
Primula elatior	Schlüsselblume, hohe	Strychnos ignatii	Ignatiusbohne
Primula veris	Schlüsselblume, echte	Strychnos nux vomica	Brechnuß
Pulmonaria officinalis	Lungenkraut	Symphytum officinale	Beinwell
Quercus petraea	Eiche (Winter-)	Taraxacum officinale	Löwenzahn
Quercus robur	Eiche (Sommer-)	Theobroma cacao	Kakaobaum
		Thuja occidentalis	Lebensbaum
Ranunculus bulbosus	Hahnenfuß, knolliger	Thymus vulgaris	Thymian
		Tilia cordata	Linde (Winter-)
Rauwolfia serpentina	Schlangenwurzel, indische; Rauwolfia	Tilia platyphyllos	Linde (Sommer-)
		Tormentilla	Heidecker
		Trigonella foenum-graecum	Bockshornklee
Rhamnus catharticus	Kreuzdorn		
Rheum palmatum	Rhabarber	Tussilago farfara	Huflattich
Rhus aromatica	Gewürzsumach		
Rhus toxicodendron	Giftsumach	Urginea maritima (Scilla maritima)	Meerzwiebel
Rosa canina	Hundsrose, Heckenrose, Hagebutte	Urtica dioica	Brennessel, große
		Urtica urens	Brennessel, kleine
Rosmarinus officinalis	Rosmarin	Vaccinium myrtillus	Heidelbeere
Rubia tinctorum	Färberröte	Valeriana officinalis	Baldrian
Rumex acetosa	Sauerampfer	Verbascum densiflorum	Königskerze
Ruscus aculeatus	Mäusedorn, Stechmyrte	Viburnum opulus	Schneeball
Ruta graveolens	Weinraute	Vinca minor	Immergrün, kleines

Viola odorata	Veilchen	Vitex agnus castus	Keuschlamm
Viola tricolor	Stiefmütterchen, wildes	**Z**ingiber officinale	Ingwer
Viscum album	Mistel		

Homöopathische Einzelmittel

(soweit in Teil II und Teil III angeführt)

Abrotanum	Eberraute	Argentum nitricum	Höllenstein, Silbernitrat
Acidum benzoicum	Benzoesäure[1]		
Acidum formicicum	Ameisensäure[2]	Aristolochia	Osterluzei
Acidum nitricum	Salpetersäure	Arnica	Bergwohlverleih
Acidum phosphoricum	Phosphorsäure	Arsenicum album	weißes Arsenik
		Arsenicum jodatum	Arsentrijodid
Acidum picrinicum	Pikrinsäure	Asa foetida	Stinkasant
Acidum sulfuricum	Schwefelsäure	Atropinum sulfuricum	Atropinsulfat[6]
Aconitum	Blauer Eisenhut, Sturmhut	Aurum	Gold[7]
Aeculus	Roßkastanie	Avena sativa	Hafer
Aethiops antimonialis	Spießglanzmohr[3]		
		Barium carbonicum	Bariumkarbonat
Arethusa	Hundspetersilie	Barium jodatum	Bariumjodid
Agaricus muscarius	Fliegenpilz	Belladonna	Tollkirsche
Alumina	Tonerde	Berberis	Berberitze, Sauerdorn
Ambra	Grauer Amber[4]		
Ammonium bromatum	Ammoniumbromid	Berberis fructus	Sauerdorn (Frucht)
Ammonium carbonicum	Ammoniumkarbonat	Bryonia	Zaunrübe
		Bufo	Kröte[8]
Ammonium muriaticum	Ammoniumchlorid[5]		
Anacardium	Malakkanuß	**C**actus	Königin der Nacht
Antimonium crudum	Schwarzer Spießglanz	Calcium carbonicum	Austernschalenkalk
		Calcium fluoratum	Flußspat
Antimonium sulfuratum aurantiacum	Goldschwefel	Calcium phosphoricum	Kalziumhydrogenphosphat
Antimonium tartaricum	Brechweinstein	Calcium stibiato-sulfuratum	Schmelzprodukt[9]
Apis	Honigbiene	Calcium sulfuricum	Kalziumsulfat
Apocynum	Kanadischer Hanf	Calculi biliarii	Gallensteine
Apomorphinum	Apomorphinhydrochlorid	Calendula	Ringelblume
		Camphora	Kampfer
Aralia racemosa	Amerikanische Narde	Cannabis sativa	Hanf
		Cantharis	Spanische Fliege

---

1 Verwendet wird nicht chemisch reine, sondern Benzoesäure aus Benzoeharz von Styraxarten (in Siam vorkommend)
2 Verwendet wird natürliche Ameisensäure
3 Mercurius antimoniatus
4 Ausscheidungsprodukt des Pottwals
5 auch: Ammoniumchlorat
6 Alkaloid aus Tollkirsche
7 metallisches Goldpulver
8 Verwendet wird ein aus den Hautdrüsen stammendes Gift
9 Aus Austernschalenkalk, schwarzem Schwefelantimon und Schwefel

Capsicum	Spanischer Pfeffer	Ferrum metallicum	metallisches Eisen
Carbo animalis	Tierkohle	Ferrum phos-	phosphorsaures
Carbo vegetabilis	Holzkohle	phoricum	Eisen
Carduus marianus	Mariendistel	Ferrum picrinicum	pikrinsaures Eisen
Causticum Hahnemanni	Ätzstoff[10]	Fucus vesiculosus	Blasentang
Cepa	Küchenzwiebel	Gelsemium	falscher Jasmin
Chamomilla	Kamille	Glonoinum	Nitroglyzerin
Chelidonium	Schöllkraut	Gnaphalium	Wollkraut
China	Chinarindenbaum	Graphites	Reißblei
Chininum arsenicosum	Chininarsenit	Hamamelis	virginische Zaubernuß
Cimicifuga	Wanzenkraut		
Cina	Artemisia (Zitwerblüten)	Harpagophytum	afrikanische Teufelskralle
Cinnabaris	Rotes Quecksilbersulfid	Hepar sulfuris	Kalkschwefelleber
		Hydrastis	kanadische Gelbwurz
Cinnamomum	Zimt		
Cocculus	Kokkelskörner	Hyoscyamus	Bilsenkraut
Coffea	Kaffee	Hypericum	Johanniskraut
Colchicum	Herbstzeitlose		
Colocynthis	Koloquinte	Ignatia	Ignatiusbohne
Conium	Schierling	Ipecacuanha	Brechwurzel
Convallaria	Maiglöckchen	Iris	Schwertlilie
Crataegus	Weißdorn		
Crotalus	Klapperschlange[11]	Jaborandum	Jaborandistrauch
Cuprum aceticum	Kupferazetat	Jodum	Jod
Cuprum arsenicosum	Kupferarsenit	Juniperus	Wacholderbeeren
Cuprum metallicum	Kupfer		
Cyclamen	Alpenveilchen	Kalium bichromicum	Kaliumdichromat
		Kalium carbonicum	Kaliumkarbonat
Digitalis	Roter Fingerhut	Kalium chloratum	Kaliumchlorid
Dulcamara	Bittersüß	Kalium jodatum	Kaliumjodid
		Kalium phosphoricum	Kaliumdihydrogenphosphat
Echinacea	Kegelblume		
Equisetum	Winterschachtelhalm oder Zinnkraut[12]	Kreosotum	Buchenholzteerkreosot
Erigeron	Dürrwurz, Berufskraut	Lachesis	lanzenförmige Viper
Espeletia	Espeletia[13]	Ledum	Sumpfporst
Eucalyptus	Fieberbaum	Leptandra	virginischer Ehrenpreis
Eupatorium	Wasserhanf		
Euphorbium	Wolfsmilch	Lilium tigrinum	Tigerlilie
Euphrasia	Augentrost	Lobelia	indianischer Tabak
		Luffa	Esponjilla
Ferrum arsenicosum	arsenigsaures Eisenoxyd	Lycopodium	Bärlapp

10 Frisch gebrannter Kalk mit schwefelsaurem Kalium
11 Verwendet wird Gift aus den Oberkiefersäcken
12 Equisetum hiemale oder E. arvense
13 In den südamerikanischen Anden vorkommende Pflanze

Lycopus virginicus	virginischer Wolfsfuß	Pyrogenium	Extrakt aus faulendem Fleisch
Magnesium carbonicum	basisches Magnesiumkarbonat	Quassia	Quassiabaum
Magnesium fluoratum	Magnesiumfluorid	Ranunculus	Knollenhahnenfuß
Magnesium phosphoricum	Magnesiumhydrogenphosphat	Rhododendron	Goldgelbe Alpenrose
Mercurius bijodatus	Quecksilberjodid	Rhus toxicodendron	Giftsumach
Mercurius cyanatus	Quecksilbercyanid	Robinia	Akazie
Mercurius dulcis	Calomel	Rubia tinctorum	Krapp
Mercurius sublimatus corrosivus	Sublimat	Rumex crispus	Krauser Ampfer
Mercurius vivus	Quecksilber	Sabal serrulatum	Zwergpalme
Mezereum	Seidelbast	Salvia	Salbei
Millefolium	Schafgarbe	Sambucus	Schwarzer Holunder
Myristica sebifera	Talgmuskatnußbaum	Sanguinaria	Kanadische Blutwurzel
		Sarsaparilla	Sarsarparillawurzel
Natrium muriaticum	Natrium chloratum, Kochsalz	Scilla	Meerzwiebel
Natrium nitricum	Natriumnitrat	Scrofularia nodosa	Braunwurz
Natrium phosphoricum	Natriummonohydrogenphosphat	Secale	Mutterkorn
Natrium sulfuricum	Trockenes Natriumsulfat	Senecio	amerikanisches Goldkreuzkraut
		Sepia	Tintenfisch[15]
Nux vomica	Brechnuß	Silicea	Kieselsäure
		Solidago	Goldrute
Oenanthe crocata	Rebendolde	Spartium	Besenginster
Okoubaka	Okoubaka[14]	Spigelia	Wurmkraut
Opium	Schlafmohn	Spongia	Badeschwamm
		Stannum jodatum	Zinnjodid
Pareira brava	Grießwurz	Staphisagria	Stephanskraut
Passiflora	Passionsblume	Strophanthus	Strophanthussamen[16]
Petroleum	Steinöl		
Petroselinum	Blattpetersilie	Sulfur	Schwefel
Phosphor	Gelber Phosphor	Sulfur jodatum	Jodschwefel
Phytolacca	Kermesbeere	Symphytum	Beinwell
Plantago major	Wegerich	Syzygium jambolanum	Jambulbaum
Platinum	Platin		
Plumbum aceticum	Bleiazetat	Tabacum	Tabak
Plumbum metallicum	metallisches Blei	Taraxacum	Löwenzahn
		Tartarus emeticus	Brechweinstein
Podophyllum	Maiapfel	Terebinthina	Terpentinöl
Pulsatilla	Wiesenküchenschelle	Thuja	Lebensbaum
		Urtica	Brennessel

---

14 Westafrikanischer Urwaldbaum
15 Inhalt des Tintenbeutels
16 Aus einer afrikanischen Pflanze

Valeriana	Baldrian	**Z**incum sulfuricum	Zinksulfat
Veratrum album	weißer Germer	Zincum valerianicum	Zinkvalerianat
Vipera berus	Kreuzotter[17]		
Viscum album	Mistel		

---

17 Verwendet wird frisches Schlangengift

Personen- und Sachverzeichnis

Abano Terme 35
Abführmittel 308
Abkochung 61
Abszeß 168
Abwaschungen 123
Adenom 309
Aderlaß 14, 43
Adipositas 195
Adnexitis 192
Ähnlichkeitsregel 64
Akne vulgaris 302
Akupunktur 70
Albertus Magnus 52
Alchymie 16
Alkaloide 54
Allergie 169
Alopezie 216
Altersdegeneration 157
Altersdepression 190
Altersherz 132
Altersstar 212
Altersstarrsinn 157, 203
Alterszucker 317
Amenorrhoe 263
Amnesie 201
Anämie 180
Anaphylaktischer Schock 170
Anazidität 260
Angina 262
– pectoris 226, 231
Anlaufschmerz 205
Antigen-Antikörper-Reaktion 170
Antigene 170
Antikörper 170
Anurie 221
Aorta 230
Aphthen 268
Apoplexie 291
Appendizitis 179
Appetitlosigkeit 136
Arcana 16
Armbad, ansteigendes 24
Armguß 22

Armtauchbad, kaltes 24
*Arndt-Schulz*sche *Regel* 14
Arnikapackung 29
Arrhythmie 132, 232
Arterielle Verschlußkrankheit (AVK) 286
Arterienverkalkung 171, 231
Arteriosklerose 108, 171, 231
Arthritis 206
– urica 211
Arthrose 149, 150, 205
Arzneimittelbilder 65
Arzneimittelprüfungen 64
Aschner, Bernhard, Doz. Dr. med. 18, 42, 44
Asklepios 14, 15
Asthma 169
– anfall 131
– bronchiale 254
– cardiale 226
Aszites 175, 229
Atemtherapie 14, 41
Atemnot 254
Atrophie 202, 251
Aufguß 60
Aufstoßen 172
Augeninnendruck 214
Ausfluß 147, 173, 193
Auslaugebad 23
Ausleitende Methoden 42

Bademeistereien 30
Ballaststoffe 91
Bandscheibenvorfall 150, 151, 174
Basedow-Krankheit 287
Bauchspeicheldrüsenentzündung 175
Bauchwassersucht 175, 229
Baunscheidt, Carl 45
*Baunscheidt*sche Therapie 45
Befindensstörungen 120
Behandeln 15
Beipackzettel 61
Bekleidung 327
Benommenheit 134
Bettnässen 176

Bewegung 323
Bier, Carl August, Prof. Dr. 18
Bindegewebsmassage 47
Bindehautentzündung 177
Biologische Verfügbarkeit 57
Biologisches Grundgesetz 14
Bircher-Benner, Max, Dr. med. 18, 80, 102
Bißwunden 160
Blähbauch 142, 178
Blanchieren 89
Blasenentzündung 146, 178
Blasenkatarrh 179
Blasenschwäche 147
Blasensteine 280
Blinddarmentzündung 142, 179
Blutarmut 180
Blutdruck, niedriger 134, 181
Blutegel 43
– -Therapie 17, 43
Bluterguß 159
Blutfettwerte 171
Blutgefäßverstopfung 304
Blutgerinnsel 306
Bluthochdruck 109, 126, 135, 182, 291, 292
Blutkörperchen, rote 180
Blutkrebs 247
Blutplasma 180
Blutserum 180
Böcksteiner Heilstollen 35
Botanik 53
Brandwunden 160
Brechdurchfall 183
Brechreiz 138
Brechverfahren 14, 44
Bronchialasthma 245, 254, 255
Bronchitis 184
Bronchopneumonie 256
Brustdrüsenentzündung 185
Brustfellentzündung 186
Buchinger, Otto, Dr. med. 18
Bursitis 292
Bürstenhalbbad 23, 123

Cataracta senilis 212
Cayce-Rizinusölwickel 27
Celsus 16
Chiragra 211
Chiron 15
Chirotherapie 72
Cholangitis 197
Cholelithiasis 198
Cholesterin 107, 194

Cholezystitis 196
Colitis ulcerosa 187, 188

Dämpfe 29
Darmbewegung 91
Darmflora 77, 249
Darmpassagezeit 91
Darmschleimhautentzündung 188
Darmwandausstülpungen 189
Dauerbrause 31, 206
Dekubitus 314
Depression 157, 190
– klimakterische 149, 190
– larvierte 190
– reaktive 154, 190
Dermatitis 233
– solaris 300
Deutsches Arzneibuch 60
Dezimalpotenzen 66
Diabetes 317
Dialyseverfahren 281
Diarrhoe 191
Diastole 181, 232
Dioskorides 51
Divertikulose 189
Drückung 47
Durchblutungsstörungen 191
Durchfall 140, 191
Dysbasia intermittens 286
Dysmenorrhoe 263
Dystonie, vegetative 148, 276

Eichenrinde 61
Eierstock 263
– entzündung 192
Eigenblutbehandlung 73
Eigenharntherapie 74
Eileiterentzündung 193
Einlauf 40, 123
Einschlafstörungen 289
Eispackung 29
Eiterherd 206, 249, 273
Eiterpickel 222
Eiweißnahrung 88, 95
EKG 133, 226, 232
Ekzeme 169, 224
Elektrokardiogramm 133, 226, 232
Embolie 135, 290, 304
Empyem 273
Emphysem 255
Encephalomyelitis disseminata 266
Endometritis 200

Enterokolitis 188
Enuresis nocturna 176
Epididymitis 274
Epikondylitis 303
Epikondylus 303
Epistaxis 272
Erbrechen 139
Erfahrungsmedizin 14
Ernährung, laktovegetabile 88, 95
Erregbarkeit 202
Erschöpfungszustände 290
Erysipel 315
Erythrozyten 180
Europäisches Arzneibuch 60
*Eustach*ische Röhre 265
Exanthem 222
Extrakte 62
Extrasystole 132, 232

Fango 34
– -Moorpackung 28
Farben 328
Fasten 100
Fazialisparese 210
Felke, Emanuel, Pfr. 31
Fettembolie 291
Fettleber 111, 253
Fettnahrung 93
Fettstoffwechselstörung 107, 194
Fettsucht 195
Fieber 123
Fluor vaginalis 173
Flüssigkeitsaufnahme 98
Fluidextrakte 62
Föhn 155
– beschwerden 155, 166
Follikelsprung 192
Furunkel 168
Fußbad 23, 24
Fußdämpfe 29
Fußschweiß 195
Fußsohlenmassage 49
Fußsohlenreflexzonenmassage 47
Fußwickel 26

Galen, Galenus (griech: Galenos) 16, 51
Galenik 51
Galenische Präparate 51
Gallenblasenentzündung 143, 196
Gallengangentzündung 142, 197
Gallenkolik 198
Gallenrückstau 196

Gallensteinleiden 198
Gangrän 291
Ganzheits-Therapie 249
Gastritis 260
– nervöse 261
Gastroenteritis, akute 183
Gebärmutter 192
– blutungen 199
– entzündung 200
– geschwulst, gutartige 200
– senkung 201
– verlagerung 201
– vorfall 201
Gedächtnisschwäche 201
Gehirnerschütterung 161
Gehirnverkalkung 202
Gehörgangentzündung 204
Gehstrecke 286
Gelbsucht 204
Gelenkabnutzung 152, 153, 205
Gelenkentzündung 152, 153, 206
Gelenkrheumatismus 152, 153, 207
Gelenkschmerzen 152, 207
Gemüse-Kartoffel-Nahrung 89
Genußmittel 99
Gerstenkorn 209
Gesamtauszüge 58
Gesichtsnerven
– lähmung 210
– schmerz 210
Gicht 108, 152, 211
– anfälle 211
– knoten 211
Gingivitis 316
Glaukom 214
Glomerulonephritis 279
Glossodynie 318
Grauer Star 212
Grippaler Infekt 213
Grüner Star 214
Gürtelrose 215
Güsse 22
Gymnastik 14

Haarausfall 216
Hämatogene Oxidationstherapie 74
Hämoglobin 180
Hämorrhoiden 143, 217
Hahnemann, Samuel, Dr. med. 64, 67
Halbseitenlähmung 136, 218
Halsschmerzen 128, 166
Halswirbelsäulensyndrom 219

Harnabgang, nächtlicher 147
- unwillkürlicher 220
Harnblase 178, 220
Harnleiterkoliken 280, 281
Harnröhre 179
Harnröhrenentzündung 146
Harnsäure 108, 211
- steine 108, 280
- stoffwechselstörung 108
Harnsperre 221
Harnvergiftung 279
Hauffe-Armbad 24
Hauptschlagader 132
Hausapotheke 165
Hausbau 324
Haut
- ausschlag 222
- entzündungen 154, 223
- erkrankungen 154, 222
- jucken 154, 169, 222, 225
- stoffwechsel 20
*Head*sche Zonen 47
Hebetudo auris 297
Heilgott 15
Heilquellen 34
Heilwasser 112
Heimsauna 30
Heiserkeit 301
Helmel-Atmen 42, 133
Hepatitis 204, 251
- A 252
- B 252
Herdsuche 273
Herodikos 16
Herpes zoster 215
Herz 132
- angst 132, 226
- asthma 226, 255
- beutel 132
- glykoside 57
- infarkt 227, 291
- insuffizienz 228
- - dekompensierte 228
- jagen 229
- kammer 230, 232
- klappen 132, 230
- entzündung 230
- fehler 228, 230
- klopfen 148
- kranzgefäße 132, 226, 231
- - verengungen 226, 231
- muskel 132, 226

- - schwäche 133
- rhythmusstörungen 132, 228, 232
- schmerzen 132, 133
- schrittmacher 233
- stolpern 132, 133, 232
- tod, akuter 227
- wassersucht 228
Heusack 28
Heuschnupfen 169, 233
Hexenschuß 150, 234
Hildegard von Bingen 52
Hippokrates 14, 51, 64, 80, 333
Hirnanhangsdrüse 263
Hirnembolie 291
Hirnschlag 291
Hitzewallungen 148, 241
Hochpotenzen 67
Hörverlust 297
Homöopathie 64
- klassische 68
Hordeolum 209
HOT 74
Hüftgelenkarthrose 235
Hüftgelenkersatz 235
Hufeland, Christoph Wilhelm, Prof. Dr. 17, 65
Humoral-Therapie 14, 43
Husten 130, 166
Hustenkrampf 245
Hydrotheraphie 21
Hyperazidität 298
Hypercholesterinaemie 107, 194
Hyperemesis gravidarum 295
Hyperhidrosis
- nocturna 269
- pedis 192
Hyperthermie 75
Hyperthyreose 287
Hypertonie 182
Hypertriglyzeridaemie 108, 194
Hypomenorrhoe 263
Hypophyse 263
Hypothyreose 288
Hypotonie 181

Ikterus 204
Immunglobuline 19
Immunität 334
Incontinentia urinae 220
Influenza 213
Informationszentrum für Vergiftungen 162
Inhalationen 29

Inkubationszeit 252
Innenohr 204
Insektenstiche 166, 236
Insomnie 289, 290
Insuffizienz, venöse 307
Insulin 317
Intensiv-Ernährungsbehandlung 99
Interkostalneuralgie 319
Ischias 151, 237

Jodmangel 289
Juckflechte 237
Juckreiz 154, 169, 225

Kachexie 261
Kaffee 99
Kakao 99
Kaltwaschung 27
Kaltwasserauszüge 61
Kaltwasserkur 17
Kalziumoxalatsteine 280
Kantharidenpflaster 44
Kanzerogene 247
Karbunkel 168
Kartoffelbreiauflagen 62
Kartoffeldiät 104
Karzinome 246
Katarakt 212
Kehlkopfentzündung 301
Keilbeinhöhlen 272
Kelchsteine 280
Keuchhusten 239
Kieferhöhlen 272
Kinderkrankheiten 334
Klimakterische Störungen 148
Klimakterium 240
Klostermedizin 52
Klosterschulen 16
Kneipp, Sebastian, Pfr. 17
Kneippgüsse 22
Knetung 46
Knidos 15
Kniegu ß 22
Knöchelödem 228
Knochenbrüche 161
Knochenentkalkung 241
Knochenhautentzündung 242
Kochsalz 98
Körperschlagader, große 230
Kolitis 188
Kollath, W. 80
Kolpitis 286

Koma, diabetisches 317
Komplexmittel 68
Konjuktivitis 177
Konzentrationsschwäche 202
Kopfdampf 29
Kopfschmerzen 125, 155, 202, 243
Koronargefäße 132, 226, 227, 231
Koronarinsuffizienz 132, 231
Kos 15
Kostenexplosion 19
Koxarthrose 235
Kraftfahrzeuge 326
Krampfadern 244, 305, 307
Krampfhusten 245
Krampus-Syndrom 310
Kräuterbad 61
Kräuterbücher 53
Kräutermedizin 16
Krebserkrankungen 111, 246
Kreislaufkollaps 135
Kreislaufstörungen 125, 134, 249
Kropf 289
Krupphusten 245
Kuhne, Louis 25

Lähmungen 136, 150, 218, 250, 292
– aufsteigende 251
– schlaffe 250
– spastische 250
Laktovegetabile Ernährung 88, 95
La-Preste-le-Bain 35
Laryngitis 301
Laryngospasmus 245
Laser-Strahlen 71
– – Therapie 71
Leber
– entzündung 204, 251
– punktion 252
– schrumpfung 253
– verhärtung 253
– zirrhose 253
Lehm 34
– bad 31
– packung 28
Leibschmerzen 142
Leinsamenauflage 62
Leukämie 247
Leukozyten 180
v. Linné, Carl 54
Linsentrübung 212
Lipide 194
Lippenherpes 268

LM-Potenzen 67
Luftröhrenentzündung 253
Luftröhrenkatarrh 253
Lumbago 234
Lungen
– asthma 254
– blähung 255
– embolie 291, 304
– entzündung 256
– schlagader 230
– stauung 226, 228
Lymphadenitis 257
Lymphdrainage, manuelle 48
Lymphe
Lymphknoten 257
– entzündung 257
Lymphostase 258
Lymphstauung 258
Lymphstrom 20, 257

Magen
– geschwür 259
– saft 259
– säure 138, 259, 260
– – mangel 260
– schleimhautentzündung 138, 260
Magerquark 97
Magersucht 261
Malignome 246
Mandelabszeß 262
Mandelentzündung 129, 262
Massage, klassische 46
Mastitis 185
Mayr, Franz-Xaver, Dr. med. 18
Mayr-Diät 103
Medizingeschichte 15
Meersalz 98
Meerwasserkuren 33
Melancholie 190
Melassepackung 28
Menière-Krankheit 297
Menopause 200, 240
Menorrhagie 263
Menstruation 263
Menstruationsstörungen 263
Metastasen 246
Meteorismus 178
Metrorrhagie 199, 263
Migräne 125, 156, 264
Milch 96, 97
Milch-Semmel-Diät 103
Mineralwasser 112

Mischmittel 68
Mittelohrentzündung 265
Möbel 325
Modalitäten 66
Molke 97
Molkefasten 101
Moor 34
Morphin 54
Multiple Sklerose 250, 266
Mumps 264
Mundschleimhautentzündung 268
Muskelkater 151, 166
Muskellähmung 292
Muskelrheumatismus 234, 268
Musik 329
Muttermilch 19
Mykosen 283
Myogelosen 213
Myoma uteri 200
Myositis rheumatica 268
Myxödem 288

Nachtschweiße 269
Nagelbetteiterung 270
Nagelrandentzündung 154
Nagelwachstumsstörungen 271
Nahrungsmittelallergie 169
Narbenschmerzen 271
Nasenbluten 128, 272
Nasennebenhöhlenentzündung 272
Naturheilung 15
Naturheilverfahren 14
Naturschlaf 14
Naturzuckernahrung 88, 92
Nebenhodenentzündung 274
Nebenhöhlen 272
– entzündung 125, 272
Nebenschilddrüsen 287
Nephritis 279
Nephrolithiasis 280
Nephrose 281
Nerveinklemmung 150
Nerven
– entzündung 274
– schmerzen 125, 275
– system, autonomes 274
– – unwillkürliches 274
– – vegetatives 274
– – willkürliches 274
– wurzelentzündung 150, 234
Nervosität 154, 155, 191, 276
Nesselausschlag 169

Netzhautblutung 277
Neuralgia vesicae 285
Neuralgie 275
Neuraltherapie 76
Neuritis 274
Neurodermitis 237
Niedertemperaturschwitzbad 30
Nieren
– beckenentzündung 145, 278
– entzündung 145, 279
– grieß 280
– insuffizienz 281
– kelch 280
– kolik 145, 280
– schmerzen 144, 280
– steine 146, 280
– versagen 281
Nosoden 67
Nüchternblutzucker 317
Nüchternschmerz 259
Nucleus-pulposus-Prolaps 174, 234
Null-Diät 100

Berguß 22
Obstipation 307
Obstnahrung 91
Ödem 281, 304
Ohnmacht 135
Ohrensausen 182, 282, 297
Ohrenschmerzen 129
Ohrgeräusche 282
Ohrspeicheldrüse 300
Oligomenorrhoe 263
Oophoritis 192
Organon der Heilkunde 64
Osteoporose 241
Otitis externa 204
– media 265
Otosklerose 282, 297
Ovarium 263
Ozontherapie 76

Packungen, erwärmende 28
– kühlende 28
Panaritium parunguale 270
Pankreatitis 175
Paracelsus 16, 54, 64
Paralyse 250
Paralysis agitans 293
Paresen 250
Parkinson, James 293
Parkinsonismus 293

Parkinsonsche Lähmung 250
Parodontose 316
Paronychie 240
Parotitis 300
– epidemica 267
Peloide 34
Periodenstörungen 147
Periostitis 242
Peristaltik 91
Pertussis 239
Pflanzen, Klassifizierung der 54
Pharmakologie 56
Pharyngitis 284
Phlebitis 306
Phytochemie 56
Phytopharmaka 56
Phytotherapie 57
Pilzerkrankungen 283
Pleuritis 186
Plinius d. Ä. 52
Pneumonie 256
Podagra 211
Polyarthritis, chronische 207
– primär chronische 208
Polypen 284
Polyposis 284
Potenzakkorde 68
Potenzierung 66
Prellungen 158
Prießnitz, Vincenz 17
Prolapsus uteri 201
Prostataadenom 309
Prostatahypertrophie 309
Prostatitis 309
Pruritus 225
Pseudokrupp 245
Psoriasis 294
Puls 232
Purgantien 14
Pustulantien 14
Pyelitis 278
Pyelonephritis 278

Quark 97
– wickel 21
Querschnittslähmung 251
Quetschungen 159

Rachenentzündung 284
Rachenflora 78
Rachenkatarrh 284
Radonwässer 35

Raffinadezucker 92
Raucherbein 286
Reflexzonen 20
– behandlung 21
Regelsysteme 18
Reibesitzbad 25
Reidl-Schwitzkabine 30
Reiseapotheke 166
Reisedurchfall 157
Reisekrankheit 156
Reis-Obst-Gemüse-Diät 103
Reizblase 285
Reizklima 33
Reizleitungssystem 232, 233
Restharn 310
Retinitis haemorrhagica 277
Retterspitzwickel 27
Rezeptpflicht 58
Rheumatismus 151
Rhinitis allergica 233
Rippenfellentzündung 186
*Roemheld*scher Symptomenkomplex 178
Rohobst-Diät 103
Rückenmark 150, 174, 251, 266
Rückenschmerzen 149
Rückgratverkrümmung 149
Rumpfreibebad 25

Säftelehre 14
Säuferleber 253
Saftfasten 101
Salpingitis 193
Sarkome 246
Sauermilch 97
Sauerstoff-Insufflation 77
– -Mehrschritt-Therapie 76
– -Ozon-Behandlung 77
– -Stoffwechsel 20
– -Therapie 76
Schaufensterkrankheit 286
Schaukel-Diät 105
Scheidenentzündung 286
Scheidenspülungen 147, 286
Schenkelguß 22
Schenkelhalsbruch 235
Schiele, Fritz 23
Schiele-Fußbad 23
Schilddrüse 287
– Überfunktion 148, 229, 287, 290
– Unterfunktion 288
– Vergrößerung 289
Schlaflosigkeit 154, 289

Schlafstörungen 148, 289
Schlagaderverschluß 290
Schlaganfall 135, 218, 291
Schleimbeutelentzündung 292
Schleimhautstoffwechsel 20
Schlenz-Bad 23
Schlick-Bad 31
– -Kompresse 28
Schluckauf 172
Schmalzwickel 27
Schnittverletzungen 160
Schnupfen 127, 166
Schonklima 33
Schröpfverfahren 43
Schroth-Diät 104
Schuhe 149, 327
Schuppenflechte 294
Schürfwunden 160
Schüttellähmung 250, 293
Schwangerschaftserbrechen 139, 140, 295
Schweißausbrüche 148
Schweißdrüsen 296
Schweißneigung 296
Schwerhörigkeit 297
Schwindel 134, 166, 182, 202, 249, 297
Schwingungsmassage 48
Schwitzbad, finnisches 30
Schwitzen 14
Schwitzpackung 123
Schwitzwickel 26
Selbstbehandlung 122
Senfwickel 26
Serieneinläufe 40, 123
Sertürner, Friedrich Wilhelm 54
Serumhepatitis 252
Siebbeinzellen 272
Singultus 172
Sinusitis 272
Sirup 62
Sitzbäder 24
Sodbrennen 138, 259, 298
Sojabohnen 97
Sole 35
– – Thermen 35
– – Wannenbad 22
Sonnenbrand 154, 166, 300
Sonnenschutzöl 166
Spanischer Mantel 26
Species 61
Speckwickel 27
Speicheldrüsenentzündung 300
Speichelfluß 293

Spondylarthrose 312
Spondylolisthesis 313
Spondylose 313
Sport 323
Sprachlähmung 136, 292
Stammwickel 26
*Stanger*bad 30
Star, grauer 212
– grüner 214
Stase, venöse 307
Status asthmaticus 254
Stenokardie 231
Sterbehilfe 336
Stichverletzungen 160
Stimmbandentzündung 301
Stimmlosigkeit 301
Stirnhöhle 272
Stoffwechsel 82
– störungen 106, 107, 108
Stomatitis 268
Strabo, Walahfried 52
Streichung 46
Struma 289
Subaquale Darmbäder 41
Subazidität 260
Substitutionstherapie 335
Symbioselenkung 20, 77
Systole 182, 232

Tachykardie 229
– paroxysmale 229
Tageseinteilung 322
Tag-Nacht-Rhythmus 157
Talgdrüsenentzündung 302
Tee 100
Teilbäder 23
Tennisarm 303
Tennisellenbogen 152, 303
Terrainkuren 33
Thermen 35
Thrombophlebitis 244, 306
Thrombose 290, 304
Thrombozyten 180
Thyreotoxikose 287
Tic 277
Tinkturen 60, 62
Tinnitus aurium 282
Tonschlamm 34
Tonsillitis 262
Tracheitis 253
Trichomonaden 286
Trigeminusneuralgie 210, 275

Triglyzeride 194
Trommelfell 265
Tröpfcheninfektion 239
Tumor 246

Übelkeit 138
Übergewicht 106
Ulcus
– cruris 305
– duodeni 319
– ventriculi 259
Unfälle 158
Unruhe 148, 154, 155
Unterguß 22
Unterleibsdampf 29
Unterschenkelgeschwür 305
Unterwasser-Darmbäder 41
Unterwasser-Druckstrahl 31
Unterwasser-Massage 31
Urämie 279, 281
Uterus 263

Vakzinationen 79
Varizen
vegetabile Vollrohkost 102
Venenentzündung 306
Venenstauung 153, 307
Venöse Insuffizienz 307
Verdauungssäfte 91
Vergiftungen 162
– Informationszentren für 167
Verletzungen 158
Verrenkungen 152, 159
Verruccae 311
Verstauchungen 152, 159
Verstimmung, depressive 157, 190
Verstopfung 142, 217, 307
Vertigo 297
Verwirrtheitszustände im Alter 157
Vierzellenbad 31
Virchow, Rudolf 17
Vitium cordis 230
Vollbad, absteigendes 23
Vollgetreide-Körner-Diät 104
Vollgetreidenahrung 90
Vollguß 22
Vollkornschleim-Diät 105
Vollwert-Ordnungsnahrung 83, 106
Vorhofflattern 232, 233
Vorsteherdrüsenentzündung 146, 309
Vorsteherdrüsenvergrößerung 146, 309

Wadenkrämpfe, nächtliche 310
Wadenwickel 21, 123
Wärmestaubad 23
Wärmestauwickel 26
Wannenbäder 22
Warburg, Otto 42
Warzen 154, 311
Wasserheilkunde 21
Wasserlassen, Schmerzen beim 146
Wasserreiz 21
Wechselfußbad 24
Wechselgüsse 22
Wechseljahre 240
Wechselsitzbad 25
Weihs-Roller 49
Weißfluß 173
Weißkohl-Packung 29
Weizenbrei-Diät 105
Wetterempfindlichkeit 134
Wetterfühligkeit 155
Wettermigräne 243
Wickel 14, 26
– kalte 26
Wirbelgelenkabnutzung 312
Wirbelgleiten 313

Wirbelkörperabnutzung 313
Wohnung 324
Wundliegen 314
Wundrose 315
Wundsalben 166
Wurmfortsatz 180
Würzmittel 98

Zahnfleischentzündung 316
Zahnfleischschwund 316
Zahnschmerzen 126, 166
Zeit 322
Zerebralsklerose 202
Zerrungen 159
Zervikalsyndrom 219
Ziegenpeter 267
Zipperlein 211
Zuckerkrankheit 106, 175, 317
Zuckerstoffwechsel 317
Zungenbrennen 318
Zwiebelwickel 27
Zwischenrippenneuralgie 319
Zwölffingerdarmgeschwür 319
Zystitis 178